두개안면부 기능부전과 통증 도수치료 · 평가 · 관리

Craniofacial Dysfunction and Pain Manual Therapy, Assessment and Management

두개안면부 기능부전과 통증

도수치료 · 평가 · 관리

역자 양 회 송 외

Craniofacial Dysfunction and Pain : Manual Therapy, Assessment and Management

Harry von Piekartz BSc Ft M App Sc PT MT
Physiotherapist, Ootmarsum, The Netherlands
Teacher, International Maitland Teacher Association, Neuro-orthopedic Institute

and

Lynn Bryden MSc MCSP SRP
Physiotherapist, London, UK

Craniofacial Dysfunction & Pain Manual: Therapy, Assessment & Management by Harry von Piekartz & Lynn Bryden
Butterworth Heinemann, a division of Reed Educational and Professional Publishing Ltd.

영 문 출 판 사

■ 옮긴이(가나다 순)

김 성 중 영동대학교 물리치료학과 교수
김 주 상 삼성의료원 재활의학과 물리치료실
양 회 송 순천청암대학 물리치료과 교수
윤 정 규 남서울대학교 물리치료학과 교수
이 건 철 경남정보대학 물리치료과 교수

Craniofacial Dysfunction & Pain Manual: Therapy, Assessment and Management
by Harry von Piekartz & Lynn Bryden

두개안면부 기능부전과 통증

도수치료 · 평가 · 관리

2008년 4월 22일 초판인쇄
2008년 4월 29일 초판발행

지은이 : Harry von piekartz BSc Ft M App Sc PT MT &
Lynn Bryden MSc MCSP SRP
옮긴이 : 양 회 송 외
발행인 : 박 병 조
발행처 : 도서출판 영문출판사
등 록 : 1987년 12월 21일 제2-419호
주 소 : 서울시 강남구 삼성동 69-1
전 화 : (02)514-5590, 776-5590
팩 스 : (02)756-8943
E-mail : yeongmunsa@empal.com
정 가 : 22,000 원
ISBN 978-89-7224-172-0 93510

차 례

Contents

공헌자
Contributors

G. Aufdemkampe MSc PT
Senior Research Associate, Department of Physical Therapy, Polytechnic of Utrecht, Utrecht, The Netherlands

H. Biedermann
Physiotherapist, Antwerp, Belgium

L. Bryden MSc MCSP SRP
Physiotherapist, London, UK

D. S. Butler M App Sc MT
Teacher, Neuro-orthopedic Institute
Lecturer, University of South Australia

D. Fitzgerald
Physiotherapist, Dublin, Ireland

M. Jones BSc M App Sc
Physiotherapist
Senior Lecturer, Coordinator, Graduate Programs in Manipulative Physiotherapy, School of Physiotherapy, Division of Health Sciences, University of South Australia

H. A. J. Oudhof MD
Assistant Professor, Department of Carielogy, Endodontology and Pedodontology, ACTA (Academic Centre of Dentistry)
The Netherlands

H. J. M. von Piekartz BSc Ft M App Sc PT MT
Physiotherapist, Ootmarsum, The Netherlands
Teacher, International Maitland Teacher Association, Neuro-orthopedic Institute

J. R. Spermon M App Sc
General Practitioner
Nijmegen, The Netherlands

H. E. M. Spermon-Marijnen BSc PT MT
Physiotherapist
Berlicum, The Netherlands

P. Westerhuis BSc PT
Physiotherapist, Langendorf, Switzerland
Principal Instructor, International Maitland Teacher Association

F. A. M. Winter PhD
Director, Pain Clinic Rehabilitation Centre, Roessingh, Enschede, The Netherlands

머리말

Foreword

도움이 되는 책이 발간됨을 축하합니다. 그 동안 우리가 연구해온 정형의학은 머리(두부)를 제외한 신체로, 척추와 사지의 생체역학을 이해하였지만 두개안면부(craniofacial region)는 무시되었다. 최근 들어, 정형도수치료(manual therapy)의 정골요법원칙이 소개되면서, 많은 물리치료사와 운동학자들은 두개부(cranial) 치료에 많은 관심을 보였다.

오랫동안 나는 하악안면장애(TMD포함)의 개념을 소개해오고 있다. 그것은 어렵지만, 가치 있는 일이다. 요즘 들어 전세계적으로 치과, 일반의료 파트 및 다른 건강관리분야와 공동연구를 하는 도수치료사(manual therapists)들을 볼 수 있는데, 두경부와 구강안면 통증의 다양한 문제들로 어려워하고 있다. 그렇다면 우리분야에서 다뤄지는 통증은 무엇인가! 도수치료사와 같이 우리를 위한 것은 무통(no pain)과 환자가 없는 것이다!

전세계를 통한 많은 학술기관에서 다양한 두개안면 장애와 통증에 접근할 수 있는 진단과 치료의 합의점을 찾기 위해 노력하고 있다. 이러한 학술기관에는 두경부와 안면통증을 연구하는 이베리아 라틴아메리카 학회(Iberian Latin American Academy of Head Neck and Facial Pain), 두개하악 장애와 안면통증을 연구하는 유럽학회(European Academy of Craniomandibular Disorders and Facial Pain), 아시아학회(Asian Academy), 구강안면 통증을 연구하는 미국학회(American Academy of Orofacial Pain)와 많은 다른 자매기관들이 포함된다.

대부분의 기관들에서 병리적 현상의 표준화를 공동으로 연구하고 있지만, 여전히 측두하악관절 장애의 관절낭 부분의 문제에는 취약함을 갖고 있다. 우리는 여전히(통증 유무와 관계없이) 많은 추간원판(disk)병리에 대해 잘 기록된 원인요소를 갖고 있지 못하다. 편측 또는 양측 추간원판 탈출의 원인은 무엇이며 측두 추간원판의 전면 탈구에 관계없이 내 · 외측 탈구의 원인은 무엇인지를 잘 알지 못하고 있다. 이러한 병리현상의 예를 일상생활에서 볼 수 있지만, 치과 또는 다른 정형의학 분야에서의 임상적 진단이나 치료를 위한 형식은 갖추고 있지 않다. 바로 이것이 활액관절의 치료를 하는 전문가로서 도수치료 분야에서 우리가 해야할 도전이다.

또한, 두개골과 안면골은 통증의 원인부로는 애매한 부분이다. 이 책에서는 두개안면부의 다양한 기능부전과 연결되어 나타나는 여러 현상들에 대해 이해를 증가시키고 보다 편한 삶을 위한 시도를 하고 있다. 가장 중요한 개념은, 성장과 발달로, 연부조직이 성장과 발달의 패턴에 어떤 영향을 미치는가가 초점이다. 신경두개(neurocranium)의 용적과 발달이 어떻게 증가하는 가는 두개와 안면의 형태적 대칭과 비율에 영향을 받는다. 두개와 안면의 대칭적 성장을 위한 두개-척추의 생체역학의 정상화를 위한 요구와 기능, 성장은 각각을 개별적으로 생각하면 안된다. 환추의 약간의 회전은 성장과 발달에서 가장 중요한 기간(생후 3년)에 심각한 두개안면 변형을 일으킬 수 있다. 이러한 비대칭은 성인이 되어서도 남아 있을 것이다. 두개척추 기능부전의 검사와 정상화를 위한 초기 인식과 우수한 맨손기술은 비율적 성장을 위한 해결책일 것이다. 진단이 되지 않았다면, 부정교합(malocclusions)을 일으킬 수 있으며, 오진된 경추부나 두개안면부에 통증을 일으킬 수 있다. 치료기간 중 환추를 위한 특수한 한가지 치료방법이 해결책일 수도 있다. 이것은 훌륭한 임상적 예이며, 정형의학에서는 초기방법을 계속할 수 있게 하는 동기를 부여한다. 그리고 결과적으로 아이는 정상적으로 잘 발달한다.

이 책은 감별진단을 위한 훌륭한 지침서이다. 어떤 경우에는 서두를 필요가 있다. 우리는 보이지 않는 기술로 연습을 계속할 수 없다. 검사 후 치료방법이 적용되며, 훌륭한 임상적 경험의 경우 통증유발/통증감소의 방법을 통하여 문제되는 부분을 찾을 수 있다. 이것은 적합한 치료를 적용하기 전에 선행되어야 한다. 우리는 통증의 원인이 될 수 있는 연결조직과 많은 혈관들이 어떤 구조로 되어 있는가를 상기하는 것이 중요하다. 외상유무에 관계없이 두개기능부전으로 인한 역학적 변형과 두개봉합(cranial suture)과 관련된 부분은 통증의 원인이 될 수 있다.

통증의 일반적인 개념은 통증의 근원을 밝히는 것처럼 어렵게 보인다. 통증은 아래의 범주로 분류된다.

유해성(nociceptive)

말초신경성(peripheral neurogenic)

중추감각성(central sensitization)

출력기전(output mechanism)

기타(others)

본 장에서는 훈련상황에 적용하기 쉽고 매우 흥미롭게 사용할 수 있는 치료를 위한 다양한 방식과 접근법을 제공한다. 이것은 감별진단을 하는데 중요사항과 관련된 도수치료의 새로운 접근방법을 찾을 수 있도록 동기를 부여한다. 여기서는 통증인식을 위한 흥미로운 사항을 정리하였으며, 미래의 연구를 위한 제안과 열정을 제공했다.

훌륭한 참고자료는 두개경부(craniocervical)와 두개하악(craniomandibular) 부위의 자세, 기능과 기능부전간의 관계와 연관되어 논쟁이 될만한 주제를 다루고 있다. 가장 중요한 것은 심부에 있는 척추 전(pre-) 근육과 주위(para) 근육들의 관계와, 견갑대의 정열(alignment)과 연관된 경추부의 안정성이다. 여기에는 안정성과 가동성을 제공하고 있는 국소근육들의 분류가 포함되며 어떤식으로 과소-과대 움직임이 일어나는 가를 설명하고 있다.

마지막으로 임상적 추론을 기초로 한 문진의 주제에 대하여 확고한 결론을 가지고 있다. 여기에는 진행과정의 기초, 과정동안 흔히 발생하는 실수와 임상적 훈련에 이용되는 추론의 형식 등을 포함하고 있다. 이것은 임상적 예에 의해 지지되어진다.

검사의 이러한 방법은 임상가가 환자의 증상을 관찰하고 증상의 경로를 명백하게 파악할 수 있게 한다. 포괄적인 물리적 검사에는 신경학, 경추가동범위, 신경역동성(neurodynamics), 두개골, 하악안면부(maxillofacial)의 수동적 부수적(accessory) 움직임 평가, 호흡패턴과 치료방식 등이 포함된다. 치료의 분석에 있어서 두개기술의 통합은 매우 흥미로우며, 현재는 주관적인 기술 또는 철학을 소개하고 있다. 여기서는 통증의 치료 뿐 아니라, 퇴행과정의 예방, 기능의 회복과 정상화를 설명함으로써 오랜기간 동안 그들의 유익한 효과를 평가하기 위한 보다 좋은 방법이 임상적으로 어떤 것인가를 도수치료 영역에서 생각할 수 있도록 해 준다. 본 장에서는 이러한 요구에 대한 임상적 추론을 확실히 하며 적용된 절차의 객관성을 관찰하기 위한 임상적 양상을 제공한다.

요약하자면 본 책은 치료철학의 수집, 임상적 기술과 알려진 원리, 현재 두개안면 통증의 특성화된 영역에서의 자료를 수집 정리한 야심적인 책이다. 주제를 발전시키기 위한 지속적인 기초이론을 제공하고 다양한 관점을 수집하는 노력은 일반에게 인정되어야 한다. 전문분야를 위한 예로서 나온 훌륭한 책에 대하여 축하를 전합니다!

Professor Mariano Rocabado
Santiago, Chile

서 문
Preface

새천년을 시작하면서 우리는 사회에서 장기간의 두통과 안면통증을 가진 환자들이 많이 증가하고 있다는 것을 인식해야 한다. 이런 환자들을 치료할 때 종종 어려움을 느낀다. '(비전형적인) 안면통' 이라는 진단이 보다 많이 사용되고 있으며 육체적인 원인 없이 머리와 목 부위에서 의학적 문제를 호소하는 경우가 많아졌다. 또한, 경추부 두통과 같이 처음에 진단이 확실한 것처럼 보이는 경우라도 임상가들은 많은 의문점을 가지고 있다. 원인과 통증분포가 과거에 나온 것처럼 항상 명확하지 않아서, 검사자는 조급하게 환자의 진단을 질병분류학에 나온 것으로 사용해서는 않된다.

임상가들은 종종 똑같은 의문에 직면하게 된다: 원인이 무엇이고, 문제의 근원은 어디에 있으며, 가장 좋은 치료법은 무엇인가 그리고 어떻게 환자의 처치를 계속할 것인가? 그것이 최대한의 노력으로도 해결되지 않는 장기간의 머리, 목과 얼굴 통증을 가진 환자에게 겪는 공통된 의문점이다. 이것이 내가 도수치료사로서 전통적인 도수치료방법의 범주를 넘어선 시야를 갖게된 계기이다. Maitland G. Wells P. Rolf G. Davies P. Butler D. Rocabado M. Kraus S. 같은 임상가들은 나를 격려해 주었다. 이 책의 목적은 종종 이해하기 어려운 미진단 환자와 장기간의 목, 머리와 얼굴에 문제를 가지고 있는 환자들의 치료와 처치의 향상에 도움을 주며 보다 쉬운 이해를 하기 위함이다.

두개안면 문제는 심지어 유아에게서도 나타난다. 어린이들은 빈번하게 두개안면 비대칭이 나타나고 경직된 목과 함께 머리가 앞으로 나온 자세를 취하게 된다. 아이들은 종종 반복적이며 불규칙한 울음, 성장과 운동기술 지체(retardation) 그리고 불명열(inexplicable attacks of fever)을 가지고 삶을 시작한다. 그들은 종종 사두(plagiocephaly) 또는 근육성

(myogenic) 사경(torticollis)으로 진단받게 된다. 문제는 학창시절 동안 만성 부비동염(sinusitis), 중이염, 집중력장애, 운동지체와 '편두통' 으로 종종 진단되는 두통을 이겨낼 수 있는가 하는 것이다. 이것과 관련된 몇 가지 과학적 증거가 있다.

외상후 두통과 안면통증을 가지고 있는 환자들은 빈번하게 의학적 검사와 장기간의 치료가 필요한 또 다른 그룹형태이다. 이러한 환자들을 처치하는 방법들이 통증과학의 안내서에 보다 효율적으로 설명되어있다고 할지라도 이들 중 몇몇은 그러한 치료에 만족하지 않을 것이다, 이는 그들이 가지고 있는 문제들이 지속되기 때문이다.

두개하악과 두개안면통증을 가지고 있는 환자들을 치료하는 동안 — 종종 비전형적인 안면통증, 삼차신경통, 편두통, 두개하악 기능부전 또는 경추부 두통으로 진단된다 — 나는 환자에게 문제를 설명하면서 실시한 평범한 두개기술(두개골 구조의 수동가동기술과 신경역동 검사와 뇌신경조직의 치료)이 극적인 결과를 가져왔다는 것을 알 수 있었다.

두개기술의 사용은 새로운 것이 아니다. 정골요법사와 카이로프랙터들은 두개골의 수동움직임이 환자의 징후와 증상에 영향을 미칠 수 있다는 것을 오래전부터 확신해 왔다. 나는 '손을 이용한' 그리고 '손을 이용하지 않은' 기술의 조화가, 적합한 시간과 장소에서, 만성 두개안면 기능부전과 통증을 가지고 있는 많은 환자들의 상태를 확실히 향상시킬 수 있으며 치료에 추가하여 유용하게 이용할 수 있다는 것을 강하게 믿는다. 다른 임상가들과 함께 나는 또한 두개안면기능부전을 가지고 있는 어린이의 (초기)치료가 앞으로 발생할 수 있는 합병증을 예방하기 위하여 유용할 것이라고 확신한다. 그러나, 지속적인 연구 없이는 수행될 수 없다.

문헌연구를 하는 동안 문득 나는 맨손 두개기술의 표준방법이 없으며, 기초적인 임상적 해결책이 없다는 것을 발견했다. 이것이 내가 Lynn Bryden과 함께 이 책을 쓰고 편집하게 된 계기였다.

우리의 기본적인 목적중의 하나는 여러 환자그룹을 위한 도수치료내에서 두개맨손기술의 표준화를 시작하는 것이다(2장과 7장). 또 다른 중요한 목표는 독자가 열린 사고를 가지고 두개기술과 두개경부하악기술을 사용하도록 소개하는 것이다(임상추론-clinical reasoning). 내가 보는 관점에서 도수치료는 표준화된 검사가 부족하다, 특히 장기간의 두개안면 통증을 가지고 있는 환자에게는. 부가해서, 도수치료의 패러다임(paradigm)은 지난 몇 십년 동안 많이 변화되어 왔다. 주로 손상부위에 대한 수동적 방법에서부터 전체론적(holistic) 접근법까지 손을 이용한 기술은 손상부위와 관련지어 환자에게 지속적으로 영향을 미치게 되는 처치로 임상적으로 중요한 역할을 한다. 실질적인 통증생리의 지식은 물리치료와 도수치료를 하는데 유용하다. 그것은 복잡한 통증환자에 대한 평가의 여러 가지 방법을 제공한다.

나는 임상적이론 접근법이 개개인의 환자를 위하여 적합한 치료기술을 선택하고 세심한 주의를 제공하는데 물리치료와 도수치료에 있어서 가장 효과적인 방법이라고 확신한다. 10장에서는 이것에 대한 보다 자세한 내용을 다루고 있다. 이 책에서 설명하고 있는 어떠한 도수치료기술도 '특수한 기술' 은 아니다, 그것들은 가능한 문헌적 연구에 기초를 두고 있다. 여러 임상가와 연구자들, 이 분야의 모든 전문가들이 임상적 사용과 증거를 역설하고 실증하기 위하여 이 책을 쓰는데 참여하였다.

첫 장은 두개골의 성장과 관련된 모든면을 이해하기 위한 최신 견해를 설명하고 있다. 2장과 7장은 다양한 분야(신경성형(neuroplastic)과 구강외과, 치아교정학(orthodontics), 악학(gnathology), 이비인후과학(ENT)의 최근 연구에 기초하여 독자들에게 연구방법을 제공하고 있으며, 치료는 도수치료로 이루어 질 수 있다. 추가적으로 이 책에서는 맨손기술의 효과적인 범위가 있을지 모르며, 최소한 효과적인 인지단계가 있을 수 있다고 주장한다. 예를 들어, 11장에서는 장기간 안면두개 환자에게 종종 나타나는 인지과정을 설명하고 있다. 지속적인 임상적 처치를 위한 단서와 안내가 또한 11장에서 제공된다. 8장에서는 통증생리의 현재상태를 검사하고 이러한 관점에서부터 임상적 패턴이 두개안면 환자를 이해할 수 있다고 설명한다. 이러한 통증역학의 설명은 각 환자에게 가장 적합한 방법을 적용하고 효과적으로 맨손기술을 평가하기 위해 충분한 내용을 가지고 있는 임상적이론 과정을 독자에게 제공한다고 생각한다.

두개안면 환자를 위한 도수치료의 실질적인 이점은 12장에서 토론되며, 신뢰할 수 있는 측정장비를 이용하여 얻어낸 몇가지 최근결과에 의해 설명되어져있다. 두개경부와 두개하악부분(5장과 6장)은 또한 임상적 감각으로 생각해야 한다, 왜냐하면 매일매일 연습에 의하지 않은 두개접근법(cranial approach)과는 분리되기 때문이다. 여기서는 또한 보다 복잡한 구조적 접근법을 위하여 다양한 기술을 통합하기 위한 도구를 독자들에게 제공한다. 우리는 두개하악 기술을 몇가지 언어로 이용할 수 있도록 신중하게 좋은 책을 발간해야 한다. 그러므로, 9장에서는 두개안면-하악-경추 부분의 근육균형의 중요성에 대한 최근 재활에 대하여 보다 자세하게 토론한다. 3장과 4장은 임상적으로 KISS(운동역학적 불균형을 가진 후두하부 염좌)와 장기간의 귀 질환을 가진 아이들의 특성에 대하여 소개된 장이다.

이 책은 물리치료사에 의하여 편집되었고, 열린 사고를 가지고 있는 임상가들과 두개경부와 두개안면 문제를 가지고 있는 환자들에게 흥미를 가지고 있는 물리적, 도수치료와 언어치료, 치과, 치아교정학, 심리학, 정골요법과 카이로프랙틱을 하는 사람들에게 목표를 두었다. 이것은 새로운 분야이다. 나는 부족한 이 책을 통하여 독자들이 다양한 분야의 연구자들과 협조하여 '두개안면의 움직임' 에 대한 정보를 얻는데 도움이 되기를 바란다.

Harry von Piekartz

참고문헌(References)

1 Zakrewska, J. M. and Hamlyn, P. J. (1999). *Facial Pain, Epidemiology of Pain,* pp.171-203. IASP Press.

2 Leone, M., D'Amico, Grazzi, L., Attanasio, A. and Bussone, G. (1998). Cervicogenic headache: a critical review of current diagnostic criteria. *Pain,* **78**, 1-5, 7.

3 Steenks M. H. and de Wijer, A. (1989). *Craniomandihulaire Dysfunction. De Tijdstroom*

4 Rocabado, M. and Iglash, Z. A. (1991). *Musculoskeletal Approach to Maxillofacial Pain*. J. B. Lippincott Co.

5 Friction, J. R. and Dubner, R. (1995) *Oral Facial Pain and Temporomandibular Disorders. Advances in Pain Research and Therapy,* vol 21. Raven Press.

6 Kraus, S. L. (1994). *Temporomandibular Disorders,* 2nd edn. Churchill Livingstone.

7 Pertes, R. A. and Gross, S. G. *(1995). Clinical Management of Temporomandibular Disorders and Oral Facial Pain*. Quintessence Publishing Co, Inc.

8 Palla, S. (1998). *Myoarthropathien des Kausystems und Orafazial Schmerzen*. Fotoplast AG Zurich.

감사의 글

Acknowledgements

이 책을 쓰는 동안 이와 같은 힘든 일은 절대로 혼자 할 수 없다는 것을 새삼 깨달았다. 나는 많은 분들에게 대단히 감사한 마음을 가지고 있다. 첫 번째로 일심동체가 되어 도와준 Geoff & Ann Maitland에게 감사한다. Geoff는 도수치료에서 그의 지속적인 연구와 함께 카리스마와 역동성을 가지고 있으며, 열린 사고 그리고 아내 Ann의 자연스런 도움은, 이 책을 쓰는데 기초가 되었다.

나는 또한 Well P. Rolf G. Butler D. Westerhuis P. Kraus S. Rocabado M. Dibbets J.에게도 감사의 마음을 전한다. 그들은 직접적 또는 간접적으로 그들의 전문가적 열정으로 이 책의 현실화에 기여했으며, 나에게 필수적인 영감을 제공했다.

나는 특히 네덜란드 전문가 교육을 위한 Enschede 대학 물리치료학교의 해부학교수이신 나의 선생님 Bekkering G.에게 감사를 표하고 싶다. 그는 형태를 표현해야하는 해부학적 도안에 많은 도움을 주셨다. 나는 가능한 정확하게 두개안면부의 기능해부를 시각화하기 위하여 여러 가지 해부학 책들을 보면서 지샌 밤들을 결코 잊지 못할 것이다. 이 책의 도안은 몇 가지 분야에서 참여했다. 사진가 Woude vd J.와 임상모델인 Werger A.가 그에 관한 모든 내용을 알고 있다. Annet는 바른 자세를 위하여 추운 곳에서도 몇 시간 동안 움직이지 않고 있어야 했다. 감사해요 Annet! 또한 사진을 위하여 자세를 취해준다고 말해준 환자 분들에게도 감사를 표합니다.

나는 공동저자와의 협조에 대한 즐거운 기억을 가지고 있다. 그들의 참여가 없었다면 이 책은 완성되지 않았을 것이며 우리의 목표는 성취되지 않았을 것이다.

나는 비영어권자인 Gore J.의 인내심에도 감사를 표하고 싶다. 그녀의 비판적인 지적은 특히 도움이 되었다. Juliet 학습과정에 대하여 감사합니다.

나는 Butterworth-Heinemann의 스텝들로부터 많은 도움을 받았다: Makepeace C. Youd Z.와 Allen H. 그들은 항상 협조해 주었으며 책의 조속한 발간을 위한 생각에 귀를 기울였다. Thieme Verlag의 Haarer R.과 그녀의 협조자들은 독일어로 이 책을 번역했다.

앞서 말한 것처럼 이 책의 현실화를 위하여 많은 분들이 도움을 주었지만, 내가 가장 감사하고 가까운 사람이 있다. 공동 편집자이며 늦은 밤 좋은 포도주 한잔을 마시며 토론했던 Irma; 그 순간의 것들이 정말로 완성되었다. 그리고 마지막으로 나는 Tess와 Kiki의 관대함에 대하여 감사를 전하고 싶다.

HJM vP

첫 번째로 나는 그의 생각, 영감과 결정의 결과로 만들어진 이 책의 작업에 참여하게 해준 HJM vP에게 감사하고 싶다. 그것은 엄청난 배움의 시간이었으며 그의 독려, 인내와 조언에 대하여 Harry에게 신세를 졌다. 그는 함께 작업하는 동안 모든 이에게 신뢰를 받았으며 항상 대화의 문을 열어 놓았다.

또한 나는 초기에 충고를 해주며 이번 작업에 참여하게 독려해준 Well P에게 감사를 전하며, 워드프로세스를 도와준 Bannerman N.에게 감사드린다. 각장을 쓰느라 열심히 노력한 모든 기여자와 그들의 지적에 또한 감사드린다.

마지막으로 나의 가족에게 감사를 전합니다. Mark – 당신이 보여준 감사의 마음, 시간, 인정 있는 귀기울임, 그리고 유머스러움에 감사 드립니다! 그리고 마지막으로 Benedict와 Alexander에게 대단히 감사드립니다.

LB

역자 머리말

정형물리치료학 분야와 관련된 많은 저서들이 있지만 두개안면부(craniofacial region)에 관한 평가 및 치료방법은 무시되어 왔다. 그러나 최근 정형도수치료(manual therapy)분야에서 많은 물리치료사들은 두개안면부(craniofacial)에 대해 많은 관심을 갖기 시작했다. 최근 장기간의 두통과 안면통증을 가진 환자들이 증가되고 있으며 이들을 위한 체계적인 치료방법이 제시되어야 한다고 생각하여 두개안면 기능부전과 통증을 위한 치료방법이란 책을 번역하게 되었다.

도수치료의 패러다임(paradigm)은 지난 몇 십년 동안 많이 변화되어 왔다. 장기간의 머리-목과 얼굴 통증을 가지고 있는 환자들을 치료하는데 있어서 기존의 정형물리치료방법으로는 한계가 있음을 느낄 수 있다.

사지와 척추에 관한 정형물리치료에 분야는 상당히 발전되어 있지만, 두개안면부의 기능부전으로 발생되는 편두통, 비전형적인 안면통증, 편측안면경직, 이명, 삼차 신경통, 만성부비동염, 안면마비 후 통증, 운동지체와 소아두통 등에 관한 치료법에 대한 발전은 미진하다고 생각한다.

이 책은 두개안면부에 대한 성장과 발달에 관한 생태발생학, 해부학에 대해 자세히 기술되어 있으며, 평가방법으로는 신경학, 겨추가동범위, 신경역동성, 두개골, 하악악면부의 수동적 부수적 움직임 평가 등이 제시되어 있고 치료방법은 초근 연구문헌과 저자의 경험을 토대로 제시되어 있다.

또한 이 책은 두개하악과 두개안면통증, 삼차신경통, 편두통, 두개하악 기능부전으로 인해 발생되는 통증을 어떻게 평가하고 치료하는지에 대해 상세히 기술되어 있어 두개안면부 통증에 관심이 있는 물리치료사에게 많은 도움이 될 것이라고 확신한다. 그리고 치과, 일반의사, 그리고 다른 건강관련 전문가와 공동연구하는 정형물리치료사들에게 도움이 되는 책이 되었으면 하는 바람이다.

끝으로 이 책을 활용하는 물리치료과 학생과 물리치료사분들의 끝임없는 조언과 충고를 부탁드리며 이 책이 나오기까지 수고를 아끼지 않은 영문출판사 박병조 사장님을 비롯한 편집관계자 분들에게 깊은 감사의 뜻을 전한다.

2008년 1월

대표 역자 양 회 송

제 1 장

역학 자극과 관련된 두개골 성장

Skull growth in relation to mechanical stimulation

개론(Introduction)

성장과정(The growth process)

두개골의 형태는 태어나서 늙을 때까지 일생을 통하여 변화한다. 양적인 변화가 가장 눈에 띄며 성장과정은 20세 때 억제된다. 주된 성장과 발달은 생후 몇 년 동안에 뚜렷하지만 이 기간동안에 '성장'과 '발달'을 배타적 개념으로 결정짓는 건 잘못된 것이다. 이 기간이 간단하게 '성장표현'을 가장 잘 보여주며 일생동안 계속 변화되는 각 과정에 필수적으로 영향을 미치는 시기이다.

과거 '유전'으로의 회귀(The return of a 'genetic' past)

머리(head)의 성장을 설명함 없이 두개골(skull) 성장에 대한 확실한 개념을 얻는다는 것은 불가능하다. 다시 말해, 머리의 성장은 전체적인 신체의 성장을 생각하지 않고는 논의 할 수 없다는 것이다. 더욱이 그들의 생리적 현상으로부터 성장하는 인간을 분리시킨다면 우리는 계통발생학(phylogeny)을 무시하는 것이며 또한 개체발생학(ontogeny)에 작용하는 유전적 특성을 설명할 수 없다. 진화를 통한 발달과정을 설명하는 것이 계통발생학이다. 인간이 개체발생학적 발달을 하는 동안 성장과 발달 과정에서 얻게되는 신체구성요소의 형태를 인식하게 된다. 성장과 발달을 하는 동안 모든 형태적인 특성은 고대 진화의 한 부분이며 현대기능의 일부분이다.

성장의 이러한 이원성(dualism)은 마지막 모형제작(modelling)을 제한하지 않는다. 성장계통을 포함하고 있는 물리적 과정은 과거와 최근을 나타내는 계통이며 환경적응적 부분이다. 그러므로 유전적 특성과 실제환경에 의해 묘사된 특성을 구별한다는 것은 무의미한 것이다: 어떤 유기체도 내적 유전인자나 환경에 대한 생리적 반응으로만 발전하는 것은 아니다. 과거 생리적인 유전적 정보를 사용함으로써 나타나는 적합한 반응은 항상 환경적 영향과 관련하여 설명되고 있다. 유전적 특성이 실제 환경적 정보 없이는 표현되지 않을 것이라는 것은 매우 중요한 사실이다!

생물학 계통, 조정구조(A biological system, modular construction)

생물학 계통은 정해진 기본원칙에 의해 성장한다: 조정구조. 이것은 각 개인의 유기체, 동식물이 완벽하게 독특한 구조방식으로 출발하지 않는다는 것을 의미한다. 대신, 성공적인 계통조직은 과거 사용된 신뢰성을 증명한다. 이러한 계통 조직을 생물학에서는 계수(module)라 부른다. 조정구조 방식은 보다 큰 형태학적 구조 뿐 아니라, 신체세포 자체에서도 발견된다. 그래서 미토콘드리아는 각자의 체세포 내에서 그들 자신의 조정계통을 형성한다. 미토콘드리아는 자체의 유전자를 가지고 있으며 분열에 의해 독립적으로 분리된다. 체세포 내에서 이러한 미토콘드리아는 먼 과거에 나타났던 동식물 기초세포와 자줏빛 박테리아 간에 성공적인 공생을 하게된다. 이러한 '계수'는 또한 모든 인간세포에서도 찾을 수 있다.

두개골 성장은 조정구조 방식으로 보인다. 이것은 복잡한 순응(compliance)과 기능적 적응력(adaptation)을 함축하고 있다. 골기질(bone matrices)은 상상할 수 없을 정도로 성숙한 조절을 하는 매우 복잡한 조직체계를 가지고 있다. 그러나, 후에 차례대로 나오는 형태발생학(morphogenesis)에 의하면, 자연스런 형태에서 논리적이고 체계적인 방식으로 두개골이 만들어 졌다는 것이 입증된다. 마지막 결론은 현대 임상가들이 유기체의 행동을 보다 잘 이해하는데 도움이 된다. 예를 들면, 봉합의 움직임은 늙어서도 계속되며, 정골요법과 도수치료의 치료기술을 위한 시작점이 될 수 있다.

필수적인 역학적 영향력 (Indispensable mechanical influences)

예를 들어, 비탄력적인 단단한 조직은 척추의 형태발생학에 기초한다. 단단한 조직은 뼈 또는 연골이다. 이러한 뼈 또는 연골이 없다면 어떤 형태도 견고해지지 않을 것이다. 형태통합은 고위 유기체의 성장과 발달을 위해 없어서는 안되는 요소이며, 삭(chorda)이 발달한 후, 단단한 조직은 형태의 기능적 발달에 있어서 중요성이 증가하고 있다.

자연현상에서, 형태와 기능은 분리될 수 없다. 살아있는 유기체는 그들의 현재 모양에 의해 기능적 행동을 표현한다. 다시 말해, 기능적 행동의 표현은 특수한 형태의 결과로 나타난다.

탄력성 조직과 비교하여 비탄력성 조직은 유기체의 전체적인 재형성을 방해하는 강직된 상태로서 성장하는 유기체내의 단단한 조직내부와 주변에 역학적 긴장을 가지고 있다. 그래서, 형태의 통합은 항상 유기체내에 역학적 긴장을 만든다.

형태의 기능적 변화는 성장과 발달을 하는 동안 빠른 연계에서 나타난다. 두개골 진화에서 처음으로 나타나는 현상은 단단한 조직이 특별한 요구에 반응한다는 것이다: 예를 들어, 모양의 안정화를 유지하는 동안 형태가 바뀔 수 있다. 이것 때문에 골조직은 역학적인 자극에 매우 민감하다는 것이다. 보다 탄력적인 연골은 재생을 위한 알맞은 능력을 가지고 있지만 그럼에도 불구하고, 이러한 면에서는 뼈보다 기능이 떨어진다. 단단한 유기체일수록 그들이 생존하기 위해 그들의 재생능력에 보다 많이 의존한다. 이러한 외관상 차이는 형태의 안정성이 아니라, 이러한 형태를 위한 역학적 자극에 의존하며, 항상 견고한 골조직일때를 고려해야만 한다. 골격은 지지적 금속구조가 아니며 물리적 염좌/외부자극의 법칙을 따르지 않는다. 뼈는 분자구조가 결코 안정적이지 않으며 일정한 분자구조를 가지지 않는다. 어제의 뼈는 오늘의 뼈와 같지 않으며, 단 몇 분 또는 몇 초도 어제라는 것을 독자들은 인식해야 한다. 이러한 반응적 특성들이 모든 생물학 체계의 기본이다. 본 장에서는 소모성 체계의 모든 특성과 행동을 토론하지 않았지만, 모든 생물학 계통에 대한 내용은 포함된다. 이러한 주제에 관심이 있으면, Klima의 연구를 보다 심도 있게 다루어야 한다.

이장의 목적은 기계적 외부자극에 매우 적응을 잘하고, 기능적 평형 내에서 그들의 모양을 유지할 수 있는 연골과 뼈와 같은 생물학적으로 단단한 조직에 대한 인식을 충분히 하는데 있다. 그러므로 기계적 외부자극은 뼈와 연골 같은 생물학적으로 단단한 조직을 위해서는 필수적이다. 기계적 외부자극의 상실은 골격의 기능에 직접적인 해를 입힌다. 우리는 기계적 외부자극이 없는 실험환경에서 행해진 골조직에 대한 많은 실험들을 인식해야 한다. 골조직에 관해 현재 우리가 알고 있는 보다 많은 지식은 '병리학적' 상태에서 얻을 수 있으므로 물리학적으로는 퇴행된 상태이다. 병원에서 종종 다음과 같은 이야기를 듣는다: '이 관절은 과다 사용했군', 또는, 좋지 않아: '이 관절은 닳아 해졌군' 정적인 시각으로부터의 직접적인 내용은 기능적 기본을 가지고 있지 않다. 물리학적으로 말하자면, 닳았거나 과다 사용된 조직이라는 말은 없다. 이러한 것은 임상적 '개념' 일 뿐이다.

임상적으로 형태와 기능을 분리시킬 수 없으므로, 이러한 기능에 적응된 형태를 기능부전이라 표현한다. 수술에 의해 뼈의 형태를 변화시키려면 많은 주의가 필요한데, 거기에는 치료의 잘못으로 생길 수 있는 커다란 위험성이 있기 때문이다. 자연에서 만들어지는 블록과 동반된 움직임은 그것의 결과이다. 단단한 조직의 형태는 항상 오랫동안 유전적, 환경적 정보에 의해 묘사된다. 뼈는 성장단계에서 가장 잘 축지할 수 있는 부산물이다. 순차적인 성장단계와 동시에 기능적 발달의 연계에 대한 내용으로 우리는 성숙의 상황에 대한 지식을 넓혀야 할 것이다.

골 기질(The bone matrix)

골 기질은 골 발달에 있어서 아래와 같은 모든 조직을 포함한다:

1. 연골, 연골기질
2. (피하) 연결조직, 피부기질
3. 현존하는 골 조직, 이차적 기질

골 주위와 골 내부 구조인, 봉합(suture)과 관절유합(periodontia)은 활액관절과 함께 골 기질의 이차적 구조를 형성한다. 골 기질은 압력과 변형에 저항하기 위한 특별한 능력을 가지고 있다. 이러한 능력은 신체를 지지하고 보호하게 한다. 관절유합은 골 기질이 확대되는 동안 중요한 역할을 한다. 이들은 매우 특수한 관절로 골기질내에서 골 사이를 탄력성 있게 연결하는 독특한 특성을 가진다. 활액관절과 달리, 관절유합은 외력을 내부 부하로 골 기질에 전달한다. 관절유합에 대한 이러한 특수한 기능에 대한 내용은 이후에 자세히 언급할 것이다. 성장을 위한 내적 전위(potential)의 일부로, 활액관절은 골기질의 가동기능을 제공한다. 아직도 역학적 구조로서 관절유합과 관련된 골 기질에 대한 오해가 있다. 일생동안 봉합과 관절유합은 근골격계의 일부로서 활액결합처럼 가동적 연결구조를 가지고 있다.

성장하는 동안 골 기질은 머리의 모양으로 통합된다. 골 기질은 외부자극에 대해 지속적으로 내구성이 변화하며, 동시에 크기도 확대된다. 이것은 기질에 가해지는 외부자극의 진행과정에 있어 두 가지 중요한 결론을 내릴 수 있다. 첫째, 기질의 물리적 특성은 변한다. 이것은 외적으로 가해지는 기계적 자극이 기질의 재형성에 영향을 준다는 것이다. 둘째, 기질의 확장은 기계적 자극을 받는 부위가 커진다고 볼 수 있다. 커다란 기질은 작은 기질보다 많은 기계적 자극을 흡수한다. 이와 함께, 구조와 크기는 골 기질의 조직상태를 결정 짓는다. 조직상태는 조직에 의한 역학적 자극의 전이를 결정짓는다. 연결구조는 골 구조보다 탄력적이다. 골 기질에서 관절은 기질부위의 역학적 부하 위치를 변화시킬 수 있다. 부수적으로, 골 기질

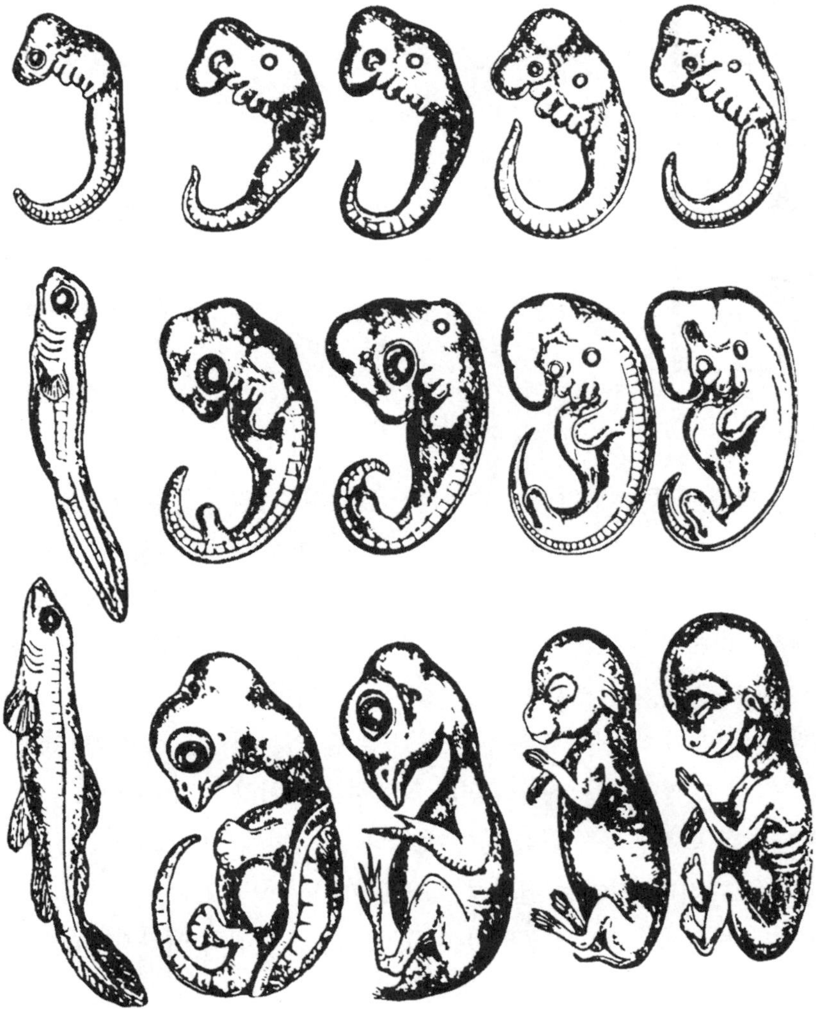

그림 1.1 계통발생학(phylogeny)은 개체발생론(ontogeny)에서 인식될 수 있다: 물고기, 거북이, 닭, 토끼 또는 인간의 태아는 초기단계에서는 단지 약간의 차이만 있다.

의 범위를 넘어 역학적 자극을 퍼트린다. 관절유합은 특히 골 기질을 넘어 역학적 부하를 퍼트리는 특수성을 가지고 있다. 이러한 이유로 골 기질의 구성이 두개골의 성장과 발달에 어떤 영향을 주는 가에 대한 내용을 충분히 안다는 것은 어렵다.

첫 번째 두개골 성장(The first skull growth)

머리의 단단한 조직의 시작인 두개골의 발달은 배아기(embryo) 때 이미 뚜렷한 형태를

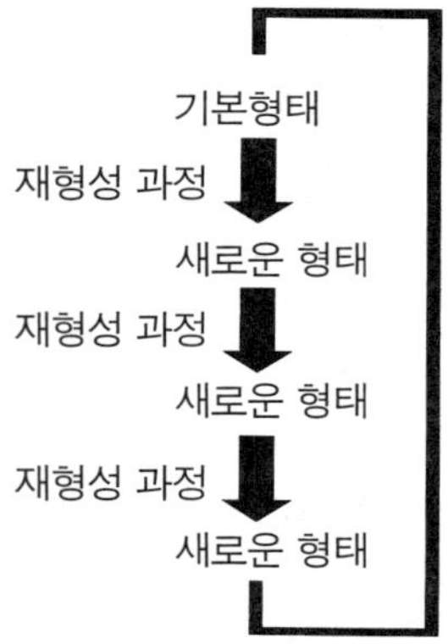

그림 1.2 성장과정은 기본적으로 존재하는 상태에서 새로운 형태의 발전이 계속되는 것이다.

갖춘다. 이러한 형태는 종류에 따라 특수화되진 않는다. 다양한 동물 종류의 배아기 형태는 약간의 차이만 있으며(그림1.1), 아직은 모든 배아기 개체에서 3개의 초기 배아층 — 외배엽, 중배엽, 내배엽 — 을 형성하진 않지만, 심박동은 나타나고 있다. 부수적으로, 배아기에서는 얼굴 부분에 나타나는 모든 중요한 결합과정이 이루어지고, 인간에 있어서는 코와 입이 나누어지고, 얼굴의 형태가 기본적으로 갖추어지는 시기이다.

이것으로부터 우리는 다음과 같은 결론을 내릴 수 있는데, 이러한 발달단계에서 종류별 특수한 형태를 갖추지 않는다는 것이 자연의 적합한 대답이라는 것이다. 또한 자연에서 성공적인 과정은 영원히 반복된다는 것을 알아야 한다. 생물학에서, 이러한 성공적 과정은 분자(modules)로서 보여진다; 분자는 실질적 요구에 따라 계속적으로 수정되지만, 사실 상당한 유사성을 보인다. 발달과정에서 성공적인 디자인은 결코 완전히 사라지지 않으며, 분자들은 단지 미세한 차이만 있을 뿐이며 성숙과 관련되어 진다.

배아기 33일째에 심장이 뛰고 뇌의 성장이 나타나는 것이 배아기 조직에 있어 가장 중요한 유전적 특성을 가진 요소이다. 초기 혈관은 머리방향으로 발달하기 때문에, 역학적 부하는 초기에 배아기의 머리부위에 영향을 미친다. 이시기에 처음으로 두개골에 단단한 조직이 형성된다. 연골기질은 머리에서 꼬리부분으로 발달하며, 비후중격(nasal septum)에서도 연골이 발달할 것이다. 같은 시기에 두개관(calvaria)과 안면두개의 표층부 골 기질이 형성된다. 이러한 움직임이 나타나는 것으로부터 배아기의 다양한 형태적 차이가 나타나게 된다. 인간의 배아기에서는 뇌조직의 광범위한 성장을 볼 수 있다. 이러한 성장의 가속화는 임신말기에 2,000억개의 신경들을 필요로 한다. 하등동물에서는 이러한 뇌성장이 조금 나타난다고 알려졌다. 두개관과 두개골 저부(base)는 발달된 형태로 통합된다. 뇌크기의 차이 때문에 다양한 종류에서 뇌의 모양을 통합하는 단단한 조직의 형태가 다양하게 나타난다. 뇌는 또한 각기 다른 분자생성 방식을 가지고 있으며, 뇌피질에서 나타나는 다양한 형태적 차이 보다 기초 뇌간의 형태에서 나타나는 차이가 보다 적게 나타난다. 이러한 뇌신경 구조의 가시적 현상은 말없이 진행된다. 그러므로 다양한 종류의 동물에서, 두개골 위보다 기저부의 구조에서 보다 많은 유사성을 찾을 수 있다. 단단한 조직의 개론에서 내릴 수 있는 첫 번째 중요한 결론은 각 개인별로 인식할 수 있는 형태가 나타난다는 것이다. 또한 단단한 조직은 두개신경과 안면두개로 머리의 구획을 나누고, 그들의 구조는 뇌의 성장과정에서 나타나는 공간확보와 형태의 안정성에 관련된다.

두개골 구성요소의 성장(Growth of the skull components)

두개골의 성장을 보면, 몇 가지 눈에 띄는 사항들이 있다:

1. 모든 두개 부분이 같은 속도로 성장하지 않는다.
2. 성장은 몇몇 성장의 중심부에서 시작된다.
3. 연부조직과 같은 비골격(non-bone) 부분들이 두개골 성장과 많은 관련이 있다.
4. 모든 성장중심이 같은 시기에 나타나는 것은 아니다.
5. 기질형성과정과 기질 재흡수 과정은 종종 동시에 일어나기도 한다.

이러한 많은 두드러진 특징들이 성장하는 두개골에서 볼 수 있는 비율적 변수라는 것을 인식할 수 있어야 한다. 아이는 성장한 어른이 아니다(그림1.3). 각 연령에 따라 자신들만의 성장비율이 있다. 성장하는 동안 두개골의 다양한 비율 뿐 아니라, 골격의 모든 부위에서 전반적인 비율차이가 나타난다. 해부학적 비율차이는 항상 성장하는 동안 일어나는 기능의 변화와 연관된다. 그러므로 이러한 기능은 아이의 형태를 결정 짓는 중요한 요소이다. 태어났을 때, 중요한 호흡, 빨기와 삼키는 기능이 안면두개의 해부학적 형태에 중요한 영향을 끼친

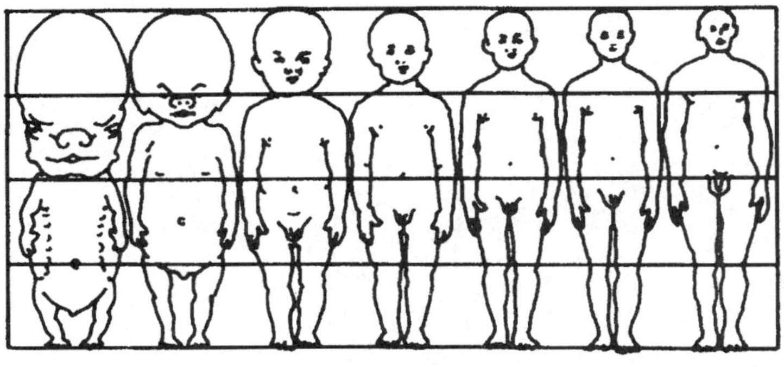

그림 1.3 성장하는 동안 많은 차이는 인간개체의 특성에서 발생한다.[26]

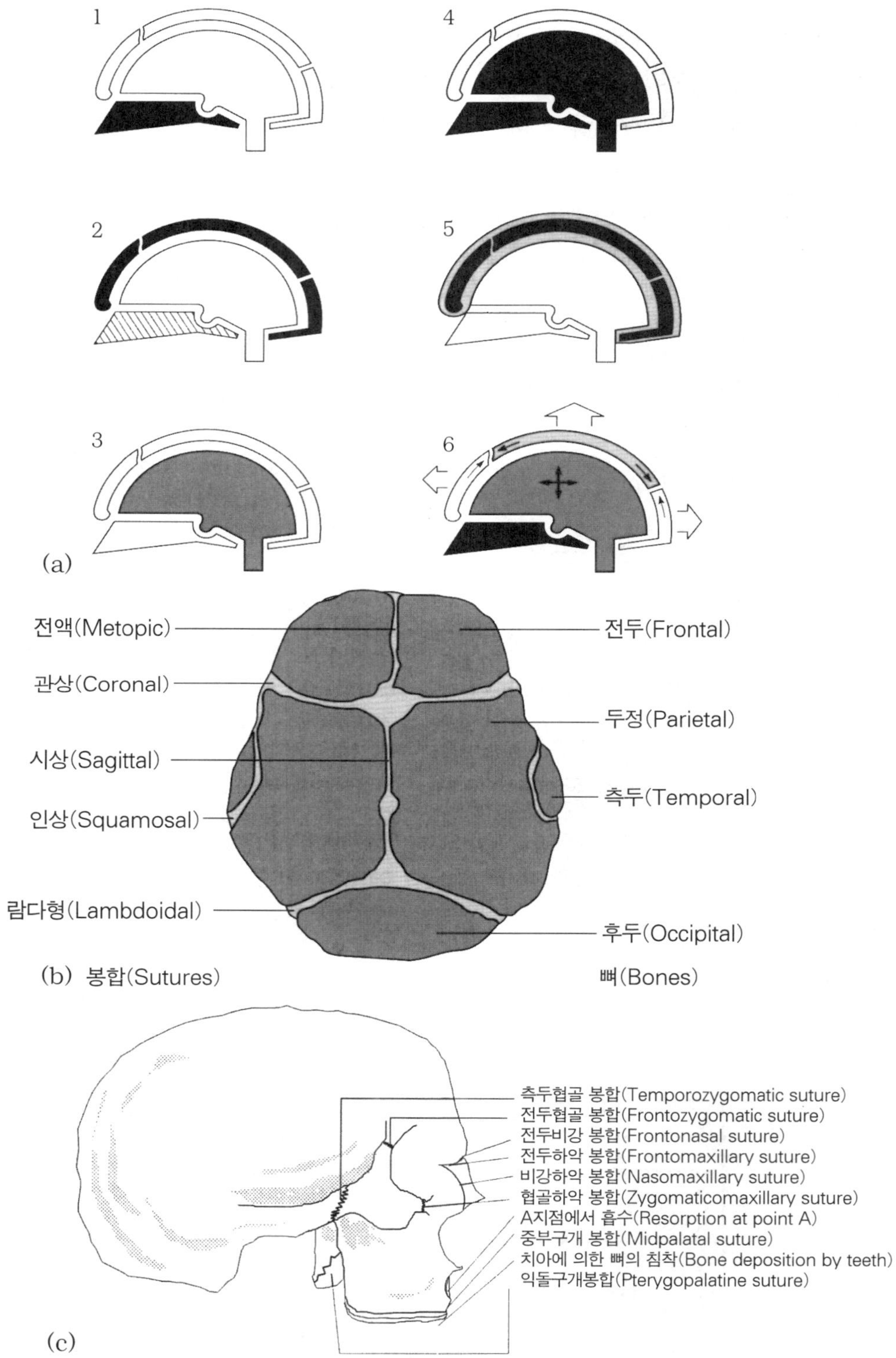

그림 1.4 (a) 신경두개는 여러 성장중심을 통해 증가한다:(1)두개골 기저부의 연골결합 (2)두개골 봉합. 성장하는 뇌(3)는 안정적인 두개골 기저부를 동반한 기계적 존재이다(4). 두개골 내의 봉합은 경막의 움직임을 허용한다(5). (6) 뇌의 성장은 두개골 기저부에 의해 완충되며 두개골은 봉합에 의해 재형성된다. (b)두개관내에서 봉합의 위치와 뼈 (c) 안면봉합의 위치

다. 골 기질이 성장하는 동안 중요한 외적자극은 머리의 모양을 적합하게 만든다. 이미 언급한 모양상의 차이로부터 골 기질의 구조가 눈에 띄게 변한다.

모든 골 기질이 같은 방식의 외부자극에 대해 조절되는 것은 아니다. 연골기질은 피부기질과는 완전히 다른 방식으로 외부자극이 진행된다: 이것은 연골기질과 피부기질간의 상대적 차이의 표현이다. 우리는 지금 두개(cranial)의 성장 후와 이러한 성장에서 나타나는 다양한 기질의 역할에 대해 알아보고 있다. 두개신경과 비인두의 성장, 치아의 발달을 보면, 두개의 다양한 성장 역학에 대해 확실히 알 수 있을 것이다.

두개신경의 성장(The growth of the neurocranium)

두개신경은 연골기질을 포함하고, 뇌, 두개기저부와 두개지붕(cranial roof)의 다양한 피부기질로 구성되며, 봉합부에 의해 나누어져 있다. 연골기질의 역할은 계통발생학을 통해 확실히 알 수 있을 것이다. 상어의 연골기질에서는 뇌주변에 봉합부가 없다; 인간의 기질에서는 안면과 신경두개 사이의 국소 골 기질이 감소되어 있다. 이러한 형태학적인 커다란 차이는 뇌의 급속한 성장과 관련된 연골기질의 능력부족에 그 원인이 있다. 더욱이, 인간의 뇌의 성장은 연골기질이 제공할 수 있는 것보다 많은 탄력성을 요구한다. 인간의 뇌는 수축기 혈압보다 큰 압력에 대항하여 발달할 수 없다. 봉합에 의해 나누어진 피부기질은 필수적인 탄력성을 제공한다. 고등동물일수록 보다 큰 뇌용적을 가지고 있으며 피부골기질이 뇌를 감싸고 있다. 하지만 보통의 연골은 모양형성을 위한 몇 가지 적응현상에도 불구하고, 뇌간 기저부 주변에 존재한다.

역학적 자극에 대한 형태학적 변화 과정에서의 연골과 피부기질 사이의 이러한 큰 차이점은 Prahl의 실험에서 확실히 보여진다. 그녀는 임신한 쥐에게 kaolin을 주사했을 때, 태아에게서 알코올 흡수가 많이된 부분을 발견하였으며, 뇌수종을 일으켰다. 이러한 실험에서는 피부두개의 형태가 매우 많이 변한 반면, 연골두개는 변화가 없었다. 결론은 연골기질이 육아발생을 위한 결과와 상관없이 외부의 역학적 자극에 대한 완충적 특성을 많이 가지고 있다는 것이다. 실험에 의해 증가된 뇌용적의 엄청난 증가와 병리적 현상이 있다해도 두개기저부의 형태는 영향받지 않는다. 연골두개는 또한 '보통' 두개성장을 위한 역학적 완충장치이다. 피부두개의 발달은 성장에 있어서 외부자극에 크게 영향받지 않는 것으로 보인다. Prahl의 실험에서 피부두개는 껍질처럼 행동했으며, 단단한 풍선모양을 하고 있었다. 피부두개는 거의 완전한 육아발생을 보여준다.

피부골기질의 형성이 어떻게 발전하는가?(How does the formation of a dermal bone matrix develop?)

뇌와 피부의 가장 바깥쪽 막사이의 여러곳에서 피부골기질이 발달한다. 여러 피부기질들이 연합되지만, 추정에 근거가 되는 봉합위치는 없다. Popa는 피부기질내의 이러한 부위에서 외부자극이 최소화된다고 주장하였다. Troitzky는 이 부위에 골연합층이 나타난다고 강조하였으며, Markens는 이들 지역의 조직상태가 연합되고 있는 골 기질의 상태와는 다르다는 것을 발견하였다. 봉합의 가장 중요한 형태학적 기능은 성장하는 골기질내에서 분리되는 그들의 능력이다. 골 기질 연합은 봉합부에서는 일어나지 않고, 외부자극이 증가하면서 봉합부의 골막이 분리되어 매우 특수한 봉합 부위간 섬유가 발달하면서 나타난다. 이러한 골막분리는 봉합내 골 성장을 멈추게 한다. 골막은 성장을 위한 실질적 구조물이다! 봉합간 섬유의 정열은 약 250㎛의 지속적인 봉합간 구로 되어있으며 바퀴의 살과 유사한 기능을 가지고 있다. 바퀴의 살은 바퀴중심과 외형틀 간의 거리를 유지하고 봉합내 섬유는 봉합구의 크기를 유지한다(그림 1.5).

봉합관절의 발달 후, 뇌성장에 의해 유발된 피부골기질에 가해지는 부하는 압력부하로 변환된다. 이러한 압력부하는 뇌내용적(intracranial volume) 증가와 동반된 수축, 이완과 관련된 뇌내 혈압활동의 지속적 파동(fluctuation)에 의해 나타난다. 이것은 아래에 설명되어져 있다.

뇌를 통한 혈관흐름은 분비액의 압력처럼, 수축기와 이완기 사이에서 지속적인 압력변화를 보인다. 또한 절대적인 뇌용적은 뇌가 성장하는 동안 증가한다. 율동적인 압력파동(혈관흐름과 분비액흐름)에 첨가하여, 두개신경에는 지속적인 압력(뇌성장)이 가해진다. 봉합부위에서 두개성장을 위한 전압은 지속적이고 다양한 부하를 경험한다. 부하의 이러한 다양성은 봉합간 섬유구조를 유지한다. 평균부하크기(성장하는 뇌로부터 증가된 지속적인 압력으로 기인한)는 경막과 봉합골막을 통해 골 기질에 기계적 압력을 가한다. 기질내의 혈관을 통한 압력부하는 골 기질에 그 효과를 전한다. 이것은 또한 좀더 자세한 설명이 필요하다.

봉합은 매우 특별한 관절구조이다. 관절인대가 외측을 통해 내측 관절구로 연결된다. 관절인대가 골 기질을 경유하며 이러한 기질들을 강하게 연결한다는 것은 잘 알려져 있다. 더욱이, 단단한 활막관절과 봉합간에는 특별한 차이가 없다. 봉합은 골 기질의 수질과 연관되어 액체로 연결되어 있다는 특수성을 가지고 있다. 이러한 연속성은 봉합조직과 골조직의 수질부분간에 수많은 혈관연결에 의해 이루어진다. 이들 혈관들은 골 내부에 직접적으로 내부봉합압력을 전달하는 반면, 골 내부 자체에서 발생한 모든 압력파동은 봉합조직에 전달된다. 골 기질의 외부 부하는 골 기질의 긴장에 의해 나타난다. 봉합부에서 이러한 긴장은 봉합의

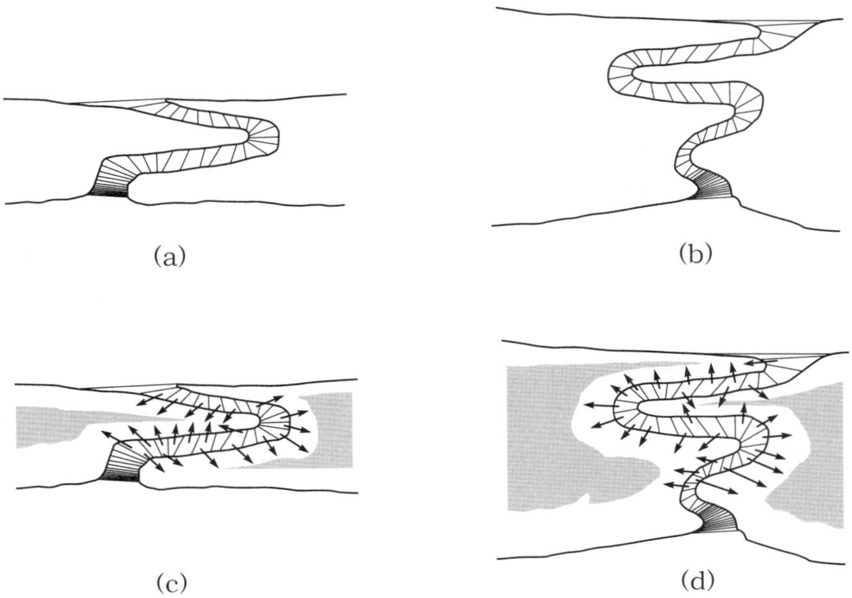

그림 1.5 봉합(관절유합)내 섬유연결은 바퀴살과 유사한 기능을 가지고 있다(그림 1. 10 참고). 그것들은 봉합구를 안정시키고, 봉합내의 증가된 압력은 두개관내의 수질조직에 압력을 증가시킬 수 있다. (**a**)봉합은 단독 겹침으로 구성된다; (**b**)봉합은 복수로 겹쳐있다; (**c**)와 (**d**)봉합과 수질골간의 혈관연결은 기계적 부하의 변환을 제공한다(본문과 그림 1.6 참고).

움직임으로 바뀐다. 결과적으로, 봉합의 움직임은 봉합부 혈관들의 압력파동으로 일어난다. 봉합부 혈관들은 골 내부에 이러한 파동을 전달한다. 이러한 과정의 결과로 성장하는 동안 봉합부 주변의 뼈가 두꺼워짐을 인지할 수 있다. 이러한 두꺼워짐은 봉합부 주변의 뼈내부 공간에서 증가된 압력에 그 원인이 있다. 그러므로, 봉합부는 두개관에 외력을 전달하게 된다(그림 1.6).

봉합부분 테두리와 경막(dura mater)에서의 기질성장은 내부 두개골 용적을 증가시키고, 두개내의 평균압력을 감소시킨다. 뇌조직의 새로운 분열에 의해서 새로운 평균압력의 증가가 나타난다. 이러한 과정의 반복은 골기질에서 계속적으로 변화되는 역학적 압력에 대응한다.

연골기질내의 혈관 부재(absence)와 탄력적 구조는 외부의 역학적 자극에 대해 두개골 기저부가 덜 영향 받게된다. 더욱이 뇌간의 성장률은 신피질(neocortex) 보다 훨씬 적다. 계통발생학적으로 보다 어린 피부기질은 혈관분포가 잘 되어 있고, 기본적으로 비탄력적이며 두개골을 위해 완벽한 역학적 밀착구조를 이룬다. 이러한 구조는 뇌의 갑작스런 용적 증가에 적합하게 반응하므로 뇌성장에 방해가 되지 않는다. 상어 뇌의 느린 성장의 경우, 두개관이

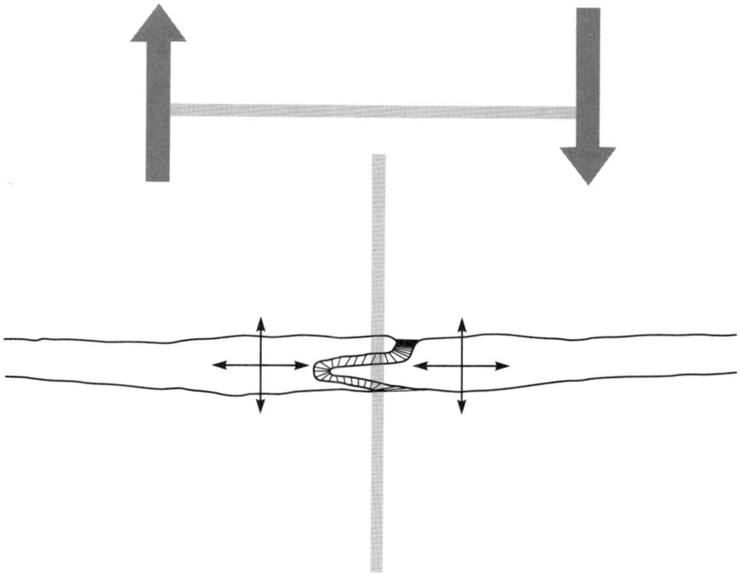

그림 1.6 봉합의 스트레스 전달체계(본문 참고)는 뼈의 염좌로 봉합의 모든 긴장을 전달한다.

역학적으로 탄력적임이 중요하지 않다; 지속적으로 뇌 용적이 증가하는 고등동물일 경우, 탄력적인 두개지붕이 필요하다.

요약하자면, 두개골은 두개 기저부를 포함하며, 뇌용적의 증가에 의해 구조가 간접적으로 영향받는다. 그리고 두개관은 형태학적 발달에 따른 뇌성장으로 모든 긴장을 직접적으로 받는다. 계통발생학에서, 인종이나 동물군의 발달학적 과정을 보면 두개 기저부의 형태는 두개관의 형태 보다 훨씬 적은 변화를 보인다는 것이다.

두개골은 봉합부분과 연골결합에 성장의 중심이 있다. 봉합부를 따라서, 두개관은 성장한다. 연골결합은 두개골 기저부로 아직 골화되지 않는 부분이다. 연골결합 시 연골세포의 분열률은 두개골 기저부의 성장을 결정한다. 골화가 연골성장보다 빠르다면, 연골결합은 밀착되어 두개골 기저부의 틈을 이용한 성장은 멈출 것이다. 봉합은 골화되지 않았기 때문에 두개 골간 형태의 적응은 일생동안 이루어진다. 두개골 사이의 틈새에는 능동적 성장중심이 있다. 봉합과 연골결합 외부의, 두개골의 형태는 지속적으로 단계별로 변화된다. 재흡수와 배열과정이 여기에서 일어난다.

코와 비인두의 성장 (The growth of the nose, and nasopharynx)

두개골 기저부는 뇌성장에 따른 부하의 변화에 의해 작은 스트레스를 받으며, 비인두의 발달을 위한 기회를 제공한다. 환기, 흡인과 연하기능은 출생후에 나타나며 뇌의 커다란 부분이 이때 형성된다. 다음으로 비중격의 연골기질에서 상악과 비기질은 대칭적으로 성장한다. 기질간 관절은 안면과 상악봉합이다. 기계적 부하(환기로부터)는 이들 기질내에서 증가하며, 봉합에 의해 기질부분은 다른 것으로부터 떨어질 수 있다. 이러한 움직임은 안면봉합을 따라 증가하는 분절적 뼈에 의해 나타난다.

특수한 성장활동은 기공(pneumatic sinuses)이라 불리는 발달에 의해 증가된다. 이러한 구멍(비공)은 비인두와 연결된다. 흡기와 호기는 다양한 구멍들의 기계적 압력에 변화를 일으킨다. 성장하는 동안 이러한 공간의 확대가 일어난다. 공간의 확대는 비강골격에 증가된 기계적 스트레스에 의해 나타난다. 비강중격의 연골성장은 전방으로 진행되며 합쳐지게 되고, 안면봉합은 이러한 성장과정과 비강중격의 결합에 의해 영향받는다. 이러한 성장 과정에서, 비강중격은 콧구멍을 안전하게 지지해 주는 역할을 한다. 비강인두의 주변조직이 전방으로 전위되며 결합됨으로 인해 비강의 연골은 특별한 방향으로 스트레스를 전달하는 역할을 한다. 봉합의 형태는 이러한 스트레스를 피부기질에 기계적 스트레스로 전달하게 된다. 비강중격의 성장과 안면봉합 주변의 이러한 성장은 환기 기능에 있어서 변화된 표현이다. 비강의 발달은 공기의 흐름을 위한 향상된 완충기능에 기여할 뿐만 아니라, 성장하는 안면두개에 기계적 부하를 제공한다.

치조돌기의 성장(The growth of the processus alveolaris)

치주낭(sacculus dentis)을 덮고있는 층은 치주배아층(dental germ layer) 주변의 피부기질을 증가시키며, 치주와(dental crypt)를 발달시킨다. 이들 와(crypt)들은 혈관에 의해 연결된다(그림 1.7a). 용적은 치주배아층의 성장에 의해 증가되며 와(crypt)들을 증가시킨다. 이처럼 재흡수 과정은 골 기질의 물리적 구조를 변화시킨다. '성장중인' 와(crypt)는 골 내막을 경유하여 골 기질에 부하를 제공한다. 씹고 삼키는 구강기능은 기질의 골막에 부하를 제공한다. 이러한 과정을 통해서 치조골(alveolar bone) 용적이 증가한다(그림 1.7b). 다시 말하자면, 상악봉합은 기질에 스트레스를 전달하는 기능을 한다. 기질에 구멍이 난후, 분화구(골 내막의 와(crypt)에 의해 생긴)는 골 내막과 골막을 결합시킨다. 치주와(crypt)가 열

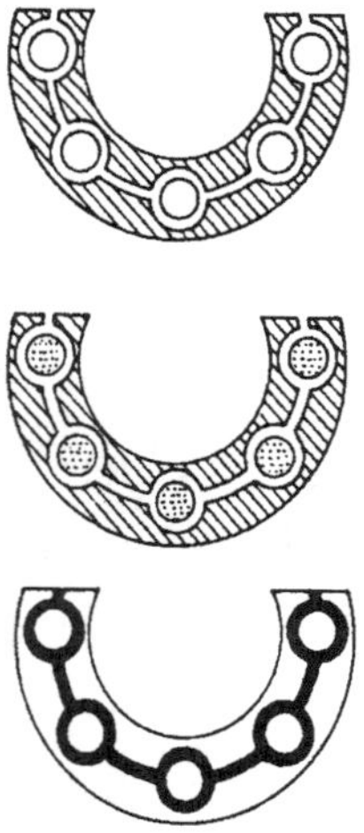

(a)

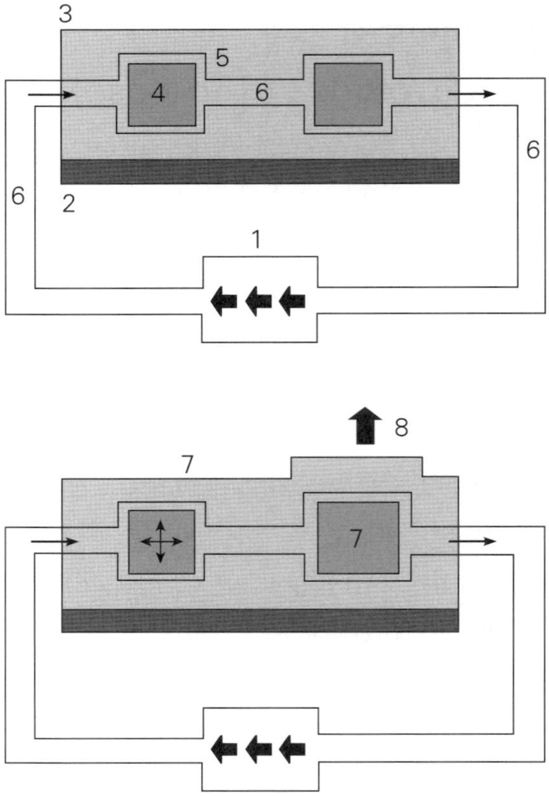

(b)

그림 1.7 (a) 치조골의 치아구는 혈관계에 의한 수압으로 연결되었다. (b) 1 심기능; 2 하악골; 3 치조과정; 4 치아발달; 5 치아구; 6 혈관연결; 7 치아성장; 8 치조과정의 성장

린 후에 이전의 골내막, 와(crypt)의 골막과 턱의 골막사이에는 결합이 나타난다(그림 1.8).

초기에는, 골막의 구강주위와 벌어진 치아사이에만 섬유형태가 나타나지만, 치아에 부하가 적용된 후에는 전체적인 치조공과, 골 내막에 섬유가 가득 찬다. 이들 섬유조직은 강한 스트레스에 의해 정열되며 봉합의 정열과 유사하게 된다. 치주섬유(periodontal fibres) 또한 치주(periodontal)와 치조내관(intra-alveolar vasculature)으로부터 지속적으로 변화되는 부하에 대해 매우 중요한 역할을 한다. 수많은 혈관이 치조골속과 치주분열 사이를 지나간다. Frolich는 치근(tooth root)과 치조골 사이의 움직임을 기록했다. 움직임의 리듬이 혈액 흐름시의 수축과 이완의 리듬과 매우 유사함을 알아내었다(그림 1.9).

특수한 기계적 부하는 씹음에 의해 나타난다. 씹는 동안, 치아는 기질에 힘을 전달한다. 뭉쳐진 혈관결합은 치주골에서부터 치주골속까지 이 힘을 분산시킨다. 치주골속 혈관의 평균압력은 씹는 동안 물리적인 역압(counterpressure)을 제공한다. 씹는 것은 매일 평균 1mm의 첨단(apical)움직임을 모든 부분에 제공한다. 그래서 모든 치아는 턱안의 1mm까지 힘을 전달하는 것이다! 밤이 되면서 모든 부분은 처음 그들의 위치로 되돌아온다. 이것이 저

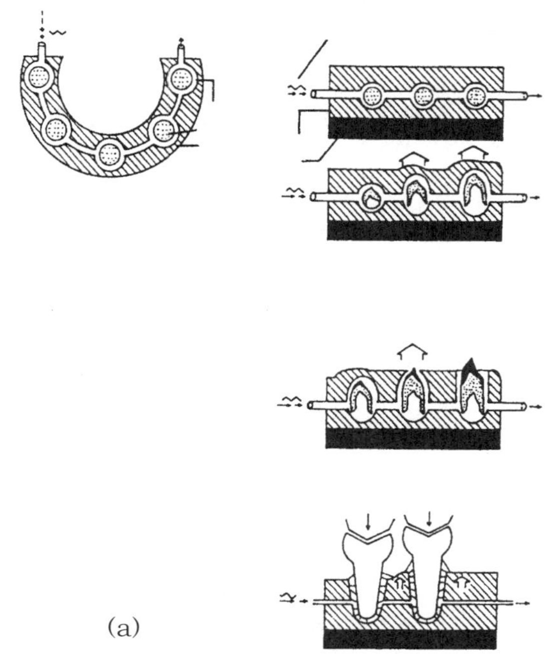

(a)

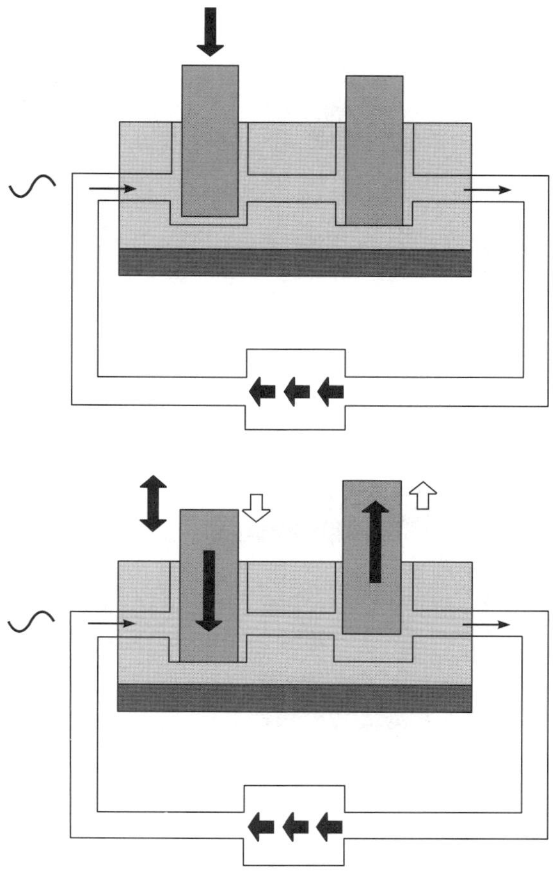

(c)

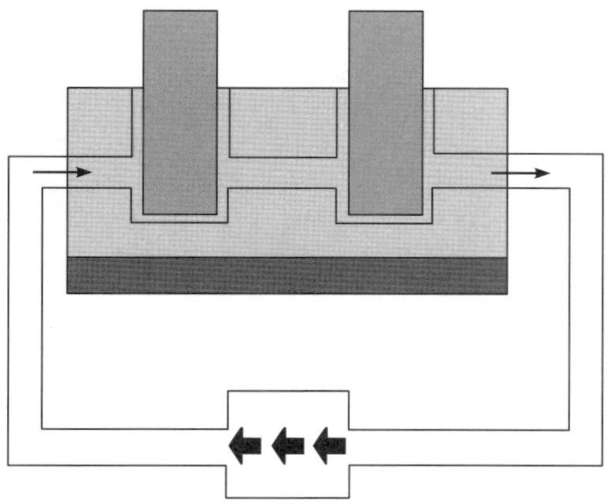

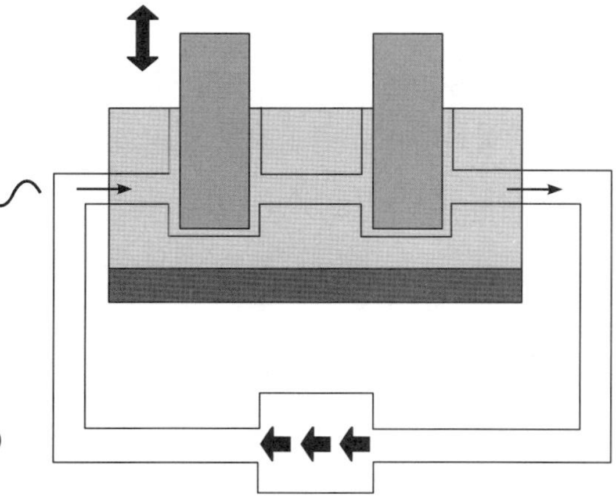

(b)

그림 1.8 (a) 간접적으로 치조과정의 성장을 자극하는, 씹는 압력에 의한 치아구의 성장과 치조부하. 여기서 스트레스는 수압으로 혈관에 의해 전달된다. (b) 치조과정에서 혈관계와 관련된 치아위치. (c) 치아 하나의 삽입은 혈관계에 압력을 가하고 주위치아를 상승시킨다.

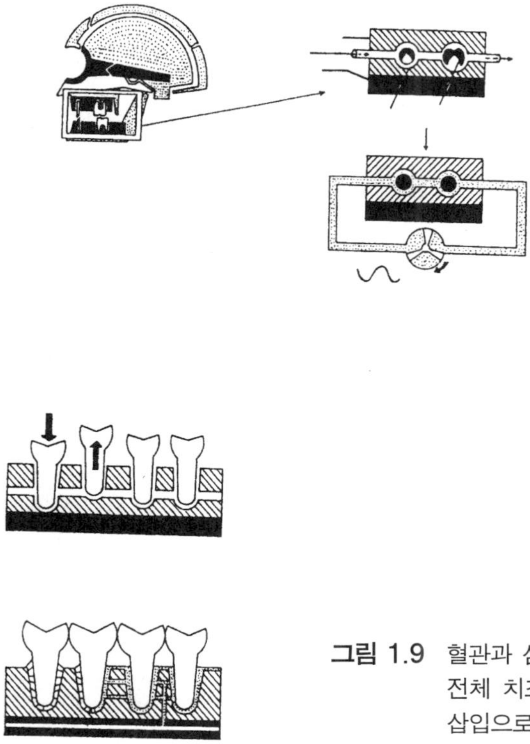

그림 1.9 혈관과 섬유연결은 폐쇄를 확산시키고, 관절연결력은 전체 치조과정에 걸쳐 전달된다. 혈관흐름은 치근의 삽입으로 회복된다.

작으로 인해 기질에 전해지는 부하의 요점이다. 피부기질이 성장할 때, 기계적 자극의 영향은 성장조절 편에서 보다 더 자세히 토론될 것이다.

어린이에게서의 눈에 띄는 변화는 탈락성 치아의 위치에서 일어난다. 턱안에 영구치의 성장와(crypt)가 나타나면서, 치조돌기는 증가한다. 이것은 유치의 탈락이 전제된 것이다: 탈락치 사이에는 공간이 생긴다. 영구치의 배아층은 유치의 위치에서 생겨나며, 성장와(crypt)는 치주부위에서 증가하게 된다.

요약하자면, 치아로부터 치조골에 전달되는 기계적 부하전달 과정에는 많은 유사성이 있으며, 기계적 부하는 봉합부의 골조직 사이로 전달된다. 치주골과 봉합, 두가지 해부학적 구조에서 관절유합이 발달한다. 기본적으로, 치주골과 봉합사이에는 물리적인 차이가 없다; 성장하는 동안 이들 두 구조는 스트레스의 전달자로서 역할을 한다(그림 1.10).

하악의 성장(The growth of the mandible)

하등동물의 하악에서 나타나는 어떠한 연골기질(chondral cartilage)도 인간의 턱의 형태

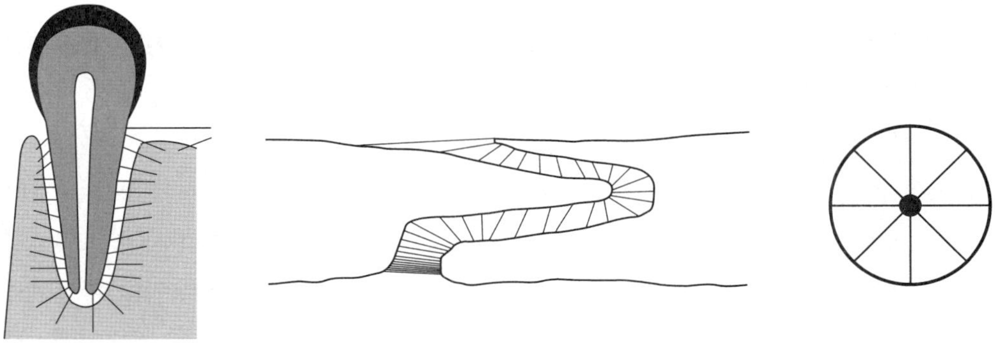

그림 1.10 모든 관절유합은 기본적으로 같고 역학적 기능은 바퀴살과 비교될 수 있다. (a) 치아 관절 유합(치주조직); (b) 봉합 관절유합(봉합); (c): 바퀴살

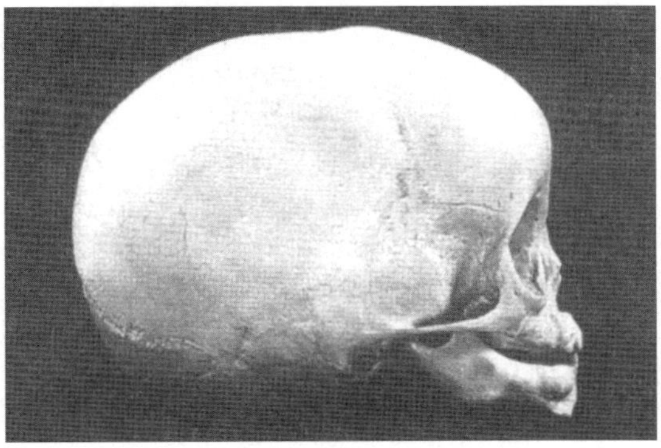

그림 1.11 어린이의 두개골은 치조골내 치아의 성장을 보여준다.

를 나타내지는 않는다. 하지만, Meckel의 연골은 완전한 하악 피부기질을 위한 첫 번째 지지물이며, Meckel의 연골을 지나서 하부 치조신경이 있는 곳에서 두쌍의 막대형태로 발전한다. 인간에 있어서, 하악의 형태는 피부 골기질의 형태에 의해 결정된다. Meckel의 연골은 턱의 유합에 있어서 두개의 하악기질의 결합형태를 결정 짓는다.

견치(canine)사이의 거친 기질부분은 특히 형태학적으로 안정된 구조를 갖는다. 각도와 가지(ramus) 형태는 지지하고 있는 연골의 재생 없이 커다란 기계적 부하에 영향을 받으며 발달한다(그림 1.11).

피부골기질(하악의 두부)의 두 번째 연골핵의 발달은 두개골로부터 태아부하에 이르기까지 묘사되어진다. 이러한 두 번째 연골핵은 그것의 발생을 통하여 골막기질로 덮여있다. 측두하악관절은 신체에서 활막관절일 뿐 연골에 의해 덮여있지 않으며 골막으로 덮여있다.

저작기능이 시작 될 때, 하악의 머리부분과 기저부는 저작근을 통해 직접적인 기계적 부하를 받는다. 커다란 힘의 전달은 매우 단단한 기질 구조와 하악두부의 연골부분으로 보내진다. 이러한 연골두부기질이 일생을 통하여 존재하고 있다는 것이 사실이며 골기질의 내구성을 위하여 필요하다는 것이 요점이다.

출생 직후 하악은 어른의 두개골에서 보다 원위부로 멀리 떨어져있다. 각도는 초기에 보다 크며 가지는 거의 구분할 수 없다. 빨고, 삼키는 동작을 하는 동안, 근육들은 하악을 보다 전면으로 움직이게 한다. 이로 인해 측두하악관절의 공간이 증가된다. 이러한 성장부하는 하악의 머리부분 성장을 자극한다. 이러한 이차적 연골판은 기능적 관절부하로 인해 이차적으로 생겨난다. 성장하는 동안 관절내 작은 공간은 유지된다(부하가 적용되도). 청년기에 하악이 원위부에 위치(부정교합)되어있다면, 기능적 활성체가 하악의 머리부분 성장을 자극할 수 있다. 이와 같은 조절은 저작근을 자극하여, 턱을 보다 전방으로 위치시킨다.

성장조절(Growth regulation)

모든 살아있는 기관들은 기본적으로 두 가지 다른 측면을 가지고 있다: 발생(incarnation)(형태)과 정보(information)(기능). 첫째로, 대부분 태아의 형태는 많은 유사성을 가지고 있다. 하지만, 성장하는 동안 차이점이 많아지게 된다. 기능적인 행동에서도 각 종에 따라 큰 차이점을 보이고 있지만, 이러한 기능적 차이가 표현되기 전에, 형태의 유사함이 관찰될 수 있다. 그러므로 기능적 행동은 형태의 발달과 연관되며, 특수한 기능적 행동은 특수한 형태가 없이는 불가능하다. 기관들이 어떻게 그것의 특수한 형태에 대하여 배우며 이와 같은 발달과정은 어떤 경로로 나타나는가?

유전자 DNA가 이러한 과정에서 어떤 역할을 한다는 증거가 있지만, 유전자 구조와 양은 크게 중요한 요소가 아니다: 감자는 인간보다 훨씬 많은 DNA를 함유하고 있으며 두 가지 과일의 DNA에서 형태를 구별하는 것은 매우 다른 것이다.

그러므로 성장조절은 다양한 우발적 과정에 의하며, 현존하는 형태(현재의 발생형태)는 후속 되는 형태에 적응하는 것을 배운다. 외적 요소와 기능적 과정(정보)은 이러한 '배움의 과정' 에 영향을 준다. 수용체는 조직 상태에서, 어류 태아가 물고기로 자라는 것을 확신하는 것이지 닭으로 변화하는 것을 알 수 있는 것이 아니다. 물고기의 조직 상태는 성숙한 물고기의 형태에 앞선 발생학적인 기능적 자극에만 반응한다. 기능적 자극이 없다면, 이러한 유전적 특성은 성장에 있어 선행되지 않을 것이다. 이러한 발생학적 상태는 현재의 기능적 자극에 대한 완벽한 반응이다. 기관은 각각의 성장단계에 대한 기능적 자극을 통해 조직상태에 반응하여 성장이 이루어진다(발생의 변화).

머리의 성장조절로의 회귀(returning): 여기서는 또한, 성공적인 발생의 종류가 식별될 수 있다. 첫째로 직접적인 결과로서 두개 기저부와 두개관의 발달을 동반한 뇌의 발달이다. 연골과 뼈와 같이 딱딱한 구조가 머리에서 발달했을 때, 이것은 유전으로부터 나온 새로운 특성의 징후이다. 유전적 정보는 아무 것도 없지만, 과거 '생물학적 응고현상' 이며 개체발생은 계통발생의 반복이다라는 것이다.

골기질, 골 또는 연골의 기초적인 상태의 선택은 유전적으로 명확히 결정되어 있다. 형태의 인식은 현재의 국소적인 기능적 과정과 세포의 유전에 부분적으로 의존한다. 여기서는 개체발생의 두 가지 예를 제시하고 있다.

예 1.

뇌간의 꼬리부분은 혈액흐름으로 인해 압박 스트레스를 경험하고, 머리부분에서는 직접적인 압박을 경험하지 못하며 피질의 광범위한 성장을 일으킨다. 압박 스트레스가 있는 모든 미성숙한 곳에서, 첫 번째로 선택한 골기질은 연골이다.

예 2.

피부의 외피와 경피 사이에서 미래의 두개관은 신피질의 성장에 의한 긴장을 경험한다. 미성숙한 면에서의, 골기질은 그물모양의 뼈이다.

골기질의 선택은 형태(변화되는 모양)를 조절하고, 동시에, 기능(변화되는 정보)적 측면에서도 중요하다. 그러므로, 단단한 조직은 연속적인 성장단계에서 머리의 성장을 간접적으로 조절한다. 또다른 방법으로: 역학적 관점에서, 단단한 조직은 보다 더 성장을 할 수 있는 기능적 도구이다. 불행하게도, 이러한 면은 자주 인식되고 있지 않다. 이것은 너무나도 많은 원인요소를 가진 불필요하게 복잡한 성장이론에 이끌려 왔다. Van Limborgh는 일반적, 국소적 요소로 분류되어 있는 발생학(genetic), 후성의(epigenetic) 그리고 내, 외적 환경요소의 확대계통에 의하여 성장계통을 정리했다. 물론, 이와 같은 성장이론이 모든 것을 설명하고는 있지만, 그것이 성장조절의 임상적 이해를 증가시키는지는 의문이다. 더욱이, 열린 사고를 가진 독자는 Van Limborgh가 성장한 실체(entity)로부터 명확하게, 조절하고 있는 요소들을 분리함으로써 중요한 유전적 성장요소의 가능성을 제공하였기 때문에 다른 훌륭한 성장이론을 오해할 수도 있다. 이것이 현실적인 모순이다. 여기서 말하는 가능한 성장조절 이론은 그렇게 복잡하지 않으며 임상에서 관찰할 수 있는 문제에 대한 직접적인 답변이다. 이러한 관점에서, 각각의 세포가 발달하기 위하여 가지고 있는 유전적 정보를 허용하는 도구를 만들기 위한 독자적 또는 혼합적 형태와 기능을 인식하는 것이 중요하다.

그러므로 성장조절이란 단지 발달의 분류이며, 현존하는 국소적 형태를 정교하게 만드는 과정이다(incarnation). 초기 기능적 과정에서 발생한 기계적 자극은 특수한 형태학을 만든다. 이렇게 복잡하게 조합된 모양과 기능적 동작의 이상적 발달을 위한 결정인자는 각각의 성장단계에서 얻어지는 결과이다. 조직의 현재의 성장결과는 단지, 후속하여 나타나는 의미 있는 발달을 위한 신호일 뿐이다.

이러한 독특한 성장패턴의 교란은 병리적, 실험적 성장결과에서 볼 수 있다. 예를 들어, 안면두개에서 연합과정이 생기지 않았다면, 언청이의 경우처럼, 최대적응이 나타나겠지만 마지막 결과는 항상 단순하게 실패한 연합과정 보다 큰 형태학적 결손을 보인다. 연합과정에 있어서 보다 큰 장애는 환자에게 보다 큰 임상적 결과를 만든다. 안면 조각(cleft)의 폐쇄는 성장 장애를 원상태로 돌릴 수 없다. 현재 안면 조각에 부가하여 인접한 두개 부분은 항상 왜소한 형태를 갖고 있으며, 조직의 길이가 짧다. 조직의 길이가 짧은 것은 이전 성장단계에 있어 기관의 성장이 실패한 직접적인 결과를 보여준다. 성장하는 동안 안면 조각의 각각의 수술적 수정은 반복된 수술이 필요한 부위처럼 변형을 증가시킬 것이다. 성장의 적합한 과정을 위해서 성장후의 늦은 수술적 수정방법이 항상 최상의 방법이라고는 볼 수 없다. 여기서는 초기 수술적 방법을 위한 사회적 필요성을 언급하지 않았다.

성장조절은 기능적 특성을 가지고 있지 않다. 기능자체는 성장에 영향을 미친다. 예를 들어, 환기 기능에 문제가 생겼다면, 성장하는 동안 코의 통로에 문제가 있기 때문일 경우로, 비강내 공기 순환의 발달과 연관이 적다. 상악이 높고 좁을 경우, 임상적 문제가 나타난다. 명백하게, 거기에는 유전적 형태학이 관련되어 있지 않다! 모든 기관들은 유전적으로 가지고 있는 그들의 성장조절을 최상으로 만들기 위한 능력을 가지고 있다. 하지만, 성장과정의 단계에서 형태학적 발달이 실패한다면, 다음 차례의 형태학적 발달의 성장조절은 항상 방해받을 것이다. 그러므로 유전적 조절은 이전 조절의 결과에 의존한다. 이것은 또한 생물학적 삶을 위한 전형적 단위구조방식의 부정적 결과로 간주된다. 다른 한편으로는, 단위구조방식은 성공적인 진화물에 대한 확고하고 검증된 과정을 보장하고 있다. 또 다른 면에서는, 이것은 성공적으로 성취된 성장단계에 의존한 계통발생학을 만들며, 단위의 완벽성을 위하여 보다 성공적인 형태발생을 위한 필수적인 시작점일 것이다.

성인으로 성장한 이후의 형태발생(Morphogenesis after the 'adult' growth result)

성장과 발달에서의 임상적 연구는 소아과에서 전담인 것으로 보여왔다. 하지만, 근골격계의 성장과 모양발달의 확실한 이해는 병리학의 적합한 치료를 위하여 절대적으로 필요한 사항이다. 인체는 노동을 제공하는 기계가 아니며 다음 작업을 위하여 멈추거나 재시작 할 수 있는 생산물이 아니다. 외부자극에 대하여 모든 인체는 변화되는 환경에 가능한 적응할 것이다. 이러한 적응 영역은 유전적 성향에 달려있다. 그러므로, 병리학 과정은 '적응과정'의 결과에 있어서 매우 중요할 것이다. 병리학의 발달에 앞선 특수한 임상적 기능을 평가하기 위하여, 기관내에서의 전체적인 기능적 관계를 아는 것이 필요할 것이다. 이것은 완벽한 지식보다 더 많은 것을 요구하므로 불가능할지 모른다.

토론(Discussion)

측두하악관절에 부가되어 조사되고 있는 성장과 발달로부터 얻어진 지식이 두개골과 관련하여 거리가 멀면 먼 만큼, 두개골은 많은 탄력적인 연결구조를 가질 것이다(예, 봉합과 골막). 이들 관절로부터 신경정보는 계속적으로 흐른다. 이들 관절 중에 하나에 이상이 생긴다면, 기능부전과 통증으로 나타나는 전체적인 반사적 틀에 문제를 일으킬 것이다. 불행하게도, 이러한 내용은 소수 임상가들만이 이해하고 있다. 빈번하게 근골격계의 완벽한 지식은 우리들의 주장으로 이루어진다. 임상가들은 두개골의 행동을 생각하고, 두개골이 동적 관절의 복합체라는 것을 중요시해야 할 것이다(제2장 참조).

이것은 징후와 증상의 발달을 위한 기초가 될 것이다. 임상가들은 어릴 적과 성장했을 때, 스트레스를 전달하는 원리를 이용한 기계적 자극을 기초로 하여 나타나는 잠재적 두개골의 성장과 기능을 알고 있어야 한다. 우리의 이론에 반응하지 않는 환자들은 정신병자 또는 꾀병을 부리는 사람으로 간주한다. '교합(occlusal)기능의 효율성'이란 연구에서 Guzay는 척추의 근골격계과 기능적 턱의 관계를 이해시키려고 시도했다. 그러나, 여전히 봉합과 골막의 근골격계적 기능에 대한 보다 많은 지식이 필요하다. 본 장에서 저자는 봉합관절의 탄력성에 대한 중요성을 논의할 수 있는 긍정적인 기회가 만들어졌기를 바란다. 성장하는 동안 이것은 매우 중요한 것이지만, 성장한 후 기능적 활동을 하는 동안 두개부분의 근골격계에서는 별로 중요하지 않은 것으로 인식된다. 그것들은 개인에 따라서 기능부전과 통증의 원인이 될 수 있다. 그러므로, 임상가들은 2, 4, 7장에서 제시한 검사와 치료를 위한 맨손기술을 발전시켜야 한다.

참고문헌(References)

1 Slack, J. M. W. (1983). *From Egg to Embryo*. Cambridge University Press.

2 Moss, M. L. and Salentijn, L. (1969). The capsular matrix. *Am. J. Orthod.*, **56**, 474-490.
3 Moss, M. L. (1972). Twenty years of functional cranial analysis. *Am. J. Orthod.*, **61**, 479-485.
4 Moss, M. L. (1958). Rotations of the cranial components in the growing rat and their experimental alteration. *Acta Anat.*, **32**, 65-86.
5 Moss, M. L. (1967). The primary role of the functional matrices in facial growth in the rat. *Am. J. Orthod.*, **55**, 566.
6 Oudhof, H, A. J. and van Doorenmaalen, W. J. (1983). Skull morphogenesis and growth: hemodynamic influence. *Acta Anat.*, **117**, 181-186.
7 Oudhof, H. A. J. (1986). Functional structure of the suture. *Nova Acta Leopoldina*, **262**, 459-464.
8 Oudhof, H. A. J. and Markens, I.S. (1982). Transplantation of the interfrontal suture in the wistar rat. *Acta Anat.*, **113**, 39-46.
9 Oudhof, H. A. J. (1978). *De betekenis van de suturae cranii in de groei van het calvarium*. Thesis, Utrecht.**74**
10 Oudhof, H. A. J. (1982). Sutural growth. *Acta Anat.*, **112**, 58-68.
11 Amprino, R. (1967). Bone histophysiology. *Guy's Hosp. Rep.*, **116**, 51-69.
12 Enlow, D. H. (1982). *Handbook of Facial Growth*. Saunders.
13 Enlow, D. H. (1968). Wolffs law and factor of architectonic circumstance. *Am. J. Orthod.*, **54**, 083-821.
14 Van de Klaauw, J. C. (1952). Cerebral skull and facial skull. A contribution to the knowledge of the architecture of the skull, based on literature. *Arch. Neeri. Zool.*, **9**, 369-560.
15 Popa, G. I. (1936). Mechanostruktur und Mechanofunktion der Dura mater des Menschen. *Morph. Jb.*, **78**, 85-187.
16 Sicher, H. (1952). *Oral Anatomy*. Mosby.
17 Van Limborgh, J. (1970). A new view on the control of the morphogenesis of the skull. *Acta Morph. Neerl. Scand.*, **8**, 143-161.
18 Klima, H. (1988). *Stimulation by Laserlight in Dissipative Biological Systems*. Lecture, Dallas.
19 Van der Bijl, G. (1986). *Het Individuele Functiemodel in de Manuele Therapie*. De Tijdstroom Lochum.
20 Schumacher, G. H. *et al.* (1986). Craniogenesis and craniofacial growth. *D. Ak. Natuurf.* Leopoldina.
21 Melcher, A. H. and Bowen, W. H. (1969). *Biology of the Periodontium*. Academic Press.
22 Sheldrake, R. (1988). *The Presence of the Past*. Times Books.
23 Van de Velde, J. P. et al. (1987). *De Ontwikkeling van het Kaakstelsel Ontogenie en Fylogenie*. Samson Stafleu.
24 Vroon, P. (1989). *Tranen van de Krokodil*. Ambo/Baarn.
25 Bruins, C. L. D. Ch. (1973). *De Arteriële Pool van het Hart*. Thesis, Leiden.
26 Shaw, J. H. *et al.* (1978). *Textbook of Oral Biology*. Saunders.
27 Oudhof, G. (1975). *Development and Growth of the Cranium*. Thesis.
28 Goose, D. H. and Appleton, J. (1982). *Human Dentofacial Growth*. Pergamon Press.
29 Massler, M. and Schour, I. (1951). The growth pattern of the cranial vault in the albino rat as measured by vital staining with Alzarin red 'S'. *Anat Rec.*, **110**, 83-101.
30 Prahl, B. (1968). *Sutural Growth. Investigation on the Growth Mechanism of the Coronal Suture and its Relation to the Cranial Growth in the Rat*. Thesis, Numegen.

31 Moyers, R. E. (1988). *Handbook of Orthodontics*. Yearbook Medical Publications Inc.

32 Van de Velde, J. P. (1985). *Bone Turnover and its Regulation*. Thesis, Amsterdam.

33 Markens, I. S. (1975). Embryonic development of the coronal suture in man and rat. *Acta Anat.*, **93**, 257-273.

34 Troitzky, W. L. (1932). Zur Frage der Formbildung des Schädeldaches. (Experimentele Untersuchung der Schädeldachnähte und der damit verbundenen Erscheinungen). *Z. Morph. Anthrop.*, **30**, 504.

35 Coulombre, A. J. and Coulombre, J. L. (1958). The role of the mechanical factors in the brain morphogenesis. *Anat. Rec.*, 130, 289-290.

36 Jasper, H. H. J. and Marlet, S. (1974). Over de beenvorming in de dura mater bij dieren en mensen. *Arts en Wereld*, **7**, 5-19.

37 Markens, I. S. (1974). *De Embryonale Ontwikkeling van de Sutura Coronaria*. Thesis, Utrecht.

38 Osborn, J. W. and ten Cate, A. R. (1984). *Advanced Dental Histology*. John Wright & Sons.

39 Cahill, R *et al*. (1980). Tooth eruption: evidence for the dental follicle. *J. Oral Path.*, **9**, 189-200.

40 Bernich, S. (1960). Organisation of the periodontal membrane in rats. *Arch. Oral Biol.*, **2**, 57-63.

41 Herring, S. W. (1972). Sutures - a tool in functional cranial analysis. *Acta Anat.*, **83**, 222-247.

42 Von Frohlich, E. (1964). Die Bedeutung der Peripheren Durchblutungen des Parodontiums fur die Enstekung und therapie der Zahnbetterkrankungen. *Deut. Zahnarzt Z.*, **19**, 153-164.

43 Risinger, K. *et al*. (1996). The rhythms of human premolar eruption: a study using continuous observation. *JADA*, **127**, 100-128.

44 Van Limborgh, J. (1972). The role of genetic and local environmental factors in the control of postnatal craniofacial morphogenesis. *Acta Morph. Neerl. Scand.*, **10**, 37-47.

45 Guzay, C. M. (1991). Efficiency in occlusal function. *Basal Facts*, 7.

추천도서(Further reading)

Azuma, M. (1970). Study on histological changes of the periodontal membrane incident to experimental tooth movement. *Bull. Tokyo Med. Dent. Univ.*, **17**, 149-178.

Baer, M. J. (1954). Patterns of growth of the skull as revealed by vital staining. *Hum. Biol.*, **26**, 80-126.

Bassett, C. A. L. (1962). Current concepts of bone formation. *J. Bone Jt. Surg.*, **44A**, 1217.

Bevelander, G. (1975). The fine structure of the human peridental ligament. *Anat. Rec.*, **162**, 312-326.

Bien, S. M. (1966). Fluid dynamic mechanisms, which regulate tooth movement. *Adv. Oral Biol.*, **2**, 173-201.

Bien, S. M. (1967). Difficulties and failures in tooth movement. Biophysical reponses to mechanotherapy. *EOS Rep. Congress Bern*, **53**, 55-62.

Bjork, A. A. (1964). Sutural growth of the upper face studied by the implant method. *Trans. Eur. Orthod. Soc.*, **40**, 48-64.

Boger, C. C. and Neptine, C. M. (1962). Patterns of blood supply to teeth and adjacent tissues. *J. Dent. Res.*, **41**, 158-171.

Borkland, G. A., Herley, J. D. and Irving, I. T. (1958). A histological study of the regeneration of completely disrupted periodontal ligament in the rat. *Arch. Oral Biol.*, **21**, 349-354.

Bosten, J. M. and Keeman, R. M. (1967). The formation of Sharpey's fibers in the hamster under non functional conditions. *Arch. Oral. Biol.*, **12**, 1331-1336

Bundgaard, M., Melsen, B. and Terp, S. (1986). Changes during and following total maxillary osteotomy (le fort 1 procedure): encephalometric study. *Eur. J. Orthod.*, **8**, 21-29.

Carels, C. and Van de Linden, F. P. G.M. (1987). Concepts on functional appliance's mode of action. *Am. J. Orthod.*, **92**, 162-168.

Chandler, H. (1971). *Textbook of Neuranatomy*. **XXVI**, 417-431.

Crennley, B. (1964). Collagen formation in normal and stressed periodontium. *Periodontics*, **2**, 53-61.

Eastoe, J. E. (1968). Collagen and tissue architecture. *Dent. Pract.*, **18**, 267-273.

Epker, B. N. and Frost, H. M. (1965). Correlation of bone resorption and formation with physical behavior of loaded bone. *J. Dent. Res.*, **44**, 33-41.

Giblin, N. and Alley, A. (1944). Studies in skull growth. Coronal suture fixation. *Anat. Rec.*, **88**, 143-153.

Girgis, F. G. and Pritchard, J. J. (1958). Effects of skull damage on the development of sutural patterns in the rat. *J. Anat.*, **92**, 39.

Girgis, F. G. and Pritchard, J. J. (1958). Experimental production of cartilage during the repair of fractures of the skull vault in rats. *J. Bone Jt Surg.*, **40B**, 274.

Griffin, C. I. (1972). Organisation and vasculature of human periodontal ligament mechanoreceptors. *Arch. Oral Biol.*, **17**, 713-921.

Ham, W. A. (1969). *Histology*. Lippincott.

Jackson, D. S. (1957). The formation and breakdown of connective tissue. *Connective Tissue*. S Tunbridge. CdRE: 62-76.

Justus, R. A. (1970). Mechanical hypothesis for bone remodeling induced by mechanical stress. *Calc. Tiss. Res.*, **5**, 222-235.

Kahlberg, K. (1974). Influence of periosteum on healing of tibial defects in the rat. *Odont. Rev.*, **25**, 157-164.

Khouw, F. E. (1970). Changes in vasculature of the periodontium associated with tooth movement in the rhesus monkey and dog. *Arch. Oral Biol.*, **15**, 1125-1132.

Körber, K. H. (1970). Periodontal pulsation. *J. Periodont.*, **41**, 382.

Kvam, E., Øsbøll, B. and Slagvold, O. (1973). Growth in width of the frontal bones after fusion of the metopic suture. *Acta Odont. Scand.*, **33**, 227-232.

Lacroix, P. (1948). Le mode de croissance du perioste. *Arch. Biol. Paris*, **59**, 379-391.

Linden-Aronson, S., Woodside, D. G. and Lindstrom, A. (1986). Mandibular growth direction following adenoidectomy. *Am. J. Orthod.*, **89**, 273-283.

Loaneli, C. (1987). *Permanent Maxillary Crypts in Man. A Study of Postnatal Development*. Thesis, Groningen.

Markens, I. S. (1970). The presence of alkaline phosphatase in coronal suture of the rat. Acta Anat., **102**, 319-323.

Markens, I. S. and Oudhof, H. A. J. (1976). The occurrence and function of oxytalan fibers. *Netherl. Dent. J.*, 83, 6-18.

Markens, I. S. and Oudhof, H. A. J. (1979). A study on the occurrence of alkaline phosphatase in the sutura interfrontalis of Wistar rats. *Acta Anat.*, **104**, 43-1438.

Markens, I. S. and Oudhof, H. A. J. (1980). Morphological changes in coronal suture after replantation.

Acta Anat., **107**, 289-296.

Markens, I. S. and Taverne, A. A. R. (1978). Development of cartilage in transplanted future coronal sutures. *Acta Anat.*, **100**, 428-434.

Melcher, A. H. (1967). Remodelling of the periodontal ligament during eruption of the rat. *Arch. Oral Biol.*, **12**, 1649-1651.

Nanda, R. and Hickory, W. (1984). Zygomaticomaxillary suture adaptations to anteriorly directed forces in rhesus monkeys. *Angle Orthod.*, **54**, 199-210.

O'Brien, C. (1958). Eruptive mechanism and movement in the first molar of the rat. *J. Dental Res.*, **37**, 467-484.

Persson, M. (1973). Structure and growth of facial sutures. *Odont. Rev.*, **24**, 26.

Pritchard, J. J., Scott, J. H. and Girgis, F. G. (1956). The structure and development of cranial and facial sutures. *J. Anat.*, **90**, 73.

Quintarelli, G. (1959). The normal vascular architecture of the mandible periodontal membrane and gingiva in dogs. *Alabama Dent. Rev.*, **7**, 13-24.

Romulo, L. (1974). Histochemistry of ossification *Internat. Rev. Cyt.*, **II**, 283-306.

Rych, P. (1972). Ultrastructural cellular reactions in pressure zones of the ratmolar periodontium incident to orthodontic tooth movement. *Acta Odont. Scand.*, **30**, 575-593.

Schumacher, G. H. (1962). Anatomie und Fysiologie de Paradontium. *Deutsche Stomatol.*, **12**, 305.

Stockli, P. W. *et al.* (1987). Myofunktionelle Therapie. *Fortschr. der Kieferorthop.*, **48**, 460-463.

Storey, E. (1973). Tissue response to the movement of bones. *Am. J. Orthod.*, **64**, 229-247.

Storey, E. (1973). The nature of tooth movement. *Am. J. Orthod.*, **63**, 292-314.

Storey, E. (1972). Growth and remodelling of bones. *Am. J. Orthod.*, **2**, 142-165.

Strong, R. M. (1926). The order, time and rate of ossification of the albino rat skeleton. *Am. J. Anat.*, **36**, 313-352.

Stutzmann, J. and Petrovic, A. (1986). Ist der Bionator ein Orthopadisches und/oder ein Orthodontisches Gerat. Eine experimentelle klinische Studie. *Fortschr. Kieferorthop.*, **47**, 254-280.

Tarvonen, P. L. and Koski, K. (1987). Cranialfacial skeleton of 7-year-old-children with enlarged adenoid. *Am. J. Orthod.*, **91**, 300-304.

Van Beest, H. (1977). *Morfologie en Groei-activiteit van Faciale Suturen*. Thesis, Nijmegen.

Van de Linden, F. P. G. M. (1986). *Facial Growth and Facial Orthopedics*. Quintessence.

Van Doorenmaalen, W. J. (1986). Environmental factors in sutural growth. *Nova Acta Leopoldina*, **262**, 447-449.

Van Doorenmaalen, W. J. and Oudhof, H. A. J. (1981). Functional structure of the sutura cranii. *Verh. Anat. ges.*, **75**, 243.

Wagemans, P. A. H. M. *et al.* (1986). The postnatal development of frontonasal suture. *J. Dent. Res.*, **65**, 558.

Wagemans, P. A. H. M., van de Velde, I. P. *et al.* (1988). Sutures and forces: a review. *Am. J. Orthod.*, **94**, 129-141.

Wedl, C. Über Gefasskrauel im Zahnpereost. *Virchow's Arch.*, **85**, 175.

Weinmann, J. P. and Sicher, H. (1955). *Bone and Bones*. Mosby.

Young, R. G. (1962). Autoradiographic studies on postnatal growth of the skull in young rats injected with tritiated glycine. *Anat. Rec.*, **143**, 1.

제 2 장

임상적 패턴 인식, 검사와 치료를 위해 기본적으로 알아야 할 두개세포의 특징

Features of cranial tissue as a basis for clinical pattern recognition, examination and treatment

개론. 환추(atlanto-axial)관절 위에는 무엇이 있는가? (Introduction. What lies above the atlanto-axial joint?)

도수치료를 하고 있는 대부분의 임상가들은 경추의 기초검사와 치료에 대해 훈련을 받는다. 예를 들어, 거기에는 추골동맥 결함을 알아보기 위한 표준화된 검사와 척추간 움직임에 대한 신뢰도와 타당도 등이 포함된다. 그렇다면 환추관절(측두하악관절 제외)위에는 어떤 구조가 있는가? 두개조직은 임상적 상황의 연구 주제로 도수치료사들에게 무시되고 있다. 우리가 열린 사고를 갖고 두개안면부와 관련된 임상적 패턴을 인식하려고 한다면; 오랫동안 문제를 가지고 있는 환자를 보다 쉽게 이해할 것이다, 예를 들면: 편두통, 비전형적인 안면통증, 편측안면경직, 이명, 삼차신경통, 만성부비동염, 안면마비 후 통증, 운동지체와 소아두통. 최근 연구문헌과 개인적 경험을 토대로, 두개부위의 다른 용어와 검사방법에 대하여 이 장에서 논의되어진다.

용어와 정의(Terminology and definitions)

두개골(The skull bones)

똑같은 조직을 표현하는데 다른 용어가 문헌에서 사용되어 왔다. 검사, 치료와 평가에 있어 널리 퍼진 수동적인 움직임을 사용했던 임상가들은 수동적 움직임이 임상적 관계를 분류하는데 도움이 됐을 뿐 아니라, 다른 분야를 이해하는데도 도움이 되었다고 한다. 그러므로, 아래에 연구문헌으로부터 나온 용어와 정의는 도움이 될 것이다.

Cranium:	상악을 제외한 두개골
Neurocranium:	안면골을 제외한 두개골
Viscerocranium:	안면골격
Calvaria:	전두, 후두와 두정골에 의해 만들어진 두개뚜껑
Skull base:	측두골, 접형골과 후두골(그림 2.1).

임상적 관점에서 이러한 정의는 도움이 될 것이다. 개인적인 임상경험에서는 신경두개(neurocranial)의 수동적 움직임은 두개부분과 다른 반응을 일으킬 것이라고 주장했다.

예를 들면:

- 신경두개에서 통증의 특성은 일반적으로 무디고 광범위한 부위에서 일어난다. 안면골에서는 보다 국소적이고 날카로운 통증의 특성을 가진다.
- 외상 후 안면골 도수교정은 일반적으로 똑같은 상황에서 신경두개골 보다 빠르게 반응한다.
- 현운(vertigo), 연하곤란과 눌어증과 같은 증상이 안면골에서 보다 신경두개골에서 쉽게 발생하고, 치료에 의해 보다 쉽게 감소한다.

두개의 동적 특징(Dynamic features of the cranium)

두개골 움직임에 관한 내용은 조금 알려져 있다. 보통은 출생초기에 두개골의 결합이 잘 이루어지지 않고 있다는 것을 알고 있다. 조직학적 연구에서는 두개골의 관절면에서 작은 움직임을 허용하고 있다는 것을 밝히고 있다. 치과교정과 치과 저널에서는 두개골의 적응, 변화와 움직임에 관련된 논문을 이 분야에서 발표된 전체 연구와 비교시 최근 10년 동안에 매우 많이 발표하였다. 두개골 측정으로 알아본 두개골 성장은 수많은 과정을 거친다. 이런 새

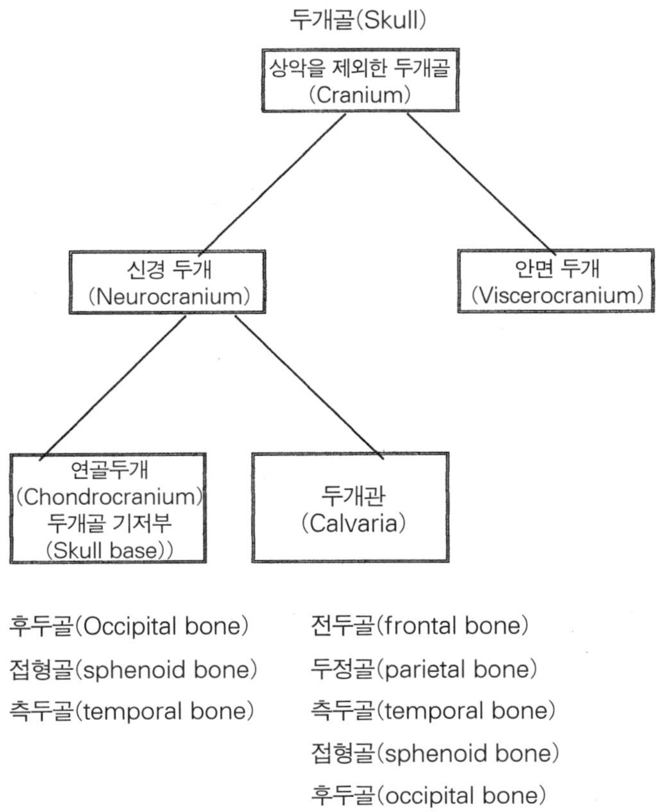

그림 2.1 두개골의 해부학적 분류(Bourekas and Lanzieri, 1994)

로운 발달과정을 알아보기 위하여 20대 중반에 시작된 골화과정을 살펴보았으며, 이를 통하여 두개봉합이 일생동안 지속적으로 열려 있을 수 있으며 늙을 때까지 약간의 움직임과 탄력성을 유지할 수도 있다고 하였다. 지금은 두개골이 단단한 뼈로 삶의 초기부터 골화되어 굳어진 것 이라기 보다는 환경에 따라 변화된다는 것을 알아내었다. 이것에 대한 임상적 증거는 미성숙한 머리의 두개결합증(craniosynostosis)(봉합이 닫힘)에 대한 성형수술에서 잘 나타나 있다(그림 2.2). 지속적인 두개골 변형의 교정은 12살 때, 실시될 수 있다.

두개골 움직임의 특성(동적 두개골)[(The nature of cranial movement(cranial dynamics)]

두개골간 움직임의 특성은 여전히 불확실하게 남아있다. 하지만, 많은 임상가들(정골요법사, 카이로프랙터, 도수 치료사, 치아교정사와 치과의사)과 연구자들 사이에서 두개골에는

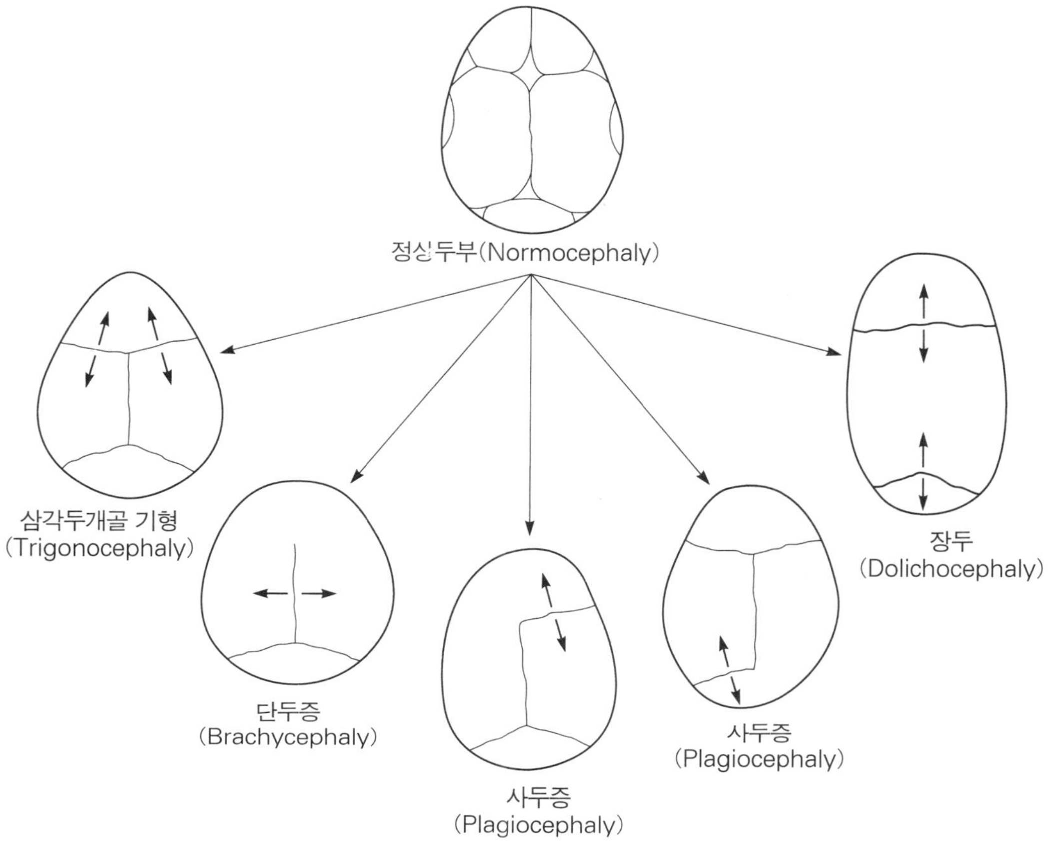

그림 2.2 두개골 결합의 형태. 삼각두개골기형(trigonocephaly): 전두골 부분이 삼각형으로 생긴 기형. 단두증(brachycephaly): 양측 두정골간 봉합의 미성숙한 폐쇄(시상봉합). 사두증(plagiocephaly): 한쪽의 삼각형 두정봉합의 미성숙한 폐쇄로 인한 비대칭적인 두개결합, 이것은 비대칭적인 안면과 신경두개로 표현된다. 장두(dolichocephaly): 삼각형 두정봉합의 미성숙한 폐쇄, 이것은 불균형적인 장두로 표현된다(Xu, Shephard and Xu).

약간의 가동성이 있음을 인식하고 있다.

두개골 움직임(동적 두개골)에 대한 여러 가지 가설들이 아래 문헌에서 발견되었다.

지속적이고, 예측할 수 있고, 율동적인 움직임(Continuous, predictable and rhythmic motion)

두개(cranial) 움직임의 방식은 두개의 병리역학의 기초원리로 널리 알려져 있으며 정골요법의 기초이론 중 하나라고 Sutherland에 의해 묘사되었다.

동시성, 예측할 수 없는 움직임(Spontaneous, unpredictable motion)

두개골은 서로 독립적으로 움직일 수 있다. 움직임 패턴의 일관성은 없다. Upledger와 Vredevoogd는 혈관압력과 뇌척수액 순환이 두개골의 움직임에 영향을 미친다고 보고하였다.

힘의 전달에 의한 움직임(Movement by transduction of forces)

스트레스와 압력은 두개골을 통해서 전달되고 전체적인 두개안면 하악과 경추복합체가 성장하기 위해서 힘이 형성된다. 봉합은 이러한 스트레스 전달자로서 중요한 역할을 한다. 이런 원리는 치아교정학, 치과학 그리고 소아성형외과학에서 잘 알려져 있으며 다음과 같은 영역에서 사용된다. 예를 들면, 소아의 청각 보장구인 장기간의 와우관(cochlear) 이식은 눈에 띄는 변형 없이 두개골을 적응시키는 것으로 잘 알려져 있다. 저작기능(예를 들면, 근긴장도와 힘의 방향), 하악의 위치, 치아와 두개경추 연접부는 모두 두개성장과 형태에 영향을 준다. 이것은 또한 역으로도 생각할 수 있다. 사시(strabismus)(눈의 비정상적인 위치)를 가지고 있는 환자들은 종종 안면비대칭이 나타난다. 이러한 안면비대칭의 정복은 사시수술을 통하여 쉽게 교정된다. 치아교정사들은 저작기능 장애와 두개안면 복합체의 바람직한 적응을 위하여 사용한 특수한 부목치료로 힘의 변화와 성장을 분석하기 위하여 수학적 모델(두개계측)을 사용한다(그림 2.3). 그밖에 외적 요소로는, 안경을 쓴다던가 한쪽으로 누워 자는 것으로 인한 안와부의 외부변형이 어린아이들의 두개골 변형을 증가시킬 수 있다(보다 자세한 정보는 1장 참조).

요약하자면, 두개골은 중요한 역할을 하고 있는 봉합부의 외력으로 인해 움직인다는 가설을 설정할 수 있다. 두개골의 위치, 성장과 관련된 봉합부의 각기 다른 힘에 따른 움직임의 특성과 영향은 아직까지 알려지지 않고 있다. 다시 말해서, 두개골의 변화에 따른, 적용된 힘과 봉합의 생리학적 조직에서 나타난 결과사이의 용량(dose)-반응 관계는 여전히 문제로 남아있다. 어린 나이의 두개골 수술과 눈교정과 같은 치료방법들과 도수치료는 경험적 결과로 주어지지만, 미래지향적 조사와 봉합성장과 두개골 움직임에 대한 연구들은 이러한 임상적 효과를 보다 쉽게 이해할 수 있을 것이다.

증상의 잠재적 원인으로서의 봉합 (The sutures as a potential source of symptoms)

봉합에 대한 대부분의 이전 연구들은 외력과 봉합형태와의 관계, 인간과 동물의 태아에서 두개골의 힘이 변화하는 동안에 나타나는 생화학적 반응에 집중되었다.

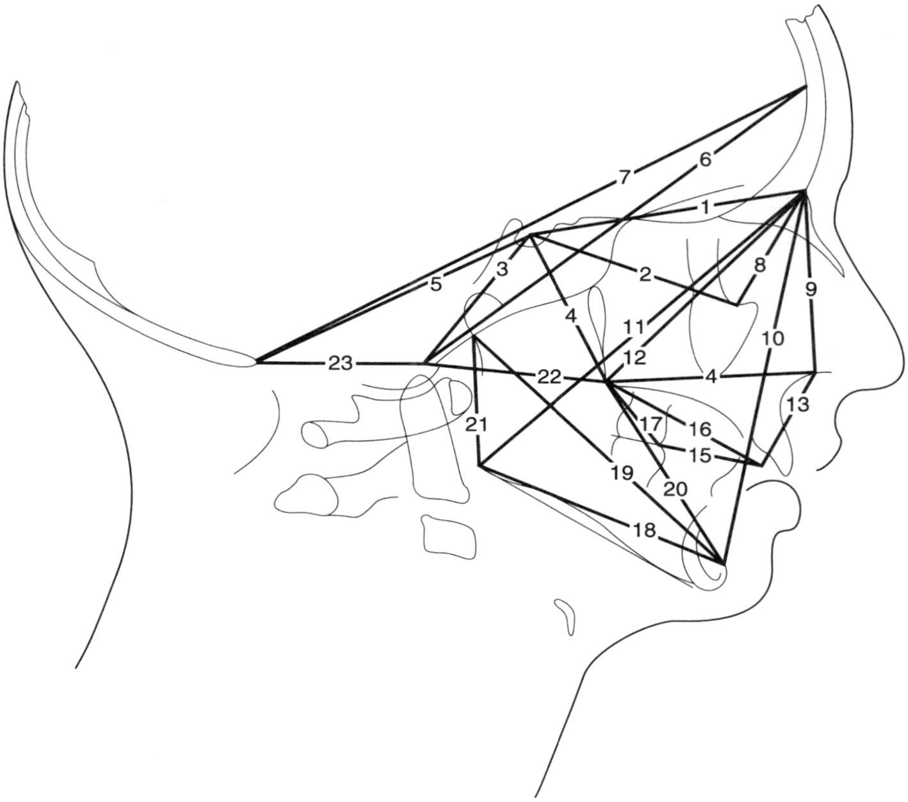

그림 2.3 또다른 수학적 모델은 어린이들의 두개안면성장을 예상하고, 치아교정사가 임상적 결정을 하는데 도움이 될 수 있다. 그림 안의 숫자는 두개측정을 하는 동안 사용된 주된 지점과 일치된다(de Bruin, 1993).

여기서 문제로 남는 것은 유해자극을 받은 봉합도 전형적인 임상적 패턴을 나타날 수 있는가 하는 것이다. 국제통증연구소(IASP)나 두개안면통증이나 두통을 연구하는 Bell연구소와 같이 잘 알려진 단체라 하더라도 '봉합통증' 또는 '봉합 기능부전'에 대해서는 설명이 없다.

통증 또는 다른 증상과 관련된 봉합의 신경해부학, 신경생물학과 신경화학적 연구들은 임상가들이 독특하고 희귀한 임상적 패턴을 이해하는데 기초가 될 수도 있다. 그러나 잘 알려진 고전적 연구들은 Retzlaff와 Mitchel, Bourekas와 Lanzien의 연구들을 지지할 것이다. 그들은 전자현미경을 사용하여 두개봉합을 연구했으며 연부조직과 봉합인대의 혈관과 신경지배의 고위수준을 밝혀냈다.

Yen과 Suga와 Meikle등은 전기영동(electrophoresis)을 이용하여 봉합간 콜라겐 섬유의 차이점을 발견하였다. 콜라겐 섬유는 광범위하고 풍부했으며, 장 · 단기 외력에 반응하여 변했다. 이러한 콜라겐 섬유와 동반된 신경섬유의 기능과 형태는 결정되지 않았다.

봉합이 Aδ와 C섬유를 가지고 있을 때, 봉합의 비정상적인 힘은 두개부의 혈관계에 변화를 일으켜 신경생물학적, 역학적 변화를 일으킬 수 있으며 역으로 봉합에 병태생리적 변화를 일으킬 수도 있다. 두개부의 수동적 움직임은 국소적 조직의 변화에 따른 봉합내의 힘을 완화할 수 있으며, 실제로 신경지배가 되어있다면, 이들 관절연결에 의해 나타난 증상의 완화를 가져올 수도 있을 것이라는 가설을 설정할 수 있다.

봉합을 관절복합체의 일부로 볼 수 있는가? (Can the sutures be seen as a part of a joint complex)

전통적 해부학자, 임상가와 정형외과의사들을 포함한 일단의 과학자들은 두개골을 움직이지 않는 봉합으로 구성된 골조직으로 간주한다. 이러한 이론은 실험용 사체 연구에 그 기초를 두고 있다. 치아교정사, 두개골 형태학자와 그와 관련된 도수치료사(도수 물리치료사, 정골요법사와 카이로프랙터)를 포함한 또다른 그룹에서는 봉합을 나이가 들어서도 환경에 적응하며 변화되는 기능적 관절로 믿고 있다. Gray's Anatomy에서, 봉합은 골간연결조직(섬유성 조직)인 고형(solid)의 비활액 관절로 묘사되고 있다. '고형' 과 '관절' 이라는 단어는 반대의 의미를 갖고 있다. 용어의 변화는 주제에 대한 연구를 널리 보급하기 위하여 2개의 두개골 연결을 설명하기 위하여 사용된다. '섬유성' 또는 ' 고형 연결' 과 '접합' 과 '관절' 은 같은 문맥과 문헌에서 혼용하여 사용된다.

봉합:

- 막(membranous)이 골화되면서 뼈사이에 있는 구조로 강한 섬유성 연결조직으로 구성되며 유연하고 탄력성이 있다(Bourekas - 방사선학자).
- 뼈사이의 연결조직으로 고형의 비활액 관절이다(William and Warwick - 해부학자).
- 약간의 움직임을 허용하며 주변골을 연결하는 강한 연결조직이다(Pritchard - 해부학자).
- 자발적으로 성장하는 특성을 가진 골 연결체로서 외력에 의해 영향받을 수 있다(Wagemans - 치아교정사).

임상적 시각에서 관절은 보다 폭넓게 정의 될 수 있다, 예를 들면, '기능적 단일체' 라고 하는 것이 적합할 것이다. 이것에 대한 좋은 예가 Maitland의 정의에 나와있다. 어떠한 비수축성 조직이라도 능동적 또는 수동적으로 움직이는 동안 다른 조직에 대해 독립적으로 움직일 수 있다. 봉합은 기능부전, 통증 그리고 다른 증상과 관련된 관절과 유사한 구조로 결론지을 수 있다. 수동적 움직임은 두개골 조직의 검사와 치료를 위한 유용한 수단으로 이용할 수 있다. 하지만, 임상가들은 두개골의 수동적 움직임은 말초관절에서의 검사처럼 봉합부분의 조직을 검사할 뿐만 아니라, 압박이나 감압력(decompression)이 두개골과 두개골내의 조직에까지 영향을 전달할 수 있을 것으로 생각하고 있다.

어떤 구조가 수동적 움직임에 영향받는가?(Which structures can be influenced by passive movements?)

두개안면부의 해부학은 매우 복잡하며 많은 구조들을 포함하고 있다(뼈, 신경, 혈관 등)[104]. 임상가들은 '손을 이용한' 검사와 치료에 영향받는 구조물들이 중요하다고 했다. 주요 구조물들에 대한 간단한 정보가 아래에 있다.

두개골, 봉합과 신경(Cranial bones, sutures and nerves)

다음에 나오는 뇌척수액 편과 1장 그리고 이들 구조의 특성을 자세히 설명하고 있는 7장을 참고하기 바란다.

경막 부착부(Dural attachments)

뇌막(meninges)은 환추와 후두부 내에 단단하게 부착되어 있으며, 두개봉합을 연결하고 있는 조직이다. Butler(1991)는 이미 전기, 화학과 기계적 연속체로서의 신경계를 설명했다.

경막의 상태, 봉합의 형태학과 뇌척수 순환과는 강한 상관성이 있다고 주장했다. 경막의 비정상적인 상태는 두개골의 성장과 형태와 환경에 영향을 미친다. 비정상적인 장, 단기적 외력은 경막의 기계적, 생리적 상태를 변화시킨다. 두개내막, 뇌와 경막에 대한 두개외 압력의 효과는 이미 검증되어 있다. 예를 들면, Pick는 상악 전두-두정골 부분의 수동움직임시 MRI를 이용한 연구에서 성인뇌의 두개내 구조에 대한 단기효과를 조사하였다. 뇌량(corpus callosum)과 측낭(lateral vesicle)에서 위치변화가 보였다. 이 연구는 두개부의 수동움직임이 뇌에 영향을 미친다는 가설을 지지하고 있다(그림 2.4). 또 다른 연구에서는 두개골의 수동움직임이 뇌의 환경을 변화시키기 위하여 경막계에 영향을 미친다고 주장하고 있다.

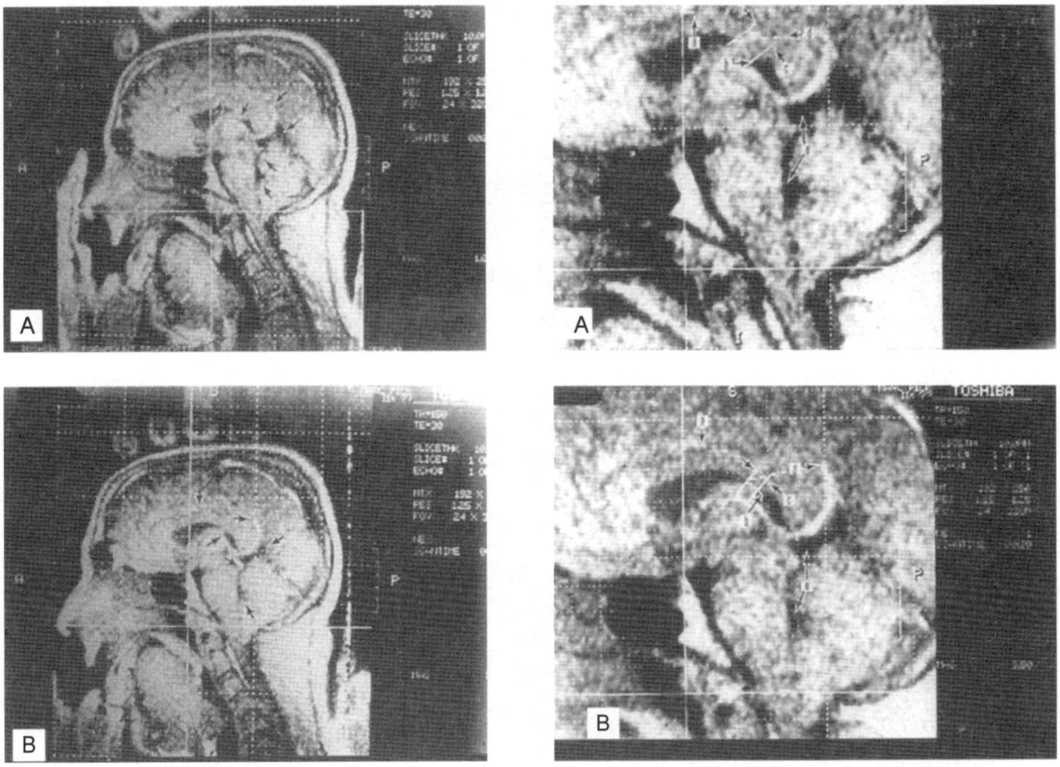

그림 2.4 성인 뇌의 중간-시상 자기공명촬영, 두개관절가동 전(A)과 후(B). 뇌조직이 어떻게 움직였나를 주시하라(좌측 사진 B의 검은 화살표), 특히 뇌량(a), 측뇌실(b) 뇌궁과 4번째 뇌실(e)(우측사진 B). (Pick, 1994), 개별 예비실험으로 상악 전두-두정 도수교정 전후 자기공명촬영을 했으며 성인 뇌의 두개내봉합에 미치는 단기효과를 조사했다(J. Manipul. Physiol. Ther., 17, 168-173 by kind permission of Lippincott Williams & Wilkins).

두개내 혈관 (Intracranial vascularization)

두개내 혈관계의 중요한 기능은 다음과 같다.

- 두개골은 혈액을 담고 있는 뇌를 위한 강한 벽의 형태를 가지고 있다; 두개내 또는 외부의 원인으로 두개골 압력이 변화하면, 두개내에서 혈관의 혈액흐름을 절충 또는 변화시킨다는 것은 알려져 있다.
- 두개전압(vault)골은 혈액세포 형성에 능동적이다.
- 교감신경계에 의해 두개내에는 혈관이 풍부하게 분포되어 있다. 뇌는 인체에서 필요한 전체 산소의 20%를 사용하고 있으며 원활한 혈액공급이 필요하다. 뇌의 혈액흐름을 방해하는 한가지 요소는 뇌혈관 저항이다. 여러 가지 실험에서 밝혀진 바에 의하면, 두

> 개골의 혈관분포와 중추조절계 - 뇌하수체, 삼차핵(trigeminal nucleus)과 회색뇌주위도관(PAG) 사이에는 폐쇄관계가 있음이 관찰되었다. 봉합으로부터 신경계의 특수지역까지의 경로가 확실히 규명된 것은 아무 것도 없다.

임상에서 나는 환자의 두개골에 수동움직임을 적용했을 때 변화된 자동적 반응에 기초하여 생리적 반응이 변화되는 것을 관찰하였다. 예를 들면, 조홍과 발열을 동반한 지끈지끈한 두통 시 수동움직임을 적용하는 동안과 적용 후에 서서히 어지러워지며, 땀을 흘리는 것은 특이한 것이 아니다. 그것은 임상에서 우리가 관찰하는 임상적 패턴이며 혈관반응에 의한 것이라 믿고 있다, 하지만 임상적 증거와 기초적 연구가 여전히 부족한 것이 현실이다.

뇌척수액(CSF)〔Cerebrospinal fluid(CSF)〕

두개골은 뇌척수액을 위한 이상적인 상자이다. 뇌척수액의 순환은 중추신경계의 생체항상성을 유지하기 위하여 필요한 신경전달자, 영양물과 소모품과 같은 물질의 이동을 위하여 필요하다.

뇌척수액과 뇌척수액 순환의 특성, 뇌척수액이 흐르는 힘과 뇌척수액의 흡수를 위한 주된 경로와 같은 두개내의 역동성은 뇌수종, 파킨슨병, 뇌막염과 두개신경통과 같은 병리적 상태에 따라 변화한다. 임상가들은 비주류 병리현상에서도 이와 유사한 것들이 발생한다고 주장한다 — 예를 들면, 외상후 두통, 두개하악 기능부전과 비전형적인 안면통증 — 그러나 이것은 증명된 것이 아니다. 안면부에 맨손기술을 적용하였을 때 뇌척수액과 관련되어 환자의 징후와 증상에서 기대하지 않았던 변화가 나타날 수 있다. 수동움직임 적용 후 환자에게서 나타나는 기대하지 않았던 반응은 다음과 같다.

- 두개골에 압력이 가해진 몇 시간 후 좌골신경통에 변화를 느꼈다.
- 치료 후 하부요통이 갑자기 멈췄다.
- 우울증과 두통이 사라졌다. 지난 2개월 보다 훨씬 기분이 좋아졌다.
- 타는 듯한 눈의 통증이 치료 후 오랫동안 심해졌다.

뇌척수액은 움직이며 두개골을 치료하는 동안 또는 치료 후에 생화학적 변화가 일어났다는 가설을 세울 수 있을 것이다. Adams와 Heisey는 두개골 움직임의 정량화를 위해 새로 개발된 도구를 사용하여 뇌척수액의 움직임을 측정하여 마취된 고양이에게서 두개골 움직임의 중요성을 관찰하였다. 두개골용적(ICV)이 두개골 적응을 증가시켰을 때를 순응이라 할 수 있다. 총 두개골 순응은 ICV가 증가하였을 때, 두개내액의 가동성과 봉합에서의 두개골 움직임에 의존한다(그림 2.5). ICV가 조금 증가하였을 때, 두개골 움직임은 중요한 역할을

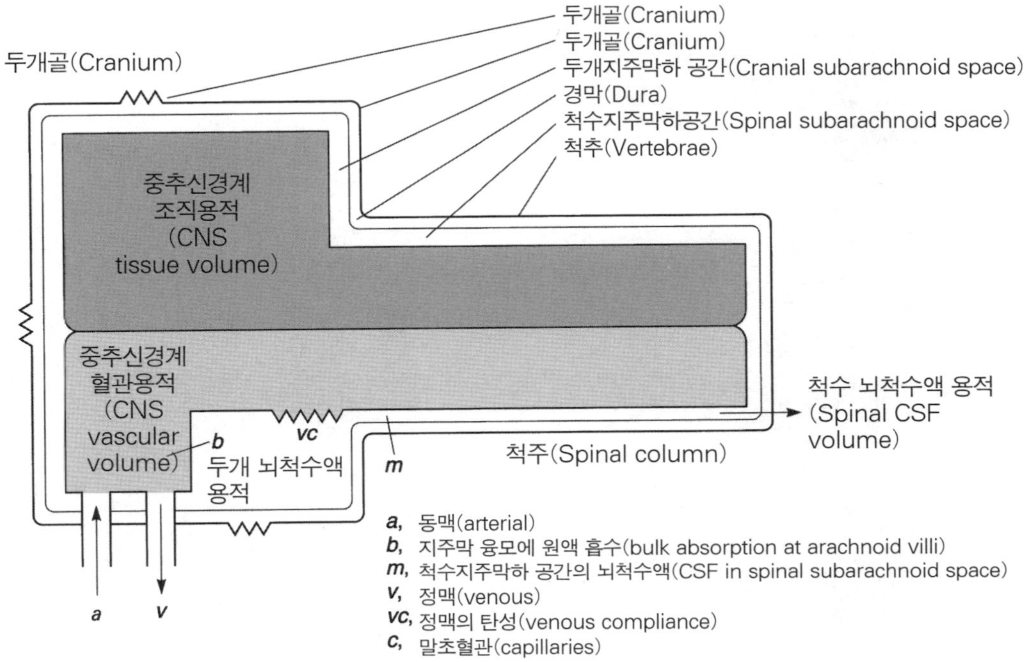

그림 2.5 이 모델은 정상적인 두개골과 척수의 동적, 정적상태에서의 용적-압의 완충적 특성을 설명하고 있다. 전체적인 두개골의 순응은 내부혈액량[동맥(a)과 정맥(v)]과 체계적인 정맥순환(b)에 의한 뇌척수액 그리고/또는 척수지주막하 공간(m)내의 뇌척수액을 분배하기 위한 시스템능력의 일부를 향상시킨다. 두개골의 가동성(뿐만 아니라 두개내 액체의 움직임)은 전체적인 두개골의 순응에 기여한다. 이것은 봉합순응과 두개내 용적의 증가에 의존한다(중추신경계 조직용적과 혈관용적) (Heisey, S. R. and Adams, T., 1993)

한다. 이것은 비주류 병리적 변화에서는 뇌척수액의 역동성이 발생한다는 것을 말하고 있으며, 검사나 치료중의 두개골의 움직임은 뇌척수액의 역동성을 변화시킬 수 있다.

뇌(The brain)

뇌의 전두나 측두부의 충격손상은 경막과 뇌막에 영향을 준다는 연구들이 있다. 몇몇 연구들에서 뇌에 대한 수동움직임의 영향에 대하여 연구하였다. Pick는 예비실험으로 행해진 관찰실험에서 성인의 뇌에 대한 수동움직임의 단기효과를 관찰하였다(그림 2,4). Margulies 등, Adams 등과 Heisey와 Adams는 뇌의 전체적인 보상에서의 봉합계 역할의 중요성을 말하였다. 두개내 용적의 증가에 따라, 봉합부가 있는 두개골의 움직임이 뇌에 행해지는 역할의 중요성은 증대된다. 역설적으로 그것은 두개내 압력에 영향을 주는 두개골의 압력에 변화를 가져온다고 가정할 수 있으며, 그러므로, 뇌의 움직임과 힘에 영향을 미친다. 정골요법사

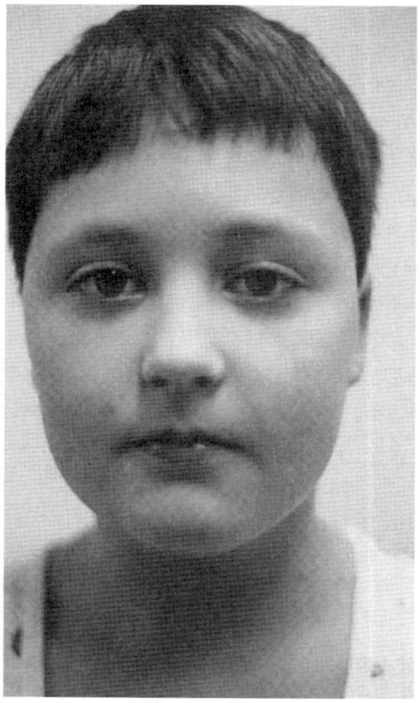

(a)

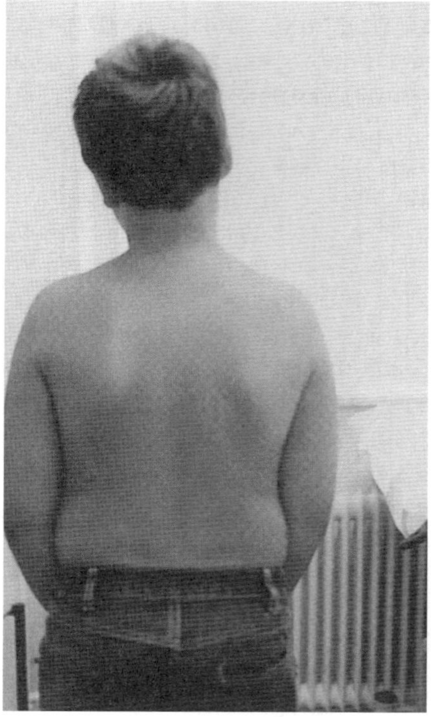

(b)

그림 2.6 (**a**) 오른쪽 두통과 집중장애를 주로 호소하는 선천적인 근육성 사경을 진단 받은 9세된 남자아이. 얼굴의 비대칭(안와, 귀, 전두부)을 주시하라. (**b**) 같은 환자의 비대칭적인 자세(올라온 왼쪽어깨와 견갑골로 향한 머리의 측면굴곡).

들은 뇌와 경막에 대한 두개 기술의 강력한 효과를 오랫동안 믿고 있다. 그들은 뇌는 고유한 율동적 움직임을 가진 운동성이 있는 기관으로 설명했으며, 머리의 위치와 경막 긴장력이 뇌의 운동성과 강한 연관성이 있다고 설명했다. 머리의 바로 선 자세에서 최대한의 굴곡에 이르기까지, 움직임을 보면, 약 1cm의 뇌간 길이 증가와 경막과 두개내막의 긴장력이 크게 증가하였다. 추궁절제술(laminectomy)후, 뇌의 영상촬영에서는 뇌의 형태변화와 측면 이동이 보였다. ICV와 압력은 또한 두개골의 역동적 검사와 치료 시 영향받는다.

뇌신경조직(Cranial nervous tissue)

두개골에는 뼈의 융기부분과 구멍이 있는 수많은 곳에서 연부조직에 의해 영향을 받는 신경들이 있을 수 있다. 여기에는 신경계 내에서의 기계적 또는 물리적 변화로 인해 발생할 수 있는 뇌신경 위치에 따른 기계적 간격(말초신경에 부착된 조직)문제와 많이 공격받을 수 있는 부분들이 있을 수 있다. 이것은 뇌의 말초적 신경통을 일으킬 수 있다. 수동움직임은 이들 신경의 병리적 움직임을 변화시킴으로써 두개골 내/외 구조에서 압력을 감소(또는 증가) 시킬 수 있다. 보다 자세한 정보는 7장 참고.

근육(The muscles)

저작근과 경부근육들은 두개관절을 연결하며 두개골 전압의 관절간 스트레스 패턴과 골간 관계에 영향을 줄 수 있다. 포유동물이 성장하는 동안 두개부 근육의 절제에 대한 연구에서 근육 균형으로 인한 두개안면 성장의 변화가 밝혀졌다. 여기서 또한 인간에 있어서 신경근육 (불)균형과 두개안면 형태학을 추측할 수 있다. 예를 들어, 오랫동안 이갈기를 할 때, 안면의 비대칭과 (주된)근육의 큰 직경간에는 유의한 상관성이 있을 수 있다. 나아가, 선천성 사경이 있을 때, 흉쇄유돌근(SCM)은 후측면으로 두개골을 보다 더 잡아당기며 첫 번째 경추의 형태학적 변화와 두개골 비대칭으로 표현되는 골격의 균형을 변화시킨다(그림 2.6). 두개골, 경추와 턱부위 근육통의 특성, 행동과 역학에 대한 지식은 지난 수십년 동안 발전되어왔다. 하지만, 이런 환경에서 두개골의 통증 또는 증상에 대하여 직접적으로 관련된 연구는 없었다. 임상적으로 수동 운동치료 후 두개골 주위의 근육 긴장이 감소되었다는 것이 종종 언급되었으며, 이들 구조간에는 강한 기능적 관계가 있음을 주장했다(이 주제에 대한 보다 자세한 내용은 9장 참조).

'손에 의한' 기술. 평가와 관리방법의 기본 ('Hands on' skills. A basis for assessment and management strategies)

'손에 의한' 그리고 '손에 의하지 않은'의 용어는 McIndoe[165]에 의해 임상적으로 확실히 설명되어져 있다. 물리치료사이자 심리학자인 그녀는 특히 만성통증을 가진 환자에게 두 부분을 모두 강조했다. 손에 의한 기술은 주로 통증의 원인부위를 알아내고 역학을 규명하기 위함이지만, 빠른 치료보다는 대화와 교육을 위한 형태로서의 조사적인 역할을 할 수도 있다. 그리고 도수치료, 장비를 이용한 치료 또는 다른 '손에 의하지 않은' 방법 중 어떤 것을 사용할 것인지를 결정한다. 손을 이용하지 않는 방법은 자가치료 기술을 이끌어낼 수 있다. 손에 의한 단점이 제거 될 수 있으며, 능동적 참여를 이끌어 낼 수 있다. 두개부위의 수동움직임은 임상에서 나타나는 다양한 임상적 현상을 조절하기 위한 기본적인 손에 의한 방법일 수 있다(7장 참조).

두개조직의 수동운동에 의한 평가와 치료의 예 (Examples of examination and treatment by passive movements of cranial tissue)

두개골에 적용할 수 있는 수동움직임의 형태는 부속(accessory)움직임뿐이다(환자의 능동적 움직임이 아닌 다른 사람에 의한 수동 움직임). 부속움직임의 방향은 협골(zygoma)의 전-후 움직임 또는 측두골의 종축움직임의 예와 같이 움직임을 시행하는 임상가에 의해 결정된다. 여러 방향으로의 검사적 움직임의 이점은 두개부의 기능장애와 통증에 영향을 줄 수 있는 구조들을 임상적으로 밝힐 수 있다는 것이다. 다중 구조와 다발적인 병태생리적 구조들은 어떤 특정한 환자의 징후 와 증상에 영향을 미칠 수 있다.

환자가 가지고 있는 문제의 임상적 현상에 따라, 두개골의 해당부분에 수동움직임이 적용된다. 맨손기술에 의해 임상적으로 경험한 방법들을 표 2.1에 제시해 놓았다.

환자의 증상이 두개 안면부와 관련되었다고 생각되었을 때, 대부분의 경우에서 신경두개기술을 제안한다. 그것은 두개골의 광범위한 부위에 효과적인 움직임과 변화되는 스트레스에 보다 영향력을 미치기 때문이다. 그러므로 그것의 사용은 종종 위에 설명된 여러 부위에 유용하게 적용된다. 예를 들면, 통증부위, 경로와 관찰을 통하여 어떤 부위에서 통증이 시작되었나를 알 수 있다. 환자가 측두하악부위에서 증상을 호소할 때, 측두부의 검사가 처음으로 적용된다.

사두(plagiocephaly)를 가진 환자의 통증경로와 관찰을 명확히 하였을 때, 대부분의 경우에서 후두-전두 검사가 이루어진다. 나의 소견으로 유용한 일반적 방법들은 다음과 같다:

표 2.1

신경두개(neurocranium)	일반적 기술	후두 - 전두부위
		후두 부위
		전두 부위
		측두 부위
		두정 부위
	특수한 기술	
내장두개(viscerocranium)	일반적 기술	안와
		협골
		상악
	특수한 기술	

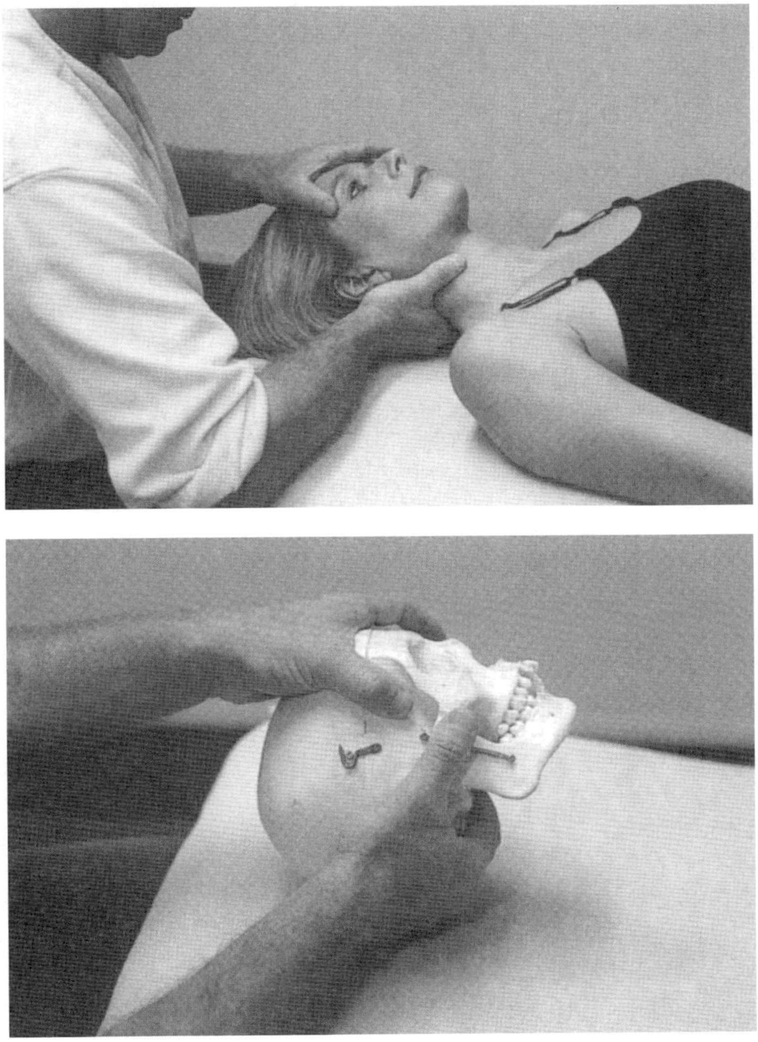

그림 2.7 후두-전두부의 일반적인 압박기술

- 심각성, 자극성의 표현과 환자가 말하는 통증의 상태를 얻는 것.
- 환자의 증상과 관련되어 기능장애가 있는 부분에 대한 정보를 알려주고, 어떤 특수한 검사방법을 그 부분에 적용할 것인지에 대한 내용을 알려 주는 것.
- 일반적인 두개기술을 환자에게 적용하도록 허락 받는 것

임상가가 수동움직임으로 한 부분 또는 보다 많은 부분에서 비정상적인 느낌을 받았을 때, 그 부분 또는 인접되어 있는 뼈에 보다 특수한 부속움직임을 통하여 이 부분의 검사와 치료를 하도록 할 수 있다. 다음에 나오는 몇 가지 방법들은 보통 사용하는 것들이다. 그것들은:

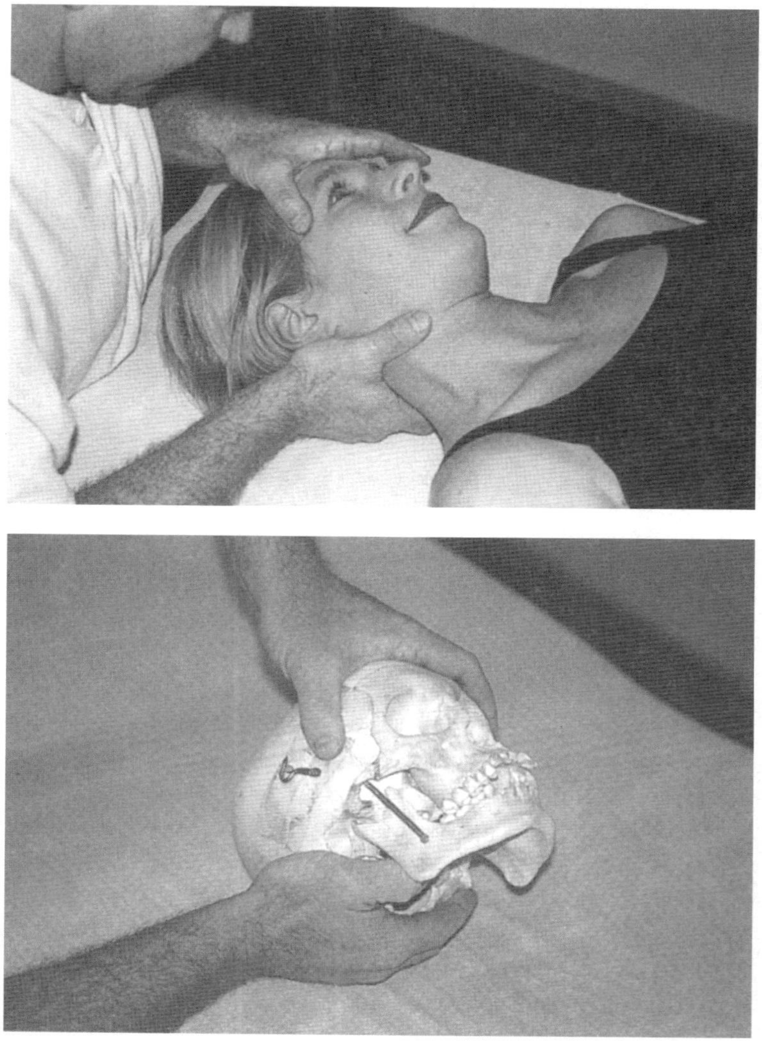

그림 2.8 후두-접형골부에서 접형골의 수평움직임

- 후두-전두부(occipital-frontal)의 일반적 압박기술
- 접형-후두부(sphenoid-occipital)의 수평 움직임
- 시상축 주위 상악골의 회전

후두-전두부의 일반적 압박기술(General compression technique of the occipital-frontal region)

시작자세와 방법(Starting position and method)

환자는 바로 눕는다; 치료사는 환자의 오른편에 앉아서 오른손을 치료대 위에 놓는다. 손가락 끝이 환자의 왼편 후두부를 잡는다. 치료사의 몸통에 팔꿈치를 유지하기 위하여 양 팔꿈치를 구부리고 왼손을 전두부에 놓는다(그림 2.7). 왼손으로는 후방으로 미는 압력을 증가 시는 동시에 오른손은 반대편인 전방으로 밀어라. 이렇게 해서 두개골에 압력을 증가시킨다. 압력을 전체적으로 퍼뜨리기 위하여 양손의 손바닥으로 잡아라. 똑같은 시작자세가 감압기술에서도 사용될 수 있다. 똑같은 자세에서 손을 이용하여, 엄지손가락과 다른 손가락들이 미끄러지지 않도록 하면서 전방움직임을 시킨 다음, 오른손으로 후방움직임을 시킨다. 후두-전두부 압박은 가장 일반적인 움직임 가운데 하나이기 때문에 후두골와 전두골 사이의 많은 두개조직에 영향을 미친다. 그것은 또한 환자의 상태에 따라 적용하여야 할 힘의 양을 조절하는 정보를 줄 것이다. 이 방법을 사용할 때의 이점은 환자의 증상을 감소 또는 증가시키기 위한 각도조절을 통하여 쉽게 움직임을 수정할 수 있다는 것이다 - 예를 들면, 어지러움과 둔한 두통과 같은 중간정도의 자극적 증상을 가지고 있는 후방- 경타손상 환자는 일반적인 압박에 의해 증상이 재현되지만, 후두부 손의 각도를 측면으로 변화시키면 증상이 감소된다. 각도에 따라 환자의 증상이 변화할 경우는 후두부(후두골과 주변골)의 보다 세밀한 검사가 필요하다, 예, 후두-접형골부위(아래 참고)

후두-접형골부의 수평움직임(Transverse movement of the occipital-sphenoid region)

시작자세와 방법(Starting position and method)

이 기술은 두개골의 일반적인 부속움직임 특히, 후두-접형골부를 평가할 때 사용된 일반적인 평가와 기술로 환자의 증상을 확실히 변화시킨다.

환자는 똑바로 눕거나 편안하게 앉거나 서서 머리를 똑바로 놓는다. 오른손으로 환자의 후두골을 잡고, 팔꿈치를 치료대에 안정되게 놓는다. 왼손의 엄지와 시지 사이로 접형골을 잡는다(그림 2.8). 잘못된 움직임을 예방하기 위해 왼쪽 전완부를 몸통에 유지한다.

반복하는데, 당신의 손이 아닌 몸으로 움직임을 만드는 것이 중요하다. 전완부를 몸통에 유지하는 것이 엄지, 시지와 중지가 동작수행을 잘 하도록 도울 것이다. 두 손가락의 거리는 항상 일정해야 하고, 손의 근긴장을 높이지 않도록 해야한다. 당신의 손가락 어느 부분에서 압력이 증가하는지 환자에게 물어봐라.

제언(Comment)

후두-접형골 관절은 종종 검사되어야 할 첫 번째 부분 중에 하나이다. 이것에 대한 몇 가지 이유는 다음과 같을 수 있다:

- 기능부전과 통증의 원인이 될 수 있는 봉합부의 움직임과 오랫동안 연관되어 있다. 연구자들은 봉합이 다른 두개골과 연결이 이루어지는 연령에 대한 다양한 견해를 가지고 있다.
- 접형골과 접형골동은 신경병리를 위한 원인이 될 수 있는 두개안면부의 성장에 가장 크게 관여된다(7장 참고).
- 일반적인 징후와 증상이 이 부위의 변형과 기능부전에 의할 수 있으며 인접한 뼈와 구멍은 연결되어 있기 때문이다. 두개골 기저부에서 측두와 후두골에 의해서 형성된 경정맥동은 중요한 부분이다. 경정맥은 똑같은 구멍으로 지나가는 9, 10과 11번 뇌신경의 두개전압에 의해 피를 걸러낸다. 두개내 액체와 관련된 전조증상으로 울혈이 발견될 수 있다. 임상가들은 개그(gag) 반사문제, 혀 후방의 미각문제, 말하고 삼키는 문제, 두개 부정맥, 소화장애와 같은 미주신경증상과 흉쇄유돌근과 승모근의 비정상적인 긴장도와 관련된 증상의 유의성에 대하여 확신을 가지고 있다.

시상축 주위 상악골의 회전(Rotation of the maxilla around the sagittal axis)

이것은 안면부(내장두개)의 일반적인 구강내 기술이다. 이 기술의 목적은 징후와 증상이 상악부 보다는 안와(orbits)나 협골부에서 발생한다는 것을 밝히기 위함이다. 좌/우 회전의 심각한 강직 또는 환자 증상의 재발과 같은 비정상적인 문제를 발견했을 때, 부속움직임과 주위 뼈들에 대한 보다 자세한 정보를 알아내야 한다.

시작자세와 방법(Starting position and method)

환자는 바로 누워서 편안하게 이완되어 있다. 치료대는 치료사의 장골릉 높이로 한다. 특히, 회전이나 수평움직임이 행해지는 동안에는 머리 양측에 작은 타월을 놓는 것이 유용할 수 있다. 왼손의 엄지와 시지 사이공간을 넓게 펼쳐 전두골 또는 접형골에 밀착하여 잡는다. 이것은 검사되어지는 상악전두 또는 상악접형골 관절에 따라 행해진다. 치료사의 오른손 시지는 치아위와 협골 돌기 아래 볼 안쪽으로 위치시킨다. 환자와 밀착되게 하기 위해서 치료사의 몸통에 오른쪽 팔꿈치를 고정시킨다(그림 2.9).

맨손가동기술이 천천히 행해지는 동안 오른쪽 전완과 손의 움직임이 일어나지 않도록 한

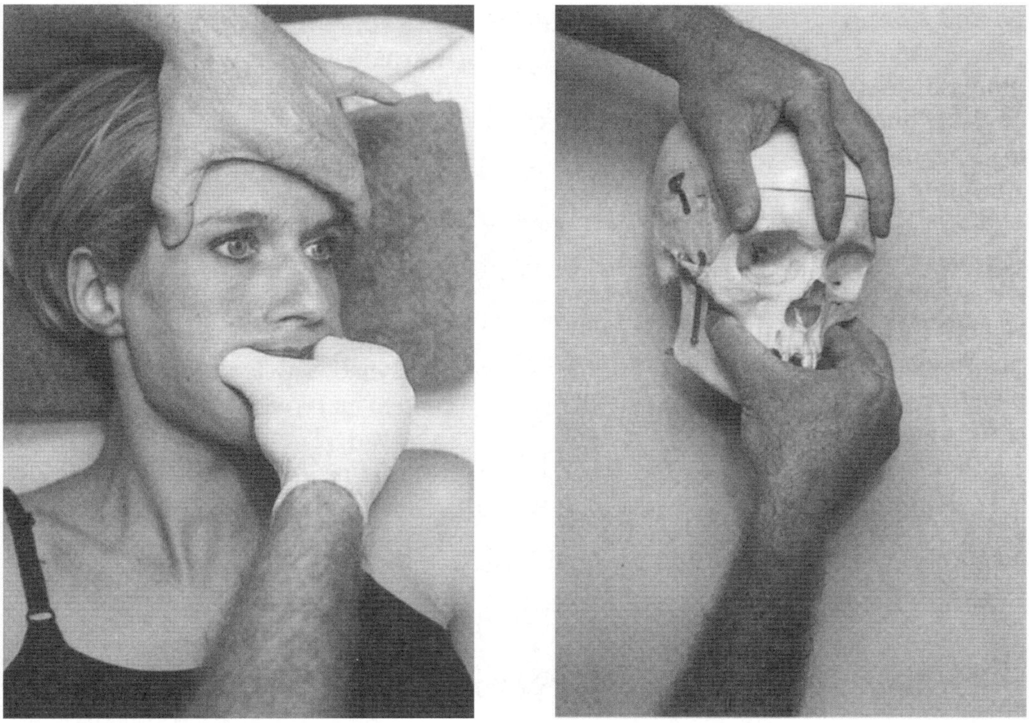

그림 2.9 시상축 주위 상악의 일반적 회전

다. 오른쪽 엄지 손가락과 시지 사이의 거리는 뼈에 부분적 압력 증가 없이 똑같이 유지되도록 한다. 측면상악이 너무 작을 때, 꼬리부분으로의 종축 움직임은 편측(unilateral)기술을 사용함으로써 보다 더 좋을 수 있다.

임상적 관찰을 통하여 나는 두개골의 비대칭과 관련된, 부정교합, 측두하악 관절의 기능부전, 상악신경에 의한 신경병리적 통증과 상악부비동염(maxillary sinusitis)과 연관된 징후와 증상들은 보다 자세한 평가와 치료가 필요하리라 믿는다.

여기에는 단지 몇몇 평가와 치료 기술만이 설명되었을 뿐, 전체적인 방법(적용 시 힘과 기간)은 묘사되어 있지 않다라는 것을 독자들은 알아야 한다. 여기에 두 가지 요소들이, 관련될 수 있다:

- 환자의 연령: 30살을 전후하여 결합조직, 혈관과 신경구조의 형태학적 변화가 봉합주변에서 일어난다.
- 두개골 부위: 여러 부위에서 봉합의 다양한 패턴 변화가 연령에 따라 나타난다.
- 병리학: 병리학은 수동움직임의 부분과 강도를 판단할 수 있게 해주는 단서를 제공한

다. 예를 들어, 중등도의 두통을 가지고 있는 아이는 두개골유합증(craniosynosthosis)과 관련되어 두개골유합증이 있는 부분에 오랫동안의 부분적 기술이 필요할지 모른다.

- 임상적 패턴: 임상적 패턴의 인식은 당신이 선택한 방법과 함께 치료기술에 영향을 미칠 수 있다. 예를 들어, 오른쪽 상부 승모근과 흉쇄유돌근의 긴장도 증가를 갖고 있는 편타손상(whiplash) 환자는 부신경 문제를 추측할 수 있다. 부신경은 후두골에 의해 형성된 미주공을 통과하기 때문에 후두부 검사가 제안된다.
- 통증상태: 환자의 증상과 관련된 통증 역학은 당신이 적용하려고 하는 두개조직 기술에 영향을 줄 수 있다. 예를 들어, 유해적 통증 패턴을 가지고 있는 환자는 보다 튼튼한 조직을 만들기 위해 점진적으로 두개골에 적용된 국부 맨손기술의 적용시간과 강도를 증가시키는 것이 보다 도움이 될 것이고, 반대로 중추신경계에 이차적인 allodynia와 통증과민을 가지고 있는 환자는 우세한 영향을 받게된다. 증상의 악화 없이 중등도 또는 약한 힘을 이용한, 이러한 기술들이 아마도 보다 일반화 될 것이며, 보다 많은 문제의 설명을 위해 사용될 것이다.

아래는 환자의 증상과 매우 밀접하게 관련되어 주로 발생하는 두개기능부전의 임상적 예이다.

임상적 예(A clinical example)

2세 때 소아과 의사로부터 '근육성 사경' 으로 진단 받은 8세 아이로 3년 전부터 머리중심 부분에서 시작된 무딘 두통이 악화되었다. 일주일에 2~3번 몇 시간 동안, 특히 저녁에 증상이 나타났다. 그는 집중하는데 어려움이 있었고 그의 선생님은 독서장애로 알고 있었지만, 지적장애는 없었다. 오른쪽 작은 안와를 시진과 촉진을 하는 동안 오른쪽 협골에 작은 융기가 없었으며, 왼쪽 전두부에서 융기가 관찰되었다(그림 2.10a). 그는 통증이 나타나지 않게 하기 위해서 머리를 오른쪽으로 했는데 이로 인해, 오른쪽 경추부 근육들(승모근, 반극근과 견갑거근)은 근긴장도가 증가되었으며, 압력으로 인해 국소 통증이 나타났다. 오른쪽 견갑골 올리기와 내밀기도 조사되었다(그림 2.10b). 오른쪽 두정 봉합은 다른 편과 비교할 때, 촉진하기 어려웠다. 후두-접형골부의 검사는 두통을 발생시켰으며 전두와 후두부에서 확실한 경직을 촉진 할 수 있었다. 전두골이 약간 오른쪽으로 치우침(사두)이 그의 증상과 관련되었을 것이란 생각을 했다. 두개조직과 상부 경추 가동술을 2개월 동안 6번 시행한 후, 얼굴의 비대칭이 감소되었다(그림 2.10c). 보다 능동적 자세가 무통성 머리 자세를 감소시켰

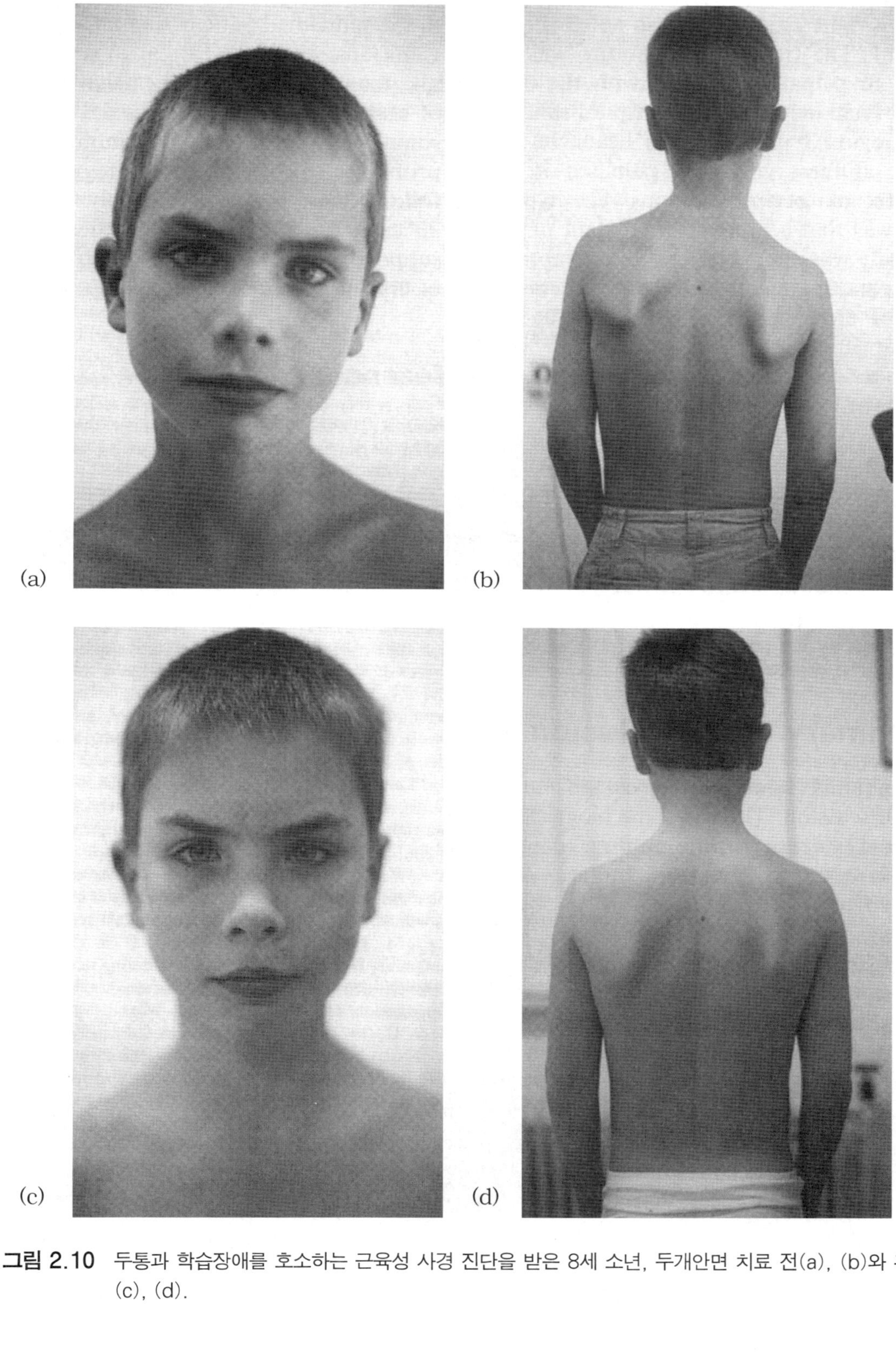

그림 2.10 두통과 학습장애를 호소하는 근육성 사경 진단을 받은 8세 소년, 두개안면 치료 전(a), (b)와 후 (c), (d).

으며, 증가된 근긴장과 근육촉진 시 통증은 사라졌다(그림 2.10d). 그의 부모는 그가 두통을 적게 호소하였고, 전보다 잘 웃는다고 말했으며 학교에서는 읽기와 수학에서 눈에 띄는 향상을 보였다고 학교선생님으로부터 이야기 들었다.

요점과 결론(Summary and conclusion)

- 두개골 움직임은 여전히 토론 대상이다. 두개골에 적용되는 힘의 조절과 성인에서도 봉합은 여전히 열려있다는 것에 관하여 몇 가지 생체역학적 증거가 있다.
- 임상적으로 두개골의 기능부전은 특수한 임상적 패턴으로 표현되었으며 두개골의 수동 움직임이 젊거나 나이든 사람 모두에게서 극적으로 징후와 증상을 변화시킬 수 있다.
- 두개골의 수동적 부속 움직임은 임상가의 일상생활에서 쉽게 통합될 수 있고, 개인 환자의 임상적 증거가 필요한 곳에서 치료와 관리의 중요한 부분이 될 수 있다.
- 임상가들은 두개골의 움직임 양상에 관한 문헌을 철저히 살펴봐야 된다. 이 시점에서 임상적 추론 접근법(clinical reasoning approach)은 여전히 최고의 방법이라 할 것이다. 실험방법과 관련된 보다 많은 연구들이 두개조직의 치료적 효과를 지지하기 위하여 필요할 것이다.

참고문헌(References)

1 Grant, R. (1996). Vertebral artery testing —the Australian Physiotherapy Association Protocol after 6 years. *Man. Ther.*, **1**, 149-153.

2 Jull, G., Bogduk, N. and Marsiand, A. (1988). The accuracy of manual diagnosis for cervical zygapophysial joint pain syndromes. *Med. J. Aust.*, **148**, 233-236.

3 Bourekas, E. C. and Lanzieri, C. F. (1994). The calvarium. *Sem. Ultrasound, CT, MRI,* **15**, 424-453.

4 William, P. L., Warwick, R., Dyson, M. and Bannister, L. H. (1989). *Gray's Anatomy*. Churchill Livingstone.

5 Bernardy, M., Donauer, E. and Neuenfeldt, D. (1994). Premature craniosynostosis. A retrospective analysis of a series of 52 cases. *Acta Neurochir. (Wien),* **128**, 88-100.

6 Brandt, I. (1986). Developmental biology, prenatal growth. In: *Human Growth* (F. Falkaer, J. M. Tanner, eds), p.168. Plenum.

7 Von Karolyi, L. (1971). *Anthropometrie*. Fischer UTB.

8 Brodie, A. G. (1941). On the growth pattern of the human head. From the third month to the eighth year of life. *Am. J. Anat.*, **68**, 209-262.

9 Low, W. D. (1970). The cross-sectional, longitudinal and mixed longitudinal methods in the study of

human growth. **Z.** *Morphol. Anthropol.*, **62**, 249-258.

10 Pearl, M., Finkelstein, J. and Berman, M. R. (1972). Temporary widening of cranial sutures during recovery from failure to thrive. A not-uncommon clinical phenomenon. *Clin. Pediatr.*, **11**, 427-430.

11 Fiben, O. (1977). Changes in body measurements and proportion of children, based on Kormend growth study. *Acta Med. Auxol.*, **9**, 38-39.

12 Komenda, S. and Klements, J. (1978). *Proportion of Body Dimensions in Children and Youth*. SPN.

13 Farkas, Gy. L. and Nyilas, K. (1988). Head measurement parameters in 23 338 3 to 18 year old Hungarian children. *Acta BioL Szeged.*, **34**, 139-153.

14 Prokopec, M., Zlámalová, H., Lipková, V. and Grunt, J. (1991). Comparison of basic body dimensions of Czech and Slovak children and youths. *Cs. Pediat.*, **46**, 205-213.

15 Hajnis, K. and Petrásek, R. (1993). Cranial and thoracic circumference as criteria of body development. **Z.** *Morphol. Anthropol.*, **79**, 343-353.

16 De Bruin (1993). *A Mathematical Model Applied to Craniofacial Growth*. Thesis, Rijksuniversiteit Groningen.

17 Wolff, J. (1892). *Das Gesetz der Transformation der Kochen*. A. H. Hirschwald, Berlin.

18 Perrie, S. M., Huggler, A., Russenberger, M. *et al.* (1969). The reaction of cortical bone to compression. *Acta Orthop. Scand. Suppl.*, **125**, 19-29.

19 Duterloo, H. S. and Enlow, D. H. (1970). A comparative study of cranial growth in Homo and Macaca. *Am. J. Anat.*, **127**, 357-368.

20 (a) Hassler, C. R., Rybicki, E. F., Simonen, F. A. and Weis, F. B. (1974). Measurements of healing at an osteotomy in a rabbit calvarium: the influence of applied compressive stress on collagen synthesis and calcification. *J. Biomech.*, **7**, 545-550. (b) Hassler, C. R., Rybicki, E. F., Cummings, K. D. and Clark, L. C. (1980). Quantification of bone stresses during remodeling. *J. Biomech.*, **13**, 185-190.

21 Schock, C. C., Noyes, F. R., Crouch, M. M. and Mathews, C. H. F. (1975). The effects of immobility on long bone remodelling in the Rhesus monkey. *Henry Ford Hosp. Med. J.*, **23**, 107-115.

22 Todd, J. T., Mark, L. S., Shaw, R. E. and Pittenger, J. B. (1980). The perception of human growth. *Sci. Am.*, **242**, 132-134.

23 Gellad, F., Haney, P., Sun, J. *et al.* (1985). Imaging modalities of craniosynostosis with surgical and pathological correlation. *Pediatr. Radiol.*, **15**, 285-290.

24 Jane, J. and Persing, J. (1986). Neurosurgical treatment of craniosynostosis. In: *Craniosynostosis Diagnosis, Evaluation, and Management* (M. Cohen Jr, ed.) pp. 249-320. Raven.

25 Delashaw, J. B., Persing, J. A., Broaddus, W. C. and Jane, J. A. (1989). Cranial vault growth in craniosynostosis. *J. Neurosurg.*, **70**, 159-165.

26 Goodrich, J. (1991). Craniofacial reconstruction for craniosynostosis. In: *Plastic Techniques in Neurosurgery* (J. Goodrich, K. Post and R. Argamaso, eds.) pp. 75-108. Thieme.

27 Fatah, M. F. T., Ermis, I., Poole, M. D. and Shun-Shin, G. A. (1992). Prevention of cranial reossification after surgical craniectomy. *J. Cranifac. Surg.*, **3**, 170-172.

28 Roddi, R., Vaandrager, J. M., Gilbert, P.M. and van der Meulen, J. C. (1993). Reshaping of the skull in the early surgical correction of scaphocephaly. *J. Craniomaxillofac. Surg.*, **21**, 226-233.

29 Drake, D. B., Persing, J. A., Berman, D. E. and Ogle, R. C. (1993). Calvarial deformity regeneration following subtotal craniectomy for craniosynostosis: a case report and theoretical implications. *J. Craniofac. Surg.*, 4, 85-90.

30 Blake, D. P. (1994). The use of synthetics in cranloplasty: a clinical review. *Mil. Med.,* **159**, 466-469.

31 Wagemans, P. A. H. M., van de Velde, J.-P. and Kuijpers-Jagtman, A. M. (1988). Sutures and forces: a review. *Am. J. Orthod. Dentofac. Arthop.,* **94**, 129-141.

32 Ebner, J. A. (1994). An overview of cranial manipulation. In: *Chiropractic Approach to Head Pain* (D. D. Curl, ed.), pp. 338-348. Williams and Wilkins.

33 Van Vuuren, C. (1991). A review of the literature on the prevalence of Class III malocclusion and the mandibular prognathic growth hypotheses. *Aust. Orthod. J.*, **12**, 23-28.

34 Kiliaridis, S., Johansson, A., Haralson, T. *et al.* (1995). Craniofacial morphology, occlusal traits, and bite force in persons with advanced occlusal tooth wear. *Am. J. Orthod. Dentofacial Arthop.,* **107**, 286-292.

35 Sutherland, W. G. (1939). *The Cranial Bowl*. Free Press Co.

36 Retzlaff, E. and Mitchell, F. (1987). *The Cranium and its Sutures*. Springer-Verlag

37 Retzlaff, F. W., Michael, D. K. and Roppel, R. M. (1975). Cranial bone mobility. *J. Am. Osteopath. Assoc.,* **74**, 138-146.

38 Upledger, J. E. and Vredevoogd, J. D. (1988). *Craniosacral Therapy*. Eastland Press.

39 Dullemeijer, P. (1972). Methodology in craniofacial biology. *Acta Morph. Neerl. Scand.,* **10**, 9-23.

40 Oudhof, H. A. J. (1982). Sutural growth. *Acta Anat.,* **112**, 58-68.

41 Jaslow, C. R. (1990). Mechanical properties of cranial sutures. *J. Biomech.,* **23**, 313-321.

42 Buchman, S. R., Bartlett, S. P., Wornom, I. L. III and Whitaker, L. A. (1994). The role of pressure on regulation of craniofacial bone growth. *J. Craniofac. Surg.,* **5**, 2-10.

43 Eby, T. L. and Nadol, J. B. (1986). Postnatal growth of the human temporal bone: implications for cochlear implants in children. *Ann. Otol. Rhinol. Laryngol.,* **95**, 356-364.

44 Xu, J., Shepherd, R. K., Xu, S. A. *et al.* (1993). Pediatric cochlear implantation. Radiologic observations of skull growth. *Arch. Otolaryngol. Head Neck Surg.,* **119**, 525-534.

45 Osborn, J. W. (1993). Orientation of the masseter muscle and the curve of Spee in relation to crushing forces on the molar teeth of primates. *Am. J. Phys. Anthropol.,* **92**, 99-106.

46 Owen, A. H. (1987). Orthodontic/orthopedic therapy for craniomandibular pain dysfunction part A. Anterior disk displacement, review of literature. *J. Craniomandib. Pract.,* **5**, 357.

47 Ayoub, A. F. and Mostafa, Y. A. (1992). Aberrant mandibular growth: theoretical implications. *Am. J. Dentofacial Orthop.,* **101**, 255-265.

48 Rocabado, M. (1983). Biomechanical relationship of the cranial, cervical and hyoid regions. *Phys. Ther.,* **1**, 62-68

49 Rocabado, M. and Tapia, V. (1987). Radiographic study of the craniocervical relation in patients under orthopaedic treatment and the incidence of related symptoms. *J. Craniomandib. Pract.,* **5**, 36-46.

50 Christensen, L. R., Kjaer, I. and Graem, N. (1993). Comparison of human dental and craniofacial maturation on prenatal profile radiographs. *Eur. J. Orthod.,* **15**, 149-154.

51 Poole, M. D. and Briggs, M. (1990). The cranio-faciocervical scoliosis complex. *Br. J. Plast. Surg.,* **43,** 670-675.

52 Biedermann, H. (1995). The manual therapy of newborn infants and young children. *Vopr. Kurortol. Fizioter. Lech Fiz. Kult.,* **4**, 48-49.

53 Sinsel, N. K., Opdebeeck, H., Lesaffre, F. *et al.* (1995). Maxillofacial growth after neck burn injury at a young age: an experimental study in the rabbit. *Plast. Reconstr. Surg.,* **96,** 1588-1599.

54 Goodman, C. R., Chabner, E. and Guyton, D. L. (1995). Should early strabismus surgery be performed for ocular torticollis to prevent facial asymmetry? *J. Pediatr. OphthalmoL Strabismus,* **32**, 162-166.

55 Chang, P. Y., Tan, C. K., Huang, Y. F. *et al.* (1996). Torticollis: a long-term follow-up study. *Acta Paediatr. Sin.,* **37**, 173-177.

56 Yen, E. H., Pollit, D. J., Whyte, W. A. and Suga, D. M. (1990). Continous stressing of mouse interparietal suture fibroblasts in vitro. *J. Dent. Res.,* **69,** 20-30.

57 Willinger, R., Taleb, L. and Kopp, C. M. (1995). Modal and temporal analysis of head mathematical models. *J. Neurotrauma,* **12**, 743-754.

58 Mittelviefhaus, H. (1994). Optical improvement of deforming facial asymmetry with eyeglasses. *Klin. Monatsbl Augenheilkd.,* **204**, 241-243.

59 Huang, C. S., Cheng, H. C., Lin, W. Y. *et al.* (1995). Skull morphology affected by different sleep positions in infancy. *Cleft Palate Craniofac.* J., **32**, 413-419.

60 Rogers, J. S. and Witt, P. (1997). The controversy of cranial bone motion. *JOSPT,* **26**, 95-102.

61 Basset, C. A. L. (1971). Biophysical principles affecting bone structure. In: *The Biochemistry and Physiology of Bone* (G. H. Bourne, ed.), pp.1-76. Academic Press.

62 Basset, C. A. L. (1972). A biophysical approach to craniofacial morphogenesis. *Acta Morphol. Neerl. Scand.,* **10**, 71-86.

63 Cutler, B. S., Hassig, F. H. and Turpin, D. L. (1972). Dentofacial changes produced during and after use of a modified Milwaukee brace on Macaca Mulatta. *Am. J. Orthod.,* **61**, 115-137.

64 Droschl, H. and Graber, T. M. (1975). The effect of heavy orthopedic forces on the sutures of the facial bones. *Angle. Orthod.,* **45**, 20-33.

65 Enlow, D. H. (1982). *Handbook of Facial Growth.* WB Saunders Company.

66 Furtwängler, J. A., Hall, S. H. and Koskinen-Moffett, L. K. (1985). Sutural morphogenesis in the mouse calvaria: the role of apoptosis. *Acta Anat. (Basel),* **124**, 74-80.

67 Hinrichsen, G. J. and Storey, E. (1968). The effect of force on bone and bones. *Angle. Orthod.,* **38**, 155-165.

68 Johanson, V. A. and Hall, S. H. (1982). Morphogenesis of the mouse coronal suture. *Acta Anat. (Basel),* 114, 58-67.

69 Persson, M. (1973). *Structure and Growth of Facial Sutures.* Thesis, Odontol. Revy., 24.

70 Yen, E. H. K., Suga D. M. and Chiang, S. (1980). Identification of collagen type synthesized in interparietal suture during orthopedic stress. *J. Dent. Res.,* 59(SI), 903.

71 Yen, E. H. K. and Suga D. M. (1981). Collagen and noncollagenous protein synthesis in adult cranial suture in vitro. *J. Dent. Res.,* **60**(SI), 579.

72 Yen, E. H. K. and Suga D. M. (1982). Immunohistochemical localization of type I and type III collagen in calvarial suture. J. *Dent. Res.,* **61**(SI), 183.

73 Meikle, M. C., Heath, J. K., Hembry, R. M. and Reynolds, J. J. (1982). Rabbit cranial suture fibroblasts under tension express a different collagen phenotype. *Arch. Oral Biol.,* **27**, 609-613.

74 Hall, S. H. and Decker, *J.* D. (1986). Proteoglycan distribution during initial mineralization of intramembraous bone. J. *Dent. Res.,* **65**(SI), 349-355.

75 Johnson, P. M. and Hall, S. H. (1986). Purification of 2 distinct proteins which react with antiosteonectin antibody. *J. Dent. Res.,* **65**(SI), 279-286.

76 Merskey, H. and Bogduk, N. (1994). *Classification of Chronic Pain.* IASP Press.

77 Jones, M., Jensen, G. and Rothstein, J. (1995). Clinical reasoning in physiotherapy. In: *Clinical Reasoning in the Health Profession* (J. Higgs and M. Jones, eds), pp. 72-87. Butterworth-Heinemann.

78 Butler, D. S. and Gifford. L. S. (1999). *The Dynamic Nervous System*. Workbook, NOI-Press

79 Lohman, A. H. M. (1977). *Vorm en Beweging. Leerboek van het Bewegingsapparaat van de Mens*. Bohn, Scheltema & Holkema.

80 Sabotta, J. and Becher, H. (1972). *Atlas der Anatomie des Menschen*. Urban & Schwarzenberg.

81 Van Limborgh, J. (1972). The role of genetic and local environmental factors in the control of postnatal craniofacial morphogenesis. *Acta Morphol. Neeri. Scand.*, **10**, 37-47.

82 Brandt, H. C., Shapiro, P. A. and Kokich, V. G. (1979). Experimental and postexperimental effects of posteriorly directed extraoral traction in adult Macaca fascicularis. *Am. J. Orthod.*, **75**, 301-317.

83 Jackson, G. W., Kokich, V. G. and Shapiro, P. A. (1979). Experimental and postexperimental response to anteriorly directed extraoral force in young Macaca nemestrina. *Am. J. Orthod.*, **75**, 318-333.

84 Engdahl, E., Ritsilä, V. and Uddströmer, L. (1978). Growth potential of cranial suture bone/autograff. II. An experimental microscopic investigation in young rabbits. *Scand. J. Plast. Reconstr. Surg.*, **12**, 125-129.

85 Scott, J. H. (1962). The growth of the craniofacial skeleton. *Ir. J. Med. Sci.*, **488**, 276-286.

86 Moss, M. L. (1972). Twenty years of functional cranial analysis. *Am. J. Orthod.*, 61, 479-485.

87 Taveras, J. M. (1988). Anatomy and examination of the skull. In: *Radiology: Diagnosis-Imaging-Intervention* (J. M. Taveras and J. T Ferrucci, eds), pp. 1-9. Lippincott.

88 Gooding, G. A. (1971). Size and shape. In: *Radiology of the Skull and Brain: The Skull*, vol 1 (T. H. Newton and D. G. Potts, eds), pp.141-153. Mosby.

89 Hahn, F. J., Chu, W. K. and Cheung, J. Y. (1984). CT measurements of cranial growth: normal subjects. *Am. J. Neuroradiol.*, *5*, 155-157.

90 Reynolds, J. (1987). The skull and spine. *Semin. Roentgenol.*, **23**, 168-175.

91 Madeline, L. A. and Elster, A. D. (1995). Suture closure in the human chondrocranium: CT assessment. *Radiology*, **196**, 747-756.

92 Pritchard, J. J., Scott, J. H. and Girgis, F. G. (1956). The structure and development of cranial and facial sutures. *J. Anat.*, **90**, 73-90.

93 Maitland, G. D. (1986). *Vertebral Manipulation*, 5th edn. Butterworths.

94 Van der Klaauw, C. J. (1946). Cerebral skull and facial growth. *Arch. Neerl. Zool.*, **7**, 16.

95 Van de Linden, F. P. G. M. (1968). Bone dynamics in the cranial skeleton. *Folia Med. Neerl.*, **11**, 150-155.

96 Christmann, C., Knop, H., Köhler, G. *et al.* (1977). Zum Stossmechanismus am kindlichem Hirnschädel. *Verh. Anat. Ges.*, **71**, 1309; Christmann, C., Möller, M. and Pawletta, A. (1977). Dezelerations-und Akzelerationstraumen des menschlichen Schädels. *Anat. Anz.*, **142**, 314.

97 Hoyer, H.-E. and Zech, M. (1980). Die Verformund des menschlichen Schadels beim Stoss. *Unfallheilkunde*, **83**, 30-34.

98 Richtsmeier, J. T. and Cheverud, J. M. (1986). Finite element scaling analysis of normal growth of the human craniofacial complex. *J. Craniofac. Genet. Dev. Biol.*, **6**, 289.

99 Richtsmeier, J. T. and Lele, S. (1993). Quantitative analysis of growth: Models and theoretical considerations. *Biol. Rev.*, **68**, 381.

100 Hildebolt, C. F., Vannier, M. W. and Knapp, R. H. (1990). Validation study of skull three-dimensional

computerized tomography measurements. *Am. J. Phys. Anthropol.*, **82**, 283.

101 Carter, D. R., Wong, M. and Orr, T. E. (1991). Musculoskeletal ontogeny, phylogeny and functional adaptation. *J. Biomech.*, **24**, 3.

102 Kowalski, C. J. (1993). Data analysis in craniofacial biology with special emphasis on longitudinal studies. *Cleft Palate Craniofac. J.*, **30**, 111-120.

103 Ohman, J. C. and Richtsmeier, J. T. (1994). Perspectives on craniofacial growth. *Clin. Plast. Surg.*, **21**, 489-499.

104 Patten, J. (1995). *Neurological Differential Diagnosis*, 2nd edn. Springer-Verlag.

105 Moss, M. L. (1975). Functional anatomy of cranial synostosis. *Child's Brain*, **1**, 22-33.

106 O'Rahilly, R. and Müller, F. (1986). The meninges in human development. *J. Neuropathol. Exp. Neurol.*, **45**, 588-608.

107 Opperman, L. A., Passarelli, R. W., Morgan, E. P. *et al. (1995).* Cranial sutures require tissue interactions with dura mater to resist osseous obliteration in vitro. *J. Bone Miner Res.*, **10**, 1978-1987.

108 Andres, K. H. (1967). Über die Feinstruktur der Arachnoidea und Dura mater von Mammalia. Z. *Zelforch.*, **79**, 272-295.

109 Rogers, L. C. and Payne, E. E. (1961). The dura mater at the cranio-vertebral junction. *J. Anat.*, ***95***, 586-588.

110 Beasley, A. B. and Kuhlenbeck, H. (1966). Some observations on the layers of dura mater at the craniovertebral transition in the human newborn. *Anat. Rec.*, **154,** 315.

111 Markowski, I. (1931). Über die Entwicklung der Falx cerebri und das Tentorium cerebelli des Menschen mit Berücksichtigung ihrer venösen sinus. *Ztschr. f. d. ges. Anat.*, **159**, 33-58.

112 McLone, D. G. (1980). The subarachnoid space: A review. *Child Brain*, **6,** 113-130.

113 Moss, M. L. and Young, R. W. (1960). A functional approach to craniology. *Am. J. Phys. Anthropol.*, **18**, 281-292.

114 Dias, M. S. and Leland Albright, A. (1989). Management of hydrocephalus complicating childhood posterior fossa tumors. *Pediatr. Neurosci.*, **15**, 283-290.

115 Hentschel, F. (1990). Das rezividierende chronische Subduralhämatom Pachumeningeosis haemorrhagica interna. *Zent. Bi. Neurochir.*, **51**, 119-123.

116 Murai, H., Kira, J., Kobayashi, T. *et al.* (1992). Hypertrophic cranial pachymeningitis due to Aspergillus flavus. *Clin. Neurol. Neurosurg.*, **94**, 247-250.

117 Haines, D. E. and Harkey, H. L. (1993). The 'subdural' space: a new look at an outdated concept. *Neurosurg.*, **32**, 111-120.

118 Bakay, L. Jr (1941). Die Innervation der Pia mater, der Plexus choriodei und der Hirngerfasse. *Arch. Psychiatr. Nervenkr.*, **113**, 412-416.

119 Courville, C. B. (1965). Contrecoup injuries of the brain in infancy. *Arch. Surg.*, **90**, 157-165.

120 Merchant, R. E. (1984). Pacchionian bodies. In: *Illustrated Encyclopedia of Human Histology* (R. V. Kristic, ed.). Springer.

121 Földes, V., Mojzes, L. and Antal, A. (1987). Vitale Reaktionen in Pacchioni-Granulationen. Z. *Rechtsmed.*, **98**, 165-173.

122 Kostopoulos, D. C. and Keramidas, G. (1992). Changes in elongation of falx cerebri during craniosacral therapy techniques applied on the skull of an embalmed cadaver. *J. Craniomandib. Pract.*, **10**, 9-12.

123 Kragt, G., Ten Bosch, J. J. and Borsboom, P. C. F. (1985). Measurement of bone displacement in a macerated human skull induced by orthodontic forces: a holographic study. *J. Biomech.,* **12**, 905-910.

124 Wood, J. (1971). Dynamic response of human cranial bones. *J. Biomech.,* **4**, 1-12.

125 Pick, M. G. (1994). A preliminary single case magnetic resonance imaging investigation into maxillary frontalparietal manipulation and its short-term effect upon the intercranial structures of an adult human brain. *J. Manipulative Physiol. Ther.,* **17**, 168-173.

126 Bleistein, J. and Jerusalem, F. (1984). Konservative therapie der subduralen Ha~matoms. *Aktuell Neurol.,* **11**, 121-123.

127 Laumer, R. (1986). Das chronische subdruale Hämatom unter dem Bild der zerebrovaskulären Insuffizient. *Nervenheilkunde,* **5**, 238-240.

128 Pichert, G. and Henn, V. (1987). Konservative Therapie chronische subduralhämatome. *Schwiez Med. Wochensch.,* **117**, 1856-1862.

129 Cohn, S. H., Vaswasi, A. *et al.* (1976). Effect of aging of bone mass in adult women. *Am. J. Physiolog.,* **230**, 143-148.

130 Mayberg, M. R., Zervas, N. T. and Moskowitz, M.A. (1984). Trigeminal projections to supratentorial pial and dural blodd vessels in cats. Demonstrated by horseradish peroxidase histochemistry. *J. Comp. Neurol.* **223**, 46-56.

131 Markowitz, S., Saito, K. and Moskowitz, M. A. (1988). Neurogenically mediated plasma extravasation in the dura mater: effect of ergot alkaloids. A possible mechanism of action in vascular headache. *Cephalagia,* **8**, 83-91.

132 Herskovitz, M. S., Hallas, B. H. and Singh, I. J. (1993). Study of sympathetic innervation of cranial bones by axonal transport of horseradish peroxidase in the rat: preliminary findings. *Acta Anat.,* **147**, 178-183.

133 Wright, A. (1995). Hypoalgesia post-manipulative therapy: a review of a potential neurophysiological mechanism. *Man. Ther.,* **1**,11-16.

134 Greitz, D. (1993). Cerebrospinal fluid circulation and associated intracranial dynamics. A radiologic investigation using MR imaging and radionuclide cisternography. *Acta Radio. Suppi.,* **386**,1-23.

135 Tulen, J. H., Man in 't Veld, A. J., Dzouic, M. R. *et al.* (1991). Sleeping with and without norepinephrine: effects of metoclopramide and D,L-threo-3,4-dihydox- yphenylserine on sleep in dopamine bea-hydroxylase deficiency. *Sleep,* **14**, 32-38.

136 Feinberg, D. A. (1992). Modern concepts of brain motion and cerebrospinal fluid flow. *Radiology.,* **185**, 630-632.

137 Newman, N. J. (1992). Multiple cranial neuropathies: presenting signs of systematic lymphoma. *Surv. Ophthalmol.,* **37**, 125-129.

138 Letson, G. W., Gellin, B. G., Bulkow, L.R. *et al.* (1992). Severity and frequency of sequelae of bacterial meningitis in Alaska native infants. Correlation with a scoring system for severity of sequelae. *Am. J. Dis. Child.,* **146**, 560-566.

139 Ledin, T., Bynke, O. and Odkvist, L. M. (1995). Influence of cerebrospinal fluid tapping on dynamic equilibrium in suspected hydrocephalus. *Acta Otolaryngol. Suppi.,* **520** 2, 317-319.

140 Ondarza, R., Velasco, F., Velasco, M. *et al.* (1994). Neurotransmitter levels in cerebrospinal fluid in relation to severity of symptoms and response to medical therapy in Parkinsons's disease. Stereotact. *Funct. Neurosurg.,* **62**, 90-97.

141 Adams, T., Heisey, R. S., Smith, M. C. and Briner, B. J. (1992). Parietal bone mobility in the anesthetized cat. *J. Am. Osteopath. Assoc.,* **92**, 599-622.

142 Heisey, S. R. and Adams, T. (1993). Role of cranial bone mobility in cranial compliance. *Neurosurgery,* **33**, 869-877.

143 Ruan, J. S., Khalil, T. and King, A. I. (1991). Human head dynamic response to side impact by finite element modeling. *J. Biomech. Eng.,* **113**, 276-283.

144 Margulies, S. S., Thibault, L. E. and Gennarelli, T. A. (1990). Physical model simulations of brain injury in the primate. *J. Biomech.,* **23**, 823-836.

145 Wealthall, S. R. and Smallwood, R. (1974). Methods of measuring intracranial pressure via the fontanelle without puncture. *J. Neurol. Neurosurg. Psych.,* **37**, 88-96.

146 Cottam, C. (1984). *Cranial Manipulations Roots References*. Coraco.

147 Greenman, P. F. (1970). Roentgen findings in the craniosacral mechanism. *J. Am. Osteopath. Assoc.,* **70**, 1-12.

148 Breig, A. (1976). *Adverse Mechanical Tension in the Central Nervous System*. Almqvist & Wiksell International.

149 Doursonian, L., Alfonso, J. M., Iba-Zizen, M. T. *et al.* (1989). Dynamics of the junction between the medulla and the cervical spinal cord: an in vivo study in the sagittal plane by magnetic resonance imaging. *Surg. Radiol. Anat.,* **11,** 313-322.

150 Moller, A. R. (1991). The cranial nerve vascular compression syndrome. *Rev. Treat. Acta Neurochir.,* **113,** 18-23.

151 Dyck, P. J. and Thomos, P. K. (1993). *Peripheral Neuropathy*. Vol 2. 3rd edn. W. B. Saunders.

152 McNamara, J. A. Jr (1972). Neuromuscular and skeletal adaptations to altered oral facial function monograph #1. *Cranial Facial Growth Series,* Ann Arbor. Centre for Human Growth and Development, The University of Michigan.

153 McNamara, J. A. Jr and Arbor, A. (1973). Neuromuscular and skeletal adaptations to altered function in the orofacial region. *Am. J. Orthod.,* **64**, 578-606.

154 Grant, P. G. (1972). *Biomechanical Analysis of the Masticatory Muscles of the Rhesus Macaque (Macacca malluta)*. Thesis, University of California.

155 Enlow, D. H. (1986). *The Human Face*. Harper & Row.

156 Trainor, P. G., McLachlan, K. R. and McCall, W. D. (1995). Modelling of forces in the human masticatory system with optimization of the angulations of the joint loads. *J. Biomech.,* **28**, 829-843.

157 Washburn, S. L. (1947). The relation of the temporal muscle to the form of the skull. *Anat. Rec.,* **99**, 239-248.

158 Avis, V. (1959). The relation of the temporal muscle to the form of the coronoid process. *Am. J. Phys. Antrop.,* **3**, 210-220.

159 Schumacher, G. H. and Dokladal, M. (1968). Über unterschiedliche Sekundärveränderungen am Schädel als Folge von Kaumuskelsektionen. *Acta Anat.,* **69,** 378-392.

160 Rönning, O. and Kylämarkula, S. (1979). Reaction of transplanted neurocentral synchrondrosis to different conditions of mechanical stress. A methodological study on the rat. *J. Anat.,* **128**, 789-801.

161 Kylämarkula, S. (1988). Growth changes in the skull and upper cervical skeleton after partial detachment of neck muscles. An experimental study in the rat. *J. Anat.,* **159**, 197-205.

162 Knutson, F. (1961). Growth and differentiation of the postnatal vertebra. *Acta Radiol.,* **55**, 401-408.

163 Christensen, L. V. (1967). Facial pain from the masticatory system induced by experimental bruxism. A preliminary report. *Tandae gebladet,* **74**, 175-182.

164 Stohler, C. S., Zhang, X. and Ashton-Miller, J. A. (1992). An experimental model of jaw muscle pain in man. In: *Biological Mechanisms of Tooth Movement and Craniofacial Adaptation* (Z. Davidovitch, ed.), pp. 503-511. The Ohio State University College of Dentistry, Columbus.

165 McIndoe, R. (1995). Moving out of pain. Hands-on or hands-off. In: *Moving Out of Pain* (M. Shacklock, ed.), pp. 153-160. Butterworth-Heinemann.

166 McIndoe, R. (1994). A behavioural approach to the managment of chronic pain. A self management perspective. *Austr. Fam. Physician,* **23**, 2284-2292.

167 Wall, P. D. (1994). The placebo and the placebo response. In: *Textbook of Pain* (P. D. Wall and R. Melzack, eds), pp.1297-1308. Churchill Livingstone.

168 Butler, D. S. (1999). Integrating pain awareness into physiotherapy-wise action for the future. In: *Topical Issues in Pain* (L. Gifford, ed.), pp.1-23. NOI Press.

169 Upledger, J. E. (1988). Dysfunctions of the craniosacral dural membrane system: diagnosis and treatment. In: *Craniosacral Therapy* (J. E. Upledger and J. D. Vredevoogd, eds), pp.60-87. Eastland Press.

170 Williams, P. L., Warwick, R., Dyson, M. and Bannister, L. H. (1989). *Gray's Anatomy*. Churchill Livingstone.

171 Martins, A. N., Wiley, J. K. and Myers, P. W. (1972). Dynamics of the cerebrospinal fluid and the spinal dura mater. *J. Neurol., Neurosurg, Psych.,* **35**, 468-473.

172 De Cock, J. (1988). *Manuele Therapie Etio- en Osteopatie in de Cranial Regio*. Private publisher.

173 Cobb, W. M. (1955). The age incidence of suture closure. *Am. J. Antropol.,* **13,** 394.

174 Wittink, H. and Michel, T. H. (1997). *Chronic Pain Management for Physical Therapists*. Butterworth Heinemann.

175 Worth, D. R. (1995). Movements of the head and neck. In: *Grieve's Modern Manual Therapy,* 2nd edn (J. D Boyling and N. Palastnaga, eds), pp. 53-66. Churchill Livingstone.

제 3 장

KISS 아이들의 일차성, 이차성 두개 비대칭

Primary and secondary cranial asymmetry in KISS children

서론(Introduction)

우리 모두는 대칭이라는 것이 무엇인지는 알고 있지만, 그것에 대해 간단 명료한 정의를 내리기는 어렵다. 대칭성에 대한 수학적인 정의는 생물에는 잘 적용되지 않는다. 엄격하게 말한다면 아무것도 대칭적인 것은 없다. 그러나 대칭은 그럼에도 기술과 물질적인 면에서는 이상적인 것으로 인식되고 있고, 진화적인 장점들이 대칭적인 것에 전달되고 있다. 이러한 관점들에 대해 의문이 제기되지 않는 것은 아니다. 대칭성에 대한 포괄적인 치료들과 진화적 역할들이 Moller 와 Swaddle에 의해 기초가 만들어졌다. Blickhorn은 Furlow의 최근 연구 발표들을 고찰하였다. '기복이 있는 비대칭은 IQ의 다양성이 거의 모든 유전적 근원인 것으로 같이 간주할 수 있다'. 이것은 단지 인식표로서 또는 다른 더 기본적인 문제들의 원인으로써 대칭성의 중요함에 대한 한 가지 힌트일 뿐이다. KISS 아이들에게서의 감각-운동 발달 손상은 같은 결과로 지적되는 것으로 보인다.

완전한 대칭은 빈 공간, 죽은 것이다. 빅뱅(Big Bang)이 발생한 직후에 아주 작은 비대칭도 없었다면, 우리 주변의 모든 우주는 여기에 존재하지 않을 것이다. 이런 초기 '대칭 문제'를 뒤로하고, 구조적인 원리에 대한 분석이 핵물리와 인성학과 같은 것과는 별개로 과학 분야에서 연구들이 진행되고 있다. 사람 또는 물체는 아름답게 여겨지기 위해서는 어느정도의 대칭성이 필요하지만, 다소의 추가적 비대칭성이 실제 우리에게 우리가 보는 것을 만든다.

한편 심한 비대칭성은 '아픈 것' 으로 보여진다. 이러한 극단적 상황 사이에서 이상적인 것은 직관 또는 시행착오에 의해 발견될 수 있다.

감각 입력과 관련된 구조에서의 대칭은 장식보다 더하다: 대부분의 정보는 그것의 근원지의 삼차원적 분석과 관련이 되고 지지하는 구조의 대칭성이 여기서 과정을 단순하게 한다. 강한 비대칭성은 높은 수준의 '감각-수정' 이 필요하고 그러므로 발전적 불이익이다.

The KISS 증후군(The KISS syndrome)

KISS(kinematic imbalances due to suboccipital strain)란 용어는 후두하 염좌로 인한 운동형상학적 불균형을 말한다. 이것은 자세의 비대칭과 두개골과 척추의 뼈구조를 결과적으로 비대칭으로 만들게 하는 주원인 중에 하나로 생각될 수 있다. 20년 동안 2세미만의 5,000명 이상의 다양한 문제를 가진 작은 아이들과 신생아기들을 치료하였다. 이러한 경우들을 기초로 우리는 후두하 부위—후두와 C3(두경부 지역) 사이—이 감각 운동 발달에 아주 중요한 역할을 한다는 것을 알았다. 증상들이 그 당시에서만 보여지는 것이 아니며 사춘기와 심지어는 성인이 될 때까지 영향을 미쳤다. 두개의 비대칭성, 기능적 비대칭성 그리고 비대칭적인 신경학적인 패턴 모두 이러한 진단에 영향을 미친다.

KISS 증후군이란 용어는 외관상 증상이 시종일관적이 아닌 집단과 신생아와 어린 아이

표 3.1 부모로부터 보고 된 자발적 증상호소(대상자=263)

증상호소	비율
사경	89.3
머리 움직임 범위의 감소	84.7
경추 과민성	76.0
두개의 비대칭성	40.1
후궁반장(opisthotonos)	27.9
안절부절	23.7
부자유스런 수면 자세	14.5
머리 움직임 조절의 어려움	9.5
한쪽 팔을 덜 사용함	7.6

여기서 제시된 모든 통계적 자료는 1994년 7월부터 1995년 6월 가지 치료받은 263명의 아이들의 catamnestic study에 근거를 두었다. 우리가 상담한 554명의 모든 아이들은 직접적으로 전화로 위치를 파악하 거나 처음에 그들을 보냈던 의사나 물리치료사를 통하여 이루어 졌다.

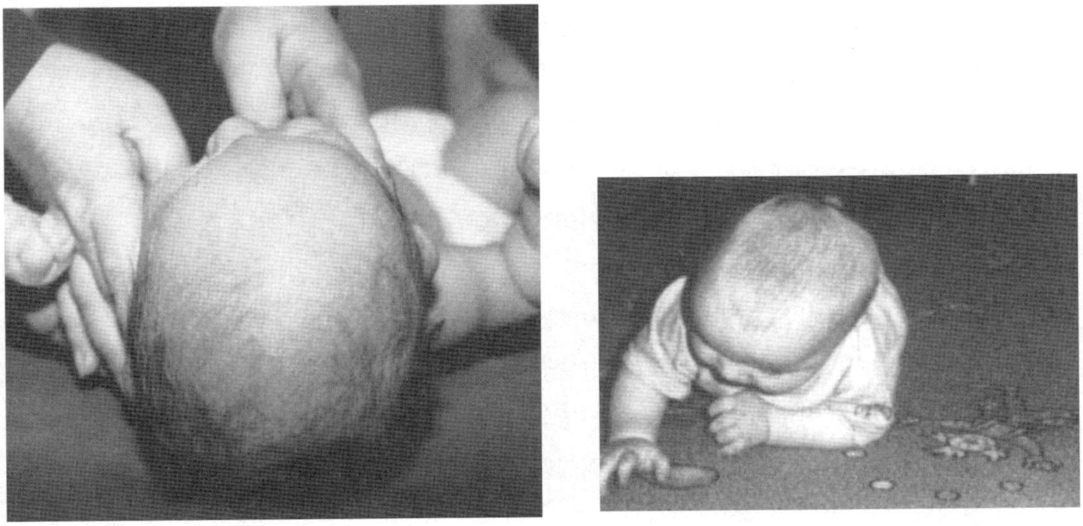

그림 3.1 두개 비대칭성을 가지고 있는 두명의 KISS 아기들. 두 그림 모두 부모가 찍은 것으로 그들의 친절한 배려로 여기에 싣게 되었다. 두개 측만증, 얼굴 우측의 외소증(microsomy), 우측 후두 부위의 납작함과 외관상의 비대칭성을 동반한 우측-돌출 KISS 상태가 두 아이에게 다 보인다.

에서 볼 수 있는 정렬(정렬)에서 모두 사용되어 왔는데 이러한 정렬은 사경이 될 수 있는 우세한 특성과 종종 머리의 비대칭성과 관련이 되어있다.(표 3.1)

두개 비대칭성(두개 비대칭성)과 그것과 관련되어 관찰되는 현상은 보다 관심을 유발시키게 하는 시작이 된다. 처음 일년 동안 대칭적인 감각운동 발달의 중요성을 이해하는 것은 우리에게 다른 장에서 나중에 나타나게 될 여러 문제들을 분석하게 해준다. 이러한 관점에서, 어린 아이들의 두개 비대칭성이 보여지면, 결국 형태학적 그리고 신경기능적 장애 모두를 야기시킬 수 있는 감각 운동 발달에서의 불균형을 시사하는 초기 경고 표시가 될 수 있다. 그와 같은 아기에서 나타나는 비대칭성을 치료할 필요는 없다. 그러나, 대칭적인 자세와 형태학적으로 도달하기위한 적절한 치료는 현재의 문제와 이후의 합병증을 예방하는데 긴 시간이 걸린다. 자세의 초기 비대칭성을 가졌던 많은 학생들을 거꾸로 추적해보면, 초기 나타나는 언급하지 않은 증상들보다 훨씬 더 중요한 것들을 알아낼 수 있다. 자세와 두개 형태에서의 비대칭성은 그것들을 유발시키는 근본적인 조건들에 우리의 관심을 모으게하는 증상, 징후 이다. (그림 3.1). 이런 원동력에 초점을 맞추게 되면, 우리는 기능적 형태학적 비대칭성을 비교적 잘 치료할 수 있다.

의학 지식의 역사에서 종종 보여지는 것처럼, 우리의 기준(reference)의 틀은 여러번 변한다. 1727년 '정형의학' 이라는 말을 정립시킨 Nicolas Andry는 이미 이런 새로운 학문에서 하나의 중요한 분야로서 사경의 치료를 언급하였다. 근원으로 거슬러 올라가보면, 아이들에 있어서 좋은 자세는 정형외과적 진단과 치료의 제일 우선이라는 것을 알 수 있다. Orthopaedics — '아이들을 바르게 하는 것' — 은 그가 출판한 책에서 의료 절차의 정의로서 이런 개념을 사용한 Andry에게는 중요한 것이었다. 새로운 학문에서의 이런 기본적인 토대는 이후 세기에서 사라졌고, Andry의 뛰어난 기능적 접근은 지난 수 십년간 정형외과에서 우세하게 나타난 기계적 패러다임의 토대가 되었다.

신생아에서의 비대칭은 잘알려진 문제이다. 그럼에도 그것을 그냥 충분한 시간을 두고 놔두면, 자발적으로 사라지는 것이라고 종종 생각했다. 오랜 기간동안 흉쇄 유돌근의 잘못된 기능과 연관되어 있었다. 선천적인 근육 사경의 원인은 집중적인 연구에도 불구하고, 미스테리 라는 것이 일반적으로 가지고 있는 견해이다. Davids 등에 의하면, 대부분의 저자들은 아직까지 흉쇄유돌근에 대한 출산 외상(birth truma)을 비난한다. 적어도 초기 단계에서, 증상은 그런 원인에 의해서라고 생각될 수 있다. 단축된 그리고 비대해진 흉쇄유돌근은 매우 돌출되어있고, 이것은 '자연' 범인(culprit)이다. 이 장에서는 그것이 경추의 관절 구조에 대한 잠재되어 있는 외상의 공동-희생자라는 것과 그것이 치료 또는 분석에 대한 좋은 출발점이 되지 않는다는 것에 대해 거론이 된다. 다른 치료적 조치들에 의해 야기된 개선의 지표로서 훨씬 더 사용되어 진다.

신생아에 있어서 고정된 또는 비대칭적인 자세에 대해 어떻게 반응하는가에 대한 논란이 있다. 어떤 사람들은 이것을 '생리적 측만증'이라고 여기고 치료하지 않고도 없어질 것이라고 생각한다. 좀 더 최근의 연구는 지각에서의 비대칭의 중요성과 후에 더 심각한 결과를 가져오게 되는 발달에서의 자세에 대해 강조를 한다. Buchmann은 '아이의 후두하부위에서 경사의 비대칭 범위의 존재는 크게 다룰 문제는 아니나, 만약 이것과 다른 부가적인 증상들이 수반이 되는 경우에는, 즉각적인 치료가 필요할 수 있다'라고 했다.

비대칭성은 흔히 신생아의 검사에서 발견되고 그 임상적 중요성이 주의 깊게 살펴지도록 해야 한다. Seifert는 모든 신생아의 10%이상이 상부 경추의 기능에 비대칭적인 증상을 보였다는 것을 무작위 그룹(unselected groups)으로 해서 처리한 자료를 발표하였다.

아무도 모든 이러한 초기 비대칭성을 가진 아이들를 일률적으로 치료해야한다고 치료계획을 주장하는 사람은 없지만, 이런 아이들은 나중에 다시 검사를 해야 하고, 만약 기능적인 결함이 4-6주 후에도 자발적으로 없어지지 않으면 치료를 해야 한다. 이것에 대해서는 여유를 둘 것을 제안하는데, 특히 도수치료는 위험이 적고, 비교적 합병증이 적으며 1~2번 이상 반복 될 필요가 없다.

Keessen 등은 상지의 고유수용성 감각의 정확성은 특발성 측만증과 척추 비대칭성이 있는 경우에는 감소한다고 하였다. 우리가 알고 있듯이 상지의 고유수용성 감각은 후두하 부위

표 3.2 KISS-관련 문제들에 대한 한번의 치료 후 개선점. 부모의 대답들은 치료 후 6-18개월 동안에 면담을 하였다(263명 중에 216명 응답자).

치료 후 시간	번호
0-24 시간	102
1-7 일	34
8-14 일	25
15-21 일	33
22-28 일	22

대상자의 거의 반 수가 두개경부 도수 치료 후에 곧 호전을 보고했고, 유사한 그룹은 약간의 반응기를 필요로 했으며 치료의 효과는 외관상으로는 겨우 2-3 주 후에 효과가 있었다(초기 3주 동안에 적용된 다른 치료는 없었다).

의 기능에 상당히 좌우되기 때문에 이 부위에서의 기능적 손실은 가능한 빨리 교정되어져야 한다.

자세 비대칭성으로 고생하는 아이들을 경험한 15년 동안에 우리는 이러한 경우들에 대부분의 효과적인 치료는 상부경추에 아주 가볍게 충격을 이용한 밀치기 기법(impulse; thrust technique)이 한번 정도 적용 될 수 있다는 것을 알 수 있었다. 치료실에서 아이들이 나타내었던 거의 대부분의 증상들은 적용(표 3.2)후 3주 동안에 가라앉는다.

출생의 생역학적인 것에 대한 간단한 요약(A short summary of the biomechanics of birth)

'머리 안정화(stabilization)는 ... 전정기관, 시각 그리고 고유수용성 신호에 의해 유발되는 반사의 상호작용과 관련된 복잡한 과정이다'. 대부분의 구심성 고유수용성 신호는 두개경추 연접에서 온다. 이러한 구심성 신호를 방해하는 장애들은 신경계에서 상당히 많은 광범위한 결과들을 갖게되는데 그러한 결과들의 형성은 그것을 조직화하기위한 적절한 자극에 달려있다. '대부분의 뇌의 발달은 아직까지 신생아의 미래가 놓여있다'; 이런 발달은 '머리에서 시작'한다. 두개경추 연접부에서오는 감각자극의 적절한 공급은 중추신경계의 성숙을 위해 필요하다.

이러한 섬세한 구조들은 분만동안에 상당한 자극을 겪게 된다. 마치 그것은 인간 골격의 근본적인 구조가 두발보행으로의 진화를 위해 필요한 것과 같은 것이다. 초기에 반듯한 산도(birth canal)는 새로운 해부학적 상황에 맞도록 구부러져야 한다. 중앙아프리카의 우리 선조들은 직립보행에 훨씬 더 적합한 골반의 구조를 가졌다. 현대 신생아의 커진 머리 둘레는 이런 상황을 더 나쁘게 만든다. 산도는 인간이 경험해야 하는 가장 위험한 장애 중에 하나이다. Wischnik은 분만의 생역학에 대한 실험연구에서 분만 시 머리는 약 90° 정도 회전하고, 자궁근육의 수축에 의해 체간은 압박을 받는다고 하였다. 대다수의 신생아는 뇌실 주변 부위(뇌실질 주변 부위)의 뇌간조직에 미세외상으로 고생을 한다. 두개내와 두개하 구조물의 손상은 그렇기 때문에 필수적이고 예외가 없다. 대다수 신생아의 이런 병변을 극복하고 회복시키기 위한 능력은 아직 그것을 감당할 만큼 완전히 발달된 뇌가 아니지만, 막대한 능력이 있음을 보여준다. 이제 우리가 이해할 것은 완전한 뇌발달은 — 적어도 5년 까지는 지속된다 — 지속적인 감각 입력에 달려있고, 뇌손상의 원활한 회복을 위한 불균형의 중요성은 분명하다.

이것에 대한 것은 이 장에서는 다루지 않겠지만, 뇌성마비와 신경소아과적 문제의 치료계획을 개선시키는데 빠른 기회를 열게 한다.

후두하 구조의 외상은 고유수용성 피드백-고리(loops)의 구조를 억제시킨다. 미리-프로그램된 것을 통한, 운동 발달은 정상적으로 발전하지 못한다. 이러한 시스템은 결함-허용적이며 상당한 어려움과 제한된 작업조건을 극복하게 해준다. 그러나 이것의 가치는 후에 부가적인 자극을 흡수하기 위한 감소된 능력이다. 이런 종류의 외상을 받은 아이들은 생애 첫 달 동안 아주 경미한 증상을 보일수도 있다. 즉, 한 위치에서 머리를 순간적으로 고정한다든지 하고 자발적으로 '회복' 이 될 수 있다. 나중에, 5-6세의 나이가 되면, 그들은 두통, 자세 문제 또는 수면장애와 같은 광범위한 증상, 집중을 할 수 없는 것 등으로 고통 받을 수 있다. MCD(최소 뇌 손상), POS(정신-구조적 증상)ADD(집중 결손 장애)그리고 이와 비슷한 이런 세 단어 증상 중에 하나인 것으로 고통 받고 있는 대단히 많은 이러한 아이들은 문제의 하나로서 경추 상부의 기능적인 장애를 갖게된다.

임상에서 보면, 우리는 자세 또는 행동 문제를 가지고 학령기에 우리를 방문한 아이들의 신생아기에서의 경추 상부의 기능적인 병변에 대한 증상을 보면서 배웠다. 그들에 대한 성공적인 도수치료는 경추의 기능적 장애가 그들이 가지고 있는 장애의 주 원인이라는 것이고, 그들 정렬의 출발점을 알아보기 위한 발달사를 우리는 되짚었다. 일반적으로 우리는 이러한 경우에서 KISS 관련된 문제들 즉, 첫 달 동안에 고정된 자세, 수면 문제, 그리고 다른 많은 것과 같은 것을 발견하였다.

KISS 증후군을 정의하기 위한 동기는 순수하게 임상적이었다. 작은 아이들의 비대칭성을 치료하는 효율적이고 위험성이 적은 방법을 발견한다면, 우리는 약간의 병인론적 개념들을 재정의 해야 한다. 단축된 흉쇄유돌근이 경추상부 도수치료 후에 자발적으로 길이가 늘어났다면, 흉쇄유돌근이 사경을 유발시키는 책임을 떠맡을 필요가 없게 되는 것이다. 단축된 근육은 단지 증상에 지나지 않음에도 불구하고 매우 중요한 것이다.

비대칭성의 문제를 아진 아이를 검사하는데 두 가지 발달적 유형을 검사할 필요가 있다. 첫 번째 그룹은 두개와 자세의 비대칭성이 첫날부터 눈에 분명히 보인다. 분만하자마자 머리와 목의 자세는 두개골의 형태뿐만 아니라 비대칭적이다. 산부인과전문의 또는 조산사들은 이것을 부모에게 보여준다.

두 번째 그룹은 출생 후에 아기가 대칭성으로 보인다. 두개골의 구조가 정상적인 뒤틀림(distortions) 이외에 아무것도 분명한 것이 보이지 않는다. 비대칭적 자세는 오직 4-8주후에나 관찰되며 점차적으로 다른 KISS 증후군과 함께 발전된다.

두개골 비대칭성의 징후를 보이는 모든 신생아를 치료할 필요는 없다: 아주 흔하게 이런 비대칭성은 처음 3-6주내에 자발적으로 없어지게 된다. 대부분의 초기 비대칭 아기들은 충분한 시간만 주어진다면, 스스로 곧게 할 수 있다. 우리는 이러한 초기 비대칭 아이들은 5-7주 후에 검사를 해야 하며 그 당시에 증상이 지속적이면 치료를 해야 한다는 것을 강조해야 한다.

머리 조절은 2-3 달 사이에 이루어진다. 바로 그때 머리와 자세 비대칭을 점검하고 치료하기위해 아이를 검사하는 것은 의미 있는 일이다. 이와 같은 증상이 발견된다면, 위에서 요약한 두 패턴 사이의 차이는 비대칭성에 대한 가능한 원인을 통찰해 보는데 도움을 준다. 아이 발달의 후반기(later stage)에서는 우리가 규명한 두 패턴은 비대칭의 원인을 분석하는 도구로써 덜 중요하게 된다.

두개 비대칭의 치료는 두개골을 다소 대칭적 형태로 밀고 당기는 것으로만 하지 않는다. 고대 이집트인들은 그들의 신생아들에게 머리 붕대를 감아주어 '아름다운' 머리로 만들어 주었다. 얼마나 신생아의 머리가 적응성이 있는 구조인지는 잘 알려져 있다. 두개 비대칭성을 '교정 한다'는 유용한 목적이 있는 것만은 아니다. 일단 그것 뒤에 기능적인 손상이 치료되면, 비대칭성은 점차적으로 감소하게 된다. 어떤 비대칭성이라도 여전히 거기에 남겨지게 되면 결국 정상적인 감각입력과 고유수용성 감각의 정장적인 기능이 폐쇄가 되기 때문에 방해를 받게 된다. 교정 헬멧으로 사두증(plagiocephaly)을 치료한다는 것은 증상과 원인을 혼동하는 것이고, 많은 임상의사들에게 여전히 주장되고 있는 흉쇄유돌근의 근절개술(myotomy)과 유사하다. 그러나 두개골 또는 근육 형태에서의 기능적 비대칭성의 영향은 간단하게 이러한 이차적인 증상을 제거하는 것으로 반전 될 수는 없다. 이것이 받아들여지게 되면, 치료계획은 훨씬 더 효과적이게 되고, 역시 간단해 진다. 더욱 다른 구조적 접근은 다른 골성 파트너의 미세한 움직임을 촉진하는 두개 가동술 치료는 2장과 4장에서 제시된다.

KISS 증상의 임상적 양상(The clinical picture of the KISS syndrome)

왜 개개의 아기들이 KISS 관련된 문제들을 가지게 되는지에 대한 정확한 이유를 규명한다는 것은 거의 불가능하다. 때로 우리는 완전히 빈 양막(anamnesis)에서 태어난 아기들에서 크나큰 비대칭성을 발견한다. 다른 경우에는 다음의 모든 것들이 그들에게 영향을 미칠 수가 있다: 비스듬한 자궁 내 자세, 분만의 마지막 단계에서의 분만보조 도구(extraction aids)를 이용한 길고 어려운 분만, 그리고 분만 후에 바로 눈에 띄는 표시 나는 두개 변형. 그러나 6-10주 후 이러한 아이들의 대부분은 어떤 KISS-유형의 증상이 없이 화살처럼 곧게 된다. 그렇기 때문에 어떤 한 개개의 아이들의 원인과 결과를 규명한다는 것은 정말 어려운 일이다. 그러나, 100명 이상의 아이들을 검사한 후에 임상적인 양상이 나타났다. 우리가 통계적으로 발견한 위험 요인들은:

- 오랜 분만시간(long labour)
- 진공 등을 이용한 분만
- 쌍둥이 또는 세쌍둥이
- 출생 전 자세의 비정상

이러한 요소들의 몇개의 결합들은 가능하다. 비스듬하게 자세를 취한 태아는 산도의 뒤틀림에 적응하기가 더욱 어렵고, 오랜 분만시간은 종종 분만 보조 도구 등을 사용하게 한다.

흔한 공통요소는 가장 손상받기 쉬운 구조 즉, 고밀도 감각과 수송을 담당하는 구조인 뇌조직와 두개경추 영역에서 발생되는 기계적인 자극이다.

이러한 경우에서 우리가 발견한 것을 4가지 범주에 넣을 수 있다.

1. 자세의 비대칭
2. 움직임의 비대칭
3. 형태의 비대칭
4. 행동의 '비대칭', 즉. 외부자극에 대한 부-적절한 반응(reactions)

이러한 범주화는 임상 양상에 대한 규칙을 부여하기 위한 어떤 시도로 약간의 주의를 가지고 검토되어져야 한다. 증상을 면밀히 검토해보면, KISS 경우의 진단을 위한 유의성은 그것들이 복합적으로 일어난다는 것만이 당연하다고 받아들이는 것이 매우 일반적이다. 비대칭 — 기능적 또는 형태적 — 은 현저한 징후이다. 두개 비대칭(형태학적)이 있느냐 없느냐는 도수치료의 필요성을 결정한다. 두개경추 연접부에 직접적 치료를 시행하지 않는 물리치료는 불충분한 것으로 판명되었다.

주요 증상과 징후들이 치료를 위해 우리에게 의뢰된 신생아와 작은 아이들(24개월 까지)에게 나타났다:

- 머리와 척추의 기울어진 자세, 사경.
- 후궁반장(opisthotonos), 종종 증상과 함께 있다. 즉, 후두 부분의 머리카락이 비대칭적으로 벗겨짐.
- 독특한 수면 자세; 편안한 수면 자세를 찾기 어렵다.
- 수면 장애; 아기는 종종 밤 동안에 깨서 운다.
- 비대칭성 운동 양상과 체간과 사지의 자세: 오목한 면에서 팔이 덜 빈번하게 사용된다.
- 머리가 눈에 띄게 후굴인 경우는 팔이 종종 외향적인 자세로 고정되어있다: '닭-날개' 형태.
- 촉진에 대한 목의 지나친 민감성, 특히 한쪽 면에서의 머리카락 손상,
- 두개 측만증 또는 사두증, 납작한 후두 영역이 동반된다.
- 한 면의 외소증(microsomy), 즉, 안면 연부 조직 중 한 면에서 나타나는 부종.
- 천장관절의 차단(blockage), 둔근의 비대칭성.
- 발달과 고관절 움직임 범위의 비대칭성, 특히 오목 면.
- 종종 석달 산통(three-months-colic)이 수반 됨.
- 우는 아이, 즉 외관적인 감염 등이 없는데도 지속적으로 울고 눈에 띄게 불편해 함.
- 원인 불명의 열, 식욕감소와 다른 증상.

우리는 증후군에 대한 언급에서 사경 그리고/또는 C-측만증의 중요성을 지나치게 강조하지 않게 주의해야 한다. 대부분 중요한 것으로 이러한 징후들을 생각한다는 것은 자기충족적 진단과 같다. 대부분의 아이들은 일차적으로 도수치료를 위해 의뢰된다. 왜냐하면 이러한 종류의 비대칭성은 외관적(apparent)이기 때문이다. 목록들 중에 상위 두 가지 구체적인 증상을 놓고 본다면 순환적 논쟁이다: 우리가 언급했듯이 그것들은 가장 눈에 띄는 특징들이다. 그러나, 가장 중요한 원인 요소(causal agents)로 필요하진 않다. 우리는 다른 덜 중요한 증상들이 종종 비대칭성과 분명하게 형태학적 두개골의 변화를 앞서는 것을 본다.

수 십년 동안 이러한 아이들의 치료는 교정기, 잠자는 동안의 석고 고정 또는 그들의 비대칭적인 척추 자세를 '제거' 하기 위해 가죽 붕대를 씌워놓는 것이었다. 이러한 종류의 기계적인 치료 계획으로 나중에 나온 것이 '교정 헬멧' 이다.

위에 언급했던 모든 증상을 가지고 있는 아이들에 대한 치료 결과는 반면에 자세 또는 두개 비대칭이 가장 눈에 띄는 문제-그리고 가장 쉽게 경추 상부의 기능부전과 연관되는-로 나타난다. 바른 정렬은 도수치료로 효과적으로 치료된다. 한 사례는 '우는- 아기' 이다. 일단 우리는 '평범한 혐의' 즉, 호흡 또는 위장 감염을 배제하게 되면, 후두 경추 부위의 도수치료는 아주 효과적이다.

모양은 기능을 따른다(Form follows function)

출생하자마자 아기는 규칙적으로 두개 구조에 발생되는 힘의 징후를 나타낸다. 일반적으로 머리의 최종 형태는 임상가에게 분만 방법 즉, 어떻게 머리가 산도를 통과할 때 위치하였는지를 분석하게 해준다. 흔히 비대칭적인 두개 형태는 혈종 잔존물과 연관이 있다.

출생 외상에 대한 형태학적인 증상은 첫 주 동안에 나타난다. 이 단계에서 우리는 산도를 통과하는 동안 두개골의 골성 구조의 변형에 의해 발생된 두개골의 비대칭성과 비대칭성 자세에 의해 야기되는 비대칭성을 구분할 수 있다. 우리의 견해에서 보면 후자 그룹이 훨씬 더 많다. 아주 드문 일차성 단면 외소증(microsomy)은 별도로 하고(치료받는 아기에서 1% 미만 발견된다), 기능적인 결함이 한 가지만 오랫동안 남는다 하더라도, 형태학적인 변화가 유발된다. 비대칭 유형은 두 가지로 서술할 수 있다.

일차성 비대칭성: 시상과 전두면에서 얼굴과 두개 측만증. 일차성 비대칭성은 분만 후에 바로 보일 수 있다. 그리고 두개의 잘못된 정렬과 경추 또는 몸 전체의 측만증성 자세를 가지고 있기 때문에 쉽게 구별할 수 있다. 말할 것도 없이, 이것과 이차적인 비대칭성 사이를 분명하게 선을 긋는다는 것은 불가능하다. 이러한 종류의 고정된 비대칭성 자세를 가지는 신생아는 임신 마지막 주 동안에 비스듬한 자세를 취하고 있거나, 적어도 이 동안에 많이 움직이지 않는 경향이 있다.

이차성 비대칭성: 강제적 후굴로 인한 후두의 편평함. 이차성 비대칭은 출생 후에 점차적으로 진행되고 시간이 어느 정도 흐른 후, 보통 출생 후 6-8주에 결국 눈에 띄게 된다.

일차성 비대칭 그룹은 둘 중에 적다; 우리의 사례사(case histories)를 본다면 20-30% 정도로 다양하다. 신생아 중에 훨씬 많은 그룹은 출생 시 바르게 태어난 아이들이다. 6-10주 후에나 되서야 이러한 아이들은 더욱 비대칭적인 자세로 발전한다. 초기에 부모들은 덜 사용하는 쪽에 다른 장난감 또는 다른 자극을 주어 이러한 자세 편향성을 없애려고 한다.

어떤 경우에는 이런 간단한 방법이 기교를 부리기도 한다. 다른 경우에는 아기는 그들이 좋아하는 장남감이 '잘못된' 쪽에 놓여 있을 때 반응하지 않거나, 그것을 집으려고 하지만

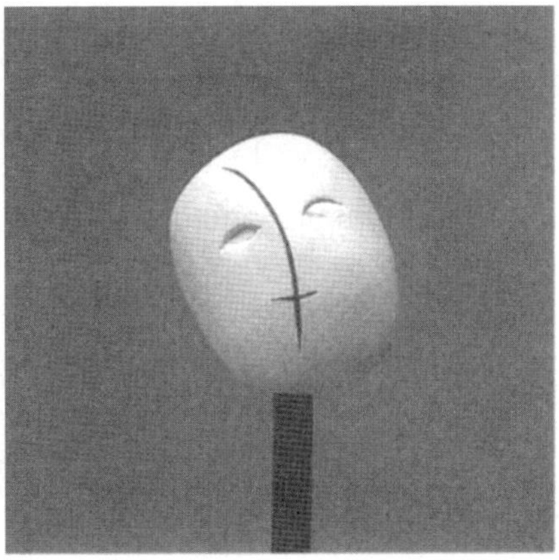

그림 3.2 이 진흙 인형은 KISS 아기에서 볼 수 있는 전형적 두개 비대칭 증후를 보여준다. 좌측-볼록 경우이다. 이런 아이들의 증상은 체간의 좌측-볼록 자세, 오른쪽에 대한 골반 발달의 지체, 오른쪽 팔과 다리의 자발적 움직임의 부족, 오른쪽으로 구르기와 오른쪽을 보는 것에 대한 어려움 그리고 머리를 왼쪽으로 구부리는 것도 거부한다. 머리의 형태학적 증후는 오른쪽 볼이 덜 발달되고, 오른쪽 눈이 작고, C-형태와 좌측-볼록 얼굴 중간선(즉, 오른쪽 얼굴의 외소증(microsomy))과 후두 좌측 편의 편평함이다.

잡을 수가 없다는 좌절감을 맛보고 울기도 한다. 이런 아기들에서는 내적 장애물이 그들이 잘못된 쪽을 사용하지 못하게 한다. 매우 흥미로운 점은 증후군의 더욱 미묘한 징후가 종종 비대칭 자체의 임상적 발달을 선행한다는 것이다. 기울어진 머리 또는 C-측만증이 보이기 전에 아기는 근심거리를 유발시킨다. 왜냐하면 그들은 멈추지 않고 울고, 안절 부절하고, 조바심을 내고, 잠자리로 들려고 하지 않기 때문이다.

이런 아이들의 엄마들은 그들을 얼르고 자도록 노래를 부르면서 시간을 보낸다. '저는 잠자리에 아이를 누이려고 하기 전에 내 팔에서 푹 잠들었는 지를 확인해야 해요' 라고 그들은 자주 말하곤 한다. 이러한 사건들의 고리는 모든 문제의 출발점이 고통스런 목에 있다 라는 것을 암시해 준다. 신생아는 자극에 대해 구체적으로 반응할 수 없다. 그들은 잘 알려진 징후인 정신불안(dysphoria)을 보인다. 우는 3달 정도된 아기들이 꼭 목 통증 때문이라고 하는 것은 아니다. — 우는 많은 이유가 있다 — 그러나 이것은 적어도 우리가 생각해 보아야 하는 한 가지 분명한 이유가 된다.

아기의 불편함의 시작이 지켜보는 부모, 소아과 의사, 소아 물리치료사에게 반드시 분명하게 보이는 것은 아니다. '문제를 설명하기위한' 유쾌하지 못한 방법 중에 하나는 지나치게 주의깊은 엄마를 비난하는 것이다. 지나친 관심은 3-4살 아이들에게는 그와 같은 반응을 유발할 수 있다는 것을 아무도 의심하지 않는다. 그러나 인생 첫 달의 아기가 이러한 어머니의 태도를 분석할 수 있는 수단을 가지고 있지는 않다. 혼자서 그것에 반응하는 능력을 가지고 있을 뿐이다. 첫 달을 분석해보면 종종 그런 경우가 보인다. 우리는 실수로 우리가 예측하는 것에서 성숙한 아이 또는 성인이 되면, 이런 초기 발달 단계가 교정될 것이라고 추정한다. 9살에 증상이 나타나고 같은 증상이 6달에 나타나는 것이 반드시 같은 원인에 의해서가 아니라는 것을 잊어버린다.

소아들을 치료하기 시작할 때, 우리는 다른 유형의 비대칭 사이에 날카로운 선을 그리진 않는다; 대칭이 같은 종류의 것으로 간주되지는 않는다.

우리는 몇몇 경우를 보고서도 이런 유형의 비대칭성의 차이를 구별할 수 있다; 하나는 전두면에서 중요하게 자리 잡고 있는 것 즉, 측만성 자세이고, 다른 하나는 시상면에서, 즉 과신전 또는 후궁반장 자세이다.

이러한 두 가지 유형의 비대칭성은 따로따로 또는 같이 발생될 수 있다. 가장 빈번한 유형은 후굴요소를 동반한 눈에 띄는 측만성 자세가 동반된 것이다. 다시 이것은 대다수가 치료 가능한 경우가 아주 쉽게 지각할 수 있고 그것으로 인해 진단적 임상 양상을 보인다는 의미는 아니라는 것이다

우리는 소아과의사와의 관계에서 흥미 있는 발전을 보아왔다. 우리에게 보내진 아이들의 첫 번째 그룹은 '전형적' C-측만증을 가진 비교적 '전형적'인 어린 환자 집단이었다. 이러한 아이들에 대한 치료 효과를 본 후에, 동료들은 증후군과 관련된 다른 징후를 더욱 알게 되었다. 그러나 첫 대면에서 우는 아기, 수면 장애 또는 빈번한 구토와 같은 것을 보이는 것이 경인성인지는 덜 분명하였다. 아기들은 그런 때에 덜 '분명한' 증상에 근거해서 우리에게 의뢰되어 온다. 비대칭에 대한 선별이 우리의 공동연구에서 우세한 양상이 되는 이차적 증상보다 덜하다. 동료들은 복통, 울거나 또는 연하 문제를 가진 아이들을 보낸다; 그들 역시 다소 비대칭적이기는 하지만, 이 비대칭성은 엄마가 소아과 의사에게 갈 만큼 또는 도수 치료를 위해 아기를 의뢰해야 한다는 생각을 나중에라도 하게하지는 않는다. 우리는 우리가 치료적 중재에 대한 가능한 좋은 점을 인식하기 전에 경추의 기능부전에서 기인한 문제의 범위와 두개골의 비정상적 양식을 인식해야 한다. 자세의 비대칭과 그것의 형태학적 영향은 경추 증상에 대한 우리의 관심을 끈다.

기회의 창(A Window of opportunity)

어떤 기술의 습득은 훈련 기간과 배우려는 성향이 필요하다. 시점에서 특수한(specific) 능력을 위한 최적의 지점은 계통발생론적으로 고정된 발달 패턴에 자리를 잡게 되어 있을 때다. 언어 습득은 우리가 자주 그리고 고통스럽게 직면하고 있는 예가 된다, 반면에 우리 아이들은 어떤 노력 없이 다른 언어를 습득한다. 우리 어른들은 노동을 하고 고통을 당한다. 그리고 절대 사춘기 이전 우리 아이들이 노력없이 정복한 같은 수준도 얻을 수 없다.

움직이거나 지각과 관련된 우리의 능력은 이전에 습득한 생리학적 그리고 정신적 능력의 축적이다. 기초적인 기술의 습득 단계가 '정상적' 사건의 고리에서 조기에 자리 잡을 수 있도록, 잘못된 습득은 후에 인식 또는 운동 발달을 방해할 것이다. 머리 조절은 사건의 고리에

서 매우 빠르게 자리를 잡는다. 그것은 왜 기능부전에 대한 장기(long-term) 결과가 오랫동안 지속되는지에 대한 한 가지 이유이다. 이것은 또한 왜 우리가 머리 형태와 경미한 자세의 비대칭성 증상조차도 점검하고 치료해야 하는지에 대한 이유가 된다. 그들은 매우 인상적이지 않을 수도 있다. 그러나 그들은 운동학적 발달에 대한 괘도이탈을 유발할 수 있고, 이리하여 수년 후에 훨씬 더 광범위한 치료를 필요로 한다. 운동형상학적 불균형은 행동적 그리고 형태학적 비대칭성을 유발시킨다. '대칭적인 사람은 그들의 비대칭적인 상대편에 대해 측정 가능하고 진화적인 의미 있는 장점들을 나타낸다'. 우리는 두통, 자세 그리고 행동적 문제 때문에 우리가 본(그리고 성공적으로 치료한) 학령기아이들의 72% 가량이 신생아 동안에 비대칭성 KISS의 징후를 발견했다. 8-10세 때 직면한 문제들의 씨앗은 직립 전 즉, 첫 해 동안의 KISS 증상으로 거슬러 올라갈 수 있다. 이것이 왜 운동신경 발달의 첫 단계에서 기능적 비대칭성에 대한 경미한 징후에 대한 경계적 태도가 필요한지에 대한 중요한 이유이다.

심지어 성공적으로 치료된 아기들 조차 초기 비대칭성의 흔적을 지속적으로 가지고 다니기도 한다. 기진맥진한 시기에 또는 갑자기 성장한 시기 후에 그들은 이전의 비대칭적인 자세를 다시 나타나게 될 것이다. 적어도 순간적으로 대부분의 경우에 이러한 증상은 자발적으로 진정되고 치료가 필요치는 않다. 만약 비대칭성이 수 일 이상 지속적이 된다면, 치료적으로 중재해야 한다.

치료(Treatment)

도수치료는 기술로 정의 된다. 그러므로 각 임상가의 기술과 성향에 달려있다. 독일 단어 'Behandlung' (치료)의 어원은 이것이 기본적인 원리라는 것을 가리키며 그것의 라틴 형태인 'mani-pulation' 용어는 좁은 의미를 갖는다. 도수 치료가 끝나는 곳에서, 마사지, 접골요법, 카이로프랙틱이 시작된다. 답은 개개의 견해에 달려있다. 우리는 어떻게 한자에 대한 '정상' 진단적 검사가 이미 임상적 상황을 바꾸었는지 알고 있다. 당신은 검사와 치료 사이를 분명히 선을 그을 수 없다. 한 전문적인 그룹에 의해 환자에게 독점적으로 사용되는 것이 환자에게 무슨 긍정적인 효과가 있었는지는 훨씬 덜 한정적 이다. 우리는 기능적인 척추발생 장애의 치료를 교육하는데 약간의 지침만을 단지 줄 수 있다. 더 이상의 것은 없다. 그러나, 효과를 극대화시키고 소요시간의 정도를 최소화하는데 도움을 주는 몇 가지 기본적인 사항들이 있다. 19세기 초에 쓰여진 앤드리의 저서(Andry's book)를 읽어보면, 시내에서 당신이 읽은 현대 출판물에서 최신의 기교로 쓰여진 이러한 도수 기술들을 발견할 것이다. 100년 전에 원판이 씌여진, 내저리의 저서에서는 다른 장(context)에서 우리의 '현대' 기술들과 견줄만한 적응증을 함께 수록하였다. 이러한 수록(lists)들은 대부분 무한대로 확대될 수 있다. 이것이 왜 '어떻게 하는지'에 대한 지침이 여기에 주어지지 않는지에 대한 한 이유이다. 개개의 치료사가 사용하는 기술은 그들이 구성하는 자료의 틀에 개인의 능력에 따라 달려있다. 누군가에게 경추 X-ray의 사용에 대해 지저분한 장소에서 작업을 해야 한다고 이야기 하는 것은 정말 쓸모없는 것이다. 그래서 나는 할 것과 하지 말아야 할 것을 한 가지 경고로 제한하기를 원한다. *너무 자주 치료하지 말라.*

단순하게 이 조언이 정말 따르기 어려운 소리일 수 있다. 관련된 모든 사람들은 가능한 성공을 원하고 그렇게 올바른 것을 원한다. 그러나 언제 치료로부터 결과를 기대할지를 아는 것은 전문가의 과제이고, 일단 우리가 이것은 2주 이상 더 소요될 것이라는 것을 알게 되면 우리는 이런 정보를 부모에게 전달해야 한다. 과욕한 치료는 불만족스러운 결과를 위한 주요인 중 하나이다. 초기에, 우리는 정기적으로 보호자에게 '부드러운 도수치료를 통해 제공되는 움직임의 허용을 최적으로 사용하기 위해서, 도수치료 후에 다른 치료를 즉각적으로 시작해야 한다고 말한다. 우리는 이것이 가능하지 않는 어떤 경우(부모가 아팠거나, 물리치료사가 휴가인 경우 등)에 그것을 알고 꽤 난처해했다. 이것은 우리가 도수치료 후에 2-3주 치료 중단으로 실험을 하였으며, 우리는 그 규칙 후에 생산적으로 훨씬 더 좋은 결과를 발견하였다.

그렇게 말한다는 것은 어떻게 치료가 효과적인지를 보여주기 위해 여전히 밀어붙이는 것이 된다; 단지 '신비한 촉지' 같은 것으로 그와 같은 관념을 몰아버리도록 하고 절차를 설명하도록 한다.

만약 당신이 작은(small) 아이를 치료한다면, 먼저 부모의 자신감을 이끌어 내는데 시간을 소비하도록 하라. 근심이 많은 부모는 그들의 두려움을 아이들에게 전가시킨다는 것을 명심하라. 흥분과 불안감 이것은 작은 환자들을 쉽게 극복할 수 없게 만든다! 항상 대부분의 자명한 가정을 생각해야 한다; '매우 효과적인 치료는 매우 심한 부작용을 낳을 수 있다.' 나는 내가 치료했던 5,000명 이상을 되돌아본다. 그들의 대부분은(80%)은 한번의 도수치료로 하나의 심각한 합병증 없이 그들의 부모들과 의사들이 만족할만하게 치료되었다. 그러나 이 분야에서 일을 하기 시작한 사람들은 짧은 경험이지만, 잘해야 하며 여전히 신뢰감을 부모에게 잘 전달 해줄 수 있어야 한다.

왜 '전통적인' 방법의 물리치료와 점진적인 치료를 고수하지 않는가?

- 후두하 염좌는 눈에 띄는 요소이다. 그것을 제거하지 않으면 증상은 물리치료사에게 맡겨질 수 있다. 그러나 후두하 염좌에 의해 야기되는 증상의 재발현은 후에 학교 갈 즈음이나 후에 도수치료가 필요할 수 있다.

- 후두하 염좌의 제거는 KISS 증상을 치료하는 가장 빠르고 효과적인 방법이다; 대부분의 경우에 1회 치료로 충분하다(81%는 한 번, 16%는 두 번)
- 두개경추 부위의 도수치료는 부모가 보고하지 않은 문제도 사라지게 한다. 왜냐하면 그들은 척추와의 어떤 연결을 알지 못하기 때문이다. 후에, 그리고 특히 우리는 자주 '라스(또는 라우라) 수면(또는 먹는것)이 치료후에 훨씬 나아졌다고 들었다.
- 이 치료는 아이와 부모의 협력이 필요하다. 반면에 물리치료의 대부분의 양식은 부모의 순응에 달려있어야 한다.

우리는 두개 비대칭성 자체는 치료하지 않는다. 중요한 문제들에 대한 증상들이 고려된다. 경추 상부를 치료하는 것과 머리와 목의 완전 가동범위가 기능적으로 재정립되는 것을 최적화하여 변화된 두개뼈 조직을 형태학적으로 다시 대칭적으로 야기 시킨다. 반면 기능적 개선은 2-3주 후에 감지 가능하다. 두개 비대칭성의 감소는 여러 달이 걸린다. 부모의 관심을 문제에 대한 기능적 수준으로 이끄는 것이 중요하다, 그렇지 않다면 그들은 조바심을 내며 필요이상의 치료를 원하는 경향이 있다.

사용되는 절차는 기본적으로 최소한의 임펄스 도수치료다. 아기를 치료사 앞의 테이블 위에 눕힌다. 운동학적 그리고 신경학적 검사 후에, 아이의 등을 보이게 하고 우리는 경추의 분절들을 점검한다. 이러한 결과를 X-ray 분석과 비교해 본다. 인내심을 갖는 것이 중요하다; 동요된 아이는 특히 검사하기가 어렵다. 목의 짧은 근육들에 대한 주의깊은 마찰 마사지가 도수 촉지를 도와준다. 성인의 상황과는 다르게, 도수치료적 밀기(thrust)에 대한 '범위의 한계'는 없다. 시술자는 매우 섬세해야 되고, 그것은 더욱 강한 힘을 사용하는 것으로 결과를 개선시킬 수 없다는 것을 기억하는 것을 돕는다.

아기와 성인의 치료에서 사용된 힘을 측정하였는데, 아기를 치료하는데 사용된 힘은 성인을 치료했던 힘의 15-20%이다.

대부분의 경우에 순간력 사용의 방향은 방사선 결과에 의해 결정된다(85%)(그림 3.3). 다른 경우에서 사경의 방향, 분절 기능부전의 촉지 또는 국소 통증 반응은 최선의 치료를 하도록 돕는다. 도수치료 자체는 두 번째 손가락의 내측 가장자리 근위 지절의 최소 힘으로 짧은 도수치료적 밀기로 구성된다. 대부분 외측에서 적용한다; 어떤 경우에는 회전 요소가 고려될 수 있다(그림 3.4). 만약 후굴이 고정된 자세의 주 요소라면, 도수치료는 시상 방향의 C1의 횡돌기를 통해 적용될 수 있다.

우리는 경추의 방사선을 이용한 기능적 분석 없는 구체적 기술의 선택은 치료 효과를 감소시킨다고 믿는다. 좋은 X-ray를 얻는다는 것이 쉽지 않기 때문에 어떤 임상가는 방사선 결과를 의뢰하는 필요성을 져버리는 경향이 있다. 진보된 치료 기술과는 별도로, 정확한 분석

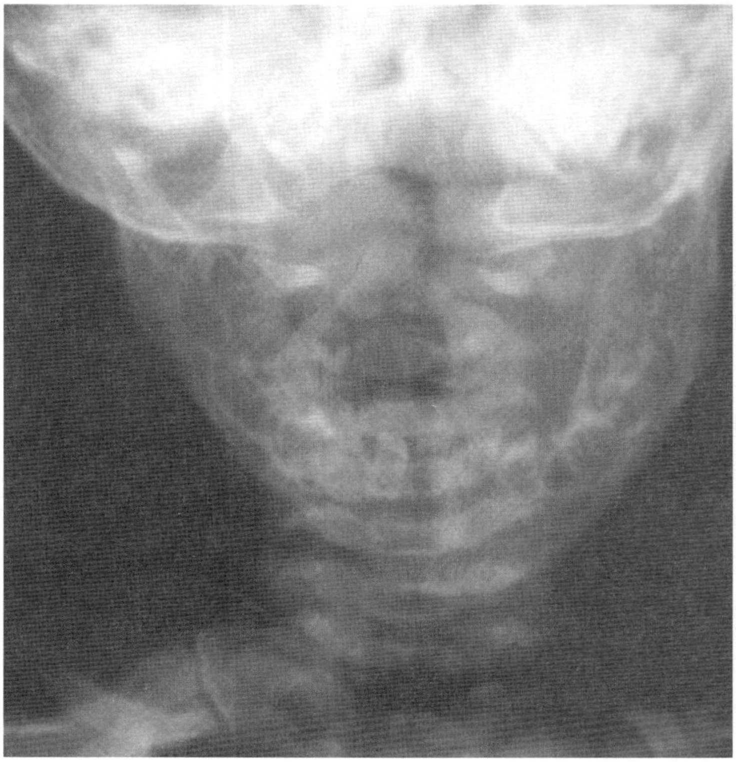

그림 3.3 상부 경우의 전형적 X-ray. 후두경부 연접부 치료를 분석하기 위해 아이의 입을 최대로 넓게 벌리게 해서 이빨 사이에 후두경부에 대한 조사를 가능하게 한다. 머리의 정렬은 조사 영향을 피하기 위해 세심하게 관찰되도록 한다. 이 사진은 후두-C1의 명확한 측면화(lateralization)를 보이고 왼쪽-볼록 형태의 몸의 측만적 자세를 가리킨다. 직립화(verticalization) 되기 전에 환추가 아기의 볼록화 쪽으로 이동하는 것을 강조하는 것은 중요하다. C0/C1 그리고 C1/C2사이의 관절면의 지향성 때문에, C1이 머리 경사로 오목한 쪽으로 밀려나게 된다.

은 사례의 6-8%에서 형태학적 문제를 보여준다. 초기 18개월 동안에, 표준 X-rays — 후두하 지역을 포함한 경추의 전방/후방 판—은 최적의 질이 되어야 한다. 후두하 부위의 도수치료는 X-rays 없이 실행되어서는 안된다.

기술 자체는 성인과 학령기 아동의 경추 상부 도수 치료에 대해서는 미묘한 그리고 수년의 경험이 필요하다. 경험 있는 사람의 손은 위험이 적다; 우리는 아직 어떤 심각한 합병증을 보지 못했다. 도수치료 동안에 사용된 힘은 정확하게 맞추어진 압력 게이지로 검사된다: 그 힘은 벨-버튼을 힘 있게 밀 때, 사용되는 압력을 초과하지 않는다. 대부분의 아이들은 잠시 울지만, 아기는 엄마 품에 안기자 마자 울음을 그친다. 세 경우에서(5,000명의 유아 중) 아이는 치료 후에 구토를 했다; 이것은 결과에 대해 부정적인 효과는 아니었고, 적어도 많은 아기들이 신경학적 상태를 결정하기 위한 정규 검사 동안에도 이미 구토를 하였다.

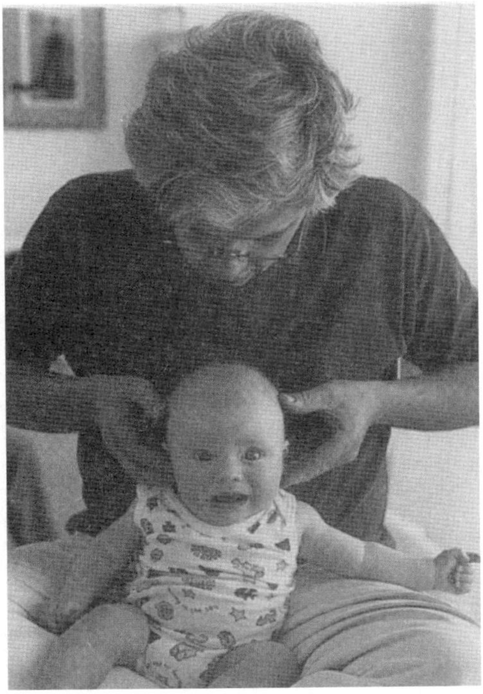

그림 3.4 아기의 치료를 위해 치료사 앞에 아기를 두어 아기의 등을 위치하게 한다. 부모에게 체간과 다리 고정을 돕도록 요청할 수도 있다. 그러나 대부분의 경우에는 이런 것이 필요치는 않다. 대부분 흔하게 이용하는 기술은 촉지 그리고/또는 방사선 분석에 의지한 C1 또는 C2에 가벼운 횡측 순간력 사용이다.

결과 (Results)

치료의 주 목적은 소요되는 최소의 시간과 경비로 가장 가능성 있는 결과를 낳도록 해야 한다는 것이다. 여기서 제안된 방법이 이러한 요구를 충족시킨다. 그러나 한 가지 결점이 있다; 우리는 약간의 인내심을 가져야 한다.

1994년 6월부터 1995년 6월 사이에 치료되었던 554명의 아기로부터 무작위로 추출된 263명의 경우에서 보면(152 명은 남성, 109명은 여성). 213명의 아기는 한번 밖에 치료를 받지 않았다. 41명은 두 번. 3%만이 그 이상 치료를 받았다(4명의 아기는 3번, 그리고 2명의 아기는 각각 4번 5번).

잘 적용된 도수 치료로부터 우리가 기대할 수 있는 결과에 대한 느낌을 얻기 위해서는, 이들을 보냈던 소아과의사 그리고/또는 물리치료사에 의한 평가가 먼저 필요했다.

263명의 우리의 표본으로부터 우리는 평가를 위해 195명의 소아과의사와 접촉할 수 있었다. 그들의 대답은 표 3.3에서 나타내었다. 이러한 결과는 표 3.4에서 보여주었던 것으로써 다른 주요 증상들과 연관이 될 수 있다.

몇 가지 세부적인 사항들을 언급할 필요가 있다:

표 3.3 소아과의사에 의한 평가

치료효과에 대해 매우 만족	40.5%	79
치료효과에 대해 만족	31.3%	61
치료에 대해 대체적으로 만족	2.6%	5
치료에 대해 불만족	2.6%	5
무응답	23.1%	45
부모님에 의한 평가 결과는 다음과 같다:		
치료 효과에 매우 만족	62.7%	165
치료 효과에 만족	24.7%	65
치료효과에 보통	9.1%	24
치료 효과에 불만족	3.0%	8
기타		0

- 치료된 증상과 관계없이, 효과를 보이는 치료를 위해서는 다소의 시간이 필요하다.
- 대부분의 경우에는 더 이상의 치료는 필요치 않았다. 두개경추 부위의 최소한의 밀기(thrust) 후에 추가적인 물리치료를 받아 아주 많은 효과를 거둔 아이는 치료된 아이들의 반수 이하였다.
- 기능적인 변화가 형태학적 개선을 앞서고 여기에 연부조직 비대칭성(예로, 단면 외소증(microsomy)에서 점검해보면)은 골성 비대칭 보다 훨씬 빨리 사라진다.
- 뒤가 납작한 머리는 비대칭적인 이마를 가진 사람보다 빨리 개선이 된다: 전자는 거의 대칭적으로 되기까지는 3-5 달이 소요되고, 반면에 후자는 거의 1년 가까이 시간이 걸린다. 처음 치료하는데 만약 아기가 9개월 이상이라면, 부모는 기능적으로 관련되지 않은 비대칭성이 지속될 수 있다는 것을 부모들에게 경고해야 한다.

표 3.4 의뢰 증상

증상	(매우)좋은 결과				개선됨	변화없음	계
	1일 후	1주 후	2주 후	3주 후			
사경	78	28	33	19	40	25	223
후궁반장	10	6	5	7	12	5	45
안절부절/울음	26	5	6	2	6	7	52
고정된 수면 자세	16	3	3	6	4	1	33

- 이러한 결과는 직립화 전이나 거의 즈음에 치료된 아이에서만 오직 얻어질 수 있다. 첫 돌이 지난 후에는 기능적 치료 효과는 급격하게 감소된다.

매우 드문 경우에 복잡한 세부적인 사항들이 나타나지 않는다는 사실에 관계없이, 우리는 정확하게 적용된 치료가 기대 했던 결과를 이끌지 못한 이러한 아기들을 분류하는데 '악성 비대칭' 이란 용어를 사용하려고 한다. 기대했던 개선이 현실적으로 나타나지 않는다면, 다음의 사항을 점검해 보아야 한다.

1. 도수 치료 전이나 후에 바로 외상이 있었는가?
2. 너무 자주 치료하거나/또는 도수 치료 사이에 불충분한 시간이 있었는가?
3. 도수치료 후에 즉각적으로 엄마가 물리치료를 지속하였는가?(만약 엄마가 '전문가' 즉, 물리치료사인 경우에 종종 그렇다)
4. 복잡한 신경학적 문제를 간과하지는 않았는가?
5. 목이나 흉추 상부에서의 형태학적 문제를 간과하지는 않았는가?

이러한 이유 중에 하나라도 얼마나 자주 나타났는지는 매우 놀랄만한 것이다. 치료의 부작용과 다른 요인들 사이의 구별을 돕기 위해서는, 타이밍이 대해 매우 정확한 것이 중요하다. 때로는 부모들은 와서 우리에게 말한다; '치료 후에 아기가 더 나빠진 것 같아요' 정확하게 의문을 가질 것은 초기 반응이 평범한 것이었거나, 긍정적인 것은 '다른 날에 어떤 체육활동', '형에 의해 거칠게 다루어지거나', '동생의 자전거에 걸려 넘어진' 후에 그러한 것들이 나빠졌다는 것을 나타낸다.

대부분의 경우에는 만약 그들을 충분한 시간동안 두고 아무도 조급하게 방해하지만 않는다면, 자발적으로 증상은 중단된다. 최적의 의도적인 추가 치료가 너무 많이 있는 것 보다는 보통 덜한 것이 더 좋다. 증상이 다시 시작되거나 강도가 증가되면, 초기 치료가 수 일 또는 수 주 동안 상황을 개선시켰을 지라도, 악성 상태를 생각하여야 한다. 적어도 두 번째 재발 후에 자기공명영상(MRI) 또는 비교할만한 절차들을 포함한 소아신경학적 검사를 요구하는 것은 가장 중요하다.

개인과 개인 간 재현성 (Individual and interpersonal reproducibility)

이전에 언급했던 것처럼, 우리는 아주 크나크게 능력 정도에 의존하는 치료 형태를 다루고 있다. 고로, 다는 임상가와의 비교는 어렵다. 만약 한 치료사가 주어진 문제를 치료할 수 있다고 해서 도수치료 또는 카이로프랙틱에 대한 자격증이 있는 모든 사람이 같은 절차를 따라서 똑같이 할 수 있다는 것은 반드시 사실은 아니다. 개인간 비교에 대한 기본적인 이런 문제는 대부분의 의학적 그리고 준의료 활동에서는 공감이 간다. 정신치료 또는 수술, 그리고 다른 마사지나 머리손질과 같은 틀에 박힌 그런 것 등에 대해서 생각해 보아라- 다른 사람에게 행해지는 이러한 모든 서비스는 절대적으로 개인적으로 재현할 수 있지만, 다른 사람에 의해 실행되었을 때 똑같은 질이 필요하지는 않다.

기본이라고 여겨지는 것처럼, 이런 기초적인 딜레마는 과학적인 출판물에서 자주 언급되지는 않는다. 모든 사람은 당신이 다만 충분한 교육을 받아야 한다는 것과 다른 사람처럼 훌륭하게 되기 위해서 충분한 교육을 받는다는 가정 하에 훨씬 더 편한하게 느낀다. 이 KISS 치료의 개념을 위해 이러한 문제를 언급하는 것은 좋은 홍보는 분명히 아니다. 그러나 작은 아이들에게 적용되는 도수치료로 민감하게 주제를 다룰 때 이 문제는 피할 수는 없다.

맺음말(Epilogue)

이 즈음에 와서 당신은 당신 스스로(그리고 나에게) 물어보기를 원할 수 있다. 그것이 다소 설득적으로 들리지만, 그러나 이것이 그것이라는 것을 어떻게 확신할 수 있는가? 이 책에서 적지 않은 대단히 많은 다른 전제들이 있다. 그리고 이것은 매우 단순해서 사실처럼 들리지 않는다. 우리는 운영 자문가가 '단순, 어리석음을 유지하라' 라고 말하면서 KISS를 사용하는 교육 사업에서 두문자어 KISS의 사용을 의뢰할 수 있다. 그러나 마지막 근거는 여기에 그려진 생각에 기초를 둔 치료 계획의 성공이다. 사례의 80%는 오직 한번의 치료로 충분하다. 많은 다른 문제들도 같은 증상을 비슷하게 나타낸다는 것을 명심해야 한다. 그러나 초점을 전체 증상에 맞춘다면, 당신은 이러한 함정을 피할 수 있어야 한다. 그리고 주어진 임상상황이 주로 경추 상부의 기능적인 문제로 유발된다는 것을 믿는 이유가 있을 때, 여기에서 제시된 치료는 간단하고, 효과적이며 진단적으로 과하게 필요한 것은 아니다. 만약 그것이 성공하지 못한다면, 2-3주의 시간 이외에 잃을 것도 없다. 만약 그것이 성공이라면, 엄마와 아기는 치료에 소비되는 시간과 에너지를 절약하게 된다. 그리고 모든 것이 실제로 간단하게 되는 것이다.

참고문헌(References)

1 Enquist, M. and Arak, A. (1994) Symmetry beauty and evolution. *Nature,* **372**, 169-172.

2 Thornhill, R. and Gangestad, S. W. (1993). Human facial beauty: averageness, symmetry and parasitic resistance. *Hum. Nat.,* **4**, 237-269.

3 Shackelford, T. K. and Larsen, R. J. (1997). Facial asymmetry as an indicator of psychological, emotional, and physiological distress. *J. Pers. Soc. Psychol.,* **72**, 456-466.

4 Swaddle, J. P. and Cuthill, I. C. *(1995).* Asymmetry and human facial attractiveness: symmetry may not always be beautiful. *Proc. R. Soc. Lond.,* **261**, 111-116.

5 Møller, A. P. and Swaddle, J. P. (1997). *Asymmetry, Developmental Stability and Evolution.* Oxford University Press.

6 Blickhorn, S. (1997). Symmetry as destiny - taking a balanced view on IQ. *Nature,* **387**, 849-850.

7 Furlow, F. B., Armijo-Prewitt, T., Gangestad, S. W. and Thornhill, R. (1997) Fluctuating asymmetry and psychometric intelligence. *Proc. R. Soc. Lond. B. Biol. Sci.,* **264**, 823-9.

8 Landau, T. (1989). *About Faces.* Doubleday.

9 Tarassow, L. (1993). *Symmetrie, Symmetrie! Strukturprinzipien in Natur und Technik.* Spektrum Akademischer Verlag.

10 Parson, P. A. (1990). Fluctuation asymmetry: an epigenetic measure of stress. *Biol. Rev.,* **65**, 131-145.

11 Biedermann, H. (1996). *KISS-Kinder.* Enke.

12 Davids, J. R., Wenger, D. R. and Mubrak, S. J. (1993). Congenital muscular torticollis: sequela of intrauterine or perinatal compartment syndrome. *J. Pediatr. Orthop.,* **13**, 141-147.

13 Slate, R. K., Posnick, J. C., Armstrong, D. C. and Buncic, J. R. (1993). Cervical spine subluxation associated with congenital muscular torticollis and craniofacial asymmetry. *Plast. Reconstr. Surg.,* **4**, 1187-1195.

14 Suzuki, S., Yamamuro, T. and Fujita, A. (1984). The aetiological relationship between congenital torticollis and obstetrical paralysis. *Int. Orthop.,* **8**, 75-81.

15 Bratt, H. D. and Menelaus, M. B. (1992). Benign paroxysmal torticollis of infancy. *Jt Bone J. Surg.,* **74**, 449-451.

16 Kamieth, H. (1988). Die chiropraktische Kopfgelenksdiagnostik 'unter funktionellen Gesichtspunkten' nach Palmer- Sandberg- Gutmann aus schulmedizinischradiologischer Sicht. *Z. Orthop.,* **126**, 108-116.

17 Keesen, W., Crow, A. and Hearn, M. (1993). Proprioceptive accuracy in idiopathic scoliosis. *Spine,* **17**, 149-155.

18 Buchmann, J., Bülow, B. and Pohlmann, B. (1992). Asymmetrien der Kopfgelenksbeweglichkeit von Kindern. *Man. Medizin,* **30**, 93-95.

19 Rönnqvist, L. (1995). A critical examination of the Moro response in newborn infants—symmetry, state relation, underlying mechanisms. *Neuropsychologia,* **33**, 713-726.

20 Groot, Ld (1993). *Posture and Motility in Preterm Infants.* Fac. Bewegingswetenschappen.

Amsterdam, Vrije Universiteit, p.*155*.
21 Seifert, I. (1975). Kopfgelenksblockierung bei Neugeborenen. *Rehabilitation* (Suppl.), **10,** 53-57.
22 Hassenstein, B. (1987). *Verhaltensbiologie des Kindes*. Piper.
23 Schor, R. H., Kearney, R. F. and Dieringer, N. (1988). *Reflex Stabilization of the Head, Control of Head Movement*. Oxford University Press, pp.141-166.
24 Hassenstein, B. (1977). *Biologische Kybernetik*. Quelle & Meyer.
25 Prechtl, H. F. R. (1977). *The Neurological Examination of the Full-term Newborn Infant*. Heinemann.
26 Buchmann, J. and Btilow, B. (1983). Funktionelle Kopfgelenksstörungen bei Neugeborenen im Zusammenhang mit Lagereaktionsverhalten und Tonusasymmetrie. *Man. Med.,* **21,** 59-62.
27 Flehmig, I. (1979). *Normale Entwicklung des Sduglings und ihre Abweichungen*. Thieme.
28 Lovejoy, C. O. (1988). Evolution of human walking. *Sci. Am.,* **259**, 82-89.
29 Lierse, W. (1984). *Das Becken, V Lanz Wachsmuth: Praktische Anatomie,* Springer.
30 Wischnik, A., Nalepa, F. and Lehmann, K. J. (1993). Zur Prävenhon des menschlichen Geburtstraumas I. Mitteilung: Die computergestiltzte Simulation des Geburtsvorganges mit Hilfe der Kernspintomographie und der Finiten-Element-Analyse. *Geburtshilfe Frauenheilkunde,* **53**, 35-41.
31 Govaert, P., Vanhaesebrouck, P. and de-Praeter, C. (1992). Traumatic neonatal intracranial bleeding and stroke. *Arch. Dis. Child,* **67**, 840-845.
32 Chagnon, S. and Blery, M. (1982). Entroses et luxations du rachis cervical chez l'enfant. *J. Rad. Med. Nuci.,* **63,** 465-470.
33 Draaisma, J. M. T. (1997). *Redressie Helm Therapie bij Plagiocephalie, Voorkeurshouding bij Zuigelingen*. Lustrum, VCNN, pp.6-9.
34 Clarren, S. K., Smith, D. W. and Hansen, J. W. (1981). Helmet treatment for plagiocephaly and congenital muscular torticollis. *J. Pediatr.,* **1**, 92-95.
35 Biedermann, H. (1993). Das Kiss-Syndrom der Neugeborenen und Kleinkinder. *Man. Med.,* **31,** 97-107.
36 Biedermann, H. (1992). Kinematic imbalances due to suboccipital strain. *J. Man. Med.,* **6**, 151-156.
37 Naegeli, O., (1953). *Nervenleiden und Nervenschmerzen*. Haug.
38 Koch, L. E. and Girnus, U. (1998). Kraftmessung bei Anwendung der Impulstechnik in der Chirotherapie. *Man. Med.,* **36,** 21-26.
39 Jirout, J. (1990). *Röntgenologische Bewegungsdiagnostik der Halswirbelsäule*. Fischer.
40 Wackenheim, A. *(1975). Roentgen Diagnosis of the Cranio-Vertebral Region*. Springer.
41 Shafrir, Y. and Kaufman, B. A. (1992). Quadriplegia after chiropractic manipulation in an infant with congenital torticollis caused by a spinal cord astrocytoma. *J. Pediatr.,* **120,** 266-269.
42 Gutmann, G. (1987). Hirntumor Atlasverschiebung und Liquordynamik. *Man. Med.,* **25**, 60-63.
43 Visudhiphan, P., Chiemachanya, S. *et al*. (1982). Torticollis as the presenting sign in cervical spine infection and tumor. *Clin. Pediat.,* **21**, 71-76.
44 Turgut, M., Akalan, N., Bertan, V. *et al*. (1995). Acquired torticollis as the only presenting symptom in children with posterior fossa tumors. *Child. Nerv. Syst.,* **11,** 86-88.
45 Bussieres, A., Cassidy, D. and Dzus, A. (1994). Spinal cord astrocytoma presenting as torticollis and scoliosis. *JMPT,* **17**, 113-118.

제 4 장

장시간 귀 질환을 가진 아이들의 치료적 접근 방법으로써 두개안면부위의 도수치료 움직임

Manual therapy movements of the craniofacial region as a therapeutic approach to children with long-term ear disease

서론(Introduction)

수 년 동안 다양한 증상호소로 고통 받고 있는 많은 아이들이 우리 치료실에서 치료를 받아왔다. 또한 만성 귀 질환으로 고통 받는 아이들이 상당히 많다. 대부분의 이러한 아이들은 3-6세 사이가 제일 많고, 10세 이하의 아이들이다. 귀 질환, 삼출물이 있는 중이염(otitis media with effusion; OME)은 아동기에서 가장 흔한 질병 중에 하나이다. 왜냐하면 OME는 청력손실과 연관이 있기 때문이다. 많은 아이들은 환기관 또는 복막천자, 항생제, 아데노이드절제술 또는 편도 절제술과 같은 다른 방법으로 치료를 받아왔다.

대부분의 치료가 중증도의 효과 또는 효과 없다라는 점에서, 이러한 아이들은 '만약 그것이 더 좋지 않더라도, 그것은 역시 해롭지도 않다' 란 관점에서 일반 임상가들은 우리 클리닉으로 의뢰를 한다. van de Bijl[2]에 의해 소개된 도수치료에 대한 지식으로, 60명의 아이들이 지난 6년 동안 두개안면부위의 수동적 움직임으로 시진을 받고 치료를 받았다. 49명의 아이들은 성공적으로 치료되었고 11명은 변화가 없게 나타났다.

이런 훌륭한 결과는 중요한 설명이 제시되었던 문헌의 도움과 함께 몇몇 연구들을 발표하게 하였다. 만성 귀 질환은 중이 하나의 기능만으로 설명될 수는 없다. 아동기의 취약한 첫 해 동안 두개안면부위의 운동성을 유지하는 것은 매우 중요하게 보인다.

만성 귀 통증이 있는 아이들에게 치료적 접근법으로 수동 움직임에 의한 두개골 치료는 두개골의 움직임을 공부하고 증상의 근원지를 알려고 시도한 후에만 얻어질 수 있다.

OME의 정의(Definition of otitis media with effusion)

OME는 중이 공간 안에 액이 들어차게 되는 중이의 염증이다. 고막은 건재하다. 삼출의 기간은 급성(3주 이내), 아급성(3주에서 2-3달) 또는 만성(3달 이상)으로 구분된다. 이런 종류의 질병과 급성 중이염(급성 '화농성' 중이염) 사이에서 가장 중요한 구분은 급성 감염 징후와 증상이 OME에는 부족하다는 것이다(즉, 귀앓이, 발열), 그러나 청력손실은 양쪽 상태 모두에서 나타날 수는 있다.

장기 OME의 유행(Prevalence of long-term otitis media with effusion)

OME는 어린 아이들에게 영향을 미치는 가장 흔한 질병 중에 하나이다. 중이강에 삼출물의 출현은 보통 경증도에서 중증도의 청력손실을 일으킨다. Nijmegen의 중이염 연구(1984-1987)에서 1328명의 아이들 중에 2-4살의 연령에서 OME를 연속적으로 발견하였는데 아이들의 80%정도가 적어도 4살 이전에 OME에 한번은 노출된 경험이 있다고 밝혔다.

문헌을 보면 초기 지속적인 OME의 이과학적(otologic) 속발증은 고막의 비정상에서부터 유착성 이염 또는 진주종(cholesteratoma)과 같은 더욱 심각한 상태에 이르기까지 다양하다는 것을 보여주고 있다. 이러한 구조적 속발증은 다양한 정도의 청력손실과 연관이 있다. 재발성 OME와 연관된 전도성 청력 손실은 Nijmegen 중이염 연구에서 보여진 것처럼 언어발달에 대한 역효과에 대한 책임이 있는 것으로 여겨지고 있다. OME가 언어 능력에 영구적인 영향이 있는지는 알려지지 않았다.

OME의 원인과 병인(Aetiology and pathogenesis of otitis media with effusion)

OME의 원인과 병인은 다요소적이다. 유스타키 관과 유양돌기의 해부와 기능, 아이의 연령 그리고 얼굴의 변화가 주요 요소이다. 급성 중이염 또는 OME이 재발성 경험이 있는 아이들은, 유스타키 관의 해부학적 또는 생리학적 비정상 소견이 가장 중요한 요인 중에 하나로 나타난다.

유스타키 관은 코, 비-인두, 중이 그리고 유양돌기를 포함한 연속 시스템의 일부이다. 기관지 점막은 이 시스템을 통해 연결되어 있다. 그리하여, 염증, 감염 또는 한 부위에서의 폐쇄의 징후와 영향이 다른 부위에 반영이 될 수 있다.

연속 시스템의 해부 (The anatomy of the continuous system)

유스타키 관의 해부(Anatomy of the Eustachian tube)

유스타키 관은 후방의 골성 1/3과 전방의 연골성 2/3으로 구성되어있다. 골성 유스타키관(protympanum)은 완전하게 측두골의 추체부 내에 있고, 직접적으로 중이 상부의 전방 벽으로 이어진다. 건강한 골성 부분은 휴식 시는 닫혀있고, 삼키거나 발살바 기법(그림 4.1)을 하

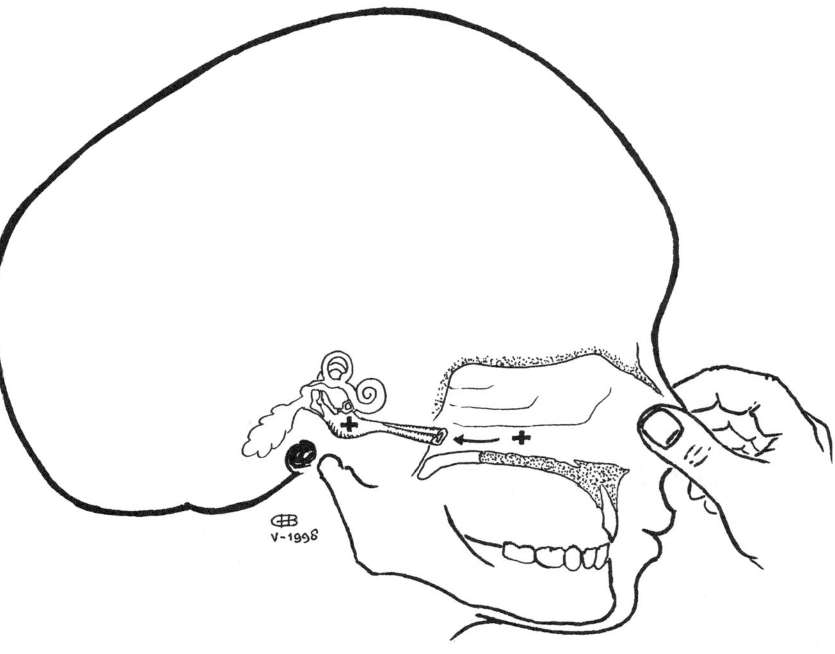

그림 4.1 발살바 기법. 유스타키 관이 닫히지 않는다면, 비인두안의 증가된 압력 때문에 공기가 중이를 밀게 된다.

는 동안에는 열려있는 연골성 조직과는 반대로 항상 열려있다.

연골성 관은 두개골의 기저면에 가깝게 위치해 있고, 접형골 대익과 측두골의 추체 사이의 구관(sulcus tubae) 에 들어맞는다. 후방 끝부분은 섬유성 밴드에 의해 골성구에 단단하게 붙어있고, 보통 관의 골성 부분으로 약간의 거리(3mm)로 뻗어있다.

관의 내강은 그들의 첨(apices)에서 두개의 원추가 연결된 것 같은 형태로 되어있다. 원추의 연결부는 내강이 가장 좁은 부분이고 '협부' 라고 불린다. 이 지점에서 내강은 2mm 높이에 1mm의 폭이 정도 된다. 내강은 지속적인 높이를 가지고 있는데 오직 아이와 어른의 협부의 높이 사이에 작은 차이가 있을 뿐이다.

성인에서 유스타키관은 수평면과 비교해서 45° 각도로 놓여있다. 반면에 유아에서는 이것은 겨우 10°의 경사를 가진다(그림 4.2). 유아와 어린 아이들보다는 성인에서 이 관이 길다. 유아에서 유스타키 관은 대략 성인의 반 정도 된다; 평균 약 18mm. 연골성 관은 길이에서 2/3보다 다소 적다, 반면에 골성 부분은 성인보다 상대적으로 길고 직경이 넓다. 유아와 어린 아이들은 어른보다 짧은 유스타키 관을 가지고 있다. 비인두 분비물이 짧은 관을 통해 중이 안으로 더욱 쉽게 역류될 수 있다.

이런 결과로 관의 기능은 성인보다는 어린 아이들에서 덜 효율적이다.

비인두의 해부(Anatomy of the nasopharynx)

비인두는 비강 뒤와 연구개 위에 위치해 있다. 측면 벽 쪽이 돌출 되어있는, 이관융기(torus tubarius)가 있다. 이 돌출은 유스타키 관을 덮고 있는 풍부한 연부 조직으로 구성되어 있다. 이것의 전방은 관의 비인두 구(orifice)이다. 후방벽에는 풍부한 림프성 조직으로 구성된 아데노이드 또는 인두편도가 있다(그림 4.3).

중이의 해부(Anatomy of the middle ear)

중이는 불규칙적이고, 측면으로 압축되어있고, 외이도와 내이 사이의 측두골의 추체 내에 놓여있는 공기로 차있는 공간이다. 출생 시, 강(cavity)은 성인 크기이다(그림 4.4).

고막과 이소골의 해부(Anatomy of the tympanic membrane and the ossicles)

고막은 외이도로부터 중이를 나누는 얇은, 반투명 막이다. 직경은 8-10mm 정도이고, 아래방향과 내측방향으로 향하고 있다(그림 4.4). 외측 경계선은 두껍게 되어있고, 섬유연골성 고리, 골성 고막 고리 내에 있는 구(sulcus)에 적합한 고환(tympanic annulus)을 형성하고 있다. 위쪽으로는, 고리가 빈약하다. 고막은 느슨하고 얇다. 고막의 이런 삼각 지역은 이완부(pars flaccida), 또는 이완성 부분이라고 불린다. 그리고 외이와 중이사이의 연결은

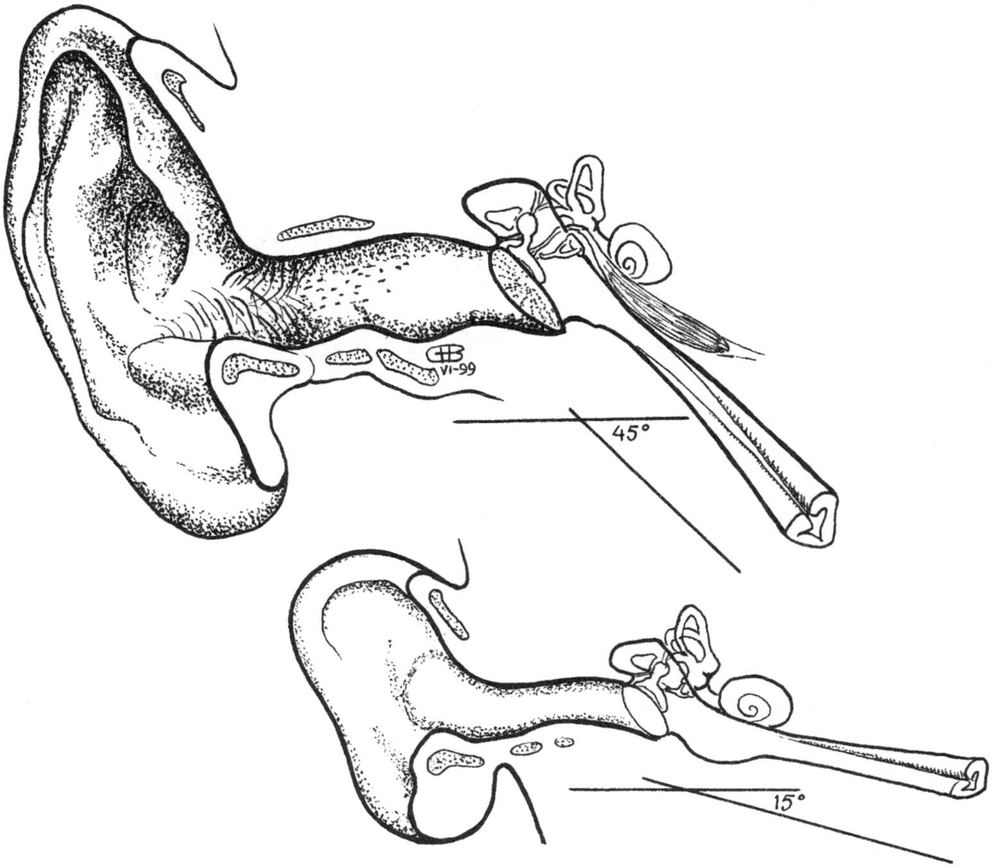

그림 4.2 유아와 어른의 유스타키 관의 해부학적 차이

이 부위에서 발생한다. 고막의 나머지 89%는 긴장부(pars tensa)라고 불린다. 고막은 나이가 들수록 혈관분포가 감소한다.

이소골은 중이강을 연결하고, 고막에서 전정(oval window)과 내이까지 진동에 대한 기계적 전달을 제공한다. 가장 바깥쪽은 추골인데, 그것은 내측면에서 고막과 연결되어 있다. 중간이 이소골은 침골(incus)라고 불린다. 가장 내측의 이소골은 등골(stapes)인데 그것은 전정과 연결되어 있다.

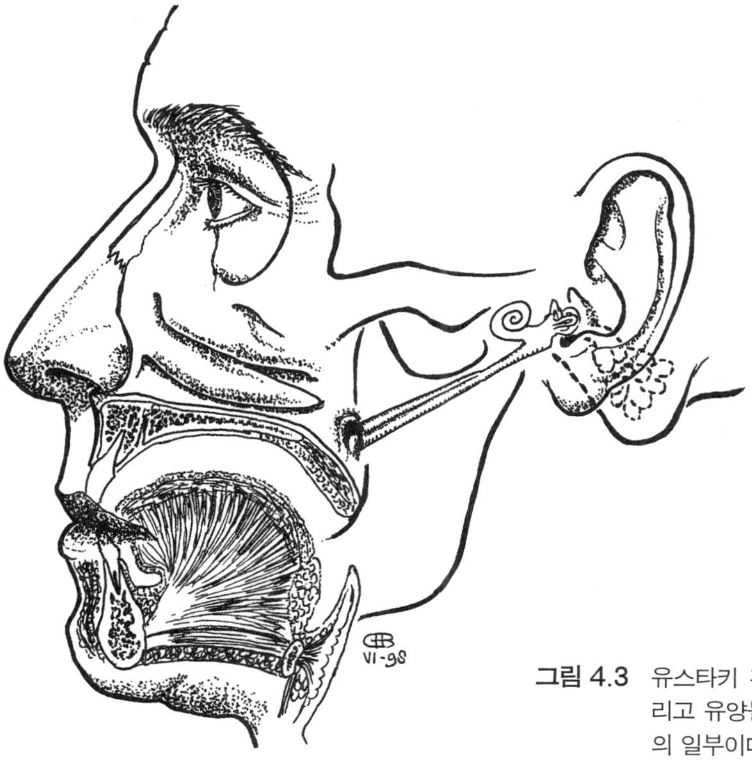

그림 4.3 유스타키 관은 코, 비인두, 중이, 그리고 유양돌기를 포함하는 연속 기관의 일부이다.

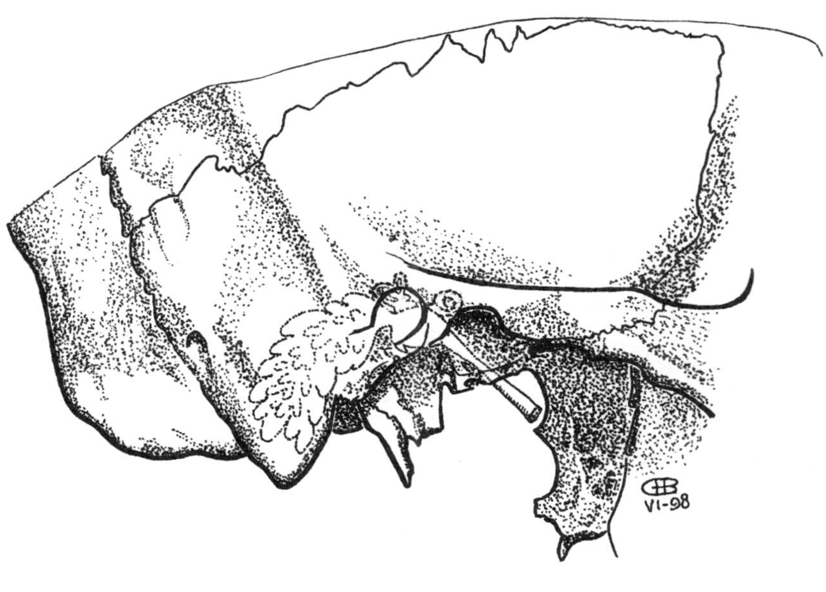

그림 4.4 외이, 중이, 그리고 내이의 해부

유양돌기 공간의 해부(Anatomy of the mastoid air space)

직접적으로 고막의 상연위의 강 후방에 있는 유돌동(mastoid antrum)이라고 불리는 큰 공기 공간이다. 동(antrum)은 중이와 유양돌기 사이의 연결로서 작용한다. 유돌은 중이 강의 후방에 놓여있는 추체성(petrous) 측두골 부분을 언급하는 것이다(그림 4.4를 참고).

유아의 아주 작은 유양돌기는 성인 크기의 융기로 발전한다. 신생아에서 유양돌기는 적은 봉소를 가지고 있으면서 매우 작다. 2에서 5세 사이에 봉소의 숫자는 증가한다. 6에서 12살 사이에 최대 숫자로 증가한다. 함기성의 불완전한 발전은 OME와 관련이 있다.

연속 시스템의 기능(The function of the continuous system)

유스타키 관의 기능(The function of the Eustachian tube)

유스타키 관 폐쇄는 기능적 또는 기계적 또는 이 모두에 의해 발생될 수 있다. 기능적 유스타키 관 폐쇄는 관의 지속적인 붕괴에 기인한다. 이 폐쇄는 유아와 어린 아이에게 흔하다. 왜냐하면 유스타키 관의 연골성 지지의 양과 단단함이 나이들은 아이와 성인보다 덜하기 때문이다. 유아와 어린아이들에서, 활동성인 관개방은 구개긴장근(tensor veli palatini muscle)의 수축 동안에 연골 지지의 단단함의 부족으로 아마도 손상이 된다. 기능적 폐쇄는 중이를 지속적으로 고음압이 되게 할 수 있다. 중이염은 보통 상기도 감염으로 발생될 수 있다. 이것은 유스타키 관과 연결되어 있는 모든 시스템의 기관 점막에 울혈이 생기게 한다. 폐쇄는 관의 가장 좁은 부분인, 협부로 발전이 된다. 이런 폐쇄는 중이에 음압을 만든다. 환기가 높은 중이 음압이 발생하게 되면, 비인두 분비가 중이로 빨려들어가고 삼출을 동반한 급성 박테리아성 중이염이 유발된다. 코 푸는것, 우는것, 막힌-코 삼키는 것 또는 비행기 상승은 높은 비인두의 양압을 만들 수 있다.

보통 유스타키 관은 닫혀져는데, 코를 푸는 등의 동안에만 열려있다. 그리고 그것에 의하여 중이의 압력과 대기 압력이 평행이 되게 한다. 비저항(nasal resistance)(그림 4.5) 또한 유스타키 관의 기능(특히, 안정 상태 압력과 폐쇄 압력은 증가하는 비저항을 증가시킨다)에 영향을 미친다. 비저항은 단측(unilateral) 만성 중이염이 있는 환자의 이환된(affected) 귀 쪽에서 더 크다. 고쳐지지 않은 입천정 갈림증(unrepaired cleft palates)이 있는 모든 유아는 유스타키 관의 기능적 폐쇄의 결과로 중이염이 있다. 유스타키 관의 기계적 폐쇄는 내재적 또는 외재적이 될 수 있다. 내재적 폐쇄는 비정상적인 기아학(geometry)의 결과로 생겨날 수 있는데, 그것은 유스타키 관의 내강을 위험에 놓이게 한다. 가장 흔한 요인은 감염 또

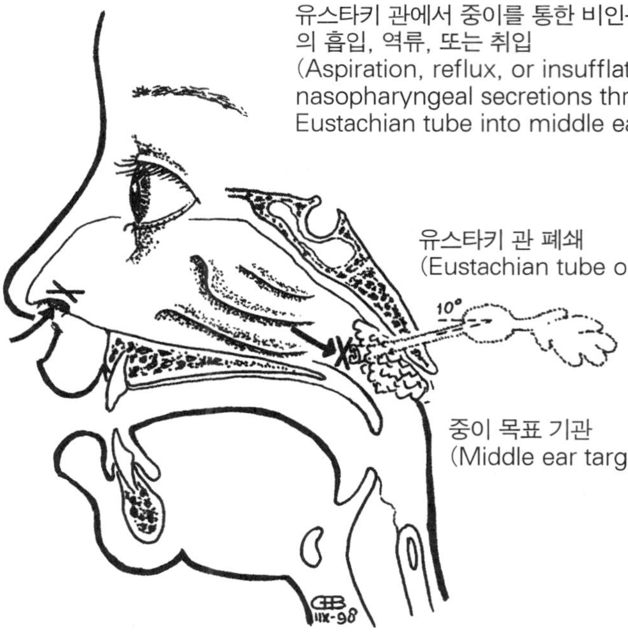

그림 4.5 비저항, 유스타키 관 그리고 중이 사이의 관계

는 알러지로 인한 염증이다. 외재적 폐쇄는 종양 또는 아데노이드 덩이로 인한 이차적인 벽외(extramural) 압력의 증가로 발생될 수 있다. 유스타키 관의 개선된 개음성(patency) 동물 모델 OME에서 아데노이드 절제술 후에 외재적 기계적 차단의 감소와 연관이 있었다.

결론적으로, 유스타키 관 기능은 나이가 들면서 개선된다. 그것은 유아에서 청소년기에 이르기까지 중이염의 발생이 감소되면서 지속된다.

유양돌기 시스템의 기능(The function of the mastoid air cell system)

유양돌기 시스템의 역할은 아마도 비교적 작은 중이강에 이용 가능한 가스 탱크와 같은 역할을 한다. 감소된 중이압의 경우에 유양돌기는 가스의 저장고로 작용해서 높은 압력을 만들어 낸다.

일반적으로 원인과 효과 관계는 만성 중이염 증상과 함기화된 세포의 억압된 성장 사이에 있다고 믿어지고 있다. 중이강 상피의 지속적인 염증성 변화와 공기 강의 염증 상태 기간은 유양돌기가 성장하는 단계에서 함기성의 억압을 유발시킨다. 그래서 세포 성장의 억압은 성장의 초기 단계에서의 OME와 같은 지속적인 상태의 중이성 염증과 밀접한 관련이 있다.

터키 대학에서, OME와 두개안면 골격(CFS) 사이의 관계에 대한 연구를 하였다. OME는 아동기의 질병이고, 이 기간은 두개안면 골격의 능동적인 성장을 특징으로 한다. 골성 유스타키 관, 구개긴장(TVP) 근육 부분 그리고 유양돌기는 OME가 있는 아이들 경우에 더 작다. Enlow는 비상악(nasomaxillary) 복합체 성장 과정에서의 편위(deviation)는 골성 관(tube)과 구개긴장근의 수직 부분에 해당하는 불균형을 낳는다고 하였다.

그러나, 국소적 불균형은 종종 기능적인 평형을 제공하기 위하여 다른 것으로 보상하는 경향이 있고, 나이가 들어감에 따라 관의 기능도 개선이 된다.

아동기(The age of the child)

아이들이 연령은 가장 중요한 요인 중에 하나이다. OME의 유행병학에 관한 대부분의 연구에서 보면, 질병은 유아에서 절정을 이루고 대략 6세 정도 이후에는 급속히 줄어든다고 보고한다. 덧붙혀, 유스타키 관의 구조와 기능 그리고 아이의 면역성은 보통 6세 후에 더욱 성숙하게 된다. Swarts와 Rood는 발달과 함께 구개긴장근과 연골사이의 각도의 변화가 있다고 보고하였다. 그것은 관 확장의 효율성와 유아와 어린 아이들에서의 OME의 빈도의 증가와 관련이 있을 수 있다는 것이다. 이미 언급한 것처럼, 관의 길이는 7세 이하의 아이에서는 짧다.

두 질병이 만성 중이염의 발달에서 기본적이다. 이것은 유양돌기염과 유스타키 관 기능부전이다. 두 질병은 젊은 연령 그룹에서 빈번히 발생하고 감별이 될 수 있다. 유양돌기염은 유아에 주로 빈번히 발생한다. 반면에 유스타키 관 기능부전은 3세에서 7세 연령대 사이에서 발생한다. 이 두 질병에 대한 예방에 촛점이 맞춰져야 한다. 유양돌기염으로부터의 조기 회복, 관기능 부전 인식 그리고 중이의 환기 제공은 만성 중이염으로의 발전을 막는 것이다.

다른 연령에서의 두개 특징
(Cranial characteristics at different ages)

출생 시에 두개골의 전반적인 길이는 성장의 60-65%가량 완성되고, 5세 연령까지 전체 크기의 90%가량 도달되게 아주 빠르게 증가한다.

뇌의 성장은 약 3-4년 후까지 느리게 진행되는데 두개골도 마찬가지이다. 그러나 안면골은 여러 해 동안 지속적으로 커진다.

코와 턱 부분은 특히 훨씬 빠르게 자라서 얼굴은 하방으로 커진다. 콧등은 더욱 돌출되고 전체 얼굴은 확장한다. 전두, 상악 그리고 사골동은 커지고, 유아에서 꽤 작은 유양돌기는 성인의 크기만큼 돌출되게 발달이 된다.

천장의 성장(Growth of the vault)

천장의 성장은 첫 해 동안에 급속히 이루어지고 7세까지 천천히 자란다. 그때까지 거의 성인의 크기에 도달한다. 천장의 모양은 직접적으로 뇌의 성장과 관련이 있는 것은 아니라 오직 유전적 요소와 관련이 있다. 인종 그룹에서 두개 지표 모양의 범위가 큰 것이 이것을 뒷받침해준다. 넓이의 성장은 시상, 접형 전두, 접형측두 그리고 후두유양 봉합 그리고 추체 후두연골 관절에서 일어난다. 반면 높이의 성장은 전두관골과 인상봉합, 관자놀이점 그리고 아스테리온(asterion)에서 일어난다.

천장의 두께와 외부 근육 지표의 발달은 저작과 목 근육의 발달과 관련이 있다. 유양돌기는 2세 때 눈에 보이게 돌출되고, 6세까지 봉소에 의해 가득차게 된다.

기저의 성장(Growth of the base)

이것은 상당부분 주로 접형골과 후두골 사이의 연골성 관절에서 두개의 길이성장을 담당한다. 뇌 성장과는 매우 독립적이고 돌출되는 이빨을 수용하기 위해 턱이 지속적으로 확장되고, 저작근과 비인두 근육의 성장까지 이어지는 기간인 18세에서 25세까지 후두접형 연골결합에서 성장이 지속된다. 뇌와 얼굴의 불균형 성장은 두개 기저 발달에 영향을 미치게 된다.

얼굴의 성장(Growth of the face)

사골 그리고 안와 그리고 상비강은 거의 7세까지 완전히 성장한다. 안와와 상비강의 성장은 안면의 경계에서 뼈의 퇴화(deposition)과 함께 봉합 증대가 이루어진다. 상악골은 안와와 비중격 그리고 봉합 성장, 특히 천문(fontanelles)과 관골상악 그리고 익돌상악 봉합의 확장으로 하방과 전방으로 이동된다.

첫 해에는, 폭의 성장이 하악결합(symphysis menti)과 중간-구개, 비간(internasal) 그리고 전두 봉합에서 일어난다. 그러나 그러한 성장은 성숙 년까지 중간구개 봉합이 지속됨에도 불구하고 감소되거나, 심지어 하악결합과 전두 봉합이 초기 몇 해 동안 닫히게 될 때 끝나게 된다. 이 기간동안에 안면 성장은 사춘기까지 지속되고, 후에 영구치의 돌출과 관련이 있게 된다.

구개 수준 아래 상악의 높이와 폭은 이빨의 돌출과 지지치조 골의 성장과 관련이 있다. 이빨을 아주 잘 받쳐주는 치조골은 환경에 대한 골격 요소의 적응을 보여주는 좋은 예가 된다.

이 뼈는 오직 이빨을 받쳐주기 위해서만 발달하고, 이빨이 제거될 때 사라지게 된다. 이빨이 매우 약한 압력에서 조차 노출이 될 때, 치조골은 이빨의 측면 압력을 흡수하고, 긴장면의 부가성장에 재빨리 반응한다. 뼈와 이빨에 붙게 되는 치주 인대의 신장은 긴장을 만든다. 손가락 빨기는 치아치조의 맞춤을 방해할 수 있고 부정교합(malocclusion)을 유발시킨다.

봉합 성장 후에, 2세 말경, 안면 골격의 팽창은 상악동 벽, 경구개의 상연, 그리고 치조 과정의 음순면(labial aspect)의 소실과 함께 안면, 치조 돌기 그리고 구개에서의 표면 발육에 의해 이루어진다.

OME와 연관된 안면 변화(The facial changes with regard to otitis media with effusion)

아기 얼굴의 외관은 그 안에서 발달하는 치열이 아주 두드러지게 커진 것을 드러내지는 않는다. 이빨이 아직 보이지도 않는다 하더라도, 전체적으로 유아 얼굴에서 이빨은 우세한 부분이다. 부모는 보통 그것들이 그곳에 있다는 것을 전혀 인식하지 못한다. 그것들 크기의 거대함을 훨씬 덜 의심한다. 부모들은 눈에 숨겨진 나오지 않은 이빨의 거대한 저장소가 전체 얼굴중간을 차지한다는 것을 인식하지 못한다. 이빨의 돌출 후에 상악동 안은 훨씬 더 공간이 생기고, 그리하여 동(sinuses)의 환기기능은 증가된다(그림 4.6).

Oudhof는 특별한 성장 활동은 소위 공기강(pneumatic cavities)이 라고 불리는 것의 발달에 의해 이루어진다고 이미 언급했다. 이러한 강은 우리 호흡계의 완충 능력을 증가시키는데 특히 영향을 미치고, 또한 얼굴 부분 골격근의 성장에 기계적 힘을 발휘한다. 호흡 능력에 방해가 있는 경우 즉, 코의 공기흐름의 감소로 인해, 상악동의 공기량의 감소를 낳을 수도 있다. 이것은 얼굴 뼈 구조의 성장에 미치는 기계적 힘을 방해하고, 구개(palate)가 높아지게 하며 해부학적 구조에 관련해서 상악골을 더 좁게 할 수도 있다.

비점막 부종과 아데노이드 과형성의 결과로 상승된 비저항은 구강호흡의 발생 증가와 관련이 있고, 그것은 얼굴 형태의 변화를 야기시킬 수 있다. 어린이들에서 중요한 성장기동안에 장기간의 구강 호흡은 흔하게 이빨과 골격의 변화를 낳을 수 있는 사건들의 연속성을 시작하게 한다. 만성적 구강 호흡자게는, 과도한 어금니 돌출이 거의 지속적인 특징이다. 그것은 전하 수직 얼굴 높이(anterior lower vertical face height)가 부적절하게 증가되게 성장하는 하악골의 시계방향 회전을 유발시킨다. 과도한 시계방향 성장의 역동성은 만약 두개안면골격 조직에 가해지는 물리적 압력이 역전되면 바뀌어 질 수 있다. 전하수직 얼굴 높이의 증가는 종종 하악골의 후방 위치와 벌어진 이빨과 연관이 있다. Nimela 등에 따르면, 고무

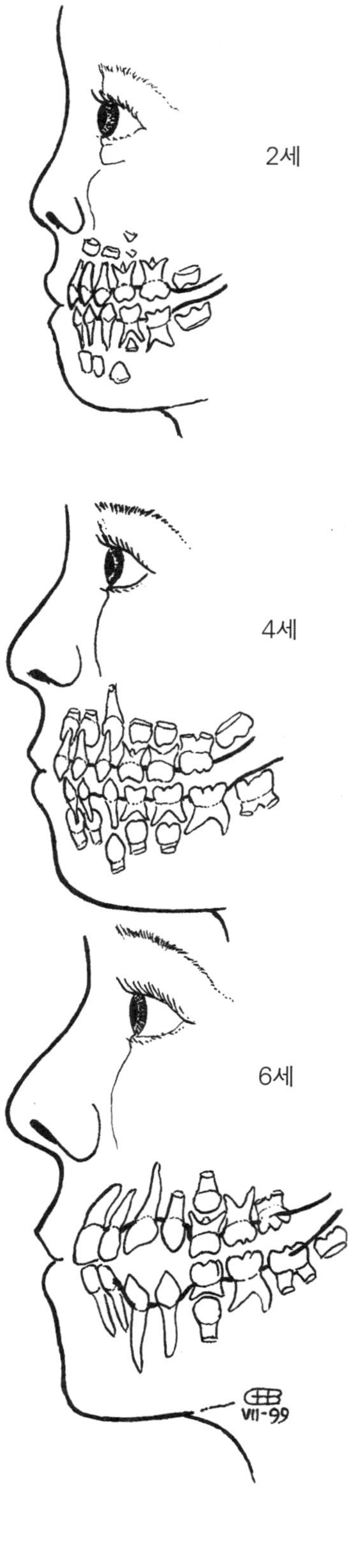

그림 4.6 이빨과 상악동의 발달과의 관계. 영구치가 돌출이 된 후에, 상악동 안에는 더욱 많은 공간이 생기고, 그것으로 인해 환기와 배출 기능이 개선이 된다.

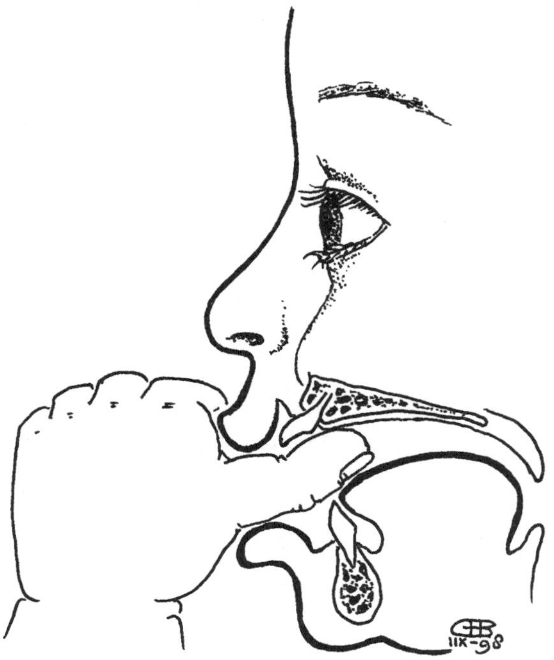

그림 4.7 엄지 빨기를 하므로 해서 윗 이빨이 전방으로 밀려나가게 되고, 부정교합이 발생된다(open bite)

젖꼭지를 사용하는 아이는 그렇지 않은 아이들보다 중이염의 재발성 발병에 훨씬 더 위험성이 있다고 하였다. 구강호흡은 벌어진 이빨처럼 중이염과 매우 연관성이 있지만, 매우 연관성이 있지만 엄지 빨기에 의해서 발생되는 부정교합과 같은 다른 종류의 부종교합이다(그림 4.7). 결론적으로, 코에서 구비 호흡 패턴으로의 전환은 전체 앞부분 높이의 증가와 중이염의 고 발병을 낳는 아래 앞 얼굴의 수직 발달을 내포한다.

'긴 얼굴'에 대한 많은 원인이 있다. '씹지않는' 사회에서는(우리가 먹는 대부분의 음식은 실질적으로 미리 분해 또는 미리 소화되어 있다), 구개안면 근육의 기능적 사용이 결여되어있다. 이러한 상태는 더욱 완전한 얼굴 발달의 부족을 증가시킨다. 왜냐하면 저작근에서 얼굴 골격으로 전달되는 필요한 힘이 없기 때문이다. 실험결과는 변화된 근육 기능이 두개안면(craniofacial) 형태에 영향을 줄 수 있다고 제시한다.

요약해보면, 일생에서 초기 질병의 발생에 대한 이유는 해부학적, 생리학적, 그리고 면역학적 요인의 결과인 것 같다. 그것들의 일부는 분명하다 하다(즉, 두개 형태 그리고 유스타키 관의 방향의 변화, 박테리아성 병소에 대한 방어적 항체의 발달). 그러나 그것들 중 많은 것은 여전히 규명되어져야 한다.

OME의 치료(Treatment of otitis media with effusion)

환기관 치료는 OME를 위해서 가장 시술이 많이 되는 수술적 중재가 된다. 그리고, 사실상, 그것은 유럽과 미국의 아이들에게 가장 빈번하게 실행되는 수술 중 하나이다(그림 4.8). 환기관에 의한 치료의 전통적 목적은 청력 수준을 회복하는 것, 초기 해결 방향으로 OME의 코스를 변화시키는 것 그리고 OME의 장기간 구조와 기능적 속발증을 막는 것이다. 관이 청력을 개선시키는데 매우 효과적일지라도, 두 번째 목적 달성을 지지할 수 있는 증거는 아직 없다. 그리고 수술적 치료로 얻어질 수 있는 세 번째 목적은 아직 어느 정도 불분명하다. 그러므로, OME를 위한 현재의 높은 비율의 수술은 의심이 된다.

이러한 관찰은 생애 초기에 경험한 OME가 나중에 아이의 건강에 영향을 미칠 것 같다는 확신을 더하게 한다. 초기 OME와 관련된 고막의 비정상은 크나큰 비중으로 아이들에게서 나타나고 이전에 환기관 때문에 치료를 받은 경험이 있는 아이들에게서 가장 두드러진다. 초기 OME와 관련된 청력 손실의 정도는 보통 한정적이다. 7.5-8세의 연령에서 청각 지각, 언어 그리고 교육적 기술과 관련해서 지속적인 OME에 대한 초기 실질적인 영향은 이 연령대에서 발견되지 않았다. 이러한 결과는 OME의 수술적 치료에 대한 보전적 접근이 주장 되어져야 한다는 것을 가리킨다. 일반적으로, 수술적 치료(중재)이전에 일정한 기간동안에 주의깊은 기다림이, 추천되어진다.

3-7세 사이에, 귀 질환은 임상에서 가장 흔하게 호소되는 것이다. Schilder는 최근에 환

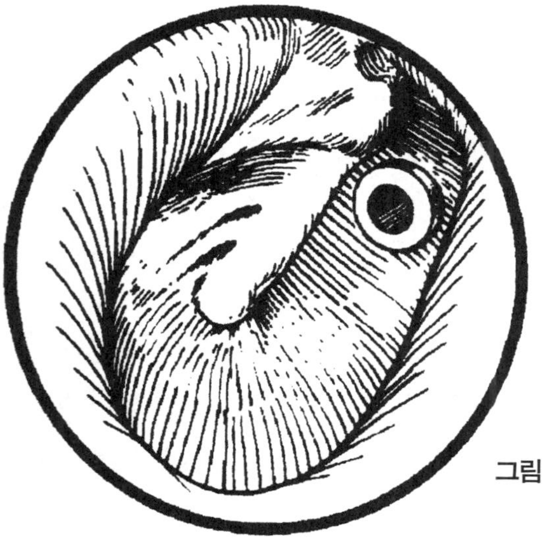

그림 4.8 환기관이 고막안의 전상 위치에 삽입된다.

기관(한해 50000 정도)을 설치하는 것이 사실상 청각 능력을 개선시킬 수 있다고 보고하였다. 그러나, 중이의 기능 개선은 보이지 않고 OME의 결과로 장기간 개선도 구조적으로 또는 기능적으로 얻어지지 않는다고 하였다.

더욱이, 중이 감염과 상기도 감염사이에 상관관계는 문헌에서 종종 제시된 것보다는 훨씬 덜한 것으로 분석결과가 제시된다. 외관적으로 중이 감염(유스타키 관 기능, 면역학적 상태, 알러지, 환경과 사회 요소)에 영향을 미치는 다른 주요 요인들이 있다. 결론은 만성 귀통증은 중이 단독의 고장으로만 설명될 수는 없다.

OME 치료에 대한 다른 견해(A different view on treatment of otitis media with effusion)

증상이 드러나는 중이 삼출은 비교적 건강한 아이들에서 흔하다. 그러나 보통은 의학적 또는 수술적 중재 없이 해결된다. 어떤 의사들은 항균성 치료가 너무 빈번히 사용되고 있으며 경미한 증상이 있는 중이염의 에피소드에 사용되어서는 안된다고 생각한다. 그 대신에 심한 경우, 수반되는 합병증과 연관이 되어있는 경우, 만성이 되는 삼출이 있는 경우, 또는 확실한 고-위험 아이들에게서 중이염이 있는 경우에 사용될 수 있다고 한다.

복막천자, 고막관(tympanic tubes), 편도절제술, 아데노이드절제술 그리고 항생제는 효과가 없거나 중간 정도의 효과가 있고, 두개안면부위를 위한 수동적 움직임은 효과가 있다. 우리 클리닉에 왔던 아이들은 수동적 움직임으로 치료를 받고 있다.

두개골의 움직임은 존재하는가?(Does movement of the cranium exist)

관절을 통해서 뿐만 아니라, 뼈 부분의 쌍방 위치 이동에 의해서 대부분의 골격은 한 부분과 다른 것 사이의 움직임을 허용한다. 그것은 각자에 대해 움직일 수도 있다. 두개골은 양쪽의 움직임을 허용한다. 악관절 이외에도 봉합과 치주(paradontia)와 같은 뼈 골격사이는 많은 연결이 있다. 봉합은 뼈 사이에서 상대적 움직임을 허용하는 관절같이 작용하고, 이 때문에 두개골의 움직임에 필수적이다.

두개골에서의 봉합은 몇 개의 더 많은 기능이 있다. 그것은 뼈를 연결하고, 힘을 흡수하고 전달시켜 주며 성장하는 두개골에서는 성장 부분으로써의 역할도 한다. 모든 이러한 기능은 함께 두개골의 움직임에 중요하다(1, 2장 참고).

압박 형태로 발생하는 드문 내재적 유전적 그리고 국소적 환경 요인들과 장력은 봉합 성장을 조절한다. 두개 경막이 형성되는 간충직(mesenchyme)과 두개골을 형성하기 위한 연골화와 골화 또는 직접적으로 골화되는 것 사이에는 매우 밀접한 관계가 있다. 그리고 이러한 층들(layers)은 정맥동(venous sinuses)이 발달할 때만 분명하게 분화된다. 두개골의 발달과 아래의 경막 사이의 관계는 출산 후 일생 동안 지속된다. 반면에 구개관의 뼈는 여전히 성장한다.

봉합 형태발생의 조절은 경막에서 이루어진다고 제시되고 있고, 다양한 가설들이 이러한 과정을 설명하기위해 만들어 지고 있다.

경막은 두개 기저의 고정된 자리에서부터 각 두개 봉합 아래 있는 경막연장(dural reflection) 부분까지 뻗어있는 섬유로를 포함하고 있다. 경막은 중추신경계를 덮고 있는 거칠고, 비교적 비탄력적인 막이다. 대뇌겸(falx cerebri), 소뇌겸(falx cerebelli) 그리고 소뇌천막(tentorium cerebelli)은 모두 두개 경막의 주름에 의해 만들어져 있다. 경막의 뒤틀림은 외상성 압박 또는 골성-연골성 두개골의 가소성 변형에 의해 기인될 수 있고, 뇌로부터 심각한 정맥성 배출을 나쁘게 할 수도 있다. 그렇게 발생된 장력은 봉합의 위치를 지시할 수도 있고, 국소적으로 조숙한 골화를 억제할 수도 있다. 경막은 신생 구개관의 발생과정에서 역시 봉합위치를 지시할 수 있다.

결론은 봉합의 각 부분에서의 골성 구조 사이의 상호 움직임은 봉합자체의 위치에서의 운동성과 봉합의 성장에 달려있다고 할 수 있다.

태아 경막의 출현은 초기 봉합 형태발생에 필요하지는 않는다. 간충직 세포 증식과 구개관 골의 발전하는 골야기성 전방(osteoinductive fronts)의 중첩에 의해 발생되는 섬유성 세포외 물질 합성에 의해 조절되는 것으로 보인다. 골 전방의 중첩 후에, 신호는 봉합의 아래에 국소 부위에서 변화를 발생시키는 주요 경막에 전달되어 진다. 일단 봉합이 형성되면, 두개골 성장을 위한 일차 위치로써 활동하게 된다. 그러나 뼈에서 발생하는 차단(ossiferous obliteration)을 막기 위해 경막과 지속적인 상호작용이 필요하다. 이 주제에 대한 더 많은 정보는 1장, 2장에 언급되었다.

만성 귀질환이 있는 아이들의 도수 치료적 접근(A manual therapeutic approach in children with chronic ear disease)

두개의 동작이 아이들에게서 일어난다는 것을 가정한다면, 그것의 취약성을 설명하는데 유용하다. 어떤 봉합 구조는 외상성 압박에 기계적으로 더 취약하다. 골간 압박 손상은 자연스런 가소성(plasticity)을 감소시킬 수도 있다. 그와 같은 골성 기형은 골화 중심의 연접부에서 더 잘 일어난다. 5개의 발생학적 부분에서 발달되는 후두는 특히, 이러한 종류의 손상에 취약하다.

탈구에 취약한 몇몇 관절들이 두개골에 있다; 특히, 익구개(pterygopalatine), 추체경 그리고 악관절. 시스템의 수용적 능력이 기능의 손실을 극복할 수 없을 때, 임상적 발현은 두개신경 기능부전, 자세성/고유수용성 전정 통합 기능부전, 두통, 치열(orthodontal), 치주(periodontal) 그리고 악관절 질환 그리고 전신성 질환의 넓은 분류 형식을 취할 수 있다. 출산 전, 출산, 출산 후 동안에도 두개골의 움직임에 영향을 주는 많은 요인들이 있다.

자궁내 힘은 두개 기능이상의 원인이 될 수 있다, 하지만 이런 정보는 입증하기 어렵다. 자궁내 위치와 감소된 양수(amniotic fluid)는 위험요소가 될 수 있다.

출산 동안에 주형(moulding)이 일어난다. 이것은 손상이라기 보다는 자연스런 현상이다. 두개골은 머리의 직경을 줄이기 위해 서로 겹쳐질 수 있다. 전두골은 두정골 아래로 미끄러질 수 있고 두정골은 후두골 아래로 미끄러진다. 그래서 머리의 직경을 줄인다. 주형은 봉합에서 중첩의 정도로 평가된다. 만약 주형이 없다면, 두개골은 개별적인 것으로 보인다. 약간의 주형으로, 뼈들은 살짝 접촉이 되고, 그런 다음 중첩되지만 감소되지는 않는다; 결국은 대단히 많이 중첩되지만, 감소되지는 않는다는 것이다. 분만 동안의 과도한 주형은 두개골반 불균형을 의미하고, 두개골 내 손상을 일으킬 수 있다. 두개골 내 출현은 특히 난산 또는 신속분만(fast labour) 그리고 장비 분만과 관련이 있다. 조숙아는 특히 취약하다. 정상적으로 두개골 내 구성물의 운동성 정도는 뇌척수액에 의해 완충된다. 과도한 주형과 압력의 갑작스러운 변화는 이런 효과를 감소시키고 외상과 연관이 있다.

출생 후 사는 동안에, 고무젖꼭지와 엄지손 빨기를 하는 것은 감염의 주요 위험 인자이다.

위에서 언급한 모든 요인들은 두개골의 움직임을 감소시키고, 두개골 성장의 비대칭성은 나쁜 배액과 중이의 환기 기능을 유발시킨다. 비대칭성으로 기인하는 유스타키 관의 기능 감소는 이것을 담당하게 된다. 신생 두개골을 평가하고 치료하는데 있어서, 후두환추관절을 유일하게 형성된 두개 관절이라고 기억하는 것이 중요하다. 두개골의 나머지 부분은 뇌를 포함하고 있는 부드러운 껍질을 벗긴 계란과 같다.

두개골의 움직임이 아이들에게서 일어난다는 견해를 고려해보면, OME 소견을 보이는 아이들을 두개골의 수동 운동으로 치료 한다는 생각이 성립된다. 수동운동은 뼈의 자연스런 위치를 회복 그리고 아마도 개선시키고 더 나은 배액과 중이의 환기 기능을 유발시킬 것이다. 결과는 중이의 기능이 개선이 되고 OME가 회복되는 것이다. 한 가지 제시할 것은 관례화된 절차로 신생아에 대한 추가적인 두개 검사를 하도록 하자는 것이다.

환자 집단(The patient population)

지난 10년 동안 다양한 증상호소를 하는 많은 아이들이 우리 클리닉에서 치료를 받았다. 만성 귀 통증으로 고생하는 아이들의 숫자는 주목할 만하다. 6개월에서 10세까지의 아이들에게서 우리는 연구를 해보았다. 이 그룹에서 가장 많은 부분은 3세에서 7세 사이의 아이들로 구성이 되었다(60명 중에 44명, 표 4.1).

귀 질환으로 고생하는 대부분의 아이들은 7세 이하이다(54/60). 6세경에 시작하는 영구치의 돌출은 설명이 될 수 있다. 이의 돌출은 유양돌기가 더 낳은 함기성이 되게 한다. 유스타키 관의 기능은 나이가 듦에 따라 개선되고, 이것이 유아에서 청소년기에 걸려 중이염의 발생을 줄이는 것과 일치된다. 덧붙여, 유스타키 관의 구조와 기능 그리고 아이들의 면역성은 보통 6세 경이 된 후에 더욱 성숙한다.

조사 결과(Outcome of investigation)

일반적 치료법(관, 복막천자, 편도절제술, 아데노이드절제술, 그리고 항생제)이 성공을 거두지 못해 수동 운동이 효과적인 중이염이 있는 아이 그룹이 표 4.2에 언급되었다

60명의 아이들이 중이염으로 고생하였다. 이러한 아이들을 위한 일반적인 치료(항생제 그리고/또는 복막천자 그리고/또는 관 그리고/또는 아데노이드절제술/편도절제술)가 성공적이지 못했다. 지난 2년 동안 49명의 만성 귀 통증이 있는 아이들이 도수치료로 성공적인 치료가 되었고, 11명은 별 변화가 없었다.

표 4.1 성과 나이에 의한 아이들의 분류

연령(년)	여성	남성	계
1	4	1	5
2	3	2	5
3	3	4	7
4	8	5	13
5	5	5	10
6	3	5	8
7	2	4	6
8	4	0	4
9	0	0	0
10	2	0	2
계	34	26	60

치료 후에 좋은 결과는 귀 통증이 중이 단독의 기능부전으로 설명될 수 없다는 것이고, 내적, 외적 순환과 두개골의 움직임이 통증을 담당할 수 있다는 것을 의미한다.

두개골의 수동적 운동이 중이의 배액을 자극하는 것으로 순환과 움직임은 회복시킬 수 있다는 것을 제시한다.

만성 귀 질환이 있는 아이들에게 사용되는 관련 기술 (Relevant techniques used in children with chronic ear diseases)

유스타키 관은 접형골의 대비액(ala major)과 측두골의 추체부(pars petrosum) 사이에 위치해 있다. 이러한 뼈의 운동성의 감소는 귀의 환기 기능에 영향을 미칠 수 있다는 것을 제시하는 것이다. 힘을 전달하는 자극에 따라서(1장과 2장을 참고), 측두와 후두골은 유양돌기에 영향을 미칠 수 있다. 접형골과 사골 그리고 접형골과 하악골은 동(sinuses)에 영향을 미칠 수 있다. 그러므로 성장에 있어서 취약한 초기 6세까지 두개골의 운동성을 유

표 4.2 일반적 치료로 성공을 거두지 못한 일반 임상의에 의해 의뢰되고, 수동 운동이 효과적이었던 중이염을 가진 아이들

일반 치료(단일 또는 복합)	총 아이들의 숫자	좋은 결과 수동움직임	결과 없음
치료 없음	6	6	0
관	13	10	3
복막천자	3	2	1
항생제	3	2	1
아데노이드절제술/편도절제술	11	11	0
관 그리고 아데노이드절제술/편도절제술	12	9	3
복막천자 그리고 항생제	3	2	1
복막천자 그리고 아데노이드절제술/편도절제술	3	2	1
항생제 그리고 아데노이드절제술/편도절제술	2	2	0
관, 복막천자 그리고 항생제	1	1	0
관, 복막천자 그리고 아데노이드절제술/편도절제술	1	1	0
복막천자, 항생제 그리고 아데노이드절제술/편도절제술	1	1	0
관, 복막천자 그리고 항생제 그리고 아데노이드절제술/편도절제술	1	0	1
계	60	49	11

지하는 것이 매우 중요하다. 구(sulci)의 위치와 형태 그리고 다른 두개골에 의해 형성되는 공(foramina)은 중요한 위치를 담당하고, 두개 신경 조직과 혈관의 이동을 허용한다(7장 참고).

치료를 시작하기 전에 두개골을 관찰하는 것과 대칭성과 변형을 관찰하는 것이 도움이 된다. 특히 비대칭, 궤도선(orbital line), 귀의 수준과 관련된 귀의 뿔이 그리고 유양돌기에 관심을 기울여야 한다. 천장과 봉합의 위치를 촉지해보고, 부종과 중첩 그리고 움직임이 없는지를 알아보아야 한다. 후두의 과(condylar) 부분을 테스트하고, 후두환추 움직임을 검사하도록 한다.

수동 움직임 테스트 기술은 부가적 또는 지속되는 압력의 적용과 함께 적용되는 치료적 운동으로 또한 효과적일 수 있다는 것이 우리의 견해이다. 손을 가능한 편안하게 두개골 주변에 둔다, 어디에 봉합이 있는지 알아야 하고 최소한의 압력을 유지하도록 한다. 킬로그램보다는 오히려 그램 정도를 생각하라. 환자집단에 긍정적인 영향을 미칠 수 있는 몇 개의 다른 기술들이 있다. 이것들 중 일부를 아래에 기술해 놓았다.

접형골의 수평 움직임(Transverse movement of the sphenoid)

환자는 단단한 베개 위에 머리를 대고 누워 눕는다. 임상가는 환자의 머리 뒤에 앉고, 우측 접형골 위에 시지를 올려 놓는다. 왼손의 시지와 중지는 관골 그리고 전두골위의 좌측 접형골의 위와 아래에 있게 된다. 오른손을 살짝 좌측으로 민다. 우측의 접형골은 같은 방향으로 움직일 수 있다. 오른손으로 좌측에 대해 우측 접형골을 밀고, 좌측 손은 좌측 관골과 측두골골 또는 좌측 측두골과 두정골을 고정 한다(그림 4.9).

효과는 수평면에 있는 접형골을 움직이는 것이다(OME). 모든 부가적 움직임이 가능하다. 경험상, 수평축 주변의 회전이 가장 유용하다.

코전방 지역(코 흔들기)의 길이방향 움직임〔Longitudinal movements of nasofrontal region(nasal wiggle)〕

환자는 머리를 단단한 베개 위에 머리를 대고 눕는다. 임상가는 환자의 측면에 서고, 좀더 머리쪽에 있는 손을 이용하여 엄지와 중지사이로 연부 조직을 잡고 상안와 접촉을 한다. 그런 다음 꼬리쪽 손으로 아주 가볍게 꼬집(비골)는다.

기술은 비전방 부위의 꼬리 방향으로의 길이방향 움직임이다(그림 4.10). 그것은 전두와 상악동 그리고 아마도 접형동에 영향을 미친다(즉, OME, 부비동염).

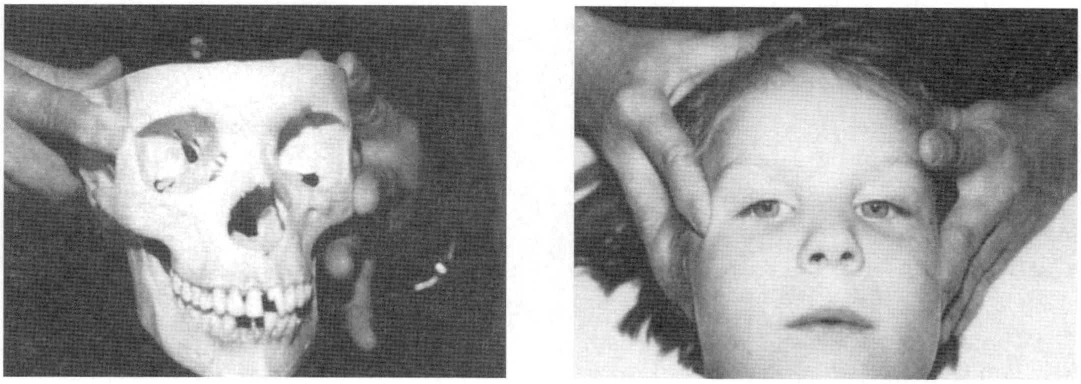

(a) (b)

그림 4.9 (a).(b) 접형골의 수평 움직임

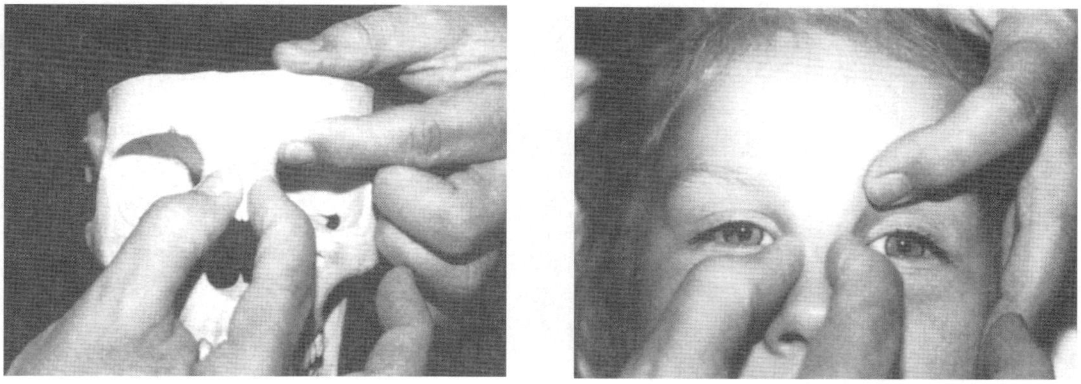

(a) (b)

그림 4.10 (a).(b) 코 흔들기

관골-측두 그리고 관골-상악골 부위의 수평 움직임(Transverse movement of zygoma-temporal and zygomamaxilla regions)

환자를 단단한 베개 위에 머리를 대고 눕힌다. 임상가는 환자의 머리 뒤에 앉는다. 그리고 각 손의 처음 세 손가락을 코에 가까운 관골궁 아래 부드럽게 대고, 들기(lift)가 적용될 때, 코가 신장되지 않게 하기 위해 충분한 피부 늘어짐이 되게 한다.

- ***관골-측두 연접.*** 임상가는 머리를 반대편으로 회전이 되게 한 채 양손의 엄지와 시지를 관절선 근처의 뼈 위에 두고, 두 뼈 사이를 가볍게 신연한다(그림 4.11).
- ***관골-상악골 연접.*** 임상가는 한손 엄지와 시지를 관골 위에 두고 다른 손의 시지를 상악골에 둔다. 그리고 가벼운 신연으로 관골을 외측-두측으로 상악골을 내측-미측으로

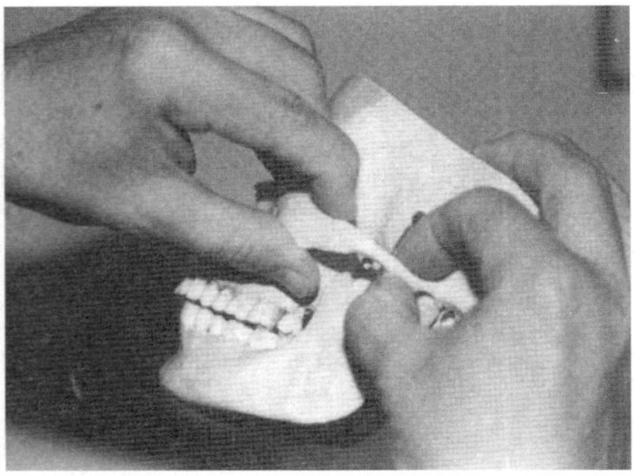

(a)

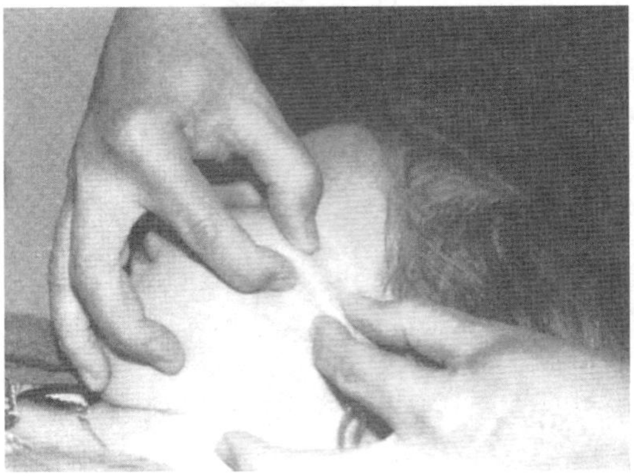

(b)

그림 4.11 (a).(b) 관골-측두 부위의 움직임

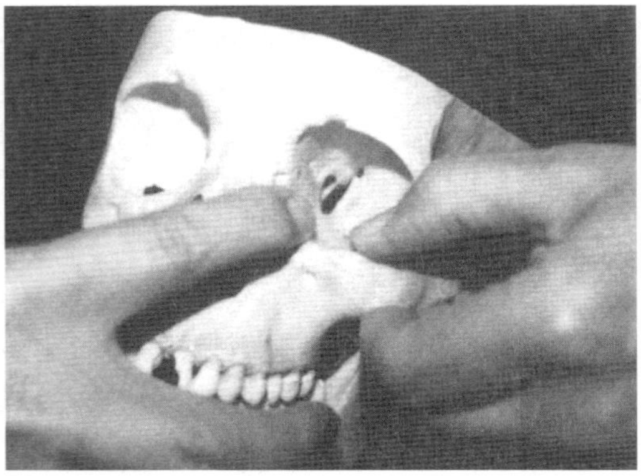

(a)

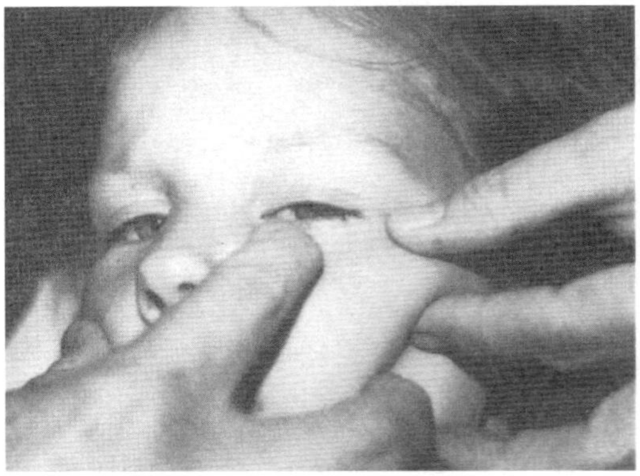

(b)

그림 4.12 (a).(b) 관골-상악 부위의 움직임

움직이게 한다(그림 4.12).

기술 : 환자의 호흡과 함께, 궁(arches)을 점진적으로 상방과 후방으로 이동시키고, 그런 다음 다시 놓아준다. 이것을 수회 반복한다.

효과는 상악과 전두동에서 나타나게 된다(즉, OME, 부비동염).

추체골의 수직 움직임(유돌 들기)〔Longitudinal movement of the petrous bone(mastoid lift)

환자를 단단한 베개 위에 머리를 대고 눕힌다. 임상가는 환자의 뒤에 선다. 각 손가락을 약간 구부려 유양돌기 아래와 주변을 단단하게 잡는다. 그리고 팔을 체간의 장축과 정렬시킨다(그림 4. 13).

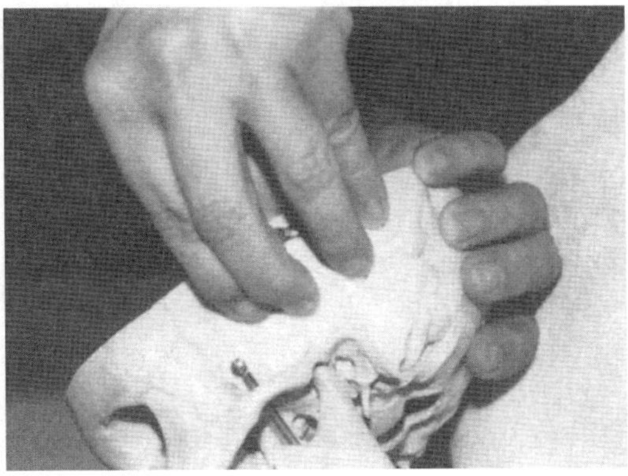

(a)

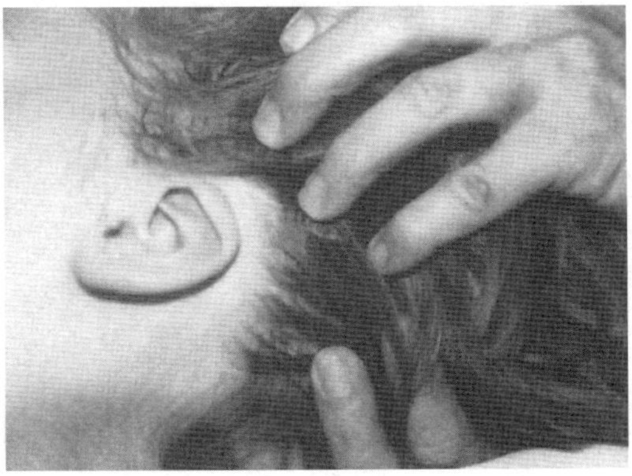

(b)

그림 4.13 (a),(b) 추체 부위의 길이방향 움직임

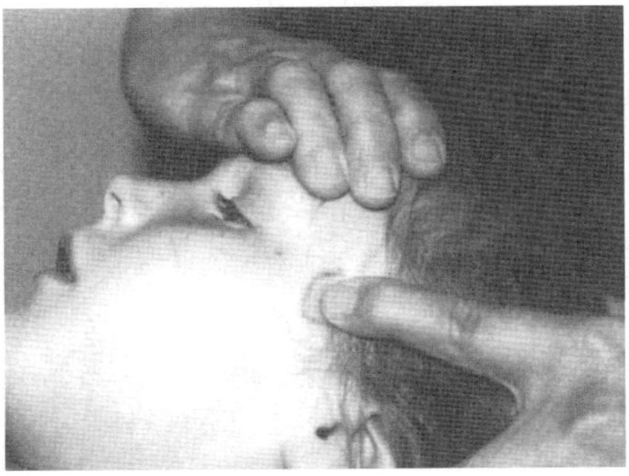

그림 4.14 뒷머리에 대한 앞머리의 회전

기술: 움직임은 머리 방향으로, 수직축에 평행하게 호흡과 함께 일어난다. 효과는 분명히 추체 부위 위에 명백하게 감압과 견인이 일어난다는 것이고, 그것은 또한 두개경추 지역에 영향을 미친다.

뒷머리에 대한 앞머리의 회전(Rotation of forehead on hind-head)

환자를 단단한 베개 위에 머리를 대고 눕힌다. 임상가는 측면에 서서 벌린 머리쪽 손을 손가락이 꼬리쪽으로 가리키게 한 채로 후방 두개골 아래 두고, 다른 손은 안와상부 접촉을 하도록 한다(그림 4.14).

기술: 두개골 아래 손은 고정을 한다, 이마 위에 있는 손은 이마를 시계방향으로 회전시킨 후 반대방향으로 회전시킨다. 효과는 일반적으로 두통, OME 그리고 부비동염에 있다.

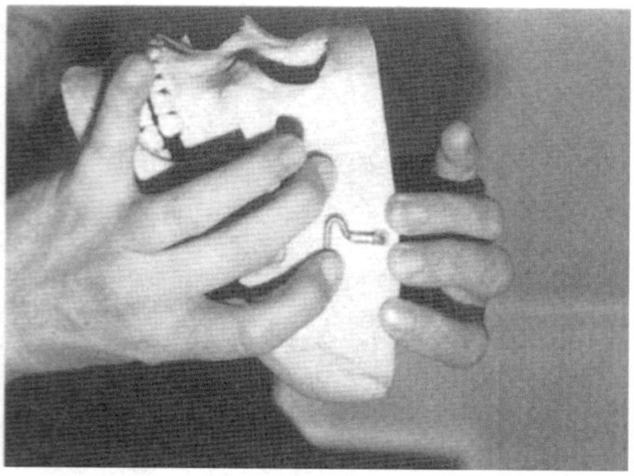

(a)

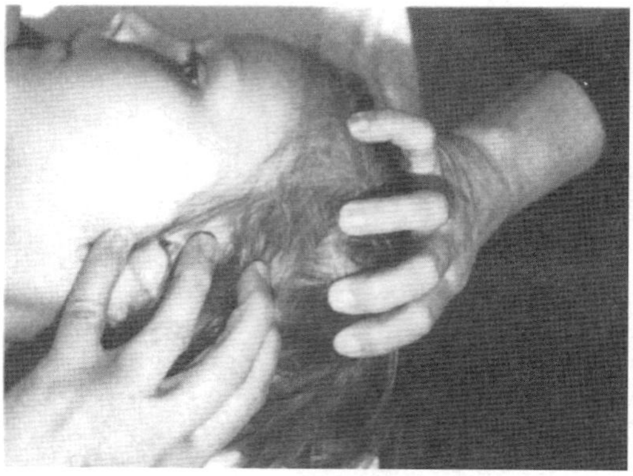

(b)

그림 4.15 (a),(b) 두정골-측두골 부위의 신연

관련 봉합의 신연(봉합 간격)〔Distraction of relevant sutures(suture gap)〕

봉합 간격 기술은 두개골의 많은 봉합에 적용될 수 있다.

이것은 관골/측두골, 관골/상악골, 전두골/비골, 전두골/두정골, 두정골/측두골(그림 4.15)과 같은 모든 관련 봉합을 움직이는 봉합선을 가로지르는 신장인 '간격만들기(gapping)' 신연에서의 시도에서 필수적이다. 환자를 단단한 베개 위에 눕히고 반대-압력으로 베개 또는 임상가의 복부를 이용한다. 임상가는 앉거나 서고, 봉합의 각 측면에 각 손의 중지를 올려놓은 다음, 피부를 봉합위에서 느슨하게 하고 쥐기 위해 두개골을 누르도록 한다.

기술: 외향적(outward) 움직임이 봉합의 90°에서 만들어진다.

외이도 열기(Opening the external auditory meatus)

환자를 단단한 베개 위에 머리를 대고 측면으로 눕힌다. 그리고 임상가는 치료대의 머리쪽에 앉는다. 접촉하기 위해 각 손의 두개 중간 손가락(two middle fingers)를 사용한다. 한 쌍은 쉽게 촉지되는 유양돌기에 대고, 다른 쌍은 외이도의 바로 전방과 머리쪽에 작게 돌출된 부위에 댄다.

기술: 그 부위에서 리드믹한 신장이 접촉했던 부분 사이에서 일어난다. 처음에는 부드럽게 그 다음에는 다음과 같이 진행 한다:

- 기술을 강하게 적용한다.
- 신장 후에 환자를 삼키게 한다.
- 신장동안에 환자를 삼키게한다.
- 신장동안에 발살바 기법을 하게 한다.

기술: 비행과 고도 압력의 변화를 경험 후에 발생하는 '멍한' 귀의 감각을 완화하기 위해, 또한 종종 OME 또는 다른 귀 질환 후에 청력의 변화가 있는 경우의 시도에서 장점이 있다.

피부 신장과 심부 마찰과 같은 두개 연부 조직 치료로 적용되는 두개 검사(examination)와 가동술(mobilization) 모두 우리의 견해에서 보면, 모든 두통 그리고 동(sinus)상태 그리고 가능한 중증도의 시각 그리고 청각 장애에 확실한 고려사항이 될 수 있다. 그러나 그것의 효과에 대해 회의를 가지고 있는 많은 임상가에게는 정통해 있지는 않다(1과 2장 참고).

고찰(Discussion)

만성 귀 질환을 가진 아이들은 수동 움직임에 의해 비정상적인 두개안면기능이 검사되어져야 한다(10장 참고). 임상추론은 기능부전이 연관성이 있는지를 알아보는데 도움을 주고 그 이상의 검사와 치료를 위한 기초가 될 수 있다. 귀의 문제를 풀어나가기 위해 아직 더 많은 연구들이 되어야 한다. 치료 자체의 효과는 부수적인 확증을 제공한다. 우리가 검사 절차를 치료 기술로 바꾸게 될 때, 우리는 많은 구조(관절, 근육, 신경)에 영향을 미친다는 것을 알아야 한다.

우리의 생각은 두개 조직과 신경역동성의, 특히 이러한 아이들에게서, 연관성이 임상적 의미가 대단히 크다는 것이다(7장을 참고).

우리의 견해에서 보면, 두개골은 출생 후에 가능한 빨리 유동관절로 기능이 되어질 필요가 있다. 출생 전에 두개 조직이 왜 필요한지는 명백하다. 그러나 왜 두개골이 어떤 시기에 단단한 용기가 되어야 하는지는 이유가 없다. 같은 보호기능은 약간의 운동성과 심지어 같이 존재해야 한다.

다른 병리와 증상이 두개골의 기능부전과 연관이 있을 수 있다. 머리뼈유합증(craniosynostosis)의 원인은 무엇인가? 감염, 경막의 기능부전인가? 또는 유전적 요인이 있는가? KISS 증후군과 수면 장애를 가진 이런 아이들이 연관성이 있는가?(3장을 참고)

이런 임상적 패턴의 인식은 특히 신생아에 있어서의 그이상의 검사와 연구의 출발점이 될 수 있다.

결론(Conclusion)

OME는 어린 아이들이 잘 걸리는 가장 흔한 질병 중에 하나이다. 그것은 중이 공간에 액이 들어차는 중이의 염증이다. 중이의 배액 기능 개선은 건강에 중요하다.

OME는 중이 단독의 나쁜 기능으로만 설명될 수 없다. 왜냐하면 그것의 원인과 병인은 다요인성이기 때문이다. 유스타키 관과 유양돌기의 해부와 기능, 아이의 연령 그리고 안면 변화가 주요 요소이다.

- 아이의 유스타키 관은 어른의 것보다 짧고 수평면에 더 낮은 각도로 놓여있다. 결과적으로, 관의 기능은 어른들에서 보다 어린 아이들이 덜 효율적이다. 그리고 비인두 분비물은 중이로 쉽게 더욱 역류될 수 있다. 유스타키 관 기능은 나이가 들면서 개선이 된다.
- 유양돌기는 중이의 함기성을 담당한다. 중이 압력이 감소된 경우에, 분비물이 중이로 빨려들어가게 되었을 때, 유양돌기는 가스의 저장고로 작용할 수 있다. 이것은 고 압력을 유발시킨다. 함기성의 불완전한 발달은 OME와 연관이 있다.
- 아이들의 연령은 가장 중요한 요소들 중에 하나이다. OME의 유행병학에 대한 대부분의 연구는 질병이 유아에서 정점에 이르고, 6세경 이후에 급격하게 감소된다는 것을 보여준다. 덧붙혀 말하면, 유스타키 관의 구조와 기능 그리고 아이들의 면역성은 대개 6세경 후에 성숙한다.
- 이빨의 돌출 후에 상악동 내에 더욱 많은 공간이 생기게 된다. 그리하여 환기 기능이 개선된다. 이러한 강은 우리 호흡계의 완충 능력을 증가시키는데 영향을 주고, 안면 부분의 골격근의 성장에 기계적 영향을 또한 주게 된다.

환기관의 치료는 OME에 대해 가장 많이 시술되는 수술적 중재가 되어왔었다. 비록 관이 청력을 개선시키는데 매우 효과적일지라도, 초기 해결과 OME의 장기(long-term) 구조와 기능적 속발증을 막기 위한 것으로 OME의 과정을 변화시키는데 그들의 가치가 있다는 것을 지지하는 증거는 아직 없다.

아이들의 두개골의 동작이 있다는 것을 가정한 상태에서, 두개골의 수동적 움직임을 이용하여 OME가 있는 아이들을 치료한다는 생각이 만들어 졌다. 만성 귀 통증이 있는 아이들의 치료적 접근으로 두개안면부위의 도수치료는 두개골의 움직임의 가능성과 증상의 근원을 찾기 위한 노력 후에만 오직 받아질 수 있다. 수동적 움직임에 의한 관리는 뼈의 자연스런 위치를 회복시키고 개선시켜, 중이의 더 낳은 배액과 환기 기능이 일어나게 한다. 결과로 중이의 기능이 개선이 되면, OME가 회복이 된다.

중이염으로 고생하는 60명의 아이들에 대한 우리 임상경험에서, 만성 귀 통증이 있는 아이들의 49명이 도수 치료로 성공적으로 치료되었고, 11명은 변화가 없었다.

참고문헌(References)

1 Berghaus, A., Rettinger, G. and Böhne, G. (1996). *Nasen-Ohren-Heilkunde*. Hippokrates Verlag, pp.128-136.

2 Van der Bijl, G. (1986). *Het Individuele Functiemodel in de Manuele Therapie*. Tijdstroom.

3 Graves, G. O. and Edwards, L. F. (1944). The Eustachian tube: review of its descriptive, microscopic, topographic, and clinical anatomy. *Arch. Otolaryngol. Head Neck Surg.*, **39**, 359-397.

4 Proctor, B. (1967). Embryology and anatomy of the Eustachian tube. *Arch. Otolaryngol. Head Neck Surg.*, **86**, 503-526.

5 Sadé, J., Wolfson, S. and Sachs, **Z.** (1985). The human Eustachian tube in children. The isthmus. *Acta Otolaryngol.*, **99,** 305-309.

6 Swarts, J. D. and Rood, S. R. (1993). Preliminary analysis of the Eustachian tube. In: *Recent Advances in Otitis Media* (D. J. Lim, C. D. Bluestone *et al.*, eds), pp. 111-113. Decker Periodicals.

7 Sadler-Kimes, D., Siegel, M. and Todhunter, J. S. (1989). Age-related morphologic differences in the components of the Eustachian tube/middle ear system. *Otol. Rhinol. Laryngol.*, **98**, 854-858.

8 Ruah, C. B., Schachern, P. A. and Zelterman, D. (1991). Age-related morphologic changes in the human tympanic membrane: a light and electron microscopic study. *Arch. Otolaryngol. Head Neck Surg.*, **117**, 627-634.

9 Aoki, K., Esaki, S. and Honda, Y. (1990). Effect of middle ear infection on pneumatization and growth of the mastoid process. An experimental study in pigs. *Acta OtolaryngoL (Stockh.),* **110,** 399-409.

10 Iwano, T., Kinoshita, T. and Hamada, E. (1993). Otitis media with effusion and Eustachian tube dysfunction in adults and children. *Acta Otolaryngol. (Suppi.) (Stockh.),* **500**, 66-69.

11 Enlow, D. H. (1982). *Handbook of Facial Growth,* 2nd edn. WB Saunders Company.

12 Ayiomamitis, A and Parker, L. (1989). The differential diagnosis of nasal mucosal swelling and adenoidal hyperplasia using two- and three-parameter discriminant functions. *L. Arch-Otorhinolaryngol.*, **246**, 83-88.

13 Principato, J. J. (1991). Upper airway obstruction and craniofacial morphology. *Otolaryngol. Head Neck Surg.*, **104,** 881-890.

14 Bluestone, C. D. (1971). Eustachian tube obstruction in the infant with cleft palate. *Ann. Otol. Rhinol. Laryngol.*, **80**, 1-30.

15 Sakakihara, J., Honjo, L. and Fugita, A. (1993). Compliance of the patulous Eustachian tube. A. *Ann. Otol. Rhinol. Laryngol.*, **102**, 110-112.

16 Bluestone, C. D., Cantekin, E. L. and Beery, Q. (1975). Laryngoscopy Certain effects of adenoidectomy on Eustachian tube ventilatory function. *Ann. Otol. Rhinol. Laryngol.*, **85**, 113-127.

17 Paparella, M., Hiraida, F. and Juhn, S. (1970). Cellular events involved in middle ear fluid production. *Ann. Otol. Rhinol. Laryngol.*, **79**, 766-779.

18 Bylander, A., Tjernstrom, O. and Ivarsson, A. (1983). Pressure opening and closing functions of the Eustachian tube by inflation and deflation in children and adults with normal ears. *Acta Otolaryngol.*, **96,** 255-268.

19 Aoki, K., Esaki, S. and Morikawa, K. (1989). The size of the mastoid pneumatization and otitis media with effusion in children. *Nippon-Jibiinkoka-Gakkai-Kaiho.*, **92**, 893-898.

20 Kemaloglu, Y. K., Goksu, N. and Ozbilen, S. (1995). Otitis media with effusion and craniofacial analysis-II: 'mastoid-middle ear-Eustachian tube system' in children with secretory otitis media. *Int. J. Pediatr. Otorhinolaryngol.,* **32**, 69-76.

21 Fucsek, M. (1993). Attempt at prevention of chronic otitis media in childhood. *Orv-Hetil.,* **134**, 513-516.

22 Williams, P. L., Warwick, R., Dyson, M. and Bannister, L. H. (1995). *Gray's Anatomy,* 38th edn. Cranial characteristics at different ages, pp.607-609. Churchill Livingstone.

23 Einstein, S. (1967). Minimal forces in tooth movement. *Am. J. Orthodont.,* **53**, 881-903.

24 Oudhof, H. R. J. (1986). Functional structure of the suture. *Nova Acta Leopoldina,* **262**, 459-464.

25 Nimela, M. and Uhari, M. (1994). Pacifiers and dental structure as risk factors for otitis media. *mt. J. Pediatr Otolaryngol.,* **29**, 121-127.

26 Tourne, L. P. (1990). The long face syndrome and impairment of the nasopharyngeal airway. *Angle Orthod.,* **60,** 167-176.

27 Schilder, A. G. M. (1993). *Long-term Effects of Otitis Media with Effusion in Children.* Cipdata Koninklijke Bibliotheek.

28 Hellsing, E. (1987). The relationship between craniofacial morphology, head posture and spinal curvature in 8, 11 and 15-year-old children. *Eur. J. Orthod.,* **9**, 254-264.

29 Bluestone, C. D. and Beery, Q. C. (1976). Concepts on the pathogenesis of middle ear effusions. *Ann. Otol. RhinoL Laryngol.,* **85**, 182-186.

30 Limborgh, J. (1970).The role of genetic and local environmental factors in the control of postnatal craniofacial morphogenesis. *Acta Morphol. Neeri. Scand.,* **10,** 37-47.

31 Wagemans, P. A. H. M. and Van de Velde, J. P. (1988). Sutures and forces. *Am. J. Orthod.,* **94,** 129-141.

32 Wagemans, P. A. H. M. (1986). The postnatal development of frontonasal suture. *J. Dent. Res.,* **65**, 558

33 Williams, P. L., Warwick, R., Dyson, M. and Bannister, L. H. (1989). *Gray's Anatomy,* pp. **257**. Churchill Livingstone.

34 Collier, J. A. B., Longmore, J. M. and Hodgetts, T. J. (1998). *Oxford Handbook of Clinical Specialties,* 4th edn. Oxford University Press, pp.86, 144.

35 Sutherland, W. G. (1948).Philosophy of osteopathy and its application by the cranial concept. Transcript of lecture by W. G. Sutherland. Second annual convention of the Osteopathic Cranial Association, July 18, Mass.

제 5 장

경인성 두통: 임상가의 견해

Cervicogenic headache: a clinician's perspective

서론(Introduction)

Sternbach[1]는 해마다 미국에서 18만명 이상이 두통으로 의료진을 방문하고, 156만일 동안 일을 하지 못해서 생산성 손실이 25조 달러로 추정되는 것으로 보인다고 하였다. Rasmussen 등은[2] 대략 인구의 16%가량이 두통으로 고생하고 있다고 보고하였다. 두통에 관한 보고에 의하면, 그것의 원인론적 관점에서 경추의 중요성에 대한 많은 논란이 있다.[3,4,5] 한편으로 Nilsson[6]과 같은 저자는 다음과 같이 서술하였다. '경인성 두통은 두통의 비교적 일반적인 것으로 보이며 유병율에서 편두통와 유사하다' Sjaastad 와 Bovim[7]은 이렇게 이야기 했다: '모든 가능성에서 본다면 몇 개의 경인성 경우는 흔한 편두통의 경우로 현재 분류되어 있다' . 한편으로 Edmeads[8]와 같은 저자는 '경인성 두통은 독립적 실체로 받아들이기 전에 훨씬 더 확실한 증거가 필요하다' 라고 하였다.

국제 두통 협회(The international Headache Society; IHS)[9]는 여러 형태의 두통을 분류하기 위하여 규범을 만들었다(표 5.1을 참고).

언뜻 보면 경추는 2장에서만 언급했던 것처럼 중요한 역할을 하지 않는 것처럼 보인다. 반면에 대부분의 유병율 연구에서 두통환자의 80-90%는 편두통 그리고/또는 긴장성-타입 두통으로 고생하고 있다고 언급하고 있다.[10,11]

이런 진단 규범은 초기에는 꽤 분명해 보이지만, 임상가가 임상적 상황에서 그것들을 적용하기에는 종종 어렵다. 많은 연구에서 환자 선정에서 3가지 주요 문제를 서술하고 있다.

표 5.1 두통 질환에 대한 분류와 진단적 범주. 두개 신경통과 안면통

1. 편두통
   1.1 아우(aura) 없는 편두통
   1.2 아우 등이 있는 편두통
2. 긴장성- 유형 두통
   2.1 에피소드적 긴장성 - 유형 두통
   2.2 만성 긴장성-유형 두통
   2.3 위의 범주를 만족하지 않는 긴장성 -유형의 두통
3. 다발성 두통과 만성 발작성 반쪽머리뼈증
4. 구조적 병변 없는 잡다한(miscellaneous) 두통
5. 머리 외상과 관련된 두통
6. 혈관질환과 관련된 두통
7. 비-혈관 두개내 질환과 관련된 두통
8. 실체(substances) 또는 철회(withdrawal)와 관련된 두통
9. 비-두개 감염과 관련된 두통
10. 대사성 질환과 관련된 두통
11. 두개골, 목, 눈, 귀, 코, 동(sinuses), 이빨, 입, 또는 다른 안면 또는 두개 구조와 관련된 두통 또는 안면 통증
12. 두개 신경통, 신경간(trunk) 통증과 구심로차단 통증
13. 분류될 수 없는 두통

국제두통협회의 두통 분류 위원회로부터의 자료

1. 두통의 다른 범주 사이에 증상의 중첩이 꽤 있다. Sjaasstad 와 Bovim[7]은 예로, 경인성 두통을 가진 그들 환자의 50%까지 메스꺼움, 구토 그리고 빛 공포증과 같은 관련 증상이 있다고 하였고, 반면에 27%는 그들의 통증에 대해 맥박의 질(pulsating quality)을 이야기 하였다. 이러한 증상 서술은 두통이 더욱 혈관성 타입이라는 것을 전통적으로 나타내고 있는 것이다.
2. 병력에서 환자는 종종 수 년 동안 두통의 변화를 서술할 것이다. 초기에는 현저한 혈관 타입의 두통은 더욱 긴장성 -타입 두통 또는 반대로 변화될 수 있다.[12]
3. 많은 환자들은 단지 한 유형의 두통을 호소하는 것뿐만 아니라, 질문을 통하여 다른 유형의 두통으로 고생하고 있다는 것을 발견하게 될 것이다. 그것은 가장 중요하게 상호간에 더하게 될 수 있다는 것이다.[12] Sanin 등[13]은 IHS 분류를 이용하여 400명의 환자를 분류하였다. 대부분은 두 가지 이상의 진단명을 받았고, 어떤 환자들은 4가지 분류까지 필요하기도 하였다(편두통 두통, 신장성-타입 두통, 약물-유발성 두통 그리고

매일의 만성 두통).

경인성 두통 분류(Cervicogenic headache criteria)

국제 두통 협회에서 서술한 분류와 진단적 분류는 매우 엄격하다.[9] 통증은 목과 후두에 국한되어져야 하고, 이마와 안와 부위로 투사될 수 있다. 통증은 특정 목 움직임 그리고/또는 지속된 자세에 의해 시작되고 그리고/또는 악화된다. 적어도 다음 요인 중에서 3가지 중 1가지가 나타나야 한다. 첫 번째는 수동 움직임 한정 또는 제한, 두 번째는 목 근육 외형, 질감, 긴장도 또는 능동적 그리고 수동적 신장과 수축에 대한 반응에서의 변화; 그리고 세 번째 목 근육의 비정상적 민감도(tenderness)이다. 또한, 방사선학적 조사는 적어도 다음 세 양상 중에 하나는 나타나야 한다: 굴곡/신전에서 움직임 비정상, 비정상적 자세, 그리고 골절 등과 같은 분명한 병적 소견

결국, 두통은 성공적 치료 1달 이내에 사라져야 하거나 주요 장애의 자발적 소실이 있어야 한다.

임상가에게 분명하게 만약 특정 환자가 모든 분류에 부합된다면, 경추가 두통의 원인이 분명하다. 임상에서, 역시, 오직 소수가 모든 범주를 분명하게 충족시킬 것이다. 분명한 선이 그어져 있지 않은 많은 환자들은 수반되는 다른 두통 증상이 있다. 그리고/또는 위의 모든 분류를 오직 부분적으로 충족하고 있다. Vernon은[14] 전조 또는 긴장-타입 두통 없는 편두통으로 고통받는 것으로 진단받은 환자의 경추는 둘 다 다음의 고빈도를 보여주고 있음을 조사하였다.

1. 두통 동안의 후두와 목 통증
2. 상부 경추 지역의 압통점(tender points)
3. 경추 곡선의 크나큰 감소 또는 소실
4. 상부 그리고 하부 경추에서의 관절 기능부정의 x-레이 소견

Vernon[14]은 그러므로 다음과 같이 진술했다: '이런 소견들은 목이 성인의 양성 재발성 두통의 발현에 중요한 역할을 한다는 논리를 지지한다.'

결국, Watson과 Trott[15]는 적어도 5년 기간 동안의 병력으로 고생하고 있는 30명의 두통 그룹과 증상이 없는 30명의 대조군을 비교하였다. 두통 그룹은 적어도 한달에 한 번은 경험을 하였으나, 연구 당시에는 치료를 받지 않았었다. 두통 그룹이 경추 문제에 대해 구체적으로 선택되지 않았을 지라도, 연구자는 다음의 사실을 알아냈다.

1. 상부 3 분절의 수동적 부(accessory) 추간 움직임(Maitland[16]에 의해 서술된 것처럼)에 대한 조사에서, 모든 30명의 환자들은 상당한 관절 증상(즉, 움직임 제한과 국소 통증의 발생)을 가지고 있었다. 증상의 재발은 12명의 경우에서 있었고, 반면에 다른 18명은 움직임 제한 그리고/또는 국소 통증의 형태로 오직 국소 관절 증상만 가지고 있었다.
2. 30명의 환자 중 19명은 욱씬거리는/고동치는 듯한 성질이 있다는 것으로써 그들의 통증을 설명했다.
3. 50%는 메스꺼움, 구토 등과 같은 관련 증상을 보고했다.
4. 유의한 전방 머리 자세가 있었다.
5. 상부 목 굴곡근의 등장성 근력과 지구력이 감소되었다.

많은 이러한 환자들은 전통적으로 편두통 그리고/또는 긴장-타입 두통으로 진단을 받아왔기 때문에, Watson 그리고 Trott는; 이 연구의 결과는 흔한 편두통으로 고생하는 의심되는 환자들의 목의 원인을 선별하기 위한 필요성에 중점을 두었다고 하였다.[15]

결론으로 이제 분명한 것은;

1. 이러한 개요(scheme)에서(IHS 개요를 포함한) 주장되는 분류는 흔한 편두통과 경인성 두통 사이를 구별하려고 시도할 때, 부적절하다는 것을 의심하는 이유가 되는 것으로 보인다.[7]
2. 경추는 아마도 대부분의 유병률 연구에서 보여주었던것 이상으로 두통의 원인에서 더욱 중요한 역할을 담당한다.[7]
3. 더욱이, 필요한 것은 이러한 중첩, 유사성 등을 설명할 수 있는 모델이다. 그리고 몇몇 지침이 치료와 두통 환자의 관리를 위해 도출될 수있다.

경인성 두통을 위한 신경해부학적 근거(Neuroanatomical basis for cervicogenic headache)

경삼차신경핵(Trigeminocervical nucleus)

경인성 두통을 위한 신경해부학적 근거는 경삼차신경핵에서 발견될 수 있다.[17] 삼차 신경으로부터의 구심성 섬유는 교로 들어가고, C1에서 C3 수준까지 척수관으로 내려간다. 삼차 신경의 이런 미측부와 상부 3개 경신경의 후근은 단일 기능핵(functional nucleus)을 형성한다(그림 5.1). 이것은 경추 척수 신경과 삼차 신경의 일차성 구심성 섬유가 같은 이차 척수시상 신경원(second order spinothalamic neuron)위에 모이게 한다(그림 5.2).[18] 이 구심성 섬유의 모임은 유해성 상부 경부자극이 정상적으로 삼차 신경에 의해 지배되는 부위로 연관통을 유발시킬 수 있다는 것을 가리킨다. 흥미롭게도, 그것은 일차적으로 미부로 내려가는 삼차신경의 시신경 가지이다.[17] 이 가지는 대부분의 경인성 두통 환자가 증상을 호소하는 머리 부근을 지배한다.

이것은 상부 3개 경 신경에 의해 지배되는 신경근골격 구조가 두통을 유발시킬 수 있다는 것을 제시한다.

1. 관절(Joints)[19-24]

Dwyer 등과 Dreyfuss 등[21,23,24]은 환추-후두, 외측 환추축성 그리고 C2-3후관절의 주사(injection)가 후두통을 발생시킬 있다는 것을 보여주었다.

또한 Watson과 Trott[15]는 30명의 대상자 중에 12명에서 수동적 부(accessory) 추간 움직임(PAIVM)으로 환자의 두통을 재생시켰다. 더욱이, 두통을 가진 대상자는 무증상의 대조군보다 상부 경추에서 유의하게 더욱 관절 증상을 보였다.

2. 신경계(Nervous system)

신경계는 전도성 조직(뉴우론 등), 혈관(동맥과 정맥) 그리고 결합조직(즉 경막, 신경바깥막, 등)으로 구성되어 있다.

결합조직은 신경이 지배되는 것으로 보인다. 추간공안에 경막은 동척추신경(sinuvertebral nerve)에 의해 지배된다.[25,26] 말초신경의 결합조직은 신경지배신경(nervi nervorum)과 혈관주변층(perivasale plexi)에 의해 지배된다.[27,28] 이것은 신경계 자체가 통증의 잠재근원지가 될 수 있다는 것을 의미한다.[28]

더욱이 신경계는 정상 일상생활 활동 중에 상당한 길이 변화를 겪는 것으로 보인다. Louis[29]는, 예로, 추간공의 길이(대후두공에서 천골의 기저 까지)는 대상자가 신전에서 굴곡으로 움직일 때, 6-9cm까지 증가한다고 하였다. Millesi[30]는 정중신경은 팔 움직임이 있는 동안에 20% 까지 길이 변화를 받아들일 수 있다고 하였다. 이러한 길이 변화에 적응할 수 있도록 하기위해서, 신경계는 다음과 같은 것들을 할 수 있다.

1. 자체내의 미끄러짐(즉, 경막 대 지주막하, 서로 맞서고 있는 각각의 속[31](fascicles)
2. 서로 직면해 있는 조직에 대항하는 미끄러짐(즉, 추체에 대항하는 경막; 손목 신전 시 이두근에 대항하는 정중신경[32])
3. 펴지고 늘어남[33,34]

그러나, 만약 이러한 신경계의 역동적인 능력이 제한된다면, 이것은 증가되는 긴장, 병리

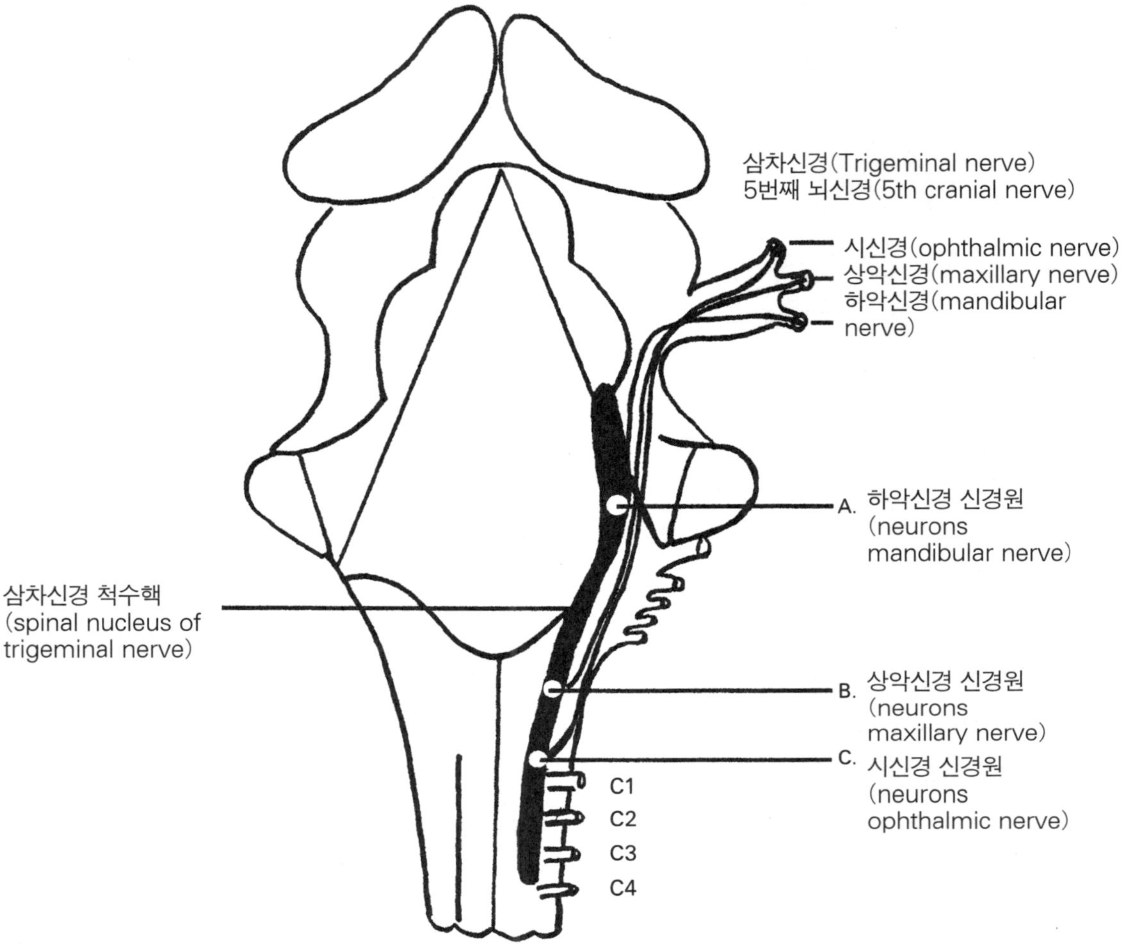

그림 5.1 경삼차신경핵

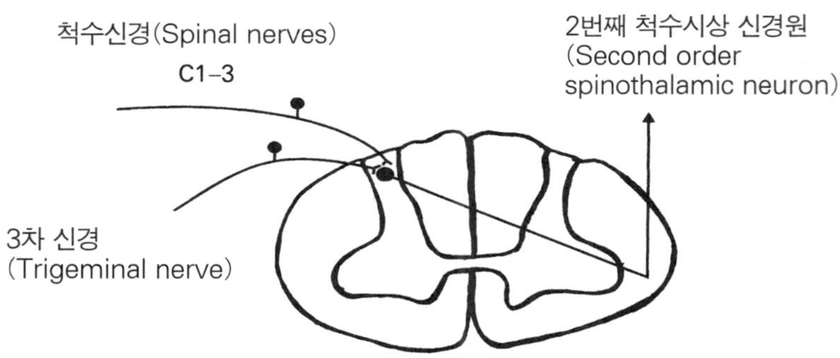

그림 5.2 경수 신경과 삼차 신경의 일차 구심성 신경 섬유가 같은 이차 척수시상 신경원에 모임

생리학적 반응(통증, 감각이상 등) 그리고 움직임 제한의 증가가 생기게 할 수 있다.[16,33,35-37]

두통과 신경학적 변화를 유발하는 신경 압박은 비교적 드물지라도,[38] 임상적 관찰은 신경역동성이 방해받을 수 있다는 것을 가리킨다. 이런 방해는 척추관 내에 존재할 수 있고, 하지직거상과 슬럼프(slump) 검사에서 객관적 소견을 나타내기도 한다.[16,39]

선택적으로는 대후두신경이 관련이 될 수 있다.[40] Bovim[41] 등과 Gawel [22,42]등은 대후두 신경 차단 실시로 통증으로 인한 경인성 두통이 생긴 선택된 그룹의 환자들을 완화시켰다.

Vital[43] 등은 대후두신경의 해부와 동역학을 설명하는데 있어서, 반대측 회전과 결합된 상부 경추의 굴곡은 신경을 길게 할 것이라고 하였다.[16,35] 임상가는 슬럼프 검사 요소를 가미해 증상을 감별할 수 있다.[16,35] 신경역동성 검사에 대한 상세한 설명은 7장을 참고하라.

3 근육(Muscle)

근육의 긴장도, 압통점 그리고 근전도 활동성은 많은 두통 형태에서 비-특이성 징후다.[44] 발통점이 두통 원인의 일차요소인지, 또는 관절 기능 부전과 이차적 통각과민과 같은 다른 요인에 의해 지속되는 단순한 이차적 부현상(epiphenomena)인지에 대한 것은 상당한 논란이 있다.[45-47]

최근에 상부 경부 굴곡근의 역할은 연구의 주제가 되어왔다. Watson과 Trott[15]는 두통이 있는 환자가 상부 경부 굴곡근의 등척성 근력과 지구력이 유의하게 감소되었다고 하였다.

앞으로의 연구는 이것이 통증 장애 억제에 의한 일차성 또는 이차성 요인에 의한 것인지 그렇지 않은 지를 보여줄게 될 것이다.

세로토닌적 시스템(Serotoninergic system)

후근에서 들어오는 맥동의 전달은 조절 될 수 있다.[49] 뇌간핵에서 기인하는 하행 신경원은 일차 감각 신경원과 이차 척수시상 신경원 모두에 억제성 효과를 갖게 된다(그림 5.3).[50] 이 하행 시스템에 의해 분비되는 주요 신경 전달물질은 세로토닌이다.[49,50]

편두통과 긴장성 -타입 두통 모두에서, 세로토닌적 시스템에서의 기능장애가 나타난다.[50] 저기능적 세로토닌 활동성은 탈억제(disinhibition)가 되게 하고, 그것이 정상 수준의 구심성 자극을 과역치까지 상승되게 해서 결국 통증으로 해석되게 한다. 이러한 중추 통증-조절 시스템의 교란은 객관적인 징후, 구조적 변화와 통증의 발생 사이의 약간의 비지속적 관계를 설명하는 것을 도와줄 수 있다.

자율신경계는 시상하부와 같은 중추를 조절할 수 있고, 청반(locus ceruleus)은 즉각적으로 세로토닌적 시스템에 관련이 있고 영향을 미친다.[50] 이것에 대한 임상적 의미는 임상가는 문제에 대한 가능한 기여자로서 상부 3 경추신경에 대한 평가에만 제한하지말고, 자율신경

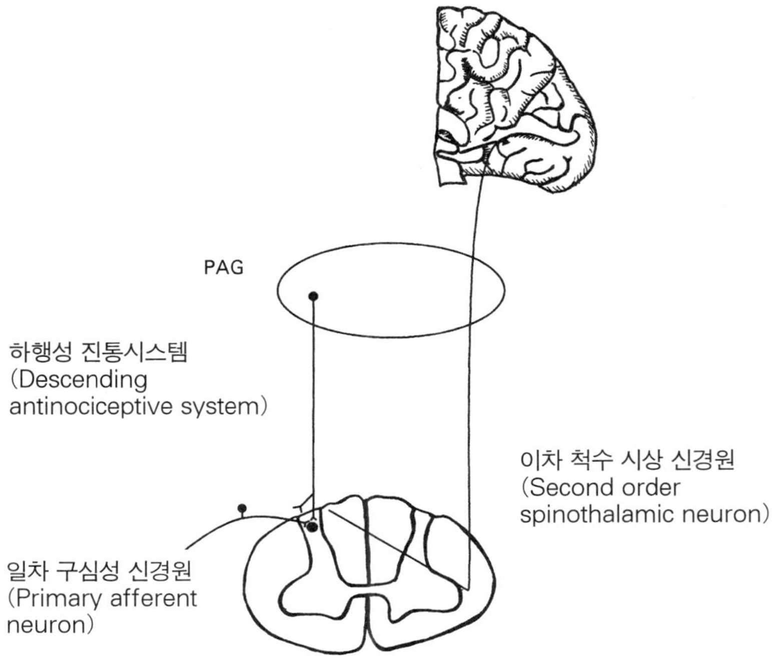

그림 5.3 뇌간핵에서 오는 하행신경원은 일차 감각신경과 이차 척수시상 신경원. PAG; 수도관주변회백질 (periaqueductal) grey(Fields로부터 인용됨) 모두에 억제성 영향을 미친다.

계를 포함해야 한다는 것이다.

삼차신경혈관 시스템(Trigeminovascular system)

경삼차신경핵으로의 원심성 체성 섬유의 순수한 말초 유해수용성 입력이 어떻게 일어나는지 그런지 설명할 수는 없다, 대신에, 아우라가 없는 편두통을 가진 것으로 분류되는 환자, 또는 날씨 변화와 함께 두통이 증가한다고 호소하는 환자는 경추 치료로 도움을 받을 수가 있다.

Moskowitz[51]는 삼차신경은 또한 동측으로 전, 중 그리고 후 뇌동맥[특히, 윌리스 고리의 가장 근위부 분절(그림 5.4)]의 가장 근위부 분절을 지배한다고 하였다. 이것을 삼차신경혈관 시스템이라고 부른다. 이것은 경삼차신경핵에서 체성과 혈관 구조의 입력의 모임이 있다는 것을 의미한다. 하나의 근원지로부터의 유해수용성 입력은 다른 자극으로부터 온 입력에 대해 후근에 넓은-역동적-범위 신경원을 민감하게 할 수 있다. 이것은 경인성 두통 환자가 갖고 있는 욱씬거리는 통증의 질과 또한 얼마나 다른 종류의 두통이 상호 상승될 수 있는 지를 설명하는데 도움이 된다.

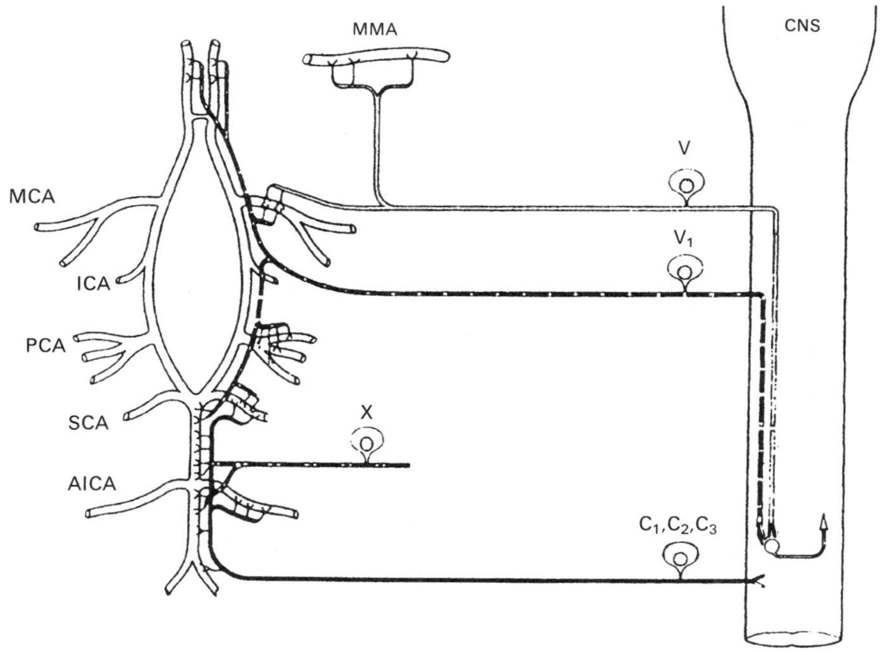

그림 5.4 삼차신경에 의한 윌리스 고리의 신경 지배
중대뇌동맥(MCA Middle Cerebral Artery) 전하대뇌동맥(AICA Anterior Inferior Cerebral Artery)
하대뇌동맥(ICA Inferior Cerebral Artery) 중수뇌동맥(MMA Middle Medullary Artery)
후대뇌동맥(PCA Posterior Cerebral Artery) 삼차신경(V Trigeminal Nerve)
상대뇌동맥(SCA Superior Cerebral Artery) 하악가지(V1 Mandibular Branch)

신경인성 염증(Neurogenic inflammation)

이러한 혈관 구조로부터의 유해수용성 정보를 전달하는 것 이외에, Buzzi 와 Moskowitz [52,53]는 두통의 발생에 있어서 삼차신경의 다른 역할을 설명했다. 활동과 함께 경삼차신경핵 방향으로의 정방향 맥동 교류(orthodromic impulse traffic)가 있다. 그러나 또한 말초신경 종말에서의 혈관활동성 신경전달물질(물질 P와 같은)의 유리를 유발시키는 역방향 맥동 교류(antidromic impulse traffic) 또한 있다. 유리된 물질 P는 혈관의 투과성, 혈관확장 그리고 유해수용기의 민감화(신경인성 염증이라고 불리는 과정)을 증가시킨다. 신경인성 염증에 대한 이런 기전을 통하여 삼차 신경은 원심성 맥동 교류에 기여 할 수 있다.

신경인성 염증의 정도는 다양한 요인에 의해 중재될 수 있다(표 5.2)[54].

다시 자율신경계로부터의 영향이 있다. 그리고 그것은 왜 어떤 환자가 특정 음식물[즉, 혈관 활동성 물질로서 티라민(tyramine)이 있는 치즈]에 반응하는 것처럼 보이는 지를 지금 또한 보여주는 것이다. 임상적 의미는 임상가는 이러한 것에 기인하는 외인성 발화 요인 역

표 5.2 혈관벽 감각 신경 상호작용의 중재

1. *생화학적*	호르몬
	비만 세포 성분
	알코올과 약
	혈소판 성분
	음식
2. *기계적*	신장
3. *이온적*	우울의 확산
4. *신경적*	아편-함유 섬유
	교감신경
	부교감신경

Moskowitz 등으로부터 인용

시 점검해야 한다는 것이다.

삼차신경혈관 전달(Trigeminovascular transmission)

체성 입력이 탈억제 될 수 있는 것처럼, 혈관 입력도 탈억제 될 수 있다.삼차신경혈관 전달의 중추성 조절은 예로, 중뇌수도관조절, 특수 감각(빛 그리고 소리), 그리고 스트레스와 수면과 같은 변형된 생리학적 상태와 같은 것에 영향을 받을 수 있는 것으로 보인다.[54] Diamond와 Freitag[55]와 같은 저자는 환자가 규칙적인 수면 습관과 여가 관리를 유지하는 것이 중요하다고 강조한다.

연속 모델(Continuum model)

Olesen[56]은 만성 두통에 대한 세 가지-요인〔혈관, 척수상(supraspinal) 그리고 근인성(myogenic)〕 모델을 제시하였다. Nelson[50]은 이 모델을 수정하여 양성 재발성 두통의 연속성을 발표했다(그림 5.5).

경삼차신경 핵이 중심에 자리 잡고 있는데. 이러한 활동은 3가지 주요 요인에 의존한다.

1. 체성 근원지로 부터의 입력(근육, 인대 등)
2. 혈관 근원지로 부터의 입력, 그것은 추측하건데 욱신거리는/맥동성 통증을 담당한다.
3. 유입되는 입력이 통증을 유발시키든 그렇지 않든, 그것은 세로토닌적 시스템에 의한 억제의 양으로 결정된다(이것은 Gifford[37]에 의해 설명된 것처럼 중추 신경계에서 처리과정과 우세하게 관련된 통증 기전과 비교할 만하다).

세로토닌이 통증의 혈관 근원지에 영향이 있을 것이라는 것은 여전히 논란의[49] 여지가 많고 의문이 있는 것으로 보인다.

자율신경계는 첫 번째로는 세로토닌적 시스템을 조절하는 것으로 그리고 두 번째로는 혈관운동 활동성과 신경인성 염증(Gifford[37]에 의해 언급된 것처럼 출력 시스템과 관련된 통증 기전과 비교할 만하다, 또한 8장을 참고)에 의한 결과에 영향을 미치는 것으로 역시 중요한 역할을 한다.

결국 이 모델 또한 두통 환자가 아주 흔히 만나게 되는 정서적 변화를 설명하는 것을 돕는

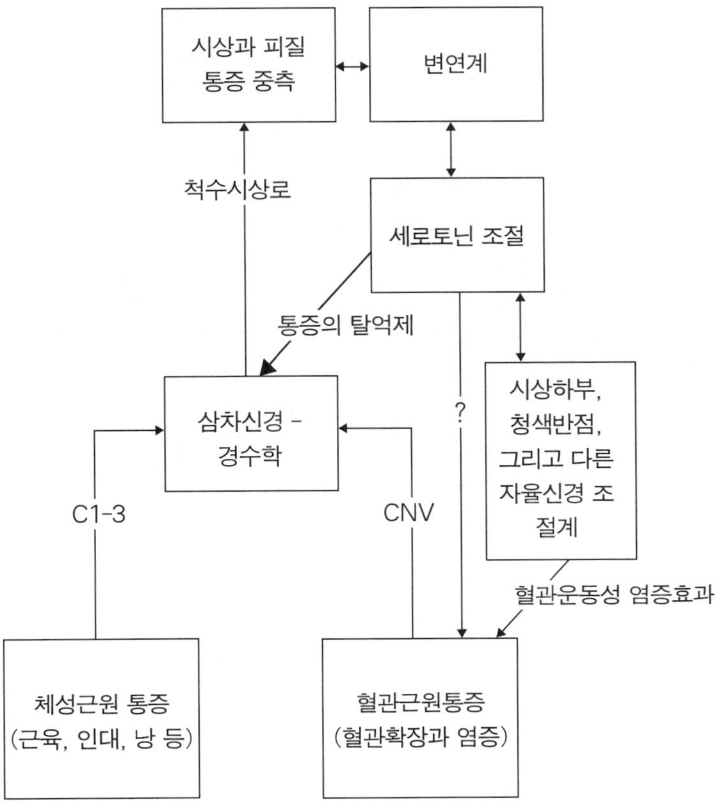

그림 5.5 양성 재발성 두통의 모식도(Nelson[50]으로부터 인용됨)

다. 세로토닌이 변연계에 강력한 효과가 있는 것처럼, 세로토닌적 시스템에서의 장애는 감정-전환 효과를 갖는다(Gifford[37]에 의해 언급된 것처럼 정서적 수준과 관련된 통증 기전과 비교할 만하다). 아미트리프달린(amitriptyline)과 프로작(Prozac)과 같은 두통 환자에게 흔히 사용되는 항우울제 약이 세로토닌 작용제라는 것은 흥미롭다.[49,57]

체성 요소가 우세한 환자는 경인성 두통을 위해 모든 필요한 조건을 만족시킨다. 혈관 요소가 우세한 환자는 어떤 형태의 편두통이 있는 것으로 분류될 것이다.

가장 중요한 것은 이 모델은 임상가에게 혼합 유형의 두통을 보이는 환자가 가지고 있는 체성 발화요인에 기여하는 연구의 근거를 준다는 것이다.

또한 치료사가 순수한 기계적 사고를 다음의 면들을 함께 포함하는 전반적인 관리 프로그램이 있는 두통 환자에게 적용할 것인지 그렇지 않은 것인지를 가능하게 한다.

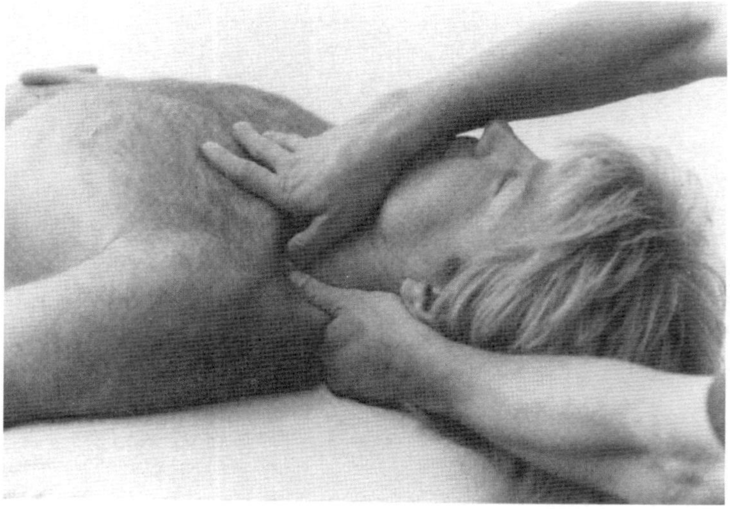

그림 5.6 길이(longitudinal) 두측 방향으로의 첫 번째 늑골의 가동술

- 신경근 골격계 -지향적인 치료
- 자율신경계 치료
- 생활양식 변화
- 해독
- 환자 정보

전반적인 관리 프로그램(Overall management programme)

신경근 골격계(Neuromusculoskeletal system)

Boline[57] 등은 긴장성-유형 두통의 치료에서 카이로프랙틱 도수치료와 아미트리프달린에 대한 무작위 비교 시도에 대해 보고하였다. 6주 그리고 12회 치료 후에 양쪽 그룹 모두 비슷한 비율로 개선이 되었다. 치료를 하지 않고 이후 4주 말경에 도수치료 그룹은 여전히 유의하게 두통 활동성이 덜하였다. 반면에 아미트리프달린 그룹은 치료 전 수준으로 돌아갔다. 이것은 아미트리프달린 치료는 오직 세로토닌 결함을 보상함으로 증상적으로만 치료한다는 가설이 되는 것이다. 연접간극에서 세로토닌의 흡수(uptake)를 억제해서, 세로토닌의 항-유해수용성 효과를 증가시킨다. 한편, 도수치료는 주요 장애(증상의 원인)를 치료하는 것으로 보인다. 그러므로 더욱 강한 효과를 가진다.

더 많은 정보를 얻기 위해서는 긴장성 -타입과 편두통에 대한 도수치료의 결과 연구에 대한 문헌을 고찰한 Vernon[58]의 것을 참고하라. Beeton과 Jull[59]그리고 Schoensee 등은[60] 신경

표 5.3 혼합된 두통 증상의 치료시 고려점

생활양식 변화

1. *식이 제한* : 티라민과 다른 혈관활동성 아민-함량의 음식
   - 즉, 에멘탈(Emmentaler), 체다(Cheddar)와 같은 숙성된 치즈, 닭의 간, 쵸코렛, 감귤 과일
   - 카페인-함량의 제품
   - 알콜성 음식(특히, 포도주)
   - 아질산염(즉, 가공 처리된 고기에서의 색소)
   - 글루타민산 소다(중국음식에서 향을 돋우는 것)
   - 아스파탐
2. *수면 습관* : 적절한 수면
   - 계획된 수면과 기상시간 유지(주말/휴일 시 더 길게 수면을 취하는 것과 비교)
3. *스트레스 관리*
   - 생체되먹이
   - 상담(현실적인 목표)
   - 이완과 휴식관리
4. *해독*
   - 카페인과 함께 하는 진통제
   - 마약
   - 바르비투르산염
   - 맥각

Diamond와 Freitag[55]로부터 인용됨.

근 골격 조직에 직접적인 치료에서 얻은 좋은 효과를 얻은 경인성 두통 환자에 대한 사례역사를 발표하였다.

자율 신경계(Autonomic nervous system)

흉추에 대한 치료는 두통과 같은 증상으로 고생하는 환자에게 도움이 되는 것으로 보인다.[61] Harder[62]는 상위 경신경절(superior cervical ganglion) 차단으로 편두통으로 고생하는 환자의 증상을 완화시킬 수 있었다. 교감신경절에 대한 경추와 1번째 늑골과의 밀접한 해부학적 관계로 인해, 경추의 전-후 가동술과 1번째 늑골의 가동술에 대한 효과를 위한 연구의 뒷받침이 제공된다(그림 5.6).

전반적 관리(Overall management)

많은 환자들이 한 종류의 두통 이상을 호소하고 이러한 것들이 상호 상승될 수 있기 때문에, 다른 외인성 발화 요인을 점검하는 것이 중요하게 된다. Diamond와 Freitag[55]는 생활양

식 변화에 대한 중요성을 강조한다(표 5.3).

해독(Detoxification)[55,63]

Edmeads는[63] 매일의 만성 진통제 남용은 매일의 만성 두통(재발성 두통)을 유발할 수 있다고 강조 한다. 그러므로 환자가 사용하고 있는 약물의 양을 점검하는 것이 중요하게 된다. 그리고 환자에게 당신의 병을 낫게 하기 위해 당신의 약을 없애버리라고 조언하는 것이 필요할 수 있다. 이것은 만약 약물이 처방되었다면 환자 의사와의 면담에 의해 오직 실행될 수 있다.

환자 정보(Patient information)

결국, 그러나 아마도 가장 중요한 것은 임상가는 환자를 교육하고 정보를 주는 중요한 과제를 가지고 있다. Bass 등은 두통을 새롭게 호소하면서 가정의에게 갔었던 272명의 환자에게 1년 후에 결과 예측인자를 가지고 조사하였다. 비록 더 심한 통증, 구토 그리고 좋지못한 결과 사이에 연관성이 있었음에도 불구하고, '두통의 해결책에 대한 가장 강력한 예측인자는 6주 면담에서의 환자의 진술이었다, 그들은 그 기간동안 두통과 관련된 문제를 의사와 허심탄회하게 토론할 수 있었다.

대부분의 다른 신경근골격성 문제와 반대로, 경인성 두통의 악화는 분명히 활동과 관련된 것은 아니다. 이것은 종종 불안정한 느낌, 자신의 신체에 대해 조절할 수 없다는 것을 환자가 느끼게 한다. 더욱이, 많은 두통 환자는 뇌종양 그리고/또는 정신과적 병이 있는 것 같은 요인에 대해 걱정을 한다. 이런 의지는 변연계에 불안정한 영향을 유발시키고 결국 세로토닌적 기능부전을 가미하게 된다.[64]

결국 임상가는 다음에 의한 환자의 불안감을 완화시키려고 노력하는 것이 필요하다.

1. 증상의 원인을 찾기 위한 철저한 조사
2. 기여 인자가 있는 장애에 대한 통증 기전의 설명
3. 가정 운동과 식이 제한을 조언하여 환자에게 통제 범위를 주도록 노력

경인성 두통의 임상적 발현 (Clinical presentation of cervicogenic headache)

서론(Introduction)

양성 재발성 두통의 가장 흔한 형태를 진단하도록 긍정적으로 도울 수 있는 실험 검사법

은 없다. 단순 엑스-레이는 감별진단에서 종종 결정적이지는 않다. 그러므로, 진단은 일차적으로 증상에 대한 임상적 발현에 의해 내려지고 신체 검진을 통한 비교할만한 객관적인 신경근골격계 증상을 알아봄으로 해서 결국 증명을 한다.

다음의 경인성 두통 양상은 주로 다음 저자들의 작업에 근거를 두었다: Edeling, Fredriksen 등[66], Pfaffenrath 등[67], Sjaastad 와 Bovim[7], Jull[44] 그리고 Watson.[68]

증상의 위치와 질(Localization and quality of symptoms)

통증은 머리의 어떤 곳이라도 있을 지라도, 가장 흔한 부위는 전두, 측두, 후두 그리고 안와후부 부위이다. 편두통 환자들이 후두하 통증을 역시 호소하는 것처럼, 통증은 종종 그러나 항상 후두하와 목 통증을 동반하지는 않는다. Sjaastad는[69] 경인성 두통은 통증이 후두하에서 시작해서 연속적으로 전방으로 퍼지는 경향이 있고, 반면에 편두통 환자는 그와는 반대인 경향이 있다는 중요한 구별을 지었다. 통증은 편측성이 될 수도 있고/또는 양측성이 될 수 도 있다. 그러나 편두통은 항상 위치가 변하지 않는다.

증상에 대해 가장 흔하게 사용되는 서술용어는 아픈 또는 멍한 찌르는 통증이다. 환자는 또한 머리 주변의 조이는 밴드가 있는 느낌을 호소하거나 압박하는 느낌을 호소한다. 그러나, 고동치는 맥동치는 것과 같은 느낌으로 서술할 수 있다.

비록 통증의 정도가 심하기 때문에, 사례의 20% 가량은[44] 일상생활 활동에 지장이 있다. 종종 너무 괴로워서 유일한 해결책이 눕는 것 밖에 없는 경우도 있다.

관련된 증상과 신경학적 증상(Associated and neurological symptoms)

모든 앞서 말한 저자들은 메스꺼움, 구토, 현기증, 이명증, 시력장애 그리고 빛-/전화공포증 등과 같은 관련 증상을 호소하는 경인성 두통 환자에 대해 언급하였다. 대부분 중요한 것은, 성공적인 경추의 치료 후에 이러한 증상 완화가 눈에 띄게 있었다는 것이다.

두통 환자가 가지고 있는 통증은 보통 연관통이지 신경의 압박에 의해서 생겨나는 것은 아니다. 신경학적 증상들은 드물게 나타난다.[17] Lance 와 Anthony는[70] 목-혀 증후군이라고 불리는 것을 언급했다. 이것은 환자가 급성 편측(하) 후두 통증을 혀 동측 반의 무딘감각과 함께 호소하는 장애다. 증상은 보통 갑자기 또는 머리의 조절되지 않은 움직임(주로 회전)에 의해 일어난다. Bogduk은[71] 증상들이 충돌(impingement)을 유발시키는 C1-2에서의 과도한 움직임 그리고/또는 C2의 관절 기둥(pillar)에 대한 C2 복측지(ventral ramus)의 신장에의해 유발된다는 가설을 내놓았다. 반면에 편측 무딘감각은 설하계제(ansa hypoglossi)에서 C2 복측지로 지나가는 혀로부터 오는 고유수용성구심성의 압박으로 발생이 된다고 하였다. 상부 경추의 수동적 생리학적 추간 움직임의 평가를 통하여 문제가 일차적으로 동측 과

운동성/불안정성에 의해 일어나는지 아닌지 또는 증상 부분의 이차적인 과운동성을 일으키는 일차적인 반대측 저운동성에 의한 것인지를 알아내야 한다.

경부 요소에서의 악화 요인(Aggravating factors with a cervical component)

경인성 두통은 목 움직임에 의해 시작될 수 있다. 환자는 앞을 보는 것(신전), 차를 돌리는 것(회전), 면도 등과 같은 움직임과 같이 두통을 호소한다. 그러나, 대부분의 환자들은 그와같은 명확한 선을 긋는 것은 아니다. 장시간 동안 컴퓨터에서 일을 하는 것(머리 전방 자세), 엎드려 자고 난 후 깰 때(회전), 산에 자전거 타고 오를 때(상부 경추 신전) 등과 같은 지속적인 목 위치에서도 언급을 하게 된다. 이러한 상황에서는 경추가 골칫거리라는 것이 명확하지만은 않다는 것이다.

다른 유발요인(Further trigger factors)

연속 모델이 암시하고 있는 것 중에 하나는 다른 유발요인이 두통 발생을 악화시키거나 심지어 발생시킬 수도 있다는 것이다. 잠재성의 경추 기능부전과 외인성 유발요인의 조합이 두통의 원인이 될 수 있다.[55] 고로 다른 유발요인을 선별 하는 것이 중요하다. 유발요인은 어떤 음식물이 될 수도 있고, 규칙적인 수면 리듬의 변화, 스트레스, 만성적인 매일의 진통제 사용, 날씨 변화 등에 의해 의할 수도 있다(표 5.3을 참고).

음식에서의 어려움은 첫째 모든 음식물에 반응하는 환자는 없다는 것이고, 둘째로는 두통이 종종 오직 24시간까지 지연된 후에 시작되지는 않는다는 것이다. 그러므로 유발요인은 가중되는 것이다.

완화 요인(Easing factors)

경인성 두통 환자는 그들의 증상을 완화시키는 요인을 설명하는 것을 종종 어려워한다. 완화 요인은 눕는 것도 될 수 있고, 조용한 방(어쩌면 심지어 어두운 곳), 이완하려고 시도하는 것, 관자놀이 후두하 영역을 마사지 하는 것, 후두하 근육의 신전 등이 될 수 있다. 이러한 것들은 같은 요인으로 이것은 왜 정확한 진단을 그렇게 자주 놓치게 되는지에 대한 이유 중에 하나이다.

특별 질문/ 일반적 의학적 병력(Special questions/general medical history)

두통은 종양과 같은 좀더 악성 질환의 첫 번째 증상이 될 수도 있다. 그것은 일반적 의학 상황과 선별하기는 어려움이 있다. 일상적인 질문, 최근의 체중감소, 균형 문제, 다른 약, 혈압 등을 짜 맞추어야 한다.

표준적인 단순 검사일 지라도, 방사선적 검사는 골절 등과 같은 좀 더 불길한 병을 배제하기 위해 중요하다. 그것은 경인성 두통의 진단에 덜 효과적으로 보일 수도 있다. 일상적인 역동적인 방사선 검사의 신뢰성과 임상적 가치는 여전히 논란이 있다.

과거력(History)

환자에게 두통 일지를 쓰도록 하는 것이 종종 유용하다. 이것은 임상가에게 두통에 대한 일시적인 양상(어떤 종류의 두통인지, 강도는 얼마나 되는지, 몇 시간/수일 동안 지속되고 주기는 얼마나 되는지)을 제공한다. 이런 일지는 상태에 대해 더욱 신뢰할 만한 후향적 재평가 또한 가능하게 해준다. 또한, 일지는 가능한 외인성 유발요인들에 대한 영향을 선별하는데 도움이 된다.

대부분의 환자들은 오랜 두통의 역사를 보인다. 그리고 상태의 안정성을 평가 하기위해서는 증상에 최근 어떠한 변화가 있었는지 물어보는 것도 중요하다.

경인성 두통 환자의 50% 가량만 머리나 목의 외상에[44] 대한 문제의 시작에 관해 직접적으로 이야기 할 수 있다. 그러므로 반복적인 미세외상(불량한 작업 자세)의 축적이 중요한 역할을 할 수 있다.

요약(Summary)

경인성 두통은 복잡하고 종종 오진되는 증후군이다.[7] 보통 한 가지 이상의 통증 기전이 복합적으로 나타난다(즉, 입력 그리고 과정 징후의 장애, 또는 출력 그리고 과정의 장애 등). 신경근골격 문제가 두드러지는 이런 환자에서 조차 보통 관련된 한 가지 구조적 요소 뿐만 아니라, 복합적이라는(즉, 관절 제한과 신경역동성 장애) 것을 발견한다.[16]

임상적 진단은 주관적 검사에 기초해서 만들 수는 없다. 신체 검사를 통하여 신경근골격계에서 비정상적인 신체적 징후를 찾아내도록 목적을 두어야 한다.[44]

경인성 두통 환자의 임상적 관리는 연관된 다른 통증 기전에 대한 모든 면을 포함시켜야 하고, 모든 연관된 구조에 목적을 두어야 한다(또한 8장과 10장 참고).

참고문헌(References)

1 Sternbach, R. A. (1986). Pain and 'hassles' in the United States: findings of the Nuprin report. *Pain*, **27**, 69-80.

2 Rasmussen, B. K., Jensen, R., Schroll, M. and Olesen, J. (1991). Epidemiology of headache in a general population - a prevalence study. *J. Clin. Epidemiol.*, **44,** 1147- 1157.

3 Sjaastad, O. (1992). Cervicogenic headache: the controversial headache. *Clin. Neurol. Neurosurg.*, **94,** 147-149.

4 Pfaffenrath, V. and Kaube, H. (1990). Diagnostics of cervicogenic headache. *Funct. Neurol.*, **5**, 159-164.

5 Featherstone, H. J. (1985) Migraine and muscle contraction headaches: a continuum. *Headache,* **25**, 194-198.

6 Nilsson, N. (1995). The prevalence of cervicogenic headache in a random population sample of 20-59 year olds. *Spine,* **17**, 1884-1888.

7 Sjaastad, O. and Bovim, G. (1991) Cervicogenic headache: the differentiation from common migraine, an overview. *Funct. Neur.*, 6, 93-100.

8 Edmeads, J. (1988) The cervical spine and headache. *Neurology,* **38**, 1874-1878.

9 Headache Classification Committee of the International Headache Society (1988). Classification and diagnostic criteria for headache disorders, cranial neuralgias and facial pain. *Cephalalgia,* **8** (suppl. 79), 1-96.

10 Bass, M. J., Mcwhinney, M. D., Dempsey, J. B. *et al.* (1986). Predictors of outcome in headache patients presenting to family physicians - a one year prospective study. *Headache,* **26**, 285-294.

11 Lance, J. W., Curran, D. A. and Anthony, M. (1965). Investigation into the mechanism and treatment of chronic headache. *Med. J. Aust.*, **2**, 909-914.

12 Marcus, D. A. (1992). Migraine and tension-type headaches: the questionable validity of current classification systems. *Clin. J. Pain,* **8**, 28-36.

13 Sanin, L. C., Mathew, N. T. and Bellmeyer, L. R. (1994). The International Headache Society headache classification as applied to a headache clinic population. *Cephalalgia,* **14,** 443-446.

14 Vernon, H., Steiman, I. and Hagino, C. (1992). Cervicogenic dysfunction in muscle contraction headache and migraine: a descriptive study. *J. Manipul. Physiol. Ther.*, **15**, 418-429.

15 Watson, D. H. and Trott, P. H. (1993). Cervical headache: an investigation of natural head posture and upper cervical flexor muscle performance. *Cephalalgia,* **13,** 272-84.

16 Maitland, G. D. (1986). *Vertebral Manipulation,* 5th edn. Butterworths.

17 Bogduk, N. (1994). Cervical causes of headache and dizziness. In: *Grieve's Modern Manual Therapy,* 2nd edn (J. D. Boyling and N. Palastanga, eds), pp.317-331. Churchill Livingstone.

18 Grieve, G. P. (1988). *Common Vertebral Joint Problems,* 2nd edn. Churchill Livingstone.

19 Bogduk, N. and Marsland, A. (1988). The cervical zygapophysial joints as a source of neck pain. *Spine,* **13,** 610-617.

20 Dwyer, A., Aprill, C. and Bogduk, N. (1990). Cervical zygapophyseal joint pain patterns I: a study in normal volunteers. *Spine,* **15,** 453-457.

21 Dreyfuss, P., Michaelsen, M. and Fletcher, D. (1994). Atlanto-occipital and lateral atlanto-axial joint pain patterns. *Spine,* **19,** 1125-1131.

22 Ehni, G. and Benner, B. (1984). Occipital neuralgia and the C1-2 arthrosis syndrome. *J. Neurosurg.*, **61,** 961-965.

23 Fukui, S., Ohseto, K., Shiotani, M. *et al.* (1996). Referred pain distribution of the cervical zygapophyseal joints and the dorsal rami. *Pain,* **68,** 79-83.

24 Star, M. J., Curd, J. G. and Thorne, R. P. (1992). Atlantoaxial lateral mass osteoarthritis. *Spine,* **17**, S71-76.

25 Bogduk, N. and Twomey, L. T. (1987). *Clinical Anatomy of the Lumbar Spine*. Churchill Livingstone.

26 Keller, J. T., Marfurt, C. F., Dimlich, R. W. and Tierney, B. E. (1989). Sympathetic innervation of the supratentorial dura mater of the rat. *J. Comp. Neurol.,* **290**, 310-321.

27 Hromada, J. (1963). On the nerve supply of the connective tissue of some peripheral nervous system components. *Acta Anat.,* **55**, 343-351.

28 Bove, O. M. and Light, A. R. (1997). The nervi nervorum. Missing link for neuropathic pain? *Pain Forum,* **3**, 181-190.

29 Louis, R. (1981). Vertebroradicular and vertebromedullar dynamics. *Anat. Clin.,* **3**, 1-11.

30 Millesi, H. (1986). The nerve gap: theory and clinical practice. *Hand Clin.,* **2**, 651-663.

31 Lundborg, G. (1988) *Nerve Injury and Repair*. Churchill Livingstone.

32 Mclellan, D. L. and Swash, M. (1976). Longitudinal sliding of the median nerve during movements of the upper limb. *J. NeuroL Neurosurg. Psychiatry,* **39**, 556-570.

33 Breig, A. (1978). *Adverse Mechanical Tension in the Central Nervous System*. Almqvist & Wiksell.

34 Doursounian, L., Alfonso, J. M., Iba-Zizen, M. T. *et aL* (1989). Dynamics of the junction between the medulla and the cervical spinal cord: an in vivo study in the sagittal plane by magnetic resonance imaging. *Surg. Radiol. Anat.,* **11,** 313-322.

35 Butler, D. S. (1991) *Mobilisation of the Nervous System*. Churchill Livingstone.

36 Shacklock, M. O., Butler, D. S. and Slater, H. (1994). The dynamic central nervous system: structure and clinical biomechanics. In: *Grieve's Modern Manual Therapy,* 2nd edn (J. D. Boyling and N. Palastanga, eds), pp.21-38. Churchill Livingstone.

37 Gifford, L. S. (1998). *Whiplash: Science and Management. Fear-avoidance Beliefs and Behaviour. Topical Issues in Pain*. MOI Press.

38 Bogduk, N. (1980). The anatomy of occipital neuralgia. *Clin. Exper. Neurol.,* **17**, 167-184.

39 Hack, G. D., Koritzer, R. T., Robinson, W. L. *et al.* (1995). Anatomic relation between the rectus capitis posterior minor muscle and the dura mater. *Spine,* **20**, 2484-2486.

40 Bovim, O., Bonamico, L., Fredriksen, T. A. *et al.* (1991) Topographic variations in the peripheral course of the greater occipital nerve. *Spine,* **16,** 475-478.

41 Bovim, G., Berg, R. and Dale, L. G. (1992). Cervicogenic headache: anesthetic blockades of cervical nerves (C2-CS) and facet joints (C2/C3). *Pain,* **49,** 315-320.

42 Gawel, M. J. and Rothbart, P.J. (1992). Occipital nerve block in the management of headache and cervical pain. *Cephalalgia,* **12**, 9-13.

43 Vital, J. M., Grenier, F., Dautheribes, M. *et al.* (1989). An anatomic and dynamic study of the greater occipital nerve (n. of Arnold). *Surg. Radiol. Anat.,* **11,** 205-210.

44 Jull, G. A. (1994). Cervical headache: a review. In: *Grieve's Modern Manual Therapy,* 2nd edn (J. D. Boyling and N. Palastanga, eds), pp.333-347. Churchill Livingstone.

45 Travell, K. G. and Simons, D. G. (1983). *Myofascial Pain and Dysfunction. The Trigger Point Manual*. Williams & Wilkins.

46 Langemark, M. and Olesen, J. (1987). Pericranial tenderness in tension headache. *Cephalalgia,* **7**, 249-255.

47 Quintner, J. L. and Cohen, M. L. (1994). Referred pain of peripheral nerve origin. An alternative to the

'myofascial pain' construct. *Clin. J. Pain,* **10,** 234-251.

48 Young, A., Stokes, M. and Iles, J. F. (1987). Effects of joint pathology on muscle. *Clin. Orthop. Rel. Res.,* **219,** 21-27.

49 Fields, H. L. (1990). *Pain Syndromes in Neurology*. Butterworths.

50 Nelson, C. F. (1994). The tension headache, migraine headache continuum: a hypothesis. *J. Manipul. Physiol. Ther.,* **17,** 156-167.

51 Moskowitz, M. A. (1990). Basic mechanisms in vascular headache. *Neurol. Clin.,* **8,** 801-815.

52 Buzzi, M. G. and Moskowitz, M. A. (1991). Evidence for 5-HT1B/1D receptors mediating the antimigraine effect of sumatriptan and dihydroergatamine. *Cephalalgia,* **11,** 165-168.

53 Buzzi, M. G. and Moskowitz, M. A. (1992). The trigeminovascular system and migraine. *Path. Biol.,* **40,** 313-317.

54 Moskowitz, M. A., Henrikson, B. M., Markowitz, S. and Saito, K. (1988). Intra- and extracraniovascular nociceptive mechanisms and the pathogenesis of head pain. In: *Basic Mechanisms of Headache* (J. Olesen and L. Edvinsson, eds), pp. 429-437. Elsevier Science Publishers B.V.

55 Diamond, S. and Freitag, F. G. (1988). The mixed headache syndrome. *Clin. J. Pain,* **4,** 67-74.

56 Olesen, J. (1991). Clinical and pathophysiological observations in migraine and tension-type headache explained by integration of vascular, supraspinal and myofascial inputs. *Pain,* **46,** 125-132.

57 Boline, P. D., Kassak, K., Bronfort, G. *et al.* (1995). Spinal manipulation vs. amitriptyline for the treatment of chronic tension-type headaches: a randomized clinical trial. *J. Manipul. Physiol. Ther.,* **18,** 148-154.

58 Vernon, H. T. (1995). The effectiveness of chiropractic manipulation in the treatment of headache: an exploration in the literature. *J. Manipul. Physiol. Ther.,* **18,** 611-617.

59 Beeton, K. and Jull, G. (1994). Effectiveness of manipulative physiotherapy in the management of cervicogenic headache: a single case study. *Physiotherapy,* **80,** 417-423.

60 Schoensee, S. K., Jensen, G. J., Nicholson, G. *et al.* (1995). The effect of mobilization on cervical headaches. *JOSPT,* **21,** 184-196.

61 Oostendorp, R. A. B., Hagenaars, L. H. A., Meldrum, H. A. *et al.* (1986). De vertebrobasilaire insufficientie (deel IV). *Nederlands Tijdschrift voor Manuele Therapie,* **4,** 16-45.

62 Harder, H. J. (1981). Die Behandlung der Migraine Blanche und Opthalmique mit Blockaden des Gangion Cervicale Superius. *Reg. Anaesthesie,* **4,** 1-9.

63 Edmeads, J. (1990). Analgesic-induced headaches: an unrecognized epidemic. *Headache,* **30,** 614-615.

64 Sapolsky, R. M. (1994). *Why Zebras Don't get Ulcers. A Guide to Stress, Stress-related Diseases, and Coping*. WH Freeman and Company.

65 Edeling, J. (1988). *Manual Therapy for Chronic Headache*. Butterworths.

66 Fredriksen, T. A., Hovdal, H. and Sjaastad, O. (1987). 'Cervicogenic headache' clinical manifestations. *Cephalalgia,* **7,** 147-160.

67 Pfaffenrath, V., Dandekar, R. and Pollmann, W. (1987). Cervicogenic headache - the clinical picture, radiological findings and hypothesis on its pathophysiology. *Headache,* **27,** 495-499.

68 Watson, D. H. (1994). Cervical headache: an investigation of natural head posture and upper cervical flexor muscle performance. In: *Grieve's Modern Manual Therapy,* 2nd edn (J. D. Boyling and N. Palastanga, eds), pp.349-359. Churchill Livingstone.

69 Sjaastad, O. and Fredriksen, A. (1989). The localization of the initial pain of attack. A comparison

between classic migraine and cervicogenic headache. *Funct. Neurol.,* **4**, 73-78.

70 Lance, J. W. and Anthony, M. (1980). Neck-tongue syndrome on sudden turning of the head. *J. Neurol. Neurosurg. Psychiatry,* **43**, 97-101.

71 Bogduk, N. (1981). An anatomical basis for the neck- tongue syndrome. *J. Neurol. Neurosurg. Psychiatry,* **44,** 202-208.

72 Fredriksen, T. A., Fougner, R., Tangerud, A. and Sjaastad, O. (1989) Cervicogenic headache. Radiological investigations concerning head/neck. *Cephalalgia,* **9**, 139-146.

73 Pfaffenrath, V., Dandekar, R., Mayer, E. T. *et al.* (1988) Cervicogenic headache: results of computer-based measurements of cervical spine mobility in 15 patients. *Cephalalgia,* **8**, 45-48.

제 6 장

경인성 두통: 이학적 검사와 관리

Cervicogenic headache: Physical examination and management

서론(Introduction)

양성 두통 발생의 여러 유형들 중에 증후학의 관점에서 상당히 중첩되기 때문에 이학적 검사가 진단에 중요한 역할을 한다. 경인성 두통의 진단을 내리기 위해서는 경추 상부의 신경근육골격계에서 객관적인 징후들이 나타나야 한다(5장 참조).[5-6] 또한 자율신경계가 손상될 수 있기 때문에 평가에 있어서 흉추 상부를 포함시키는 것이 중요하다.[7]

뇌조직의 손상 가능성에 관한 내용은 2장에서 7장에 언급하고 있다.

이학적 검사의 목적은 경추가 두통의 원인 중 하나인 것을 주관적인 검사에 의해 만들어진 가설을 지지하기 위함이다. 이학적 검사 시 임상가는 3가지 요인을 평가한다

- 증상의 양상(국소/연관통, 어지러움, 저림 등)
- 저항의 양상(뻣뻣함, 관절가동범위)
- 보호성 근경축의 발생

이러한 요인들 중 비정상적인 양상은 객관적인 이학적 징후이다.[8] 평가의 목적은 환자의 비정상적인 증상들을 감소시키고, 증상들의 원인과 연관된 관절의 이학적 징후들을 나타나게 하는 것이다.[8]

이학적 검사를 계획할 때 임상가들은 증상의 자극정도가 얼마만큼 허락되는지, 얼마나 강하게 검사를 시행할 수 있는지를 결정해야만 한다. 최소한의 목 움직임으로 인해 발생된 심

한 두통을 호소하는 환자 A는 4시간 이상 컴퓨터 작업으로 생긴 환자 B보다 더 부드럽게 검사 해야 한다.

신경근육골격계(Neuromusculoskeletal system)

신경근육골격계의 3가지 구성요소들 모두 평가해야 한다.

관절성 기능부전(Articular dysfunction)

관절의 기능부전은 주로 능동움직임, 수동생리적추간움직임(PPIVMs)과 수동부수적추간움직임에 의해 평가되어진다.

표준검사 과정의 세부적인 처방은 Maitland[8], Grieve[9]와 Jull[10]의 저서에 언급되어 있다.

Jull 등[11]은 숙련된 도수물리치료사가 한 연구에서 척추관절돌기의 관절이 환자의 두통과 연관성이 있는지, 또는 없는지 알아낼 수 있다는 것을 보여주고 있다. Jull[11] 등은 나중의 연구에서 한 환자에게 통증성 기능부전이 있는지, 또는 없는지에 관해 6명의 다른 검사자에서 완벽한 일치가 나타난 것을 보여주었다.

환자 1 예(페이지 138)에서 주된 관절 기능부전으로 인해 두통이 있는 환자를 설명하였다.

근육성 기능부전(Muscular dysfunction)

왓슨(Watson)과 트롯(Trott)[13]은 30명의 경인성 두통 환자와 30명의 증상이 없는 환자를 비교하였는데 두통이 있는 환자 그룹에서 중요한 것을 알아냈다.

- 전방으로 내민 머리 자세
- 심부의 경부 굴곡근의 약화
- 심부의 경부 굴곡근의 지구력 부족

그러므로 이러한 근육들의 기능을 평가하는 것은 중요하다. 자세한 설명은 Watson[14], Jull[5]과 Sahrman[5]의 저서에서 언급하였다.

하나의 간단한 검사를 보자. 환자는 경추를 중립 위치로 한 상태에서 바로 누운 자세를 취한다. 임상가는 한손을 후두부 아래에 놓고 다른 한손은 경추 아래에 위치시킨다. 그 다음으로 환자는 머리를 드는 동작 없이 경추상부를 굴곡(chin-tuck)한다(그림 6.1). 교정치료를 하는데 있어서 임상가의 후두부에 위치한 손에는 압박의 변화가 없는데 반하여 경추부의 손은 다소나마 압박의 증가를 느낄 수 있다. 예를 들어, 환자가 흉쇄유돌근을 과도하게 수축시

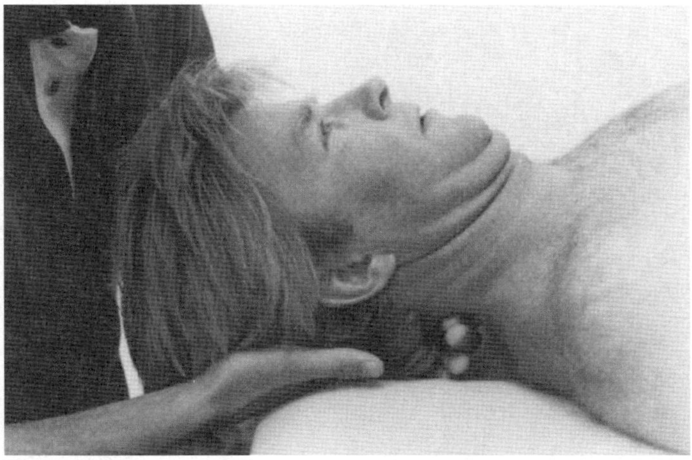

그림 6.1 머리를 드는 동작없이 경추상부를 굴곡한다(chin-tuck).

키면 후두부의 손에 미치는 압력은 감소될 것이다. 지구력은 피로진전이 일어나기 전에 시간의 양에 의해 평가 되어질 수 있다.

신경역동성(Neurodynamics)

추공속의 신경조직과 말초신경(특히, 대후두신경)들의 신경역동성은 평가되어져야 한다.

추공안의 신경역동성은 여러가지 슬럼프 검사로 평가되어질 수 있다.[8,16] 예를 들어 평가시 환자A의 경추굴곡 범위가 50% 제한되고 후두하 부위에 통증의 발생이 나타난다면, 이것은 첫째, 경추관절의 운동성 제한, 둘째 신경역동성의 변화, 셋째 근육길이의 변화가 원인일 수 있다(그림 6.2a). 신경계에서 차별적으로 긴장을 증가시키기 위해 검사자는 요추부위를 굴곡하는 동안 경추를 절대적으로 고정한 상태에서 유지시킨다(그림 6.2b). 앞의 자세에서 무릎을 신전시키는 것은 긴장을 더 증가시킬 수 있다(그림 6.2c). 그 증상들이 증가되어지면 이것은 신경계의 손상을 의미한다.

우측 대후두신경의 치우침을 알기 위해서는 경추상부굴곡, 좌측회전, 좌측굴곡, 경추중·하부굴곡, 흉요추굴곡, 끝으로 무릎 신전을 연속적으로 검사해야 한다(그림 6.3).

더 자세한 내용을 알고 싶은 독자를 위해 Maitland[8], Elvey[17] 와 Butler[18]의 저서에 언급하였다.

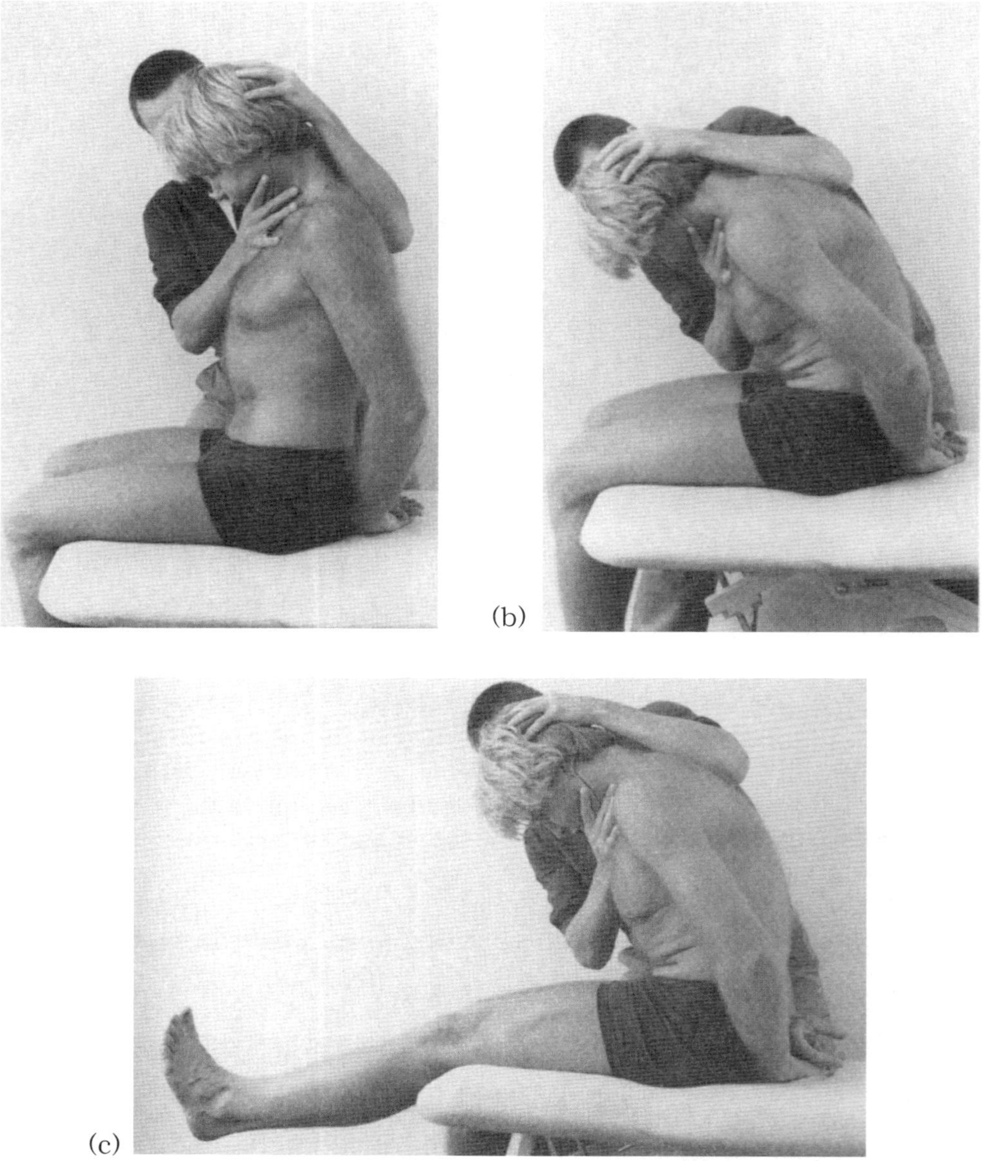

(a) (b) (c)

그림 6.2 Slump 검사 (**a**) 앉은 자세에서 경추상부 굴곡; (**b**) 경추를 고정한 상태에서 요추굴곡; (**c**) 좌측 무릎 신전. 경추와 요추의 굴곡 상태 유지

감별진단 원칙(Principle of differentiation)

서론(Introduction)

대부분의 검사 방법에서와 같이 하나의 구조물이 좀 더 긴장되어진다.

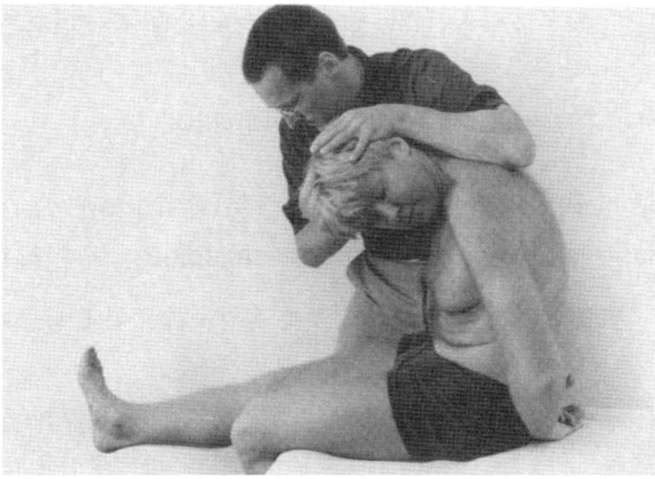

그림 6.3 우측 후두신경의 슬럼프 검사. 경추상부굴곡, 좌측 회전. 좌측굴곡, 경추중 · 하부굴곡, 흉 · 요추 굴곡과 무릎신전의 연속 검사

증상에 따른 구조물들을 감별진단하기 위해서 임상가는 오직 하나의 구조물에 가해지는 긴장을 변화시키면서 저항 또는 증상의 변화를 평가해야 할 것이다(예, 슬럼프 감별진단으로 제한성 경추굴곡과 통증성 경추굴곡을 비교).

증상의 심각성과 과민성은 감별진단의 순서가 통증이 나타나는 자세 또는 통증(짧은 통증)이 발병되기 바로 전에 수행되어지는지를 결정한다.

경추굴곡 시 목에서 오직 약간의 당기는 느낌이 날 때, 슬럼프 감별진단은 통증이 발생하는 위치에서 경추를 유지시키는 동안 이루어져야 한다.

그러나 굴곡 움직임이 심하게 찌르는 듯한 통증을 발생시킨다면, 통증의 발생이 짧게 나타나는 위치인 경추를 굴곡시킨 후 슬럼프 검사 방법으로 더 검사한다.

평가와 임상적 증명(Assessment and 'clinical proof')

평가의 또다른 중요한 원칙은 독립된 하나의 검사가 임상적 진단의 기초를 제공하기에 충분하지 않다는 것이다. 그것은 마지막 평가에서 얻을 수 있는 몇가지의 정보를 합산한 후에 생성될 수 있다. 독립된 하나의 검사가 어떤 구조물에 영향을 준다면, 임상가는 이 특정한 구조물에 영향을 미치는 앞으로의 검사들을 실행하는데 있어서 이러한 가설을 지지하도록 노력을 해야 한다. 예를 들어, 능동 척추운동 시 국소적으로 증가시킨 압력에 의해 경추상부에 현저한 관절 기능부전이 나타난다면, 이것은 첫째로 수동생리적추간운동(PPIVMs)과 둘째로 수동부수적추간운동(PAIVMs)에 의해 관절징후의 차이를 증명해야 한다.

가설의 최종확정은 이전의 재평가가 손상된 구조물의 치료 후 호전된 상태가 보여질 때

할 수 있다. 예를 들어, 경추굴곡이 신중한 하지직거상 가동술 후 호전되는 것은 신경계의 손상이 있다는 것을 보여준다.

다음 페이지에서는 감별진단의 예를 선별하여 설명하였다.

경추굴곡시 통증 : 측두하악관절 대 경추상부(Pain on cervical flexion: temporomandibular joint versus upper cervical spine)

굴곡 움직임을 시도할 때, 측두하악관절의 우측 유양돌기 주위에 통증을 호소하는 환자를 예로 들어보자.

신경계의 긴장을 슬럼프 기법에 의해 증가시킬 수 있다. 경추상부의 긴장은 상악을 통해 주어지는 증가된 압력을 통해 증가되어 질 수 있다(그림 6.4). 증상에 어떠한 변화가 있다면, 수동생리적 추간운동(PPIVMs)과 수동부수적 추간운동(PAIVMs)이 뒤따라야 한다. 그것은 또한 굴곡자세에서 C1/C2를 편측 방향으로 후전방 움직임을 시행할 때, 도움이 될 수 있다(그림 6.5).

경추굴곡이 정상적으로 측두하악 관절[21,22]의 약간 돌출을 이루어낼 때, 그 움직임은 치아

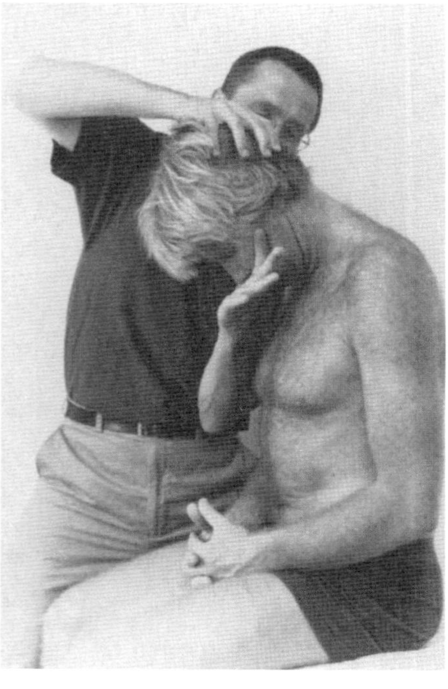

그림 6.4 측두하악관절의 긴장을 예방하기 위해 상악골 위의 왼손으로 경추상부에 압력을 증가시킨다.

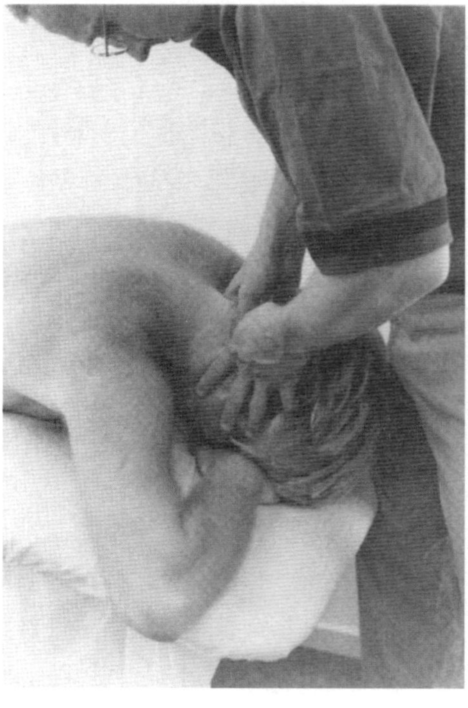

그림 6.5 굴곡자세에서 우측 C1/C2를 편측방향으로 후전방 움직임을 시행한다.

사이에 압설자(spatula)를 위치시킨 후에 반복한다(그림 6.6). 입을 꽉 다물고 있는 것은 경추의 위치변화 없이 측두하악관절의 동작이 감소한다. 증상의 변화가 있을 때, 측두하악관절의 손상을 나타내는데 예로, 경부굴곡위치에서 하악의 각에서 후전방으로의 가동화 움직임을 시행해야 한다. 두개골조직의 손상을 평가하기위해 굴곡움직임은 후두골에서 압박술을 시행하는 동안 반복해야 한다(그림 6.7).

결국 증상의 원인이 되는 경추상부를 확실히 감별진단하기 위해 운동기능부전의 신중한 재평가로 약간의 변화를 보여준 후에 이러한 구조물들이 치료되어져야 한다.

경추회전 통증 : 측두하악관절 대 경추상부(Pain on cervical rotation: TMJ versus upper cervical spine)

좌측으로 회전움직임을 시도할 때, 측두하악관절의 우측 유양돌기 주위에 통증을 호소하는 환자를 예를 들면, 임상가는 그 증상이 경추상부의 회전으로부터 오는지 또는 우측 측두하악관절에 수반되는 측방활주운동으로 오는지 바로 감별진단을 시도할 수 있다. 감별진단은 기본적으로 6개의 검사로 이루어져 있다.

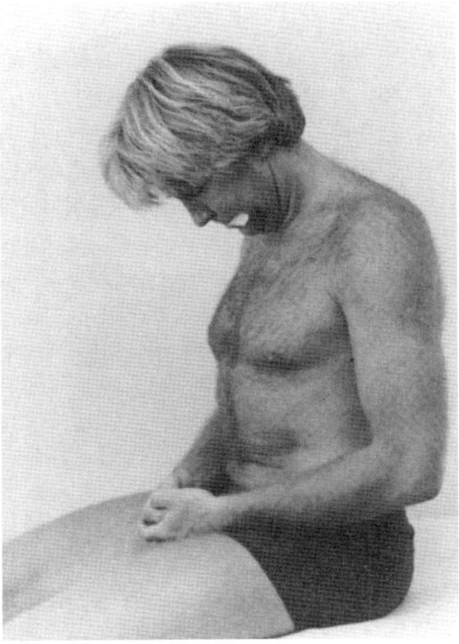

그림 6.6 치아사이에 압설자를 위치시킨 후 하악골의 위치 변화없이 머리를 굴곡한다.

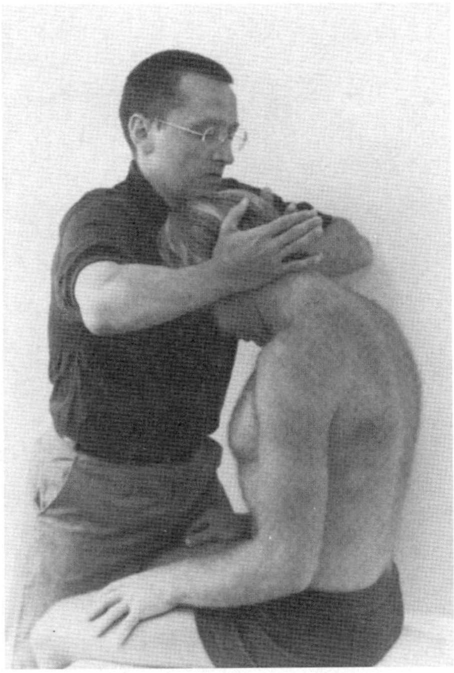

그림 6.7 경추상부굴곡자세에서 후두골을 압박한다. 후두골 압박술로 증상의 변화가 있을 때, 뇌조직의 기능부전 가능성을 가정할 수 있다.

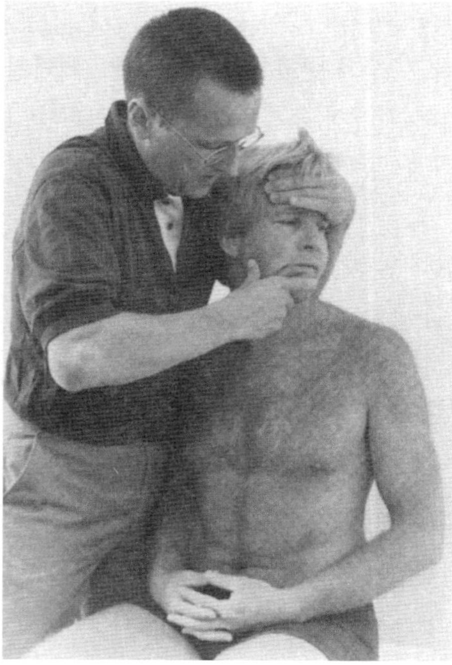

(a)

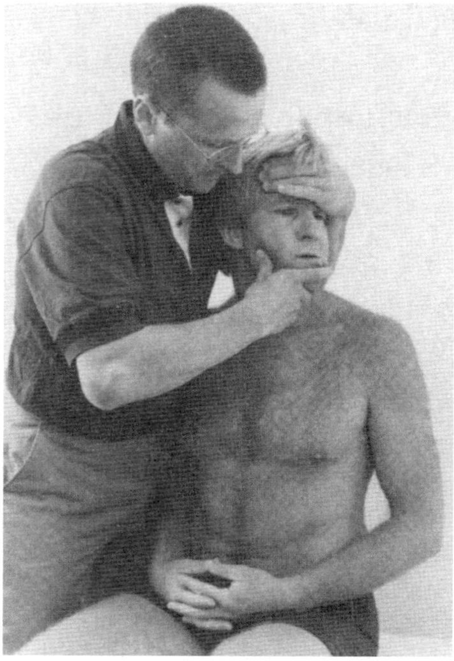

(b)

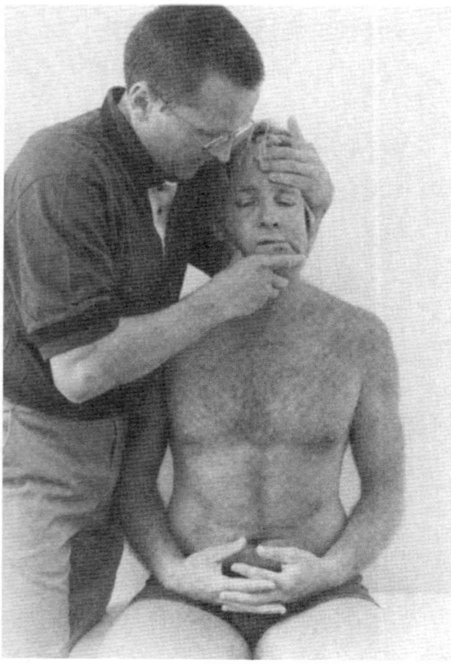

(c)

그림 6.8 경추회전 시 감별진단. (**a**) 경추 회전을 증가시키면서 하악골을 고정시킨다. (**b**) 경추를 고정시키고, 측두하악관절의 측방편위 움직임을 증가시켰다/감소시킨다. (**c**) 경추중립자세에서 측두하악관절의 독립된 측방 편위 검사

환자가 통증자세에 있을 때, 하악골을 고정시키고 경추회전을 증가시킨다(그림 6.8a). 이 증상이 증가되면, 이것은 경추상부에서 기인되는 증상의 가설로 이르게 된다. 다음 검사는 앞의 검사와 같은 자세이지만, 여기서는 경추회전을 감소시키면 그 증상 또한 감소되어진다. 세 번째와 네 번째 검사에서도 같은 자세에서 경추를 고정시키고, 측두하악관절의 측방활주 운동을 증가시켰다 감소시킨다(그림 6.8b).

다섯 번째 검사는 경추중립자세에서 측두하악관절의 측방활주 독립된 검사이다(그림 6.8c) 여섯 번째 검사는 중립자세에서 측두하악관절을 유지하면서 독립된 경추회전 검사이다.

게다가 확정은 하악골의 부수적 움직임, 회전위치에서의 C1의 부수적 움직임, 치아사이에서의 압설자로의 움직임과 같은 반복적인 여러 검사들로부터 할 수 있다.

C1 대 측두하악관절 대 두개골 대 신경조직의 감별진단(Differentiation of C1 versus TMJ versus cranium versus nervous tissue)

하악각부위와 우측후두하부위에 때때로 작열통이 있으며 당김을 호소하는 환자의 예를 마지막으로 보자. 이 증상은 오랜 시간동안 전화 통화할 때 생기는데 특히 왼쪽 귀와 어깨사이에 전화기를 끼고 통화를 할 때 나타난다. 통증이 심해질 때, 머리와 턱의 움직임은 그 증상을 악화시킨다.

환자는 경추상부를 좌측으로 약간 측굴한 상태에서 좌측으로 눕는 자세를 취한다.

후두 - C2 (Occiput-C2)

초기에 경추상부의 부수적 움직임을 시행한다. 예를 들어, C1의 횡돌기에 대항한 우측으로 횡움직임이 그 증상을 발생시키면, 임상가는 가볍게 입을 벌린 상태에서 입의 모양을 변화 시켜준다. 어떠한 증상의 변화는 측두하악관절에서 야기되는 문제로 볼 수 있다.

측두하악관절 (Temporomandibular joint)

부수적 움직임은 특히 후전방향과 내측수평 방향으로 시행되어진다. 그 증상이 나타날 때 경추상부의 위치는 약간 변화를 준다. 어떠한 증상의 변화는 경추에서 야기되는 문제로 볼 수 있다.

두개골 조직 (Cranium bone tissue)

부수적 움직임은 특히, 유양돌기(측두골의 한부분)와 경상돌기의 촉진을 통해 평가되어진다. 이 부위에서 압력의 변화가 뇌신경의 가지가 두개골의 공을 빠져나가는 것에 영향을 미치는 것을 아는 것이 중요하다(예, 측두골의 안면신경공).[23] 그러므로 그 증상이 나타날 때 뇌신경 위치를 다르게 놓이게 한다(7장 참조).

두개신경조직(Cranial nervous tissue)

신경역동성 검사와는 별개로 뇌신경손상을 위한 지지는 각각의 가지들을 촉진하는데 있다. 예를 들어, 임상가는 유양돌기에서 안면신경의 가지들과 미주신경을 촉진할 수 있다(2장 참조).

감별진단의 비교(Comparison of differentiation findings)

임상현장에서는 종종 하나의 구조물 이상이 손상되어 진다. 이러한 예들로서 임상가는 다른 구조물들에서 연관된 신체적 징후를 발견할 수 있다.

이러한 예들에서 초기에 치료해야 할 구조물에 관한 임상적 결정은 부분적으로 징후들을 비교하는데 기초가 된다. 감별진단의 마지막 예로, 하악골 머리부분의 횡움직임이 약간 제한되고 국소적인 통증이 있을 때, C1의 횡움직임은 현저하게 제한되고, 그 환자의 증상이 재발생 된다면 초기치료는 환추후두관절에서 관리되어야 할 것이다.

평가와 치료/관리
(Assessment and treatment/management)

서론(Introduction)

다음의 선정된 환자의 예들은 이학적 검사와 치료원칙의 개요로서 설명되어 진다. 확실한 근거로서 주된 정보의 함축된 설명을 소개하였다.

환자 1(Patient 1)

주관적 검사 (Subjective examination)

우측후두골 아래부위가 당기면서 우측전두골과 측두골 부위에 두통을 호소하는 36의 남자 X가 있다(그림 6.9). 그 두통은 머리를 우측으로 돌린 상태에서 엎드려 자거나 30분 이상 산악자전거를 탈 때 발생하였다. 그는 더군다나 머리를 우측으로 돌린 상태에서 차를 후진시킬 때 전과 같지 않다는 것을 느꼈다. 그 증상은 어떤 명확한 시점 없이 작년부터 서서히 나타났다. 지난 3~4주 동안 증상은 거의 매일 나타났었다. 도수치료 시 합병증과 같은 다른 증상은 없었고, 약물치료도 일시적인 안정만 주었을 뿐이다.

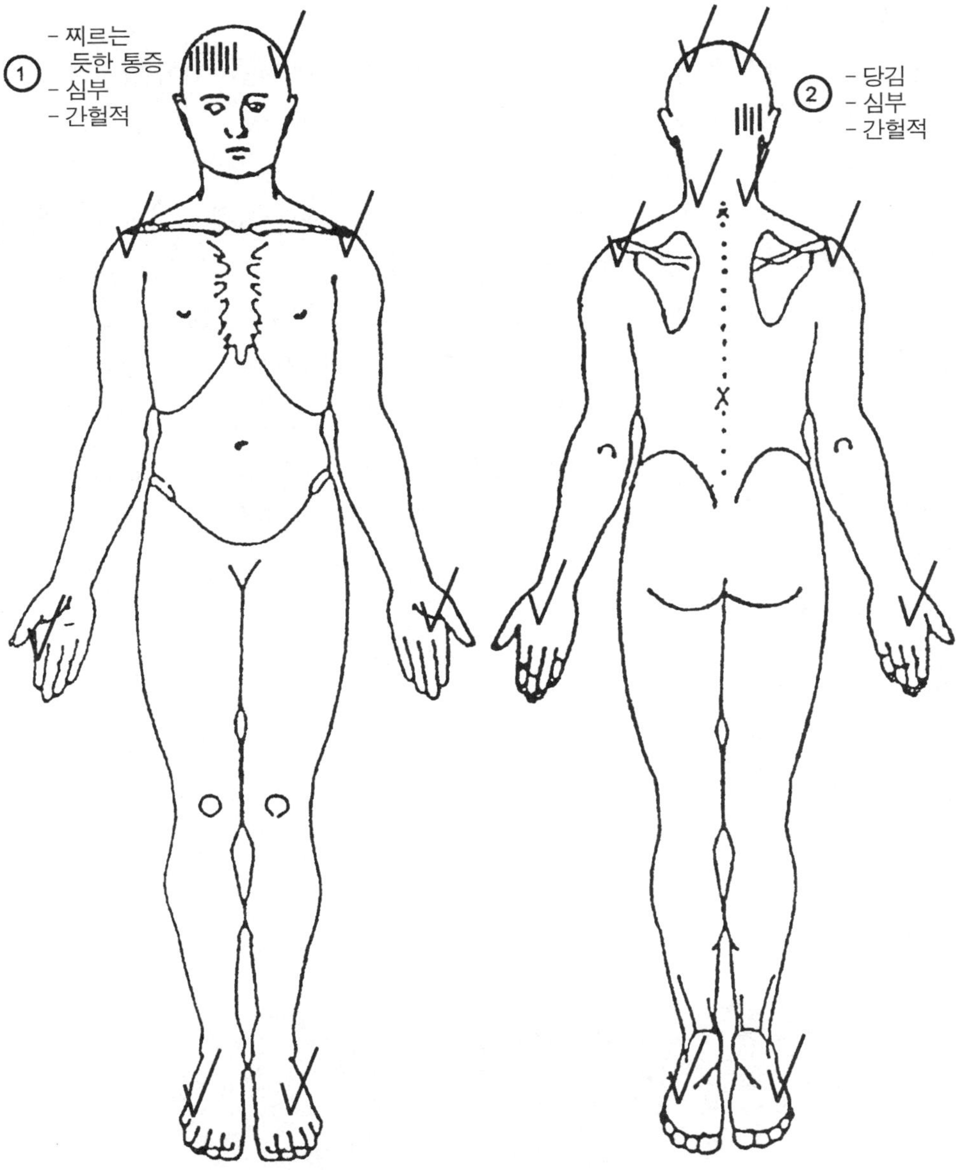

그림 6.9 편측두통이 있는 환자의 신체 표시도

가설 (Hypothesis)

그 환자에서 명확하게 경추 움직임 시 두통과 연관되고, 후두골 아래의 경직이 동반되는 느낌이 있을 때, 이 증상은 유력하게 경인성 두통으로 여겨진다. 이 가설이 정확하다면, 신경근육골격 검사의 명확한 징후가 될 것이다.

이학적 검사 (Physical examination)

30° 경추신전의 움직임 제한이 있다. 경추상부에 국소적인 압력의 증가와 함께 후두골 아래의 통증이 다시 나타난다(그림 6.9). 게다가 우측회전과 좌측으로 측굴 시 제한이 있다. C1-C2 부위의 회전 시 동시에 반대측의 측굴이 나타나고, 반면에 C2-C7 부위의 회전 시에는 동측 측굴이 나타난다. 그러므로 초기의 가설은 C1-C2 손상에 의해 형성되어진 것이다. 이것은 20° 움직임제한이 후두골-축추(Occiput-C2) 회전 검사 시 알 수 있는 것으로 지지되어 진다. 여기서 임상가는 C2의 극돌기를 고정시키고, 환자가 할 수 있는 머리회전 정도를 평가한다. 더 나아가 확정은 수동부가적 추간운동으로 이르게 된다. C2에서 우측 한쪽으로의 후-전 방향으로의 가동술은 고통스럽게 제한된다. C1-2 또는 C2-3에서 이러한 원인이 있을 때, 환자는 그의 머리를 우측으로 30° 회전시켜야 한다(그림 6.10). 이 방법에서 C1-2의 후-전 방향으로의 긴장은 증가되고, 그의 증상 또한 증가되기 때문에 이것은 C1-2 관절의 손상을 나타낸다.

여기서 신경과 근육 손상은 없다.

치료 (Treatment)

이것은 주로 주요한 관절에 강직의 문제이기 때문에 초기 치료는 우측으로 회전하고, 수동부가적 추간운동으로 C1-2 관절에 가동기술을 적용하는 것이다(그림 6.10). 마지막 단계에서 경추상부의 좌측으로 측굴가동기술을 더한다(측굴과 회전이 반대측으로 동시에 나타난다).

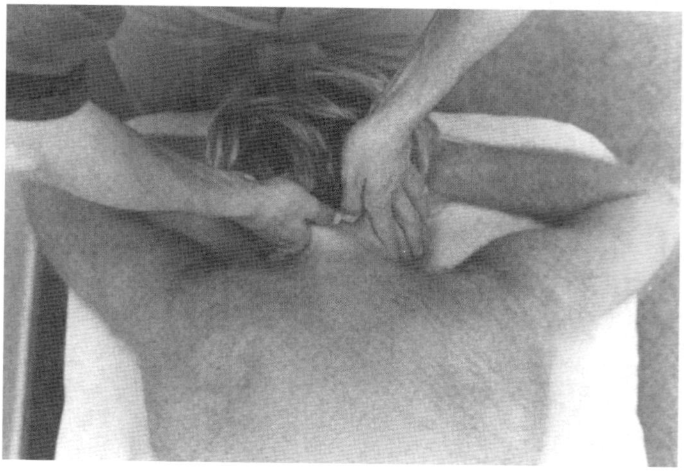

그림 6.10 30° 머리 회전한 상태에서 편측으로의 후-전방향 움직임에 의한 치료기법과 C1-C2, C2-C3 사이의 감별진단

게다가 산악자전거를 탈 때, 경추의 위치에 관한 인간공학적 조언을 제공해야 한다.

환자 2 (Patient 2)

주관적 검사(Subjective examination)

우측후두골 통증이 머리 꼭대기까지 퍼지는 증상을 호소하는 42세의 한 남자 환자가 있다. 그 통증은 찌르는 듯하고 당기는 증상이다. 어떠한 연합된 증상은 없다. 그는 더욱 악화시키는 활동들을 밝히기엔 어렵지만, 30분 이상 책을 읽는 것과 같은 굴곡된 자세에서 증상이 다소 증가하는 경향이 있다. 그 증상은 지난 2년 전부터 점진적인 강도의 증가를 보여 왔다. 그는 어떠한 큰 외상을 당한 경험이 없다.

이학적 검사(Physical examination)

능동 운동 시 후두부 아래쪽이 당기고 경추굴곡의 제한이 있다. 우측회전은 완전하나, 좌측회전은 15°의 운동제한이 있다. 독립된 능동 운동 시 환자의 증상이 재발되지 않는 것은 좌측회전과 경추상부굴곡이 연합되어 후두부 통증을 재발시키기 때문이다. 대후두신경만 검사하는 신경역동성검사는 두개골의 꼭대기에 통증을 유발시킨다. 게다가 대후두신경 손상의 징후는 머리 기저부의 신경을 촉진 시 찌르는 듯한 감각을 느낄 때 찾을 수 있다[25](중앙에서 외측으로 3cm 근처). 두개조직의 검사로는 결론에 이르지 못한다(7장 참조).

C2에서 편측으로 후-전방향의 부수적 움직임이 약간의 통증을 유발한다 할지라도, 움직임의 제한은 없다. 그러므로 후두부의 증상이 재현되는 C2 전-후방향의 부수적 움직임으로 평가가 결정되어 진다.

치료 (Treatment)

이 환자는 신경과 관절의 증후를 보인다. 대후두신경은 주로 C2 척추신경으로부터 오는 가지로 구성한다. Bogduk은[26] C2 등쪽 신경절과 C1-2 관절사이에서 밀접한 해부학적 연관성을 발표하였다. 이것은 신경역동성 문제는 2차적이고, 관절기능부전이 1차적 원인일 수 있다는 것을 의미한다. 그러므로 초기치료는 C2의 전-후 방향으로의 가동기술이 필요하다(그림 6.11). 다음 단계에서는 굴곡위치에서 경추상부의 회전을 부가시킨다(그림 6.12). 3가지의 치료 후에 슬럼프검사가 어느 정도 환자의 증상을 재현시킨다 할지라도, 남아있는 관절 징후는 없다. 그러므로 슬럼프 위치에서 하지거상운동을 시행하므로 신경계의 가동성을 증가시키는 것이다. 또한 이 운동은 가정운동요법 프로그램으로 적합하다(그림 6.13).

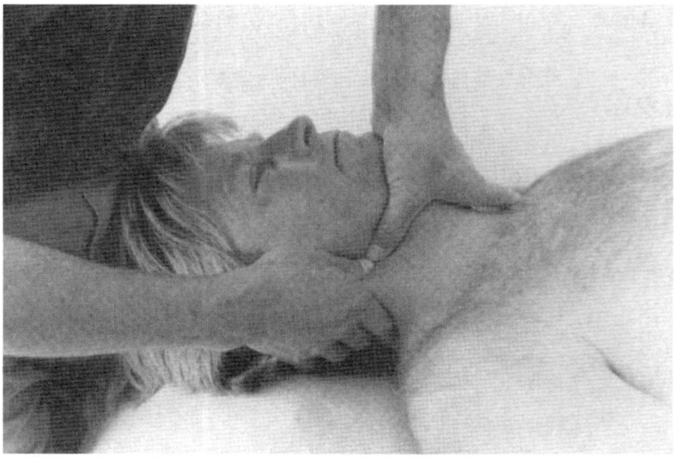

그림 6.11 우측 C2에서 전-후방향으로의 편측 가동술

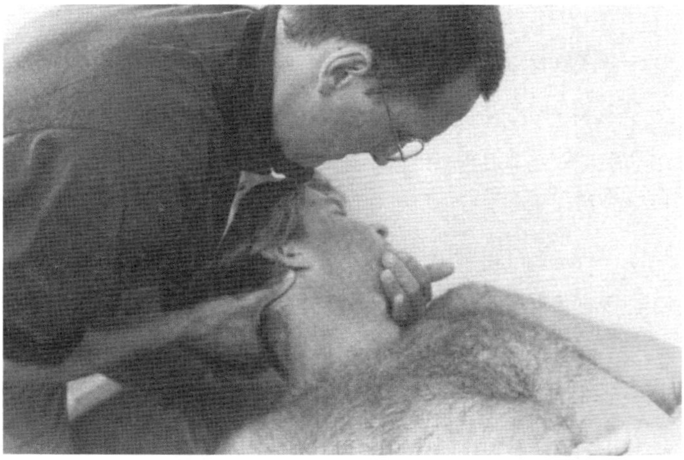

그림 6.12 머리를 약간 굴곡시킨 자세에서 경추 회전 가동술

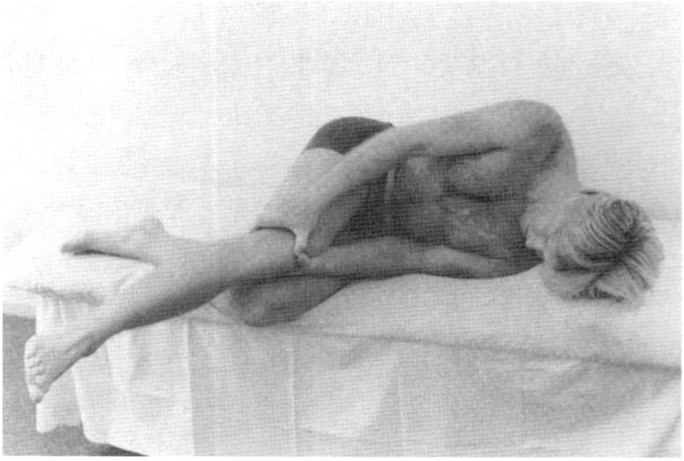

그림 6.13 Slump 자세에서 우측하지직거상의 자가-가동술

환자 3 (Patient 3)

주관적 검사(Subjective examination)

눈에 타는 듯한 느낌과 함께 양측의 후방안압과 우측 측두부의 박동성 통증을 호소하는 37세의 여자 타자수가 있다. 복합되어 나타나는 증상들은 눈부심과 메스꺼움이다. 후두하 통증과 경통은 없으나 질문이 막혔을 때, 그녀는 견갑간 부위에 긴장된 느낌이 나타났다. 그러나 전조증상은 없었다.

증상은 경추의 운동과 연관성이 없으며 주로 스트레스, 날씨의 변화, 컴퓨터에서 오랜시간 앉아 있을 때, 더욱 악화되어진다.

최근 3개월 이상 업무의 과중 때문에 증상들은 매일 만성두통으로 천천히 증가되어서 적어도 일주일에 5일간 그녀는 약을 복용하였다. 두개골의 MRI가 비록 정상일지라도, 그녀는 뇌종양이 생기는 것에 대해 또한 걱정하게 될 것이다.

가설 (Hypothesis)

이 환자는 국제두통협회(International Headache Society)에서 경인성 두통으로 정의한 기준에 확실히 적합하지 않다. 그것은 아마도 경추 상부에서 관절징후를 명확히 찾는 것이 불가능하기 때문이다. 그러나 이 환자의 교감신경 손상에 대한 약간의 적응증이 있으나, 그것은 통증치료의 결손처럼 보일 것이다.

이학적 검사(Physical examination)

시진 시 점차적으로 악화된 곱사등(hump) 같이 편평한 흉추(특히, T2-8)가 보여졌다. 견갑부 사이의 피부는 당겨지고 운동성은 현저하게 제한되어졌다. 경추의 능동 움직임은 정상이고 심지어 경추를 4등분하여 경추상부를 위한 검사의 함유물은 약간의 국소적인 불편함을 야기 시킨다. 그러므로 흉추를 평가하는 것으로 결정되어졌다. 신전은 정상이나 굴곡과 우측 및 좌측으로 회전운동은 견갑골사이의 부위가 강한 당김이 생기면서 눈에 띄게 제한되었다.

동일한 당김이 슬럼프 검사 시 재현되어지고 슬관절 신전 또는 경추상부 굴곡 시 영향을 미칠 수 있다.

흉추 중간부위의 수동생리적 추간운동은 굴곡 시 각 분절의 제한이 보여 졌다(그림 6.14).

척추관절의 부수적 움직임은 상대적으로 정상이나 늑골척추관절과 늑횡관절의 운동제한이 나타났다.

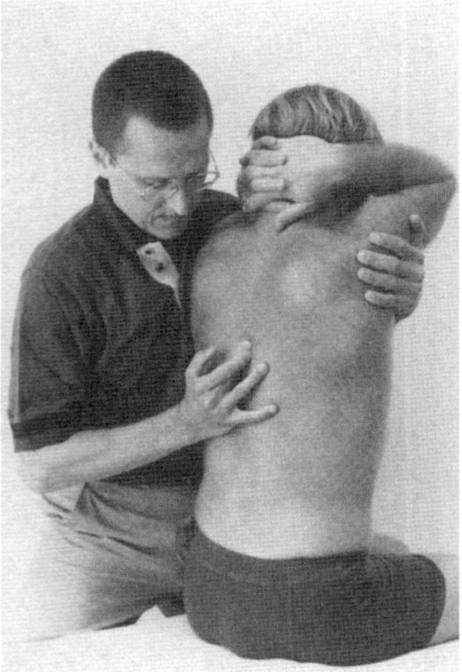

그림 6.14 흉추 부위의 수동 생리적 움직임

치료 (Treatment)

비록 그녀의 증상들을 재현시키는 것이 불가능할지라도, 일차적으로 초기의 치료는 환자에게 설명하는 것으로 구성하고, 치료를 정당화하기 위해 흉추에서 충분히 비교할 수 있는 관절징후가 나타났다. 더욱이 환자에게 두통일기를 쓰도록 요구했었다. 두 번째 치료에서 그녀는 자신의 증상이 변화되지 않은 상태에서 자발적으로 나서야 하지만, 그녀는 그 증상들로 인해 대수롭지 않은 적은 위협을 느꼈다.[27,28] 흉추굴곡이 가장 제한된 움직임일 때, 초기 치료는 주로 흉골을 이용한 전후 가동술로 인해 굴곡의 증가로 이루어진다(그림 6.15). 흉추연부조직 가동술은 교감신경의 유출에 더 영향을 끼쳤다. 늑골척추관절과 늑횡관절은 늑골의 외측에 양손을 위치시킨 상태에서 스크루 가동술로 가동성을 부여한다(그림 6.16).

가정운동요법은 앉은 자세에서 자가-가동술의 흉추굴곡과 옆으로 누운 자세의 슬럼프로 구성한다.

6주 이상의 8번 치료 후에 만성두통은 사라졌고, 환자는 뇌종양이 없음으로 안심이 되었다. 그녀는 단지 강도가 50% 줄어든 측두부의 박동성 통증을 종종 호소하였다. 음식물의 섭취와 함께 이러한 두통의 발생을 비교함에 있어서(두통일기) 초콜릿의 소비와 상관관계가 있는 것처럼 보이는 것을 알 수 있다.[29] 치료는 그 환자가 어떠한 초콜릿 제품도 소비하는 것을 허락하지 않는 동안 4주 기간을 쉬게 한다. 10일 후에 그 환자는 그녀가 전에 경험하지 못했던 매우 심한 두통으로 고통 받기 때문에 전화를 한다. 그 가설은 금단 두통이다. 그러므

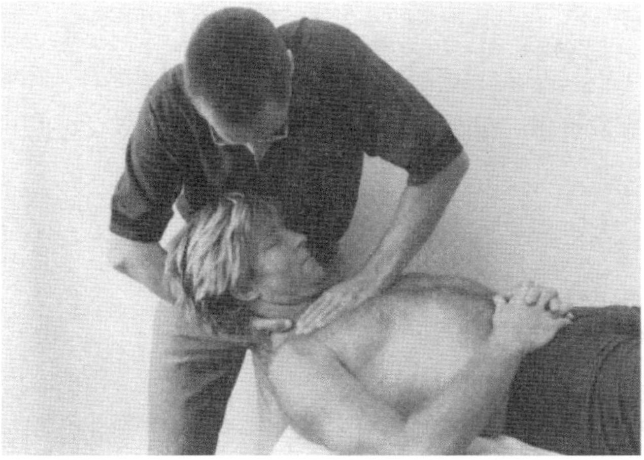

그림 6.15 흉골을 이용한 흉추상부의 전-후방향 가동술

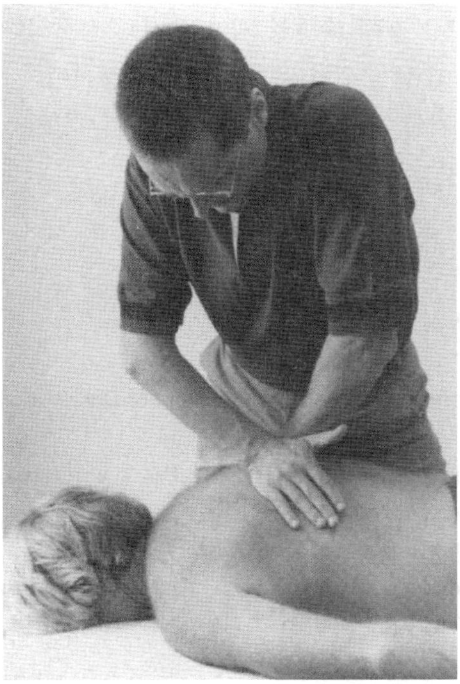

그림 6.16 늑골척추관절과 늑횡관절의 스크루(screw) 가동술

로 그녀는 약물을 복용하고 그 증상이 4시간 안에 가라앉지 않으면, 나중에 연락을 할 것이다. 또 다른 5주 후에 그녀는 증상의 5% 감소하였음을 다시 말한다. 또 다른 금단 충격은 없다.

결론 (Conclusion)

이 예시는 환자교육(설명, 두통일기, 가정운동 등), 신경근육골격계 접근법(주로 교감신경계), 식이요법의 제한을 구성하고 있는 종합적인 관리 프로그램을 위한 필요성을 크게 강조하고 있다.

결론(Conclusion)

이학적 검사(특히 경추상부)는 경인성 두통의 진단에서 중요한 역할을 한다.[5,30] 신경근육골격계에서 관련된/비교할 수 있는 이학적 징후의 발견은 치료/관리가 기초되어 지는 것의 이론적 해석을 위한 디딤돌이 된다.

이학적 징후들의 성공적인 치료 후에 후향성 재평가 시 증상들의 경감을 보여주는 것은 두통증후근에서 신경근육골격계 손상을 위한 마지막 임상적 증거이다.[19]

그러나 성공적인 치료는 한가지의 구조적인 접근에 기초하는 것이 아니고, 전체적인 관리 방법이 필요하다[29,31,32](8장과 11장 참조).

참고문헌(References)

1 Featherstone, H. J. (1985). Migraine and muscle contraction headaches: a continuum. *Headache,* **25**, 194-198.

2 Marcus, D. A. (1992). Migraine and tension-type headaches: the questionable validity of current classification systems. *Clin. J. Pain,* **8**, 28-36.

3 Sanin, L. C., Mathew, N. T. and Bellmeyer, L. R. (1994). The International Headache Society headache classification as applied to a headache clinic population. *Cephalalgia,* **14,** 443-446.

4 Sjaastad, O., Fredriksen, T. A. and Stolt-Nielsen, A.(1986). Cervicogenic headache, C2 rhizopathy, and occipital neuralgia: a connection? *Cephalalgia,* **6**, 189-195.

5 Jull, G. A. (1994). Cervical headache: a review. In: *Grieves Modern Manual Therapy,* 2nd eda (J. D. Boyling and N. Palastanga, eds), pp. 333-347. Churchill Livingstone.

6 Lord, S. M., Barnsley, L., Wallis, B. J. and Bogduk, N. (1994). Third occipital nerve headache: a prevalence study. *J. Neurol. Neurosurg. Psychiatry,* **57**, 1187-1190.

7 Jä nig, W. and Stanton-Hicks, M. (1996). *Reflex Sympathetic Dystrophy: a Reappraisal*. IASP Press.

8 Maitland, G. D. (1986). *Vertebral Manipulation,* 5th edn. Butterworths.

9 Grieve, G. P. (1988). *Common Vertebral Joint Problems,* 2nd edn. Churchill Livingstone.

10 Jull, G. A. (1994). Examination of the articular system. In: *Grieves Modern Manual Therapy,* 2nd edn (J. D. Boyling and N. Palastanga, eds), pp. 511-528. Churchill Livingstone.

11 Jull, G. A., Bogduk, N. and Marsland, A. (1988). The accuracy of manual diagnosis for cervical zygapophyseal joint pain syndromes. *Med. J. Aust.,* **148,** 233-236.

12 Jull, G., Zito, G., Trott, P. *et al.* (1997). Inter-examiner reliability to detect painful upper cervical joint dysfunction. *Aust. Physiother.,* **43**, 125-129.

13 Watson, D. H. and Trott, P. H. (1993). Cervical headache: an investigation of natural head posture and upper cervical flexor muscle performance. *Cephalalgia,* **13**, 272-84.

14 Watson, D. H. (1994). Cervical headache: an investigation of natural head posture and upper cervical flexor muscle performance. In: *Grieves Modern Manual Therapy,* 2nd edn (J. D. Boyling and N. Palastanga, eds), pp. 349-359. Churchill Livingstone.

15 Sahrman, S. A. (1988). Postural applications in the child and adult. Neurodevelopmental aspects. In: *TMJ Disorders. Management of the Craniomandibular Complex* (S. L. Kraus, ed.), pp.295-309. Churchill Living- stone.

16 Maitland, G. D. (1979). Negative disc exploration: positive canal signs. *Aust. J. Physiother.,* **25**, 129-134.

17 Elvey, R. L. (1994). The investigation of arm pain: signs of adverse responses to the physical examination of the brachial plexus and related neural tissues. In: *Grieves Modern Manual Therapy,* 2nd edn (J. D. Boyling and N. Palastanga, eds), pp.577-586. Churchill Livingstone.

18 Butler, D. S. (1991). *Mobilisation of the Nervous System*. Churchill Livingstone.

19 Jones, M. A. (1994). Clinical reasoning process in manipulative therapy. In: *Grieves Modern Manual Therapy,* 2nd edn (J. D. Boyling and N. Palastanga, eds), pp.471-490. Churchill Livingstone.

20 Schon, D. A. (1983). *The Reflective Clinician*. Basic Books.

21 Kraus, S. L. (1995). *Temporomandibular Disorders,* 2nd edn. Churchill Livingstone.

22 Rocabado, M. (1988). Biomechanical relationship of the cranial, cervical and hyoid regions. *Physical Therapy,* **1,** 62.

23 Lang, J. (1996). *Skull Base and Related Structures. Atlas of Clinical Anatomy*. Schattauer.

24 White, A. A. and Panjabi, M. M. (1978). *Clinical Biomechanics of the Spine*. J. B. Lippincott.

25 Vital, J. M., Grenier, F., Dautheribes, M. *et al.* (1989). An anatomic and dynamic study of the greater occipital nerve (n. of Arnold). *Surg. Radiol. Anat.,* **11,** 205-210.

26 Bogduk, N. (1981). An anatomical basis for the neck- tongue syndrome. *J. Neurol. Neurosurg. Psychiatry,* **44**, 202-208.

27 Oostendorp, R. A. B., Hagenaars, L. H. A., Meidrum, H. A. *et al.* (1986). De vertebrobasilaire insufficientie (deel IV). *Nederlands Tijdschrifi voor Manuele Therapie,* **4**, 16-45.

28 Sato, A. and Swenson, R. S. (1984). Sympathetic nervous system response to mechanical stress of the spinal column in rats. *J. Manipul. Physiol. Ther.,* **7**, 141-147.

29 Diamond, S. and Freitag, F. G. (1988). The mixed headache syndrome. *Clin. J. Pain,* **4**, 67-74.

30 Treleaven, J., Jull, G. and Atkinson, L. (1994). Cervical musculoskeletal dysfunction in post-concussional headache. *Cephalalgia,* **14,** 273-279.

31 Beeton, K. and Jull, G. (1994). Effectiveness of manipulative physiotherapy in the management of cervicogenic headache: a single case study. *Physiotherapy,* **80,** 417-423.

32 Schoensee, S. K., Jensen, G. J., Nicholson, G. *et al.* (1995). The effect of mobilization on cervical headaches. *JOSPT,* **21**, 184-196.

제 7 장

뇌신경조직의 신경역동성
Neurodynamics of cranial nervous tissue(cranioneurodynamics)

서론(Introduction)

Shacklock[1]은 신경계의 역학과 생리학 그리고 이들 간의 관계를 이야기할 때는 신경역동성이라는 용어의 사용을 주장하였다. 신경조직은 연장, 미끄러짐, 압박과 같은 복잡한 움직임이 일어난다(그림 7.1). 정상적인 일상생활 동작 시 발생하는 이러한 현상들은 자율계와 체성계 모두에서 혈액순환과 축삭의 운반변화와 같은 물리적인 효과가 동반된다.[1-3] 역학적, 생리학적인 신경의 변화는 비정상적인 신경역동성 또는 신경의 병리적 역동성을 나타낼 수 있다. 이러한 변화들은 직접적으로 신경조직을 둘러싸고 있는 역학적인 영역이나 신경집합체와 같은 환경과 밀접한 연관이 있다. 몸의 모든 부분은 뇌-안면부를 포함하는 인체의 전형적인 신경역동성과 신경 집합체를 지니고 있다. 측두골에서 약 2.5cm정도 부착된 안면신경이 나오는 안면로가 신경집합체의 좋은 예라 할 수 있다. 어떻게 안면신경이 두경부와 하악골의 움직임에 영향을 줄 수 있는가? 신경역동성의 테스트는 신경조직과 신경조직의 집합체의 영양을 확인하는 도구로서 뿐만 아니라, 통증 분류를 위한 통증역학에 관한 정보를 제공한다.[3,4] 근래에 신경역동성의 검사는 큰 골격 안에서 이루어져야 하고, 8장에서 언급되어질 치료적 관리에 관한 실마리를 치료사에게 제공해줄 것이다. 이 장에서는 신체의 나머지 부분의 신경역동성과 차이가 있는 두부, 경부, 안면부의 신경역동성과 관련된 뇌신경역동성에 대한 정보를 전달할 것이다. 둘다 비슷한 방법으로 행하여지고, 서로에게 영향을 끼친다(그림 7.2). 이 부분에서의 연구부족과 문헌에서의 좋은 표본이 없다는 것은 이 주제에서 나의 관심이 되는 개인적인 관찰과 연관된다. 뇌신경역동성 검사에 의해 의미되는 좀

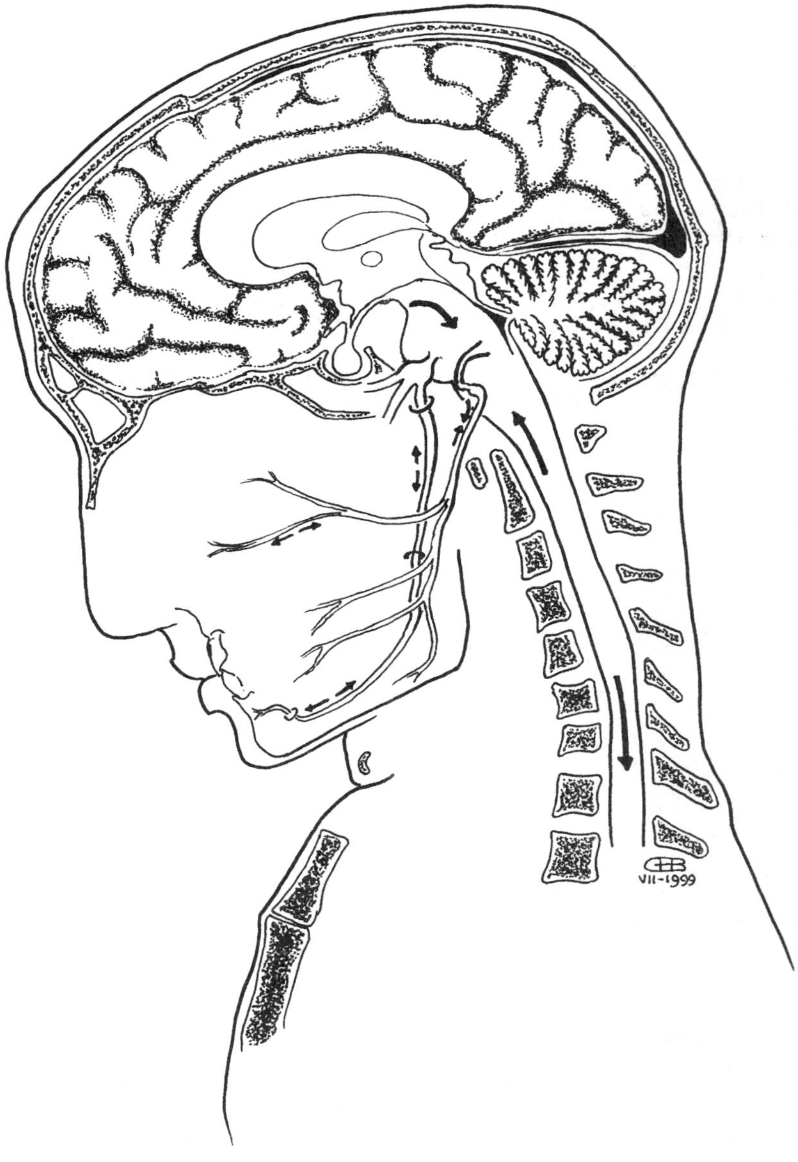

그림 7.1 척수와 하악신경 가지의 그림에서 머리 움직임의 변경이 뇌경부와 뇌안면신경조직의 불일치와 미끄러짐. 연장. 압박, 집중 시에 신경역동성은 변화한다.

더 나은 이해를 위해서 나는 이 다음 장에서 독자들에게 뇌역동성 검사에 관하여 기술하였다. 최근 관련된 생의학적 지식은 두부, 경부, 안면부의 신경역동성에 대한 확실한 이해를 포함한다. 뇌신경에서 신경역동성 검사의 확실한 이해를 시키기 위해 역학을 주된 강조사항으로 하고 있다.

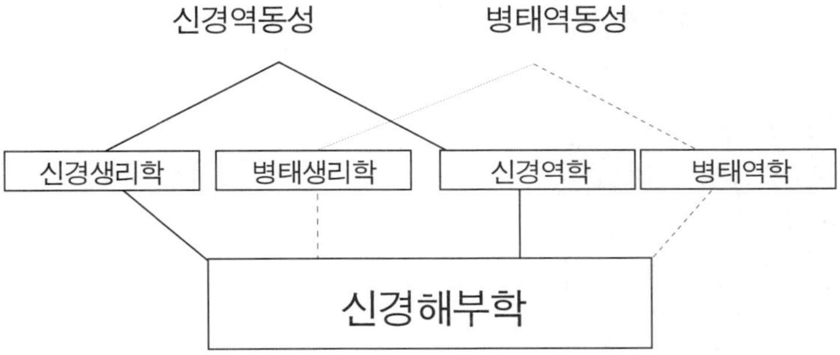

그림 7.2 뇌신경역동성은 몸 전체에서 신경역동성의 한 부분이고, 신경생리학적과 신경역학으로 구분할 수 있다. 병리학적인 변화는 병태생리학적과 병태역학적인 특성으로 표시된다(병태역동성). 역학부분에서는 신경역동성에 의해 임상적으로 검사되어지는데 신경역동성은 신경계의 생리학적인 변화에 영향을 줄 수 있고, 환자의 통증척도에 관련된 단서를 얻을 수 있다.

운동시 뇌신경조직의 생리학적 특징(Physiological features of cranial nerve tissue during movement)

정상적인 신경들을 정상적인 생리학의 연속성과 신장, 연장, 압박, 적응을 가지는 특성이 있다.[5,6]

비정상의 역학적인 사건은 감염, 치유, 치료나 경미한 통증상태와 연관된 혈액공급의 변화와 같은 병리생태학적 반응의 발달에 기인한다.[6,7] 이 분야에서는 문헌이 구체적이지 못할지라도, 항상 말초신경에서의 대부분 병태 생리학적인 특징은 뇌신경조직과 같을 것이다. 몇몇의 일반적인 특징들은 여기에서 논하고자 한다.

혈액공급(Blood supply)

뇌신경조직에 연속된 혈액공급은 신경줄기와 축삭의 신진대사에 중요하고 특히, 충격발생과 축삭수송을 위한 힘을 제공한다.[2,3,6,7] 신경계에서 뇌의 내부는 뇌혈관의 생리학적인 강화를 지원하고, 특히 높은 혈관투과성을 가진다.[8,9] 혈액공급의 부족은 혈관성두통을 일으킬 수 있는 뇌신경에 신경 생리학적이고, 역학적인 변화를 야기 시킬 수 있다.[10] 뇌혈관, 특히 정맥동은 대뇌동맥과 신경의 혈관 확장과 염증의 한 부분을 차지할 수 있다. 이것은 P물질(substance P)과 CGRP (calcitonin gene-related peptide)의 방출에 의해 나타나는 것이지 과거에 생각되어지던 경막의 문제에 의해 발생되는 것은 아니다.[11,12] 생리학적인 과정은 뇌, 경막 결합조직과 두개골에 영향을 미치는 정맥동의 지속적인 스트레스와 압박에 의해 초래된다.[13] 정맥동의 생리학적인 충격이 머리 손상 후 혈관성 두통의 높은 발생률의 원인이 될수 있

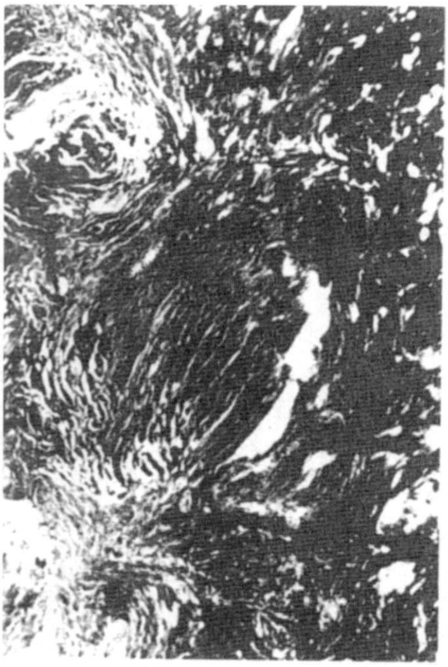

그림 7.3 후두하부 접근법에 의한 소뇌교각 수술 후의 후두하 부위의 경막 상처

다고 가정할 수 있다.[14]

혈관 감압 이후의 효과('After' effect of vascular decompression)

신경외과적인 감압술의 다양한 결과와 종양의 제거가 보고 되고 있다. 예를 들어, 이러한 방법들은 전체적인 증상을 감소시켜 주거나,[15-17] 긴 시간동안 서서히 회복될 수 있다.[18-19]

전체적인 증상의 감소가 있는 곳에, 양자 성향적인 축색 원형질 흐름의 방해와 같은 생리학적인 효과와 목표조직세포에 제공하는 것과 같은 신경세포 조직에 영향력을 지니게 된다. 그렇기 때문에 이것은 회복기전의 속도를 지연시킬 것이다.[19] 또 다른 패턴은 부적절한 신경단락에 기인되는 수술 후의 증상이다. Schlessel은 후두하부 접근 방법으로 소뇌교각에 치료를 받는 환자의 63.7%가 부분적인 불편함과 수술 후의 두통을 호소한다고 발표했다(그림 7.3). 부분적인 신경차단과 자침과 경추 도수교정은 효과가 없다. 이러한 방법들의 예는 수술 후 증상과 관련된 인자가 될 수 있는 경막의 목덜미 근육 조직과 같은 몇몇 조직의 유착을 보여준다.

두개부의 신경원성 염증과 혈액순환(Cranial neurogenic inflammation and blood circulation)

신경원성 염증은 혈장 누출에 의해 발생한다. 이것은 혈관 주위의 수초가 없는 C섬유로부터 P물질(substance P)과 CGRP(calcitonin gene-related peptid)와 같은 신경 펩타이드의 결합을 풀어주는 복잡한 생리학적 과정에 의해 삼차 신경절을 자극시킨다. 이것은 뇌혈관의 신경생리학에 영향을 끼치고, 편두통, 경추부 두통과 뇌신경세포조직의 병리역동적 변화에 위한 병태성 기전으로 기인된다.[10,21,22] 신체에서 신경전달 물질인 세로토닌은 펩티드결합을 억제시키고 신경원성 염증을 차단한다.[23] 이와같은 임상적인 양상과 관련된 좀더 구체적인 내용은 5장에 설명하고 있다.

움직임의 설계를 위한 뇌신경조직의 신경역동성(Neurodynamics of cranial nerve tissue designed for movement)

뇌신경조직의 기능해부학적 모양을 살펴보면, 상대적으로 작은공간에서의 움직임의 연장, 미끄러짐, 그리고 압박은 두경부 혹은 신체움직임을 변화시키는 정상적인 적응현상이다.[24,25] 아마도 대부분은 정상 혹은 비정상적인 움직임을 위한, 적응의 과정에 중요한 역할을 하는 부분과 구조를 여기서 논의해 보았다.

두개내 신경원의 구조(Design of intracranial neurons)

피질에서 뇌간에 이르는 신경조직은 뇌신경과는 다른 구조를 가진다. 그것은 뇌간으로 달리는 신경의 잘 조직된 복합체이다(그림 7.4). 뇌간의 끝부분 신경조직(뇌신경으로 구성된 조직세포)은 변화하고 같은 정도의 특징과 모양을 가지며, 척수로부터 발생하는 말초신경으로써의 구조를 구성한다.[26,27,28] 이것은 운동 신경로를 위한 하위신경원(LMN)과 2차 신경로를 위한 1, 2차 신경원을 포함한다. 세포체는 뇌간의 DRG(dorsal root ganglia)와 회백질과 같은 모습을 가진 2차 신경절의 중추신경계 밖에 위치하게 된다.[26,27,28] 뇌신경의 2차 신경절은 통증이 편두통과 두통과 같은 혈관성 변화와 관련될 때, 매우 활발하다.[30] 일반적인 뇌신경 조직이 다른 신경조직처럼[26] 많이 움직이지만, 뇌신경 조직이 DRG(dorsal root ganglia)처럼 같은 역학적이고 화학적 민감도를 가지고 있는지 아닌지는 확실하지 않다.[31]

결합조직의 구성(경막내층, 소뇌겸, 뇌와 뇌신경의 결합)〔Connective tissue design(internal dural layer, falx cerebellum, cerebri and cranial nerve connections)〕

두개골에서 뇌신경과 다른 신경조직들은 인대와 건과 같은 점탄성으로 된 결합조직으로

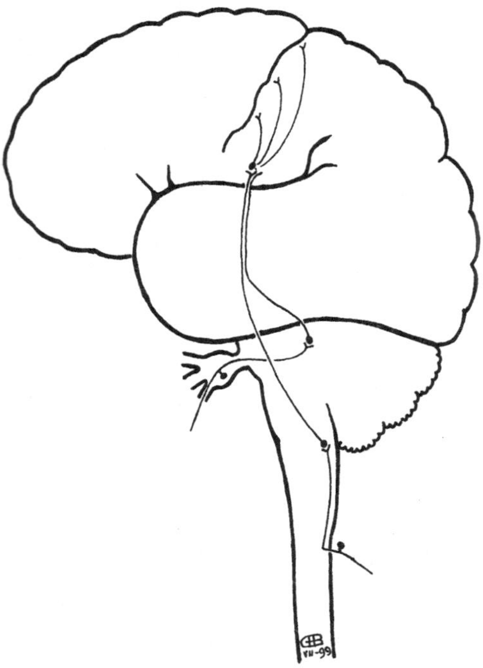

그림 7.4 3개의 중요한 신경원을 구성하는 감각신경로의 구조. 1차신경원은 감각신경절의 중추신경계 밖에 위치한다. 2차신경원은 뇌간의 회백질 등쪽에 위치하고 3차신경원이 위치하는 시상과 연결한다. 이들의 축삭은 감각피질까지 연결한다.

둘러싸여 있다.[5,32,33] 일반적으로 이들 조직은 보호 역할을 하고 있다. 뇌신경의 뿌리는 상처입기 쉬운 부분이며 결합조직의 높은 밀도를 가진다.

예를 들면;

- 경막의 외부층과 대뇌겸과 소뇌겸과 같은 내층의 부분
- 대뇌겸과 소뇌겸 그리고 경막의 내층과 근접하게 연결된 동안신경(3번 뇌신경), 삼차신경(5번 뇌신경), 안면신경(7번 뇌신경), 전정신경(8번 뇌신경), 미주신경(10번 뇌신경), 설인신경(9번 뇌신경), 설하신경(12번 뇌신경).[26,27]

  임상적 소견과 문헌에서는 뇌신경조직의 역학적인 연속성의 구조를 제시하였다. 예를 들어, 뇌량이 눌리는(찝힘) 현상으로 야기되는 수두증은 두개골에서 늘어나고 압박받는 뇌신경의 경막 같은 뇌신경조직을 보여준다.[34,35] 또한, 머리를 움직이는 동안에, 미끌어짐, 연장, 압박의 변화는 뇌신경과 막상골, 대뇌겸과 경막에서 일어난다. 결합조직은 뇌의 압박과 과도한 움직임에 제한을 준다.[36] 뇌의 결합조직에서의 변화는 여러 가지 구조의 질병과 관련하여 종종 언급된다. 예를 들어, 다른 뇌신경의 생리적인 변화를 야기하는 당뇨성 신경병증은 심한 안면통증, 저림, 안면마비와 연하곤란과 같은 기능장애를 일으킬 수 있다.[37] 구멍이나 공과 같은 두개골의 통로 부위와 뇌간 주위의 종양들은 신경구조의 해부학적 위치와 병리학적 부하의 변화에 원인이 되어 뇌의 결합조직

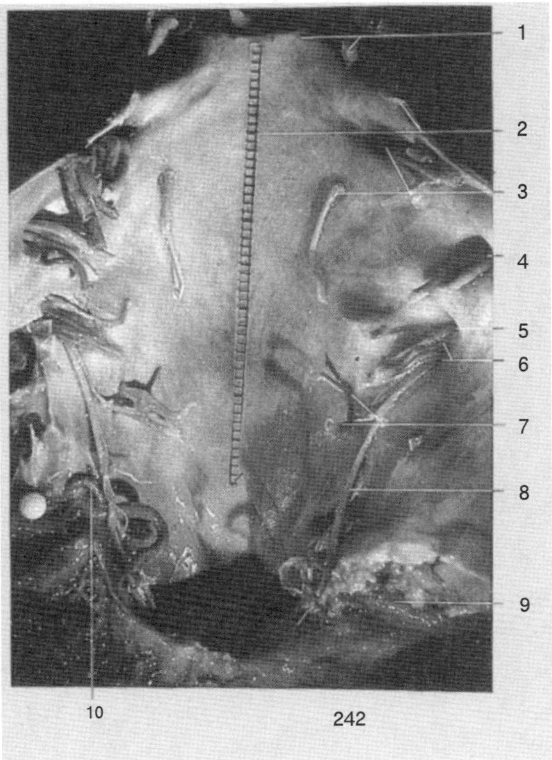

그림 7.5 몇몇 뇌신경과 해부학적 결합을 하고 있는 경막의 개구부

1. 안배와 제3뇌신경
2. 밀리미터 패터와 제4뇌신경
3. 제5,6뇌신경
4. 내이도
5. 제9뇌신경의
6. 제10, 11 뇌신경
7. 제12뇌신경
8. 제11뇌신경의 척수가지
9. 추골동맥, 환추부분
10. 후하방소뇌동맥의 내조분절 수막가지

을 구조적으로 종종 손상시킨다.[38-40]

- 몇몇 뇌신경은 같은 두개 내 국소적인 해부학적 위치에 있으며, 다른 부위의 결합조직에 의해 충분히 연결되고, 같은 경막 슬리브를 연결하고 분배한다. 이러한 모양은 많은 다른 구조가(뇌신경을 포함) 두개골과 같이 상대적으로 작은 공간에서 모여지는 이점을 가진다(그림 7.5와 7.6).[24,41]

또 다른 면에서는 동맥류, 혈관기형, 종양과 같은 역학적인 힘과 신경의 구조적 변화가 일어날 때, 신경의 허혈과 같은 생리학적 변화가 있을 때 또한 일어난다. 이것은 다양한 임상적인 패턴을 야기시킨다. 일반적으로 경부와 두개골의 움직임은 두개의 신경역동성을 바꿀 수 있는 기술이다. 두개골의 외부로 나있는 구멍들과 경막을 연결하는 뇌간으로부터 깊은 구멍과 같은 상처 입기 쉬운 부분에 이르는 짧은 거리 때문에 관련된 기능장애를 알았을 때 두개 내 신경조직의 부분이 환자의 문제와 연관되는 것을 명확히 밝히기는 어렵다.

뇌간의 국소해부학(Brainstem topography)

두개의 신경역동성 검사의 해석을 위해 뇌신경이 뇌간의 등쪽 혹은 외측으로부터 오는 것과 머리의 굴곡/신전에 등쪽으로 놓이는 것을 아는 것은 유용하다(그림 7.7).[24,41,42] 굴곡, 신

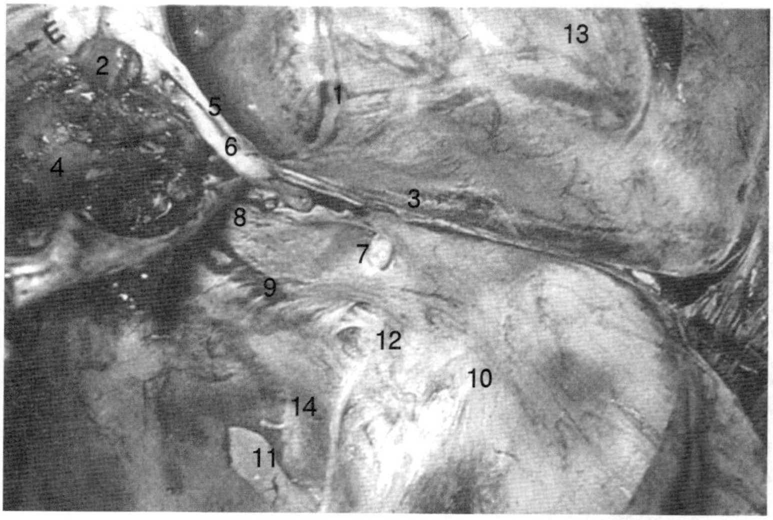

그림 7.6 경막에 부착된 두개골 내의 우측 측두골 상면. 뇌신경의 굵은 줄을 주목하라(제6,7과 12뇌신경)

1. 중경막동맥
2. 내경동맥
3. 상추체정맥동
4. 뇌하수체 구
5. 추체상인대
6. 제3뇌신경(동안신경)
7. 내이도, 제7 및 제8뇌신경
8. 추체골 첨
9. 하추체정맥동
10. 내경정맥의 상구
11. 추골동맥
12. 제9, 10, 11 뇌신경
13. 중두개와
14. 제12뇌신경(설하신경)

전, 외측굴곡과 같은 머리의 움직임은 아마 연장, 압박, 머리에서 신경조직의 미끌어짐, 신체에서의 휴식까지도 변화시킬 수 있다. 더 많은 내용은 뇌신경조직의 움직임(p.164) 편에 볼 수 있다.

정밀한 두개내 지대(Critical intracranial zones)

신경 유입지대(nerve entry zones: NEZ)

대부분의 뇌신경은 뇌간의 후외측(신경 유입 부분)에서 생긴다(그림 7.8). 이 부분은 그것들이 대부분 서로 가까이에 있다(예, 안면신경과 전정신경과 설인신경, 미주신경과 부신경).[26,43] 대부분의 뇌신경의 시작 부분은 결합조직과 동맥으로 둘러싸여 있다. 혈관 고리와 같은 혈관기형은 뇌신경의 신경통[44-47,48]과 마비에 의한 혈관압박을 야기 시킬 수 있다. 신경외과 의사는 굴곡과 측방굴곡과 같은 다른 머리의 자세가 이들 혈관 연결고리들의 압박과 위치가 바뀌는 것에 주목해왔다. 신경조직의 수술로 움직임을 조금 더 좋은 위치로 허용하기 때문에 이것은 움직임이 작용되는 신경외과를 덜 어렵게 만든다.[49] 위에서 언급된 바와 같이 해부학적 구조는 신경역동성의 결과를 나타낸다.

굴곡과 측방굴곡과 같은 머리의 움직임은 신경유입지대의 한쪽 방향으로 많은 부담을 주

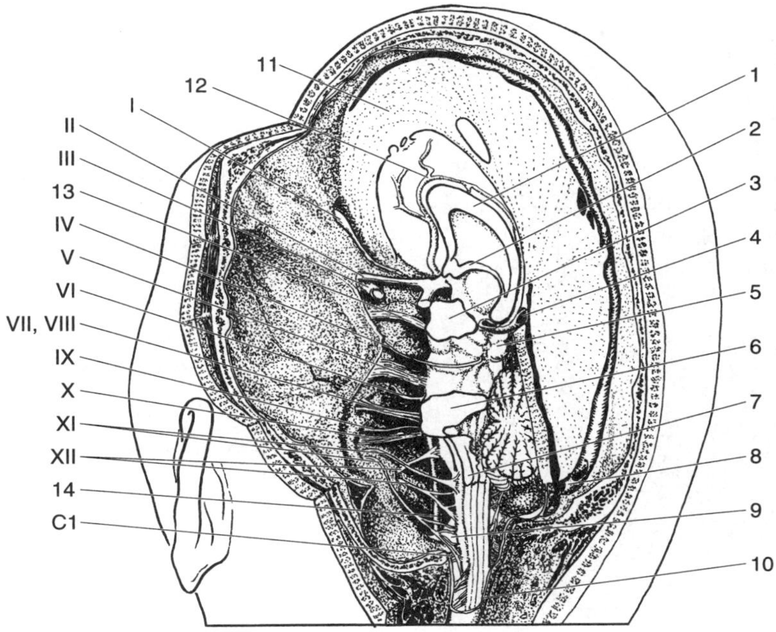

그림 7.7 대부분의 뇌신경은 뇌간의 배측 또는 측부에서 기시한다. 뇌간은 머리의 굴곡과 신전 축으로부터 배측에 놓인다.

1. 뇌량
2. 뇌궁
3. 대뇌각
4. 대대뇌정맥
5. 4배층
6. 소뇌각
7. 장상결절
8. 정맥동유입
9. 내재인대
10. 경막
11. 대뇌경
12. 전대뇌동맥
13. 내경동맥
14. 추골동맥

고 이것이 대부분의 뇌신경의 신경역동성을 행할 때 영향을 받게 된다.[24]

소뇌교각(Cerebellopontine angle: CPA)

소뇌교각은 교, 소뇌, 바위모양의 측두골로 둘러싸여 뇌척수액(CSF)으로 채워진 공간이다. 소뇌교각은 동맥, 정맥 그리고 삼차신경(5번 뇌신경), 안면신경(7번 뇌신경), 전정신경(8번 뇌신경), 설인신경(9번 뇌신경), 미주신경(10번 뇌신경)과 같은 뇌신경으로 구성되어 있다(그림 7.9)[27,42,50]. 병리 물리학적인 변화와 증상은 대개 뇌신경에 동맥류나 혈관압박이 있을 때처럼 비정상적인 신경집합체로 인해 발생한다.[50-56]

또한 작은 혈관압박이나 뒤틀림, 예를 들어 소뇌교각의 삼차신경은 탈수초화를 야기시키고, 작은 뇌신경조직의 신경통증에 기여할 비정상적인 자극의 촉진부위를 자극시킨다.[53-59] 소뇌교각의 혈관계는 광대하고 많은 혈관고리와 해부학적 구조를 가진다.[60-61] 예를 들어, 전

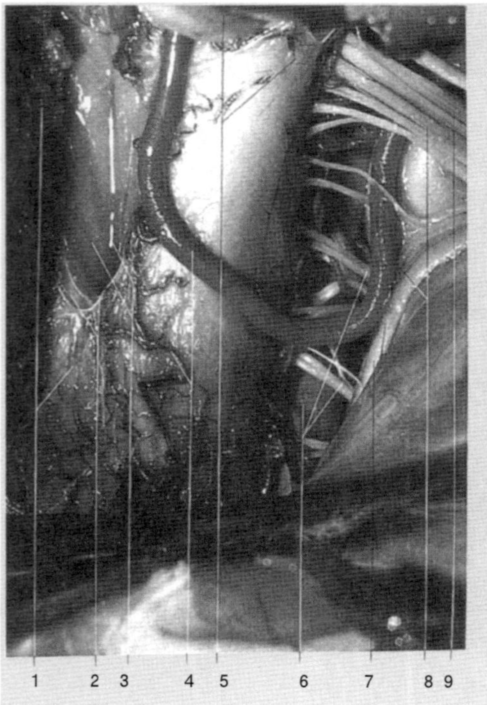

그림 7.8 뇌간의 후외측 신경유입 지대(NEZ). 후하소뇌동맥(5)은 고리모양으로 되어 있고, 설하신경(6), 부신경(8), 미주신경(9)의 신경유입지대(NEZ)를 압박하는 요인이 될 수 있다.

1. 제4뇌실의 맥락총과 박속핵결절
2. 후열과 문지대
3. 미주신경과 설하신경의 삼각지대
4. 후하방소뇌동맥과 배측연수가지
5. 소뇌편도, 상방이동과 미측소뇌각
6. 제12 뇌신경의 근다발과 추골동맥
7. 제11뇌신경의 척수신경근
8. 제11뇌신경의 두개신경근
9. 제10뇌신경

하방소뇌동맥 혈관고리는 안면신경, 청각신경 가지 주변에 있다. 후하방소뇌동맥 혈관고리는 연수를 둘러싸고, 소뇌와 함께 해부학적 구조를 지닌다. 그리고 후하방소뇌동맥 혈관고리의 상방부를 차지하고 있는 상추체 정맥은 삼차신경을 둘러싸고 있다. 이것들은 신경의 혈액공급을 위해 중요하다.[62-63] 이런 동맥혈관의 구성은 자주 신경조직의 작고 큰 압박에 이르게 하며 신경학적 염증, 통증, 기능부전에 이르게 할 수도 있다. 예를 들면, 설인신경염, 안면마비 경축, 통증성 티크, 이명, 어지러움증, 삼차신경통, 두통이 있다.

열적신경근절단술, 신장, 동맥 고리의 위치에 의한 미세수술 혈관 압박술은 좋은 결과, 특히 삼차신경, 안면신경, 설인신경으로부터 오는 증상의 덜한 재발을 보여준다.[49,50,53,54,56,66,67] 상경추부의 굴곡과 반대측의 측굴은 또한 소뇌교의 뇌신경에서 동맥 고리의 압박이나 압박 풀림으로 바꾸게 된다. 신경외과의사들은 수술중재 동안에 자주 이 자세를 이용하게 된다(그림 7.10).[68,69]

임상의사들은 검사, 신경역동 검사는 소뇌교각부위에 영향을 줄 수 있는 처치동안에 이 지식을 이용할 수 있다.

소뇌교각과 그것들의 의학적인 관련을 둘러싼 병리학적인 예들(Examples of pathology around the cerebellopontine angle and their clinical relevance)

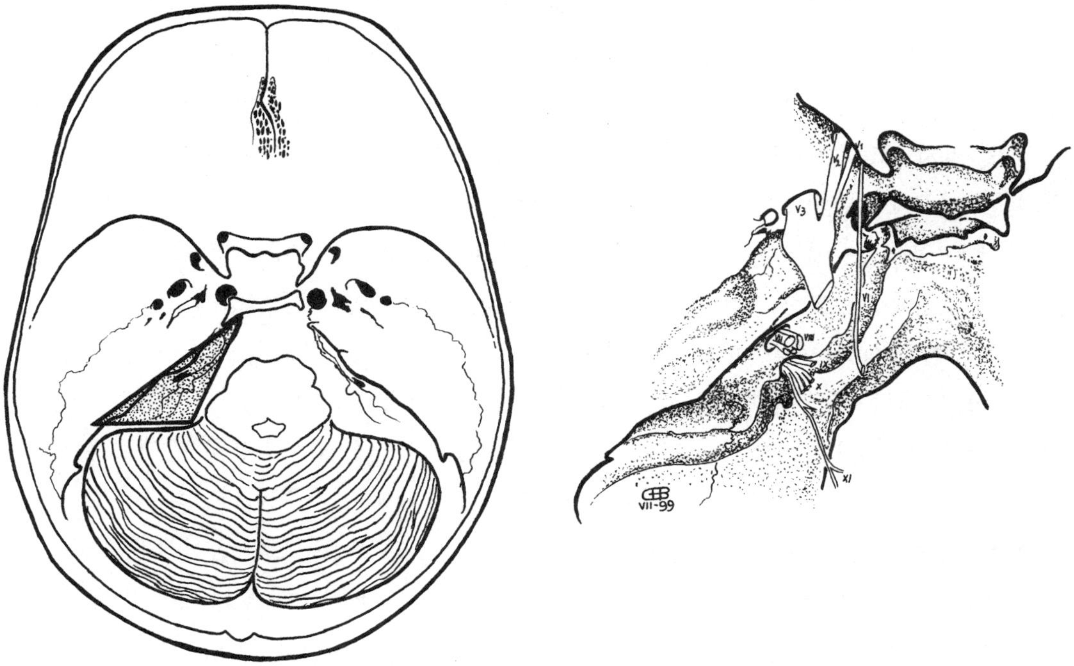

그림 7.9 뇌신경들의 주부류는 소뇌교각(CPA), 머리의 굴곡/신전축 배측에 놓인 얇은 삼각부, 소뇌, 외측교와 추체능 내부 1/3사이에서 볼 수 있다. 그림의 우측부분은 소뇌교각(CPA)에서 공과 뇌신경들을 보여 준다.

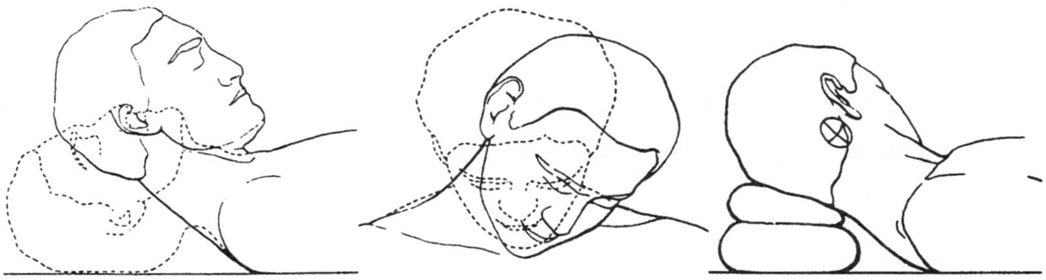

그림 7.10 미세혈관 감압을 위한 삼차신경 접근법에 의해 환자의 위치를 두는데 익숙한 방법들(신경외과 논문에 인용된 바르바와 알크스네, 버지니아)

소뇌교각은 앞에 기술된 것처럼 몇몇의 뇌신경을 위한 결정적인 신경수용기이다. 왜냐하면 움직임의 연장, 이 부분의 압박에 적응해야 하고 각기 다른 많은 구조들을 위한 적은 공간이 있기 때문이다. 그것은 실제의 구조적인 변화가 있을 때 특별하게 비판적이다. 문헌에 기술된 몇 가지 예들은 지방종, 낭포, 수막염, 신경염이다. 지방종과 낭종은 뇌신경을 둘러싼 소뇌교에서 흔하지 않게 일어나고 수술은 자주 좋은 예후를 가진다.[70-73] 소뇌교각의 수악종은 이 부분 악성종양에서 발생하는 타입 중 두 번째로 빈번하고 후뇌와(窒)의 모든 수막염의 1/3에서 1/2이상으로 연합한다.[74] 매티스(Matthies)[73]에 의한 기초임상실험에서는 뇌신경(19%), 7번 뇌신경(11%), 8번 뇌신경(67%) 그리고 미(尾)신경(6%)이 병리물리학적 변화에 이를 수 있는 특징을 가진다고 한다. 한 예는 수년간 발견되고 징후과 증상이 천천히 향상되는 신경염이라는 것을 보여준다.[66-77] 예를 들어, 설이신경염은 두통을 길게 앓는 것(수년), 구역질, 점진적인 청각 능력 소실, 이명, 어지러움 때문에 자주 나타난다.[15,28] 그것은 증상에서 천천히 점진적인 증가를 알아낼 수 있다. 그것은 증상에서 느린 점진적 증가를 알 수 있게 해준다. 활동의 현명한 추이는 좀더 다른 진단을 위해 환자에게 언급된다. 전산화된 단층촬영에서의 최근 향상과 MRI 촬영은 좀더 나은 진단에 막대하게 기여하는 측두, 쇠뇌교각과 같은 해부학적인 더 구체적인 내용을 산출해낸다.[67,78-82]

물론 모든 비정상이 환자가 고통 받고 있는 원인에 있어서 필요 하는 것은 아니다. 환자의 임상증상을 동반한 강한 상호관계일 수밖에 없다. 지방종, 낭종, 악성종양의 대부분 경우인 수술은 좋은 예후를 가진다.[83-89] 수술 후에 수술 후 통증은 발생함으로써 인정되며, 특히 하후두 접근 후 소뇌교각에 나타나지만, 그것은 심각하게 받아들여지지는 않는다. Schlessel[20]과 Resnick[90]은 환자의 63.7%가 하 후두부 접근법을 사용하는 소뇌교 수술 후의 경추 불편과 두통 호소한다고 발표했다. 또한 Sekiya[91]는 환자의 경추부 통증과 두통은 심한 움직임과 소뇌교각에서 신경의 분리(무리하게 떼어냄)에 의해 야기된다고 발표했다. Schlessel[92]은 하 후두부 수술 다음, 경막아래에 접경부의 연부조직의 지지는 또한 수술 후 통증에 기여할 수 있다고 제안했다.

아마 두개, 경추 신경 조직의 부드러운 움직임은 큰 두개골 절개 후에 증상에서 환자의 질병 예방이나 경감의 방법이 될 수 있을 것이다. 자은 신경학적 염증, 동맥 고리, 섬유증과 같은 소뇌교각의 작은 병리 물리학적인 역동적 변화는 언급되지 않았고, 문헌에서도 논의되지 않았다. 한 가지 실제의 가능성은 이런 작은 변화들이 진단되지 않은 두개 경추부, 안면 기능부전과 통증에 이를 수 있다는 것이다. 뇌신경 조직의 신경역동 검진과 처치는 아마도 임상가에 의해 행해진다. 이 부분에서 더 흥미 있는 내용은 신경역동성 검사의 기술에 더욱 자세하게 언급해놓았다.

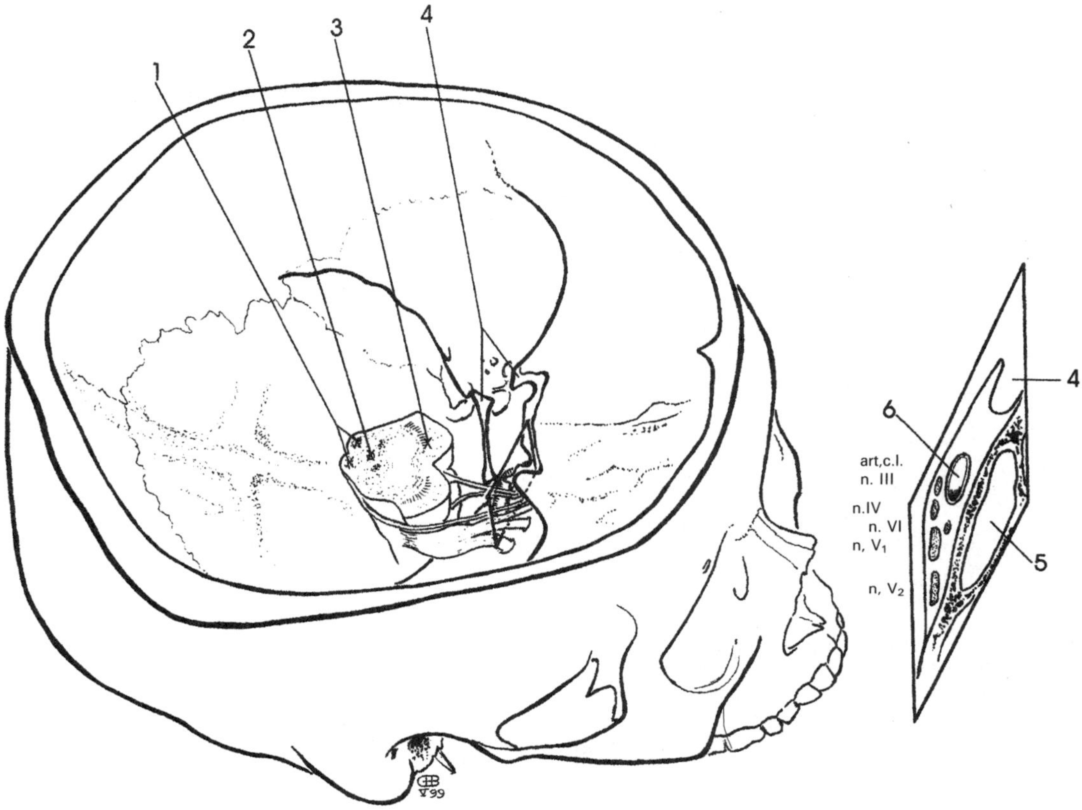

그림 7.11 해면동과 해면동을 지나는 뇌신경들(3, 4, 6 V1과 V2)의 위치.

1. 사구체
2. 중뇌수도
3. 대뇌각
4. 터키안
5. 접형동
6. 내경동맥

해면동(洞)(Cavernous sinus)

해면동(洞)은 접형골의 외부처럼 같은 편에 놓여 있고, 상안와열로부터 암상의 측두골의 첨부까지 퍼져 있다. 내경동맥, 동안신경, 활차신경, 경막 결합조직으로 둘러싸인 삼차 신경의 시신경, 턱뼈 부분도 그것을 통해 달린다(그림 7.11).[28,41] 4개의 정맥 공간은 해면동(洞)에서 확인된다. 이 공간은 해면동(洞)의 영역에 의해 구성된다.[93-95] 동맥류, 수막종, 신경종, 누공은 이런 공간들을 차지할 수 있으며 그것에 의하여 신경역동의 특징을 바꾼다.[95-109] 이 저자들은 동안, 활차신경 마비, 눈의 충혈, 안검하수, 멀미, 복시, 병적 보행, 이명, 부전실어증, 급성 어지러움증 그리고 삼차신경통과 같은 징후과 증상을 발표하였다. 동안신경[110] 기능부전의 미세수술,[116] 예를 들어, 해면동(洞) 부분의 해면성 경동맥의 폐색,[111-113] 삼차신경종[105,114,115]은 좋은 결과를 가지나 경막에 손상을 주는 위치자세를 가지고 있다.[117] 상악안면 외상, 작은 두개외상조차도 직접적으로나 간접적인 힘의 결과가 해면동(洞)부분의 누관에 이를 수 있고, 위에 묘사된 것과 같이 증상을 유발시킨다.[118-122] 해부학적 연구로부터 신경 정맥 조직과 삼차신경의 눈의 통증과 턱의 가지, 상부 경추와 접협평면의 절, 많은 정맥들과 함께 내경동맥을 둘러싼, 복잡한 외형으로 구성된 많은 교감섬유를 가지는 해면동이 잘 알려져 있다. Moskowitz는 모든 이 구조들의 작은 병리물리학적 변화들은 다발성 두통[124]이라고 불리는 혈관성 두통의 대부분 심하고 쇠약하게 하는 형태로 이끌 수 있다고 발표하였다. Ruskell[125]은 해면동(洞)총이 자율섬유를 동반한 다른 뇌신경조직의 집중을 제공하는 해면동(洞)총인 원숭이 실험에서 해면동(洞)총의 자세한 해부학적 연구에서 발견했다. 이런 연구들은 구심성 섬유가 눈의 삼차신경 분지로부터 시작되고, Willis의 이런 직접적인 관계를 설명하는 환(環)의 혈관을 지원한다는 것을 발견한 Moskowitz에 의해 수정되었다.[124] 이 영역의 좀 더 나은 신경해부학은 복잡하지만 환자가 호소하는 드문 증상의 답을 제공할 수 있다. 다음의 신경해부학적인 예들은 일정한 증상 양상을 설명해줄 것이다. 턱뼈 가지는 눈의 신경으로부터의 가지를 받는다.

- 눈의 신경은 다른 절과 연결되어 있다. 예를 들면, 우세한 부교감신경 기능을 가지는 모양체, 접형구개절이 있다.
- 경추 신경총을 제공하는 교감신경 섬유는 Willis의 눈과 환을 조달하는 해면의 경동맥의 근위부에서 말초까지의 영역이 수반되는 내경 신경에 상부경추절을 거쳐 표현된다.[28,126-128]
- 접형구개 부교감 기여는 안와가지를 통해 경추신경총에 이르고 또한 Willis의 환을 표현한다(그림 7.12).

이 3가지 예들로부터, 한 신경 구조에서 병리물리적 변화는 다른 증상 양상으로 표현될 수 있는 다른 구조에서의 변화를 초래할 수 있다는 것을 가정하기에 적당할지도 모른다. 임상적으로 다른 부분에서 또 다른 근원적인 이유를 짐작할 수 있을 것이다. 예를 들어, 정맥의 경정맥 협착이나 폐색과 같은 해면동 주위의 중심부의 변화들은 아마 경막에서 시작되는 신경학적 염증을 야기시키는 삼차신경성 혈관계를 활성화시킨다.[11,124,126] 염증은 한쪽 방향의 해면동으로부터의 정맥유출을 없앨 수 있고, 눈 커플, 이마의 피부, 두개내, 내경동맥, 그것의 가지들을 통해 달리는 오른쪽 교감신경섬유에 상처를 입힐 수도 있다. 이 병리물리학적 사건들은 아마 교감신경, 부교감신경 활동[29,123,129-131] 사이에 불균형을 초래할 수 있고, 심한 한쪽의 안와, 상안와 그리고 측두부 통증과 같은 증상이 나타나게 된다. 이 증상들은 자주 다음 징후들과 관련된다. 연결적인 감염, 눈의 분비와 배설, 코의 울혈, 콧물, 전두부와 안면부의 땀, 동공수축[126,128,132], 하수증, 안검 부종, 항염증 약물 치료와 같은 치료 상의 중재 조정은 신

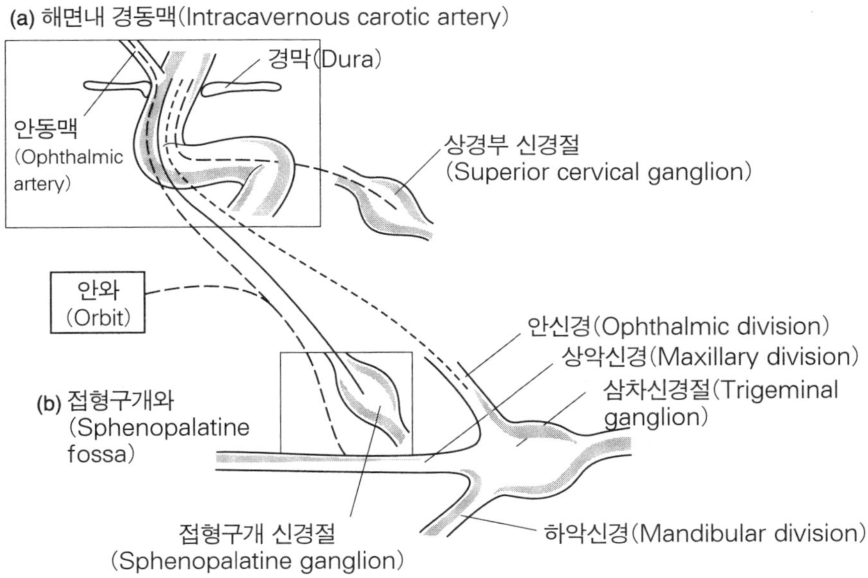

그림 7.12 해면동 신경총 상부의 복잡한 해부도 내의 요점은 누루, 비루, 비울혈의 부교감신경의 증상들; 하너증후군, 안면과 이마의 땀(상경부 신경절 내의 교감신경의 활성화); 그리고 안와주위와 후방의 통증을 설명하는 것이다(모스코위츠의 두통 인용).

경학적 염증과 부종을 감소시킨다. 얼어버린 물 또한 통증을 경감시키고, 이것은 아마 정맥혈에 의한 해면동(洞)범위 내에서 구심성 섬유의 온도감소와 연관되어 있을 것이다. 안와주위의 총으로부터의 유출과 통증이 언급된 영역내의 구심성 자극은 관리에 관련될 수도 있다.[126,130,132-134] 해면동(洞)의 유출에서의 신경역동적 치료가 명백하다는 것은 접형골의 부드러운 두개 움직임, 측두골, 측두골 추체골 2장에 논의된 신경조직의 지나친 부하를 피하는 것을 포함할 수도 있다. 뇌의 신경역동성 치료는 또한 신장과 최적의 전기화학적 기능을 위한 움직임동안 터널에서의 활주에 있어서 뇌신경조직을 허락하는 조직의 정상적인 물리적 건강을 회복시키는 것을 돕는다.[135] 다발성 두통은 치료의 도전자가 된다. 해면동(洞)의 다른 혈관성 두통과 상부 경추 신경의 다른 더 복잡한 통증-감각 구조, 후열, 삼차신경계, 자율신경계는 또한 임상가를 위한 도전이 될 수 있다.[131,136,137]

뇌신경을 위한 두개골 공, 변화부위(The foramina of the skull, transitional areas for cranial nervous tissue)

두개골의 구멍, 뇌신경조직을 위한 변화적인 영역, 뇌 신경의 대부분은(활차 신경, 시신경 제외) 두개골의 구멍을 통한 경막의 내부, 외부영역의 결합조직과 함께 달린다. 각기 다

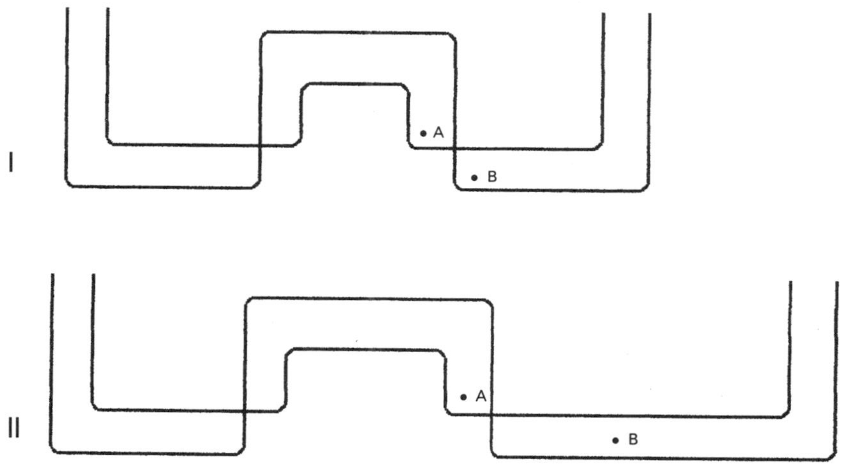

그림 7.13 두개저의 성장을 묘사하는 모형도(Enlow, 1986)

I. 두개저의 정상적인 성장과정. 혈관과 뇌신경의 평균적 적응과 A로부터 B까지의 뇌신경.

II. 비대칭적인 두개저의 성장과정. 두개저는 발달한다. 비정상적인 성장과정에서 비대칭적으로 다른 뇌신경 역동성들은 가벼운 신경병변 시 증상을 발견할 수 있고 비정상적 뇌신경역동성 검사가 일어날 수 있다.

른 두개골영역의 성장은 출생 후 변동이 그 시기 때 멈추게 된다.[27,138,139] 두개저는 많은 구멍과 출생 후 10년 동안 다른 부위의 높은 성장률을 가진다. 예를 들어, 후두개와는 생후 5년 중 높은 성장률과 생후 8년 중 중 두개와를 가지는데 각각 97.5%가 성인에서는 98%이다. 접형골 평면은 생후 9년 후에 27% 여전히 성장할 수 있다. 두개골은 중간조직을 나타내기 위한 함유물로서의 정상적으로 기능을 한다. 그러므로 KISS 아동의 경우〔하후두골의 불균형한 역학적 긴장(kinematic imbalance suboccipital strain: KISS)[141], TMJ의 비정상[125], 두개골융합증, 안면마비[141]〕로 보여지는 비정상적인 두개골 성장, 두개골은 비정상적인 부하, 물리적 기능부전과 신경병변을 야기시킬 수 있는 압박과 활주를 쉽게 일으키게 된다(그림 7.13).

뇌신경조직의 움직임(Movement of cranial nervous tissue)

머리와 목의 움직임(Head and neck movements)

움직임의 효과와 축삭의 일관된 자세를 보는 것은 가능하다. 축삭은 Bowsher[143]에 의해 처음 소개되었고, 생역학적 표현으로부터 신경계가 강조되는 것과 같은 중추신경계 대신에

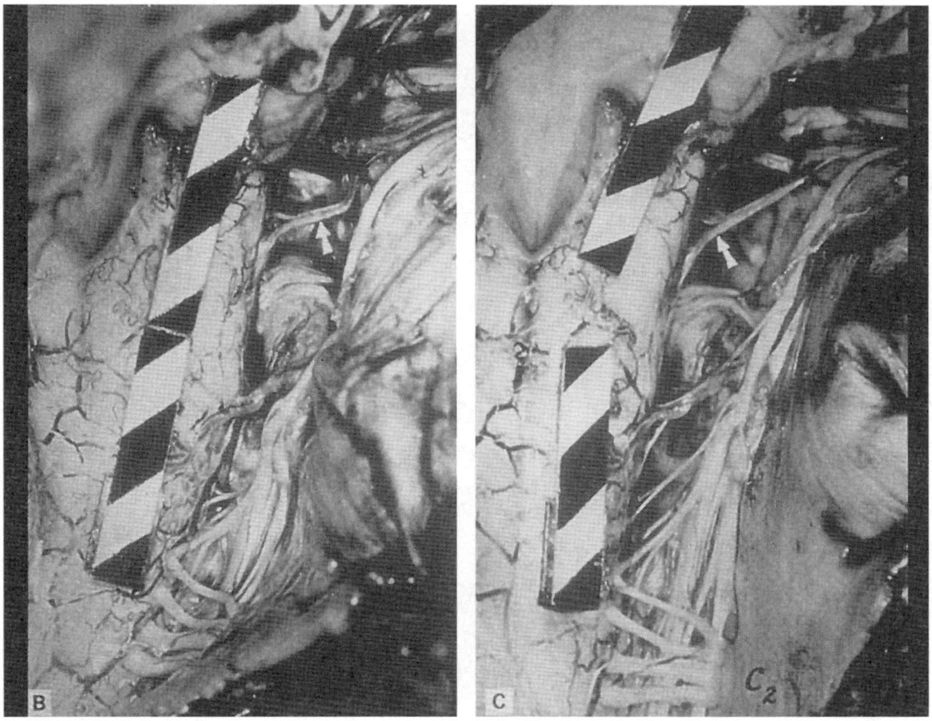

그림 7.14 교와 뇌간부위에서 두개내 조직과 경추의 굴곡, 신전의 영향. 우측 하후두골 부위의 두개와 경부 조직의 제거 후에 신경역동성 변화들은 좌측으로 최대 목신전으로부터 우측으로 최대 굴곡에 이르기까지 주목할 수 있다.

좌: 표시들의 끝이 연결된 것은 교, 뇌간, 뇌신경들을 포함하고 경추신경근은 짧고 느슨해져 있다. 우: 표시의 끝들은 그들의 최대 생리학적 범위에서 신장되고 늘어남에 의해 움직임의 적응과 교, 뇌간, 뇌신경, 뇌신경근들을 움직였다.

이용되고 있다. 축삭은 모든 신경조직과 척주강과 두개강의 뼈 같은 구조로 수용된 결합조직으로 구성된다. 굵기에 있어서 막대한 변화들과 뇌 구조와 뇌 신경을 둘러싼 결합조직의 내부결합, 두개골은 축삭 부분의 큰 역학적 가능성을 드러낸다. 바람직하게도 이것은 어디서나 증상이 일어날 수 있는 몸에서의 거미집과 같이 퍼지는 한 가지 기관처럼 신경계의 그림을 묘사한다. 임상적 견학동안, 하후두부에서 신경조직의 부동성이 말초 증상과 관계될 수 있다는 것을 발견했다. 문헌으로부터, 사경추부 굴곡과 측굴과 같은 뇌신경역동성이 상지의[134] 신경역동적 경추와 목의 굴곡 동안 자유롭게 설명되는 증상에 영향을 준다.

- 뇌간에서의 조직의 증가된 긴장, 척수, 뇌신경, 경막의 내, 외측영역.[144,145]
- 뇌간의 적응, 네 번째 뇌실, 둘 다 작아지고 단축, 연장의 그것들의 최대범위보다 1.5cm 길어진다(그림 7.14).[146]

- 최소한 5-7mm가 되는 삼차, 설인, 안면, 부신경과 같은 뇌 신경의 움직임과 부하.[24]

그의 책 「중추신경계에 역행하는 역학적 근긴장」에서 브레이그(Breig)[24]는 머리/목 굴곡이 어떤 일반적인 검사나 일상적인 재활, 잦은 임상활동에서의 새로운 빛의 발산의 완전한 부분과 같이 고려된다는 것이 확실하다고 주장하고 있다. 최근의 임상자료는 이것을 지지하고 있다.[142] 머리의 측굴을 예로 들어보자.

- 저작작용에서 신경조직의 신경역동성 변화, 특히 측두이개신경 이런 변화들은 대개 감소되는 하악골 움직임에 의해 감소된다.[29]
- 상설골부위에서의 설인신경과 유양돌기 부분에서의 안면신경이 움직인다.
- 하악골 움직임 동안, 특히 최대 입 닫기로부터 최대 입 열기까지 0.8cm의 평균에 의해 신경에서 적응시키기 위한 성인 하악의 혀신경을 야기시킨다.

뇌의 병리학과 신경역동성(Cranial pathology and neurodynamics)

뇌신경의 경막부착이나 포착과 같은 기능부전을 동반한 환자의 임상적 패턴은 두개경추와 두개안면부에서 정확하게 진단된 병리학과 같은 병리역동성을 자주 가지게 된다.[20,24] 다음 특징은 치료사가 연구하거나 뇌신경역동성을 동반한 환자를 치료하고, 심각한 병리학이 배제되는 것이 확실할 때, 아이디어를 주는 병리학의 예 몇 가지를 기술하였다.

- 뇌의 축삭의 신경아세포종을 가진 아동들은 목을 신전, 굴곡하는데 어려움을 겪는다.[149]
- 대후두공과 상부경축손상을 지닌 환자는 상부경추 신전 동안에 양측 다리의 무감각, 경축과 같은 이상한 신경학적 징후와 증상을 가질 수 있다.[150]
- 경막손상을 위한 넓은 자세에서의 후외측 신경수술적 접근은 뇌척수액 누출의 적은 위험을 제공하고, 뇌혈관과 신경을 안정시킬 것 같다.[151]
- 급성수막염을 위한 일반적인 검사는 자세의 범위와 환자의 반응이 재평가되는 머리나 목의 굴곡이다.[152]

뇌신경역동성 검사종류 (Description of some cranioneurodynamic tests)

소개(Introduction)

이 부분은 2개의 뇌신경의 신경역동성에 의한 물리적 검사의 관찰과 두개경추, 두개안면

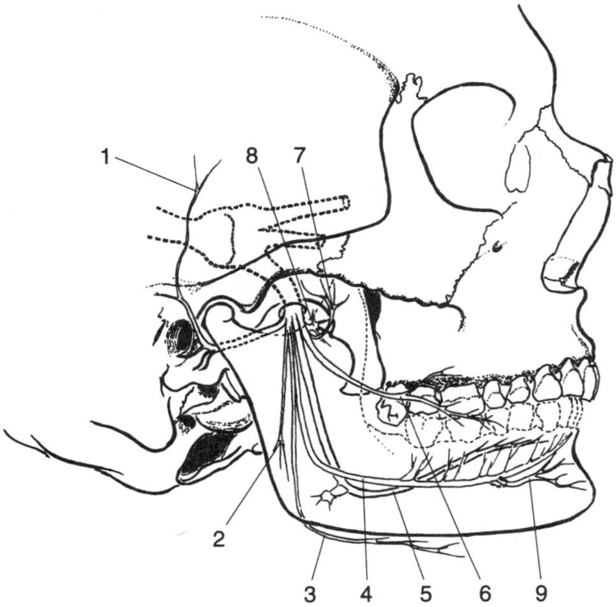

그림 7.15 하악신경과 그 분지들

1. 이개측두 신경	2. 교근신경	3. 악설골근 신경
4. 하치조신경	5. 설신경	6. 협신경
7. 심측두신경	8. 이(耳)신경절	9. 이(턱끝) 신경

기능부전과 통증에서 자주 관련되는 삼차신경, 안면신경의 하악신경 분지를 준다. 하악신경, 안면신경의 검사와 몇 가지 임상적 견해로는 검사 뇌조직의 원칙을 제공하는 것으로 논의되어진다.[10] 이 테스트는 치료와 좀더 나은 관리를 위한 대부분 경우의 기본이 된다.[5,25,68] 치료와 더 나은 관리는 이 장에서 기술되어 있지 않고 전의 문헌에 언급되어 있다. 해부학의 간단한 복습은 주어졌고, 검사와 몇 가지 임상적 견해의 종류에 의해 수반된다. 연구자는 '치료자' 나 '여자' 그리고 환자나 남자로 언급된다. 검사 동안에 시작되는 자세는 토대의 오른쪽 방향으로 치료사가 위치하는 것과 오른쪽 뇌신경이 검사되는 것이다.

하악신경의 신경역동성검사〔The neurodynamic test of the mandibular nerve(V3)〕

관련된 신경해부학(Relevant neuroanatomy)

하악신경은 접형골의 대익에 위치한 1cm 직경, 2-3mm 길이의 구멍을 통한 삼차신경절

검사부위	손의 위치	움직임의 형태	그림
경추	두손으로 후두부의 외측을 컵모양으로 감싼다.	경추상부굴곡, 측굴	7.17a
하악골 –설, 이신경	우측검지와 중지로 하악골을 잡는다.	압박과 측방활주	7.17b
- 협, 측두이개신경	우측 엄지와 검지손가락을 하악과 위에 놓는다.	하악골의 머리를 내측으로 횡운동	7.17c
- 뇌두개접형골	우측엄지와 검지손가락을 접형골익(날개)에 놓는다.	접형골의 부수적 움직임	

그림 7.16 하악신경의 신경역동성 검사 개요

로부터 옆쪽으로 이동한다(그림 7.15). 각기 다른 많은 분지에서의 방법 변화 때문에 신경역동적 부하를 빠져나가는 것이 가능한 것처럼 퍼져 나가게 된다.

- 구강신경은 일곱 번째 뇌신경의 분지인 협근에 신경과 혼란되는 것이 아니고, 구강신경은 저작근로의 빰을 통한 깊은 부위를 달리고, 하악신경의 주된 신경체를 결합시키기 위한 외측 익상근을 뚫고 지나간다.
- 혀신경 : 이 신경은 삼차신경절로부터의 하악골과 내측 익상근 사이의 밑으로 달린다. 이 분지는 외측 익상근에서 약간 깊은 곳의 하악신경의 주된 신경체와 결합하기 위해 여기서 구부러진다.
- 측두이개 신경 : 청신경동의 배부측의 하아골의 머리밑으로 달리는 이 신경의 분지
- 이신경 : 이신경은 하악골 구멍의 약 4-6cm 길이 되는 하악골 터널속으로 들어간다. 터널의 몇 분지는 이빨밑으로 달린다. 신경의 끝은 이신경 구멍을 통하여 지나간다.

신경역동성 검사(Neurodynamic test)

척주의 상경추부 굴곡과 반대외측 측굴은 뇌간을 둘러싼 신경역동성을 바꾸기 위한 첫 번째 방법이다. 하악골의 압박(약 1cm)과 반대외측 편위는 서혜부, 이신경에 필요하게 된다. 구강, 측두이개 분지를 위해, 내측이나 외측의 하악골의 수동 횡 움직임은 부가되어진다(그림 7.16). 특별하게 접형골의 움직임은 하악골이 달리는 구멍에 영향을 줄 수 있다.

시작자세(Starting position)

환자는 바로누운 자세로 눕고 바닥의 끝을 넘어 환자의 머리를 두고 환자의 배 위에 그의 손을 얹어 편안하고 이완되게 한다. 임상가는 두 손으로 후두부의 주변을 쥔다. 양 엄지손가락을 하악골면에 놓고, 그녀는 압박없이 그녀의 배를 향하여 환자의 머리를 쉬게 한다. 환자는 하악골을 이완시켜야 한다. 그녀는 입을 부드럽게 열면서 입천장에 대하여 그의 혀가 팁을 가져오고, 입의 바닥에서 혀의 뒷부분이 다시 이완되는 것에 의해 이것이 따라오는지 물어야 한다. 하악골은 이 자세에서 머물 것이다(위쪽 앞 이빨에서 아래쪽 이빨까지 약 1.5㎝로 책정된 입의 개구).

방법(Method)

상경추부를 위한 임상가는 환자의 목에서 머리를 굴곡시킨다(그림 7.17a). 이것은 첫 번째, 두 번째 척주를 통해 달리는 가상의 횡축을 통한 상경추부 굴곡이다. 두 번째 움직임은 첫 번째, 두 번째 척주 사이를 달리는 곳의 가상의 시상축이 있는 상경추(목에서 머리굴곡 움직임)로부터 멀어지는 측굴이다. 그녀는 손과 함께 두 개 모두의 움직임을 가르쳐준다. 두 개의 움직임은 최대한 허락되는 저항과 통증이 행해진다. 하악신경에서 두개외 분지의 검사를 위해 필요한 두개내 조직에서의 최적의 부하 때문이다. 이 자세에서 측방돌진이나 측면활주(여기서는 왼쪽으로)는 실행되어야만 한다(그림 7.17b). 그녀의 왼손으로 그녀는 복합된 상부 굴곡 자세에서 환자의 머리를 잡는다. 그녀의 오른손은 하악골의 오른쪽으로 천천히 움직이고, 오른쪽 검지손가락은 입의 오른쪽 구석 밑에 놓여 있는 중수관절과 함께 하악의 상부에 위치하게 된다. 오른쪽 가운데 손가락은 하악골의 오른쪽 편이 이 두 손가락 사이에서 쉴 수 있도록 하악골 밑에 접촉하게 된다. 이 조치 전에 그녀는 환자의 입이 이완되었는지 혀가 입의 바닥에 있는지 체크해야 한다. 그렇지 않다면 치료자는 환자가 입천장에 대하여 다시 혀 뒷부분의 팁을 가짐으로써 하악골이 이완되는지 입의 바닥에서의 혀의 이완에 의해 수반되는지를 물어야 한다. 이것의 체크가 끝난 후 치료자는 왼쪽으로의 측방편위를 행할 것이다. 측방 활주는 굴곡 움직임을 제외한 선상 움직임이 아니라는 것을 알아야 한다.

오른손(그림 7.17c)에서의 증가하는 압력을 제외한 작은 신체의 움직임은 하악골의 측부활주를 야기시킨다. 치료사는 저항, 끝느낌, 잡음 좀 더 나은 해석을 위한 범위와 증상 완화와 같은 어떤 질적인 부분을 기록한다.

신경역동성에 영향을 주는 양자택일의 방법은 하악골의 머리를 움직이는 것이다. 예를 들어, 내측의 횡 움직임(그림 7.17d)이나 시상골의 부수적 움직임이다.

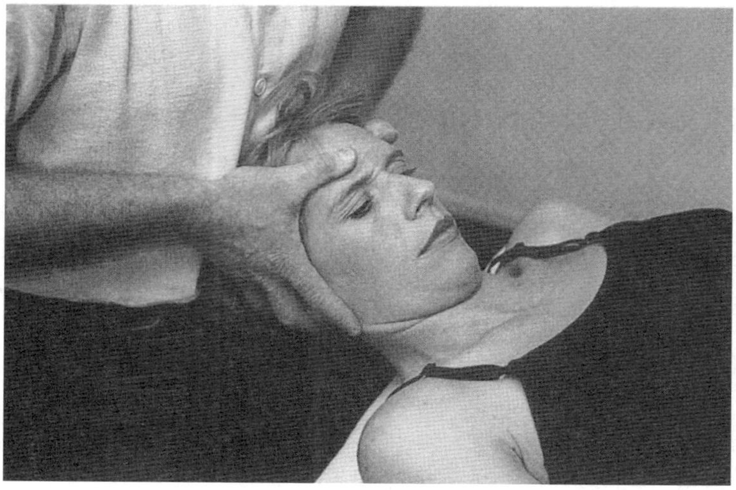

(a)

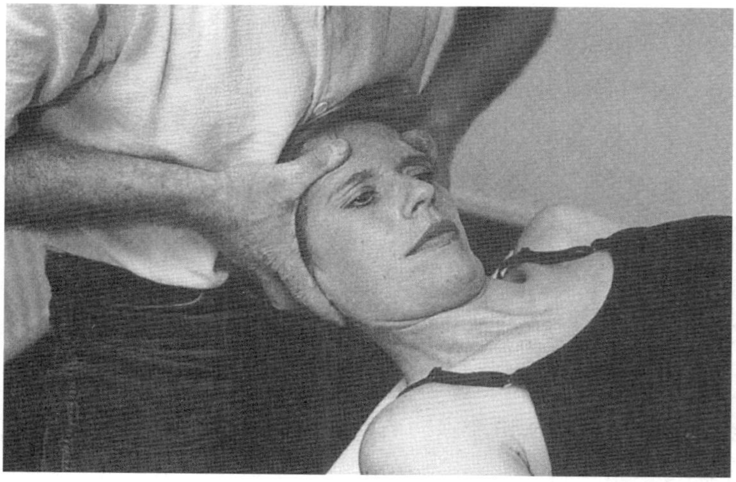

(b)

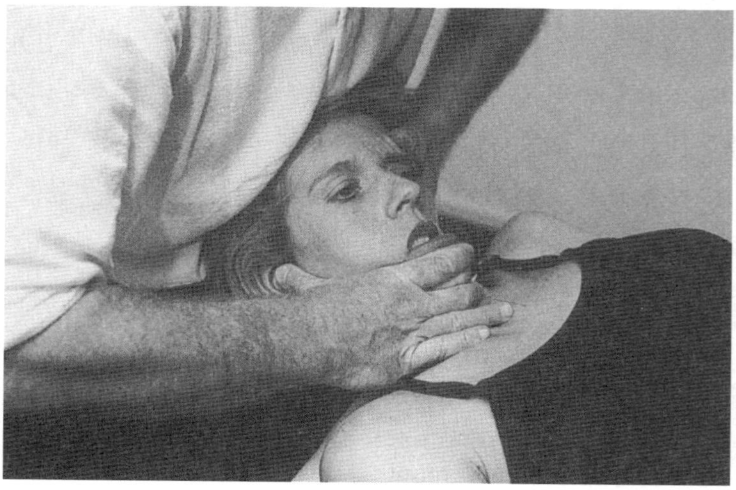

(c)

(d)

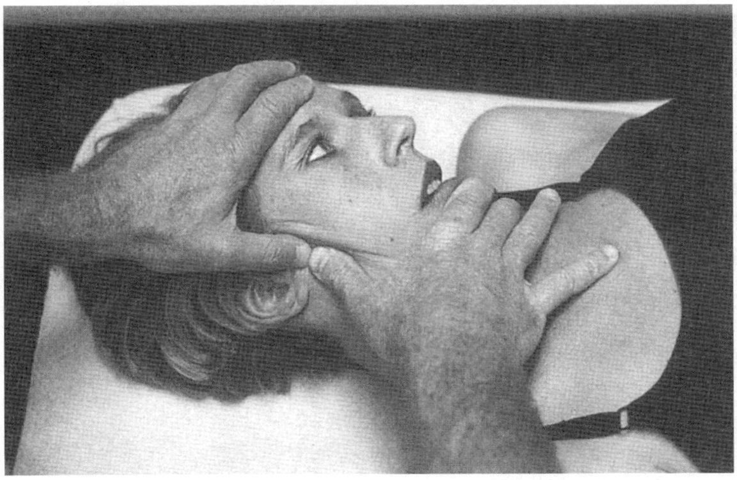

그림 7.17 (a) 경추 상부 굴곡; (b) 경추 상부 측굴; (c) 하악골의 측방활주; (d) 하악골 머리의 내측으로 횡운동

견해 (Comment)

하악신경의 신경병변(Mandibular nerve neuropathy)

두개안면부에서의 감각신경 가지의 많은 변화와 저작근의 운동지배는 삼차신경의 부하변화의 신경병변에 영향을 준다는 것을 제안하고 있다. 이것은 구강 안면통, TMJ 기능부전, 이명, 어지러움증, 눈과 귀의 통증, 비전형적인 안면통 그리고 삼차신경병변이나 안면경련과 같은 다른 신경병변으로 구성된다. 신경에서의 역학적 변화가 있는 몇 가지 예들은 최소한의 삼차신경통이 다음을 포함하는 것으로부터 증상을 변화시킬 수 있다는 것이다.

- 삼차신경 뇌간 복합체[154,155]에서의 1차 구심성 섬유의 방사. 신경가지의 지도된 부하는 삼차신경 뇌간 복합체의 마지막 신경에서의 신경물리학적, 신경생리학적 변화와 예를 들어, 경추로부터 다른 신경체와 함께 집합점의 가능성을 생기게 할 수 있다.[10,156]
- 신경손상에서 발생되는 비정규적 단락은 Devor[157]에 의해 관찰된 것과 같이 신경의 관절감각과 화학감각이 증가한 것을 보여준다. Rappaport와 Devor[158]는 삼차 신경절의 파괴는 삼차신경의 휴식에 손상을 가하는 첫 번째 징후라는 것을 보았다. 이것은 우리로 하여금 우리가 나타나는 형태학상의 변화의 성질을 경계해야만 한다는 것을 되새겨 준다. 불명확하게 진행하거나 자동율동적 활성이라 불리우는 자극적이고 제지하는 시냅스 사이에서 순환의 발생과 같은 병리물리학적 과정은 삼차신경절에서 시작되고, 전체의 활동이나 특히 하악 분지에서 드러난다. 통증이 다른 증상은 삼차신경의 모든 세

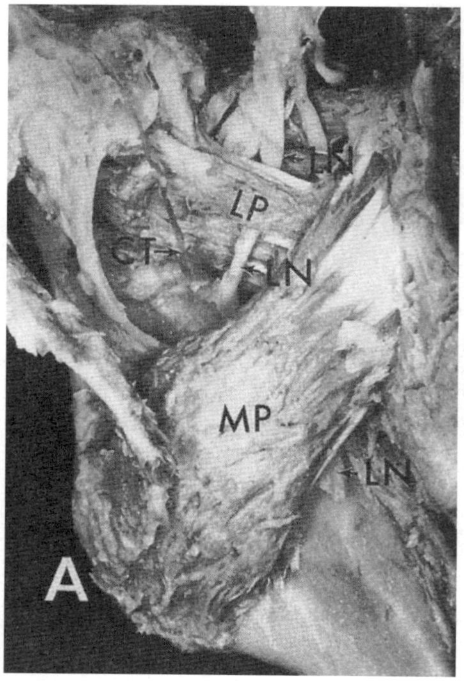

그림 7.18 설 신경내의 외측 익돌근에 의한 설신경 협착의 내면 LP: 외측익돌근; MP: 내측익돌근; A: 하악각(with permission of Isberg, A.M., Isacsson, G., Williams, W.N. and Loughner, B.A. (1987). Lingual numbness and speech articulation deviation associated with temporomandibular joint disk displacement. *Oral Surg. Oral Med. Oral Pathol.*, **64**, 12, Figures 1 and 2)

개의 분지에 영향을 미칠 수 있다. White와 Sweet[160]는 그들의 연구에서 두개안면통을 앓고 있는 8124명의 환자들을 보았고, 증상의 32%가 삼차신경과 관련되고 하악분지가 우세했고, 17%가 다른 삼차신경분지를 동반한 방해와 혼합되었다는 것을 발견했다. Zakrzewska와 Nally[161]는 대부분의 통증은 하악신경 분지의 냉치료에 의해 감소되고, 38%는 다른 삼차신경분지와 혼합되는 말초 신경 분지의 냉치료를 받는 안면통을 지닌 환자들을 알아냈다.

- 기능적 해부학과 하악 신경 분지의 역학적 차이점은 이 부분에서 발생하는 증상의 실마리만을 제공할 것이다. 이개측두 하연 치조, 서혜 신경는 다른 신경과 구분 지을 수 있는 세 개의 주된 차이점이 있다. 첫 번째, 세 개 모두 다른 뇌신경보다 두개외 터널, 문합과 고정점은 다른 분지보다 더 많고 적응해야만 한다. 두개하악의 기능부전으로부터의 내측 익상과 외측 익상근의 뭉침은 혀신경이 신경병변에 영향을 주는 한 예이다(그림 7.18)[163]. 또 다른 예는 전방 치조신경과 혀신경이 수평, 수직하게 적응해야 한다는 유년 시절 각각의 하악 신경성장의 경우이다.[166] 하치조신경의 골질내의 전방고리는 기능적 신경해부학과 역학이 관련될 수 있는 가지를 자주 잊어버릴 수 있다. 그것은 턱밑의 구멍을 지나 퍼져 있고, 해부학적, 방사선학적 연구들은 평균 6.95mm 길이와 2mm 되는 고리의 일관된 발견과 함께 상대적으로 흔하게 있다.[167] 하악신경병변에 사

안면신경(VII)

검사부위	손의 위치	움직임의 형태	그림
경추	양손으로 후두골을 잡는다	경추상부굴곡, 측굴 검사방향으로 회전	7.20a 7.20b
측두하악관절	우측검지와 중지로 하악골에 댄다.	압박 외측돌진	7.20c
뇌두개 · 측두골	우측 엄지, 검지, 중지, 약지로 측두골에 댄다	측두골 움직임	7.20b
· 추체골	우측 엄지, 검지	추체골의 움직임	
· 설골	우측 엄지, 검지	설골의 움직임(경추분지)	7.20d

그림 7.19 안면신경(VII)의 신경역동성 검사 개요

실적으로 몇 가지 식견을 제공하는 세 번째, 마지막 요소는 하악신경이 적응해야만 하는 TMJ의 큰 관절가동 범위이다.[168,169]

안면신경을 위한 신경역동성 검사〔The neurodynamic test for the facial nerve (VII)〕

관련된 신경해부(Relevant neuroanatomy)

Ⅶ번 뇌신경은 뇌간의 후 외측으로부터 교까지 나오고, 옆으로부터 달리며 전정신경(Ⅷ)과 함께 측두골의 내이로로 들어가는 네 가지 구성 요소를 가진다. 이 내이로는 약 2cm 되는 옆으로 달리고, 90° 회전하며, 뒤쪽, 하방쪽 5cm로 달리는 측두골의 안면공에 이르게 하며 경상돌기의 기저부 옆에 위치하는 경유양돌기공에서 끝난다. 더 나아가서 6번째 가지는 안면근안에서 달리고 상대적으로 표피층에 형성되었다. 6번째 가지는 그것들이 달리는 부위라 일컬어진다. 그 신경은 측두신경, 관골신경, 구강신경, 상악신경, 경수신경, 후 관절신경이다.

신경역동성 검사(Neurodynamic test)

경추는 흉쇄유돌근과 평형으로 달리고 두개외부와 직접적으로 관련된 가지에서 더 많은 부하가 걸리고, 동측 회전에서 멀어지는 상 경추부와 측굴된 자세이다. 측두골의 움직임은 내이관과 안면로에 영향을 주는 것이 가능하다. 추체골의 움직임은 경상유양돌기공 부위에서의 변화를 발생시킨다. 한 가지 가능성은 압박으로 하악골을 움직이고, 왼쪽으로의 편위와

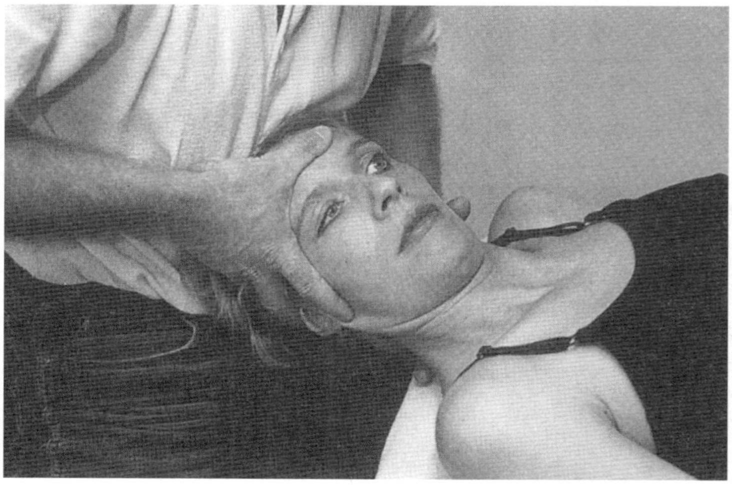

(a)

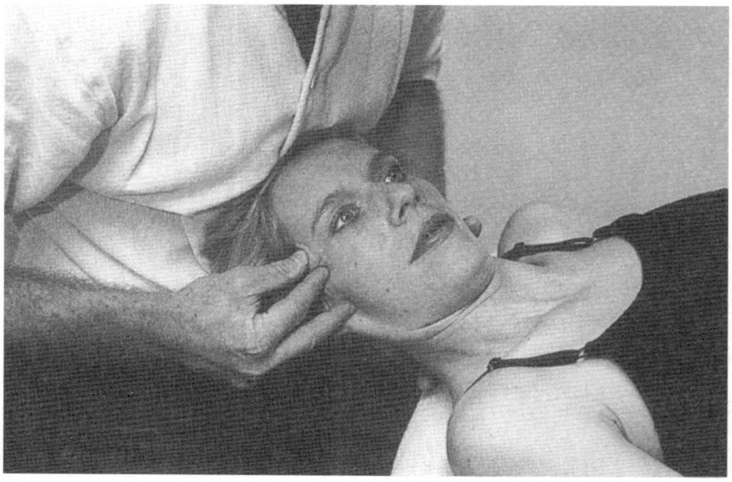

(b)

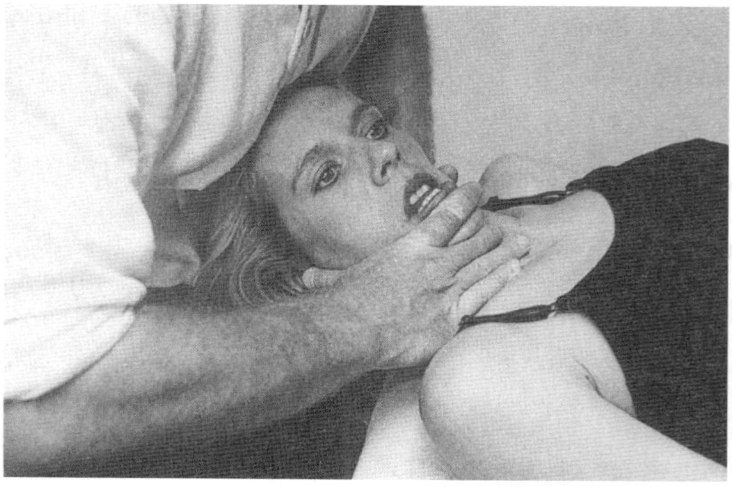

(c)

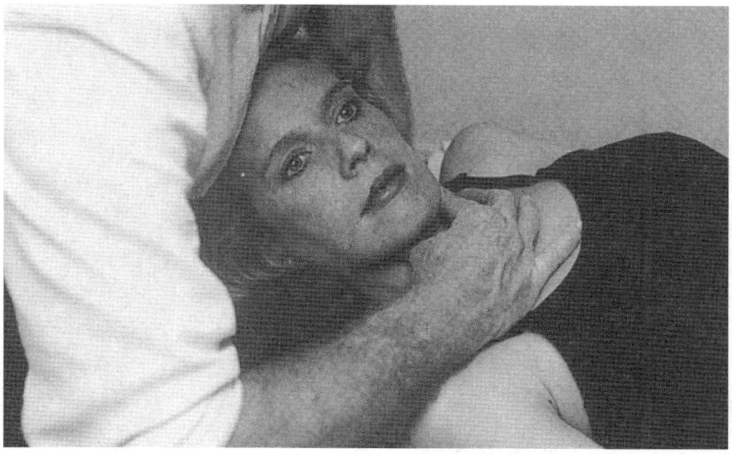

(d)

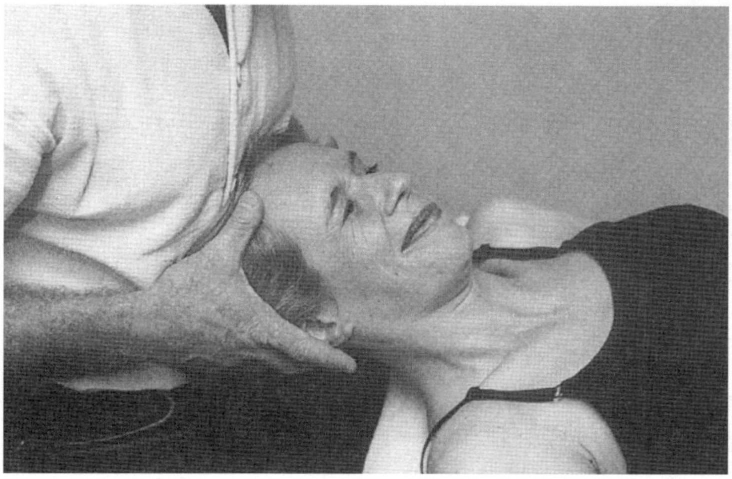

(e)

그림 7.20 안면신경의 신경역동성 검사: (a) 경추상부굴곡, 측굴과 동측으로의 머리회전; (b) 경추의 굴곡과 측굴에서의 측두골 움직임; (c) 협근 분지에 부하를 주며 하악골의 외측 편위; (d) 설골상 분지에 더 많은 영향이 주어지는 설골의 움직임; (e) 검사방향으로 안면 표정

연구된 면의 부하를 발생시키는 좌측 안면근을 움직인다는 것이다. 오른쪽 안면근의 수축은 연구된 면의 압축력이 있는 부하를 발생시킬 수 있다. 안면신경의 경추부 가지에 대해 연구되어질 때, 설골의 꼬리방향의 세로로 움직임에 유용할 수 있다는 것이다(그림 7.19).

시작자세(Starting position)

환자는 이완된 자세에서 편안하게 눕는다. 치료사는 환자의 머리를 향한 끝부분에서 앉거

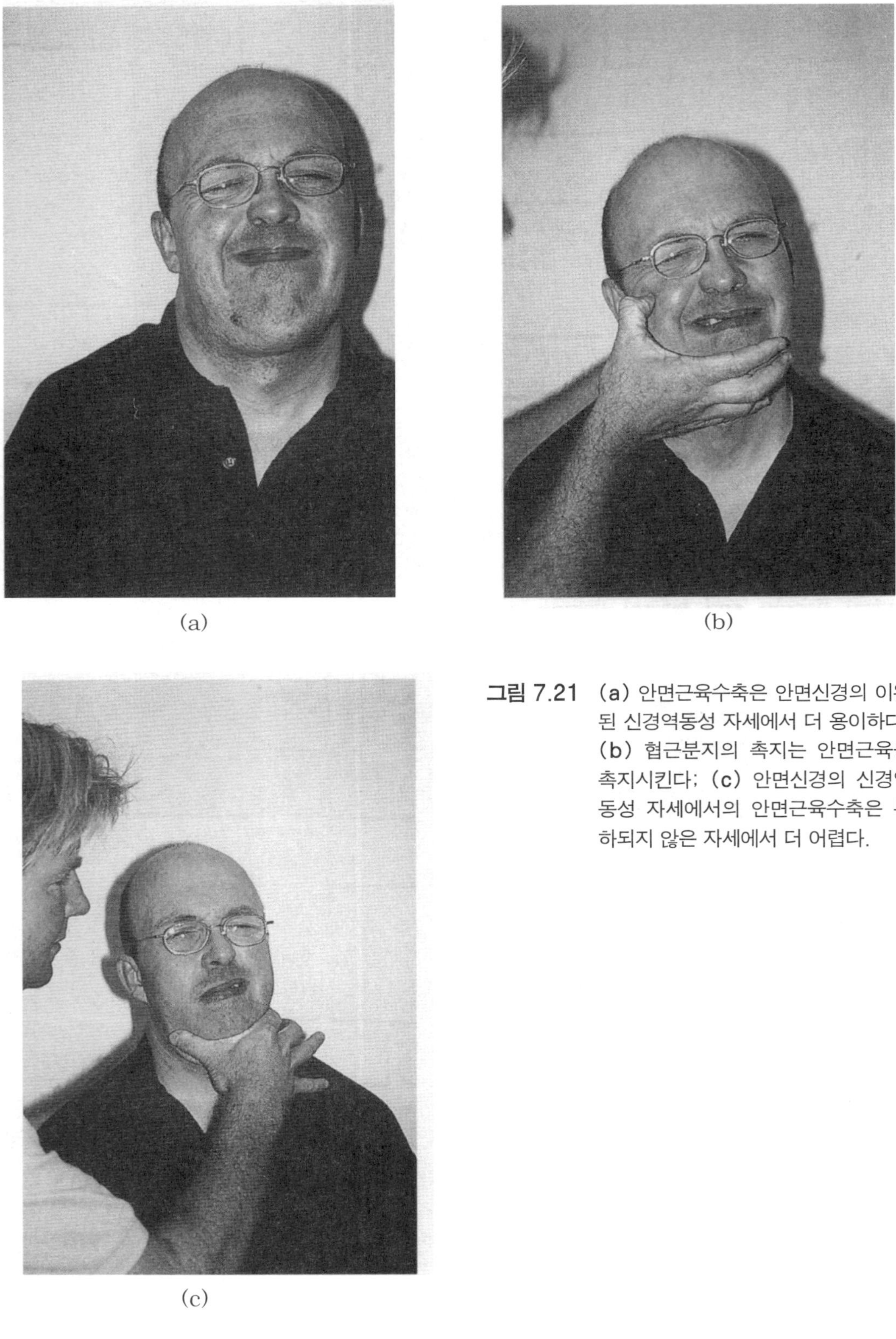

(a) (b) (c)

그림 7.21 (a) 안면근육수축은 안면신경의 이완된 신경역동성 자세에서 더 용이하다; (b) 협근분지의 촉지는 안면근육을 촉지시킨다; (c) 안면신경의 신경역동성 자세에서의 안면근육수축은 부하되지 않은 자세에서 더 어렵다.

나 일어선다. 치료사는 두 손으로 컵 모양으로 하여 두개의 심한 압박을 피하고 머리의 옆쪽면을 둘러싸면 된다. 양자택일의 자세는 코 부위나 눈 부위가 연구되거나 치료될 때, 왼손을 후두부에, 오른손은 전두골에 위치하는 것이다.

방법(Method)

치료사는 상부 경추 굴곡, 측굴, 같은 쪽으로의 머리 회전을 위해서 테이블 위의 두 상완을 가지고 가능한 한 그녀의 몸을 작게 움직인다(그림 7.20). 측두 부위나 추체골의 움직임은 머리의 외측 측면부의 오른쪽 손을 움직이는 것과, 예를 들면, 측두골과 접촉되게 만드는 것에 의해 부가되어질 수 있다(그림 7.20b). 하악골 움직임을 위해 치료사는 오른손으로 하악각의 측면부 주변을 쥐어 잡고, 오른손의 시지를 상부에 놓고 중지는 턱의 하부에 놓는다. 이 자세에서 치료사는 미세한 압박과 하악부의 구강 분지를 강조하기 위해 왼쪽으로의 하악골의 측면 편위를 수행할 수 있다(그림 7.20c). 설골의 움직임이 필요 되어질 때, 오른손 시지와 엄지손가락은 설골 주변을 잡고 세로방향의 움직임을 행한다(그림 7.20d). 환자에 의한 능동 안면 표정 짓기는 신경역동성을 변화시키기 위한 어떤 자세가 시작될 수 있다(그림 7.20e).

안면신경의 신경역동성이 재활에 필요한가?(Are neurodynamics of the facial nerve useful in rehabilitation?)

앉기와 서기와 같은 기능적 자세의 검사는 더 비교할 수 있다. 특히, 신경학적 안면 부전마비 환자의 경우는 예를 들면, 그림 7.21의 선천적 편부전마비와 안면 부전마비환자이다. 환자는 상위신경원을 가지고 있다. 하위신경원의 구성요소 또한 관절과 먹기에 관해서는 그의 안면 운동 기능부전은 제 역할을 다 할 것이다. 안면신경의 비체중부하 자세에서(상부경추 신전, 측굴쪽과 회전은 검사한 쪽에서 멀어진다) 안면근 수축을 향상시킬 수 있고, 기능부전을 감소시킬 수 있다(그림 7.21a). 안면신경의 가지 촉지는 활동성을 더 자극한다(그림 7.21b). 더한 체중부하는(경추 굴곡, 측굴, 검사된 쪽으로의 회전) 같은 환자에게 덜(less) 자극을 준다(그림 7.21c). 저자의 의견으로는, 이 신경역동성의 개요는 신경학적 운동치료로는 모빌라이제이션과 통합에 아주 유용하다. 뇌신경은 혈관 통합을 통제하는 '신경엽맥'이라 불리는 그들 자신의 신경과 자율신경계에 의해 풍부한 신경이 통한다[170]. 중간 수용기의 변화는 안면근육을 느끼는 만성통증 때문이다[18]. 고통을 덜고 얼굴 표정 근육의 정상적인 근육의 톤을 사용한 신경역동 움직임은 안면부 통증과 안면 부전마비를 포함한 환자들의 증상을 바꿀 수 있는 이유이다. 두개 안면부에서 신경역동성의 개념을 적용하는 것은 아직 빠른 단계이다. 좋은 기술과 두개 신경조직의 표준화 검사는 필요하고, 더 나아가 그 영역을 더 멀리 연구하는 도전을 할 수 있다.

요약과 결론(Summary and conclusion)

- 뇌신경 조직은 움직임으로 설계되었다. 신경 유입로 부위, 소뇌교각, 해면상 공동와 두개골 구멍과 같은 다른 두개내부에 상처 입기 쉬운 부위가 있다. 두개내 결합조직과 함께 뇌신경조직은 대뇌 소뇌와 같은 살아있는 기관과 뇌신경과 경막과 같이 통증에 민감한 구조와 손상이나 병리가 신경조직을 역학적으로 민감하게 만드는 것과 강하게 연결된다.
- 임상적 관찰 동안, 명확한 진단이 있든, 없든 비전형적인 기능부전과 두개경추부에서 통증 패턴, 두개 안면부를 알게 될 수 있고, 비정상적인 두개신경 역동성과 아마 연결될 수 있다.
- 상대적으로 새롭고 흥미 있는 이 부분의 생의학, 임상적지식이 요구되어진다. 이것은 특히 오랜 기간동안 환자를 이해하고 관리하기를 원하는, 때때로 두부와 경추부의 기능부전과 통증을 진단 미확정하는 치료사를 위한 것이다. 의학적인 결과는 새로운 의학적인 패턴에서 인지의 문을 여는 것과 치료사를 새로운 검사와 치료 기술을 개발하는데 있어서 창조적으로 만드는 것이 유용한 접근법이다.
- 임상적 증상은 새로운 임상적 양상의 재인식으로부터 문을 열고, 새로운 검사 방법과 치료기술의 발전속에 임상가의 창조성이 만들어지는 유용한 접근법이다.
- 신뢰성 있는 연구와 임상가의 무작위추출 시도와 같은 훌륭한 표준화와 더 나은 연구들을 두개 경추부, 두개안면부 기능부전과 통증을 해결하기 위해 환자와 임상가를 도와줄 다음단계가 될 것이다.

참고문헌(References)

1 Shacklock, M. (1995). Neurodynamics. *Physiotherapy*, **81**, 9-16.

2 Counter, R. T. (1989). *A Colour Atlas of Temporal Bone. Surgical Anatomy*. Wolfe Medical Publications Ltd.

3 Lundborg, G. (1988). Intraneural microcirculation. *Orthop. Clin. North Am.*, **19**, 1-12.

4 Wall, P. D. and Meizack, R. (1994). *Textbook of Pain*. Churchill Livingstone.

5 Kwan, M. K., Wall, E. J., Massie, J. and Garfin, S. R. (1992). Strain and stress and stretch of peripheral nerve. Rabbit experiments in vitro and in vivo. *Acta Orthop. Scand.,* **63**, 267-272.

6 Gifford, L. (1998). *Topical Issues in Pain. Whiplash Science and Management. Fear-avoidance Beliefs and Behaviour*. NOI Press.

7 Lundborg, G., Dahlin, L. B., Danielsen, N. and Nachemson, A. K. (1986). Tissue specificity in nerve regeneration. *Scand. J. Plast. Reconstr. Surg.,* **20**, 279-283.

8 Walksman, B. H. (1961). Experimental study of diphtheric plyneuritis in the rabbit and guinea pig. III The blood-nerve barrier in the rabbit. *J. Neuropath. Exper. Neurol.,* **21**, 35-77.

9 Nakao, Y., Sakihama, N., Matshumoto, K. *et al.* (1994). Vascular permeability to sodium fluorescein in the rabbit cranial nerve root; possible correlation with normal cranial nerve enhancement on gadolinium- enhanced magnetic resonance imaging. *Eur. Arch. Otorhinolaryngol.,* **251**, 457-460.

10 Okeson, J. P. (1994). *Bell's Orofacial Pains*. Quintessence Publishing Co. Inc.

11 Markowitz, S., Saito, K. and Moskowitz, M. A. (1987). Neurogenically mediated leakage of plasma protein occurs from blood vessels in dura mater but not brain. *J. Neurosci.,* **59**, 648-666.

12 Geppetti, P., Del Bianco, E., Santicioli, P. *et al.* (1990). Release of sensory neuropeptides from dural venous sinuses of guinea pig. *Brain Res.,* **510**, 58-62.

13 McCullock, J., Uddman, R., Kingman, T. A. and Edvinsson, L. (1986). Calcitonin gene-related peptide: functional role in cerebrovascular regulation. *Proc. Nati. Acad. Sci. USA,* **83**, 5731-5735.

14 Penfield, W. and McNaughton, F. (1992). Dural headache and innervation of the dura mater. *Arch. Neurol. Psychiatry,* **44**, 43-75.

15 Sindou, M. and Mertens, P. (1993). Microsurgical vascular decompression (MVD) in trigeminal and glosso-vago-pharyngeal neuralgies. A twenty-year experience. *Acta Neurochir. Suppl. (Wien),* **58**, 168-170.

16 Jannetta, P. J. (1981). Hemifacial spasm. In: *The Cranial Nerves: Anatomy, Pathology, Pathophysiology, Diagnosis, Treatment* (M. Samii and P. J. Jannetta, eds), pp. 486-493. Springer-Verlag.

17 Adams, C. B. T. (1989). Microvascular compression: an alternative view and hypothesis. *J. Neurosurg.,* **70**, 7-12.

18 Baldwin, N. G., Sahni, K. S., Jensen, M. E. *et al.* (1991). Association of vascular compression in trigeminal neuralgia versus other 'facial pain syndromes' by magnetic resonance imaging. *Surg. Neurol.,* **36**, 447-452.

19 Colletti, V., Fiorino, F. G., Policante, Z. and Bruni, L. (1996). New perspectives in intraoperative facial nerve monitoring with antidromic potentials. *Am. J. Otol.,* **17**, 755-762.

20 Schlessel, D. A., Nedzelski, J. M., Rowed, D. and Feghali, J. G. (1992). Pain after surgery for acoustic neuroma. *Otolaryngol. Head Neck Surg.,* 107, 424-429.

21 Buzzi, M. G., Moskowitz, M. A., Peroutka, S. J. and Byun, B. (1991). Further characterization of the putative 5-HT receptor which mediates blockade of neurogenic plasma extravasation in rat dura mater. *Br. J. Pharmacol.,* **103**, 1421-1428.

22 Moskowitz, M. A. (1992). Cluster headache: evidence for a pathophysiologic focus in the superior pericarotid cavernous sinus plexus. *Headache,* **28**, 584-586.

23 Feniuk, W., Humphrey, P. P. and Perren, M. J. (1991). Rationale for the use of 5-HT 1-like agonists in

the treatment of migraine. J. *Neurol.,* **238**, 57-61.

24 Breig, A. (1978). *Adverse Mechanical Tension in the Central Nervous System*. Almqvist & Wiksell.

25 Butler, D. S. (1991). *Mobilisation of the Nervous System*. Churchill Livingstone.

26 Wilson-Pauwels, L., Akesson, E. and Stewart, P. (1988). *Cranial Nerves, Anatomy and Clinical Comments*. BC Decker Inc.

27 Lang, J. (1995). *Skull Base and Related Structures. Atlas of Clinical Anatomy*. Schattauer.

28 Patten, J. (1995). *Neurological Differential Diagnosis*. Springer.

29 Jones, M. A. (1994). Clinical reasoning in manual therapy. *Phys. Ther.,* **72**, 875-884.

30 Hardebo, J. E. (1991). On pain mechanisms in cluster headache. *Headache,* **31**, 91-106.

31 Dubner, R. (1991). Neuronal plasticity and pain following peripheral tissue inflammation or nerve injury. In: *Proceedings of the VIth World Congress on Pain* (M. R. Bond, J. E. Charlton and C. J. Wooll, eds), pp. 264-276. Elsevier.

32 Sunderland, S. and Bradley, K. (1961). Stress-strain phenomena in human peripheral nerve trunks. *Brain,* **84**, 102-119.

33 Bora, F. W., Richardson, S. and Black, J. (1980). The biomechanical responses to tension in a peripheral nerve. *J. Hand Surg.,* **5**, 21-25.

34 Jinkins, J. R. (1991). Clinical manifestations of hydrocephalus caused by impingement of the corpus callosum on the falx: an MR study in 40 patients. *Am. J. Neuroradiol.,* **12**, 331-340.

35 Xiong, L., Rauch, R. A., Hagino, N. and Jinkins, J. R. (1993). An animal model of corpus callosum impingement as seen in patients with normal pressure hydrocephalus. *Invest. Radiol.,* **28**, 46-50.

36 Ruan, J. S., Kahalil, T. and King, A. L. (1991). Human head dynamic response to side impact by finite element modeling. *J. Biomech. Eng.,* **113**, 276-283.

37 Hagen, N. A., Stevens, J. C. and Michet, C. J. Jr (1990). Trigeminal sensory neuropathy associated with connective tissue diseases. *Neurology,* **40**, 891-896.

38 Kaga, A., Isono, M., Mon, T. *et al*. (1991). Cavernous angioma of falx cerebri; case report. *No Shinkei Geka,* **19**, 1079-1083.

39 Iwamoto, Y., Mizukawa, N., Sekimoto, T. and Nakahara, Y. (1993). A case of cervical vagus neurinoma with hypoglossal palsy. *No To Shinkei,* **45**, 567-570.

40 Patel, S. J., Sekhar, L. N., Cass, S. P. and Hirsch, B. E. (1994). Combined approaches for resection of extensive glomus jugulare tumors. A review of 12 cases. J. *Neurosurg.,* **80**, 1026-l038.

41 Williams, P. L., Warwick, R., Dyson, M. and Bannister, L. H. (1989). *Gray's Anatomy,* 37th edn. Churchill Livingstone.

42 de Slegte, R. G. M., Valk, J., Lohman, A. H. M. and Zonneveld, F. W. (1986). *Cisternographic Anatomy of the Posterior Cranial Fossa*. Van Ciorcum.

43 Leblanc, A. (1965). *The Cranial Nerves*. Springer.

44 Aksik, I. (1993). Microneural decompression operations in the treatment of some forms of cranial rhizopathy. *Acta Neurochir. (Wien),* **125**, 64-74.

45 Greene, K. A., Karahalios, D. G. and Spetzler, R. F. (1995). Glossopharyngeal neuralgia associated with vascular compression and choroid plexus papilloma. *Br. J. Neurosurg.,* **9**, 809-814.

46 Pamir, M. N., Zirh, T. A., Ozer, A. F. *et al*. (1995). Microvascular decompression in the surgical management of trigeminal neuralgia. *Neurosurg. Rev.,* **18**, 163-167.

47 Miller, N. R. (1996). The ocular motor nerves. *Curr. Opin. Neurol.,* **9**, 21-25.

48 Lunardi, P., Mastronardi, L., Farah, J. O. *et al*. (1996). Spinal accessory nerve palsy due to neurovascular compression. Report of a case diagnosed by magnetic resonance imaging and magnetic resonance angiography. *Neurosurg. Rev.*, **19**, 175-178.

49 Jannetta, P. J. (1982). Treatment of trigeminal neuralgia by micro-operative decompression. In: *Neurological Surgery* (J. R. Youmans, ed), pp.3589-3603. W B Saunders.

50 Smirniotopoulos, J. G., Yue, N. C. and Rushing, E. J. (1993). Cerebellopontine angle masses: radiologic- pathologic correlation. *Radiography,* **13**, 1131-1147.

51 Rowed, D. W. (1990). Chronic cluster headache managed by nervus intermedius section. *Headache,* **30**, 401-406.

52 Sindou, M., Amrani, F. and Mertens, P. (1990). Microsurgical vascular decompression in trigeminal neuralgia. Comparison of 2 technical modalities and physiopathologic deductions. A study of 120 cases. *Neurochir.,* **36**, 16-26a.

53 Møller, A. R. (1991a). The cranial nerve vascular compression syndrome: I. A review of treatment. *Acta Neurochir. (Wien),* **113**, 18-23. M ø ller, A. R. (1991b). The cranial nerve vascular compression syndrome: II. A review of pathophysiology. *Acta Neurochir. (Wien),* **113**, 24-30.

54 Stenglein, C. and Cidlinsky, K. (1992). Neurovascular makes contact with the inner ear canal and cerebellopontine angle. An ethodologic comparison between CT with pneumocisternomeatography and MR angiography. *HNO,* **40**, 381-385.

55 Matthies, C., Carvalho, G., Tatagiba, M. *et al*. (1996). Meningiomas of the cerebellopontine angle. *Acta Neurochir. SuppL,* **65**, 86-91.

56 Tancioni, F., Gaetani, P., Villani, L. *et al*. (1995). Neurinoma of the trigeminal root and atypical trigeminal neuralgia: case report and review of the literature. *Surg. Neurol.,* **44**, 34-42.

57 Dubner, R. and Basbaum, A. I. (1994). Spinal dorsal horn plasticity following tissue or nerve injury. In: *Textbook of Pain* (P. D. Wall and R. Melzack, eds), pp. 225-241. Churchill Livingstone.

58 Jannetta, P. J. and Rand, R. W. (1967). Arterial compression of the trigeminal nerve at the pons in patients with trigeminal neuralgia. *J. Neurosurg.,* 26, 159-162.

59 King, W. A., Black, K. L., Martin, N. A. *et al* (1993). The petrosal approach with hearing preservation. *J. Neurosurg., 79,* 508-514.

60 Braun, J. P., Tournadec, A. and Adynowski, J. (1984). A comparative anatomical CT study of the vascular and nervous structures of the cerebello-pontine angle. *Neurorad.,* **26**, 3-7.

61 Shore, R. M., Rao, B. K. and Berg, O. B. (1988). Massive jugular and dural sinus reflux associated with cerebral death. *Pediatr. Radiol.,* **18**, 164-166.

62 Daniels, D. I., Schenck, J. F., Foster, T. *et al*. (1985). Magnetic resonance imaging of the jugular foramen. *AJNR,* **6**, 699-703.

63 Brain, S. D., Cambridge, H., Hughes, S. R. and Wilsoncroft, P. (1992). Evidence that calcitonin gene-related peptide contributes to inflammation in the skin and joint. *Ann. N. Y. Acad. Sci.,* **30**, 412-419.

64 Petty, P. (1977). Vascular compression of lower cranial nerves. *Aust. N. Z. J. Surg.,* **46**, 314-320.

65 Morales, F., Mostacero, F., Marta, J. and Sanchez, S. (1994). Vascular malformation of the cerebellopontine angle associated with 'SUNCT' syndrome. *Cephalalgia,* **14**, 301-302.

66 Pitty, L. F. and Tator, C. H. (1992). Hypoglossal- facial nerve anastomosis for facial nerve palsy following surgery for cerebellopontine angle tumors. *J. Neurosurg.,* **77**, 724-731.

67 Schwarze, H. P., Hirsch, B. E. and Johnson, P. C. (1995). Oculostapedial synkinesis. *Otolaryngol*

Head Neck Surg., **113**, 802-806.
68 Maitland, G. D. (1986). *Vertebral Manipulation,* 5th edn. Butterworths.
69 Barba, D. and Alksne, J. F. (1984). Success of microvascular decompression with and without prior surgical therapy for trigeminal neuralgia. *J. Neurosurg.*, **60**, 104-107.
70 Nakase, H., Ohnishi, H., Touho, H. and Karasawa, J. (1994). Large ependymal cyst of the cerebello-pontine angle in a child. *Brain Dev.*, **16**, 260-263.
71 Kato, T., Sawamura, Y. and Abe, H. (1995). Trigeminal neuralgia caused by a cerebello-pontine angle lipoma: case report. *Surg. Neurol.*, **44**, 33-35.
72 Hotta, J., Kubokura, T., Ozawa, H. *et al.* (1996). Cerebellopontine angle epitherial cyst presenting as hemifacial spasm. *No To Shinkei,* **48**, 281-285.
73 Matthies, C., Carvalbo, G., Tatagiba, M. *et al.* (1996). Meningiomas of the cerebello-pontine angle. *Acta Neurochir. Suppl. (Wein),* **65**, 86-91.
74 Mohsenipour, I., Deusch, F., Ortler, M. and Pallua, A. (1993). Meningiomas of the cerebello-pontine angle. *Neurochir. (Stuttg.),* **36**, 90-92.
75 Kojima, Y., Tanaka, N. and Kuwana, N. (1990). Massive hemorrhage in acoustic neurinoma after minor head trauma - case report. *Neurol. Med. Chir. (Tokyo),* **30**, 972-976.
76 Quester, R., Menzel, J. and Thumfart, W. (1993). Radical removal of a large glossopharyngeal neurinoma with preservation of cranial nerve functions. *Ear Nose Throat J.*, **72**, 600-61 1.
77 Mason, R. B., Cook, L. E. and Hargraves, R. W. (1996). Delayed diagnosis of large cerebellopontine angle tumors, despite hearing conservation training. *Mil. Med.*, **161**, 108-112.
78 Bellet, P. S., Benton, C. Jr, Matt, B. H. and Myer, C. M. III(1992). The evaluation of ear canal, middle ear, temporal bone, and cerebellopontine angle masses in infants, children, and adolescents. *Adv. Pediatr.*, **39**, 167-205.
79 Mark, A. S. and Fitzgerald, D. (1994). MRI of the inner ear. *Baillieres Clin. Neurol.*, **3**, 515-535.
80 Rhee, B. A., Kim, T. S., Kim, G. K. and Leem, W. L. (1995). Hemifacial spasm caused by contralateral cerebellopontine angle meningioma: case report. *Neurosurg.*, **36**, 393-395.
81 Casselman, J. W. (1996). Temporal bone imaging. *Neuroimaging Clin. North Am.*, **6**, 265-289.
82 Lavezzi, P., Bondioni, M. P., Chiesa, A. and Ettore, G. C. (1996). The anatomy of the temporal region viewed by magnetic resonance. *Radiol. Med. (Torino),* **91**, 33-38.
83 Wigand, M. E., Aurbach, G., Haid, C. T. *et al.* (1991). Topographical anatomy of the internal auditory canal. Implications for functional surgery in the cerebellopontine angle. *Acta Otolaryngol. (Stockh.),* **111**, 269-272.
84 Cohen, M. M. and Kreiborg, S. (1993). Cranial base and face in mandibular dysostosis. *Am. J. Med. Genet.*, **47**, 753-760.
85 Prasad, S., Kamerer, D. B., Hirsche, B. E. and Sekhar, L. N. (1993). Preservation of vestibular nerves in surgery of the cerebellopontine angle: effect on hearing and balance function. *Am. J. Otolaryngol.*, **14**, 15-20.
86 Andrews, D. W., Silverman, C. L., Glass, J. *et al.* (1995). Preservation of cranial nerve function after treatment of acoustic neurinomas with fractionated stereotactic radiotherapy. Preliminary observations in 26 patients. *Stereotact. Funct. Neurosurg.*, **64**, 165-182.
87 Patil, A. A. and Chand, A. (1995). Modifications of transnasal and transoral stereotactic procedures - technical notes. *Acta Neurochir. (Wien).*, **134**, 46-50.

88 Grey, P. L., Baguley, D. M., Moffat, D. A. *et al.* (1996). Audiovestibular results after surgery for cerebellopontine angle meningiomas. *Am. J. Otol.,* **17**, 634-638.

89 Yamakami, I., Yamaura, A., Ono, J. and Nakamura, T. (1996). Anatomical aspects of posterior fossa affecting lateral suboccipital approach: evaluation by bone-window CT. *No Shinkei Geka,* **24**, 157-163.

90 Resnick, D. K., Jannetta, P. J., Lunsford, L. D. and Bissonette, D. J. (1996). Microvascular decompression for trigeminal neuralgia in patients with multiple sclerosis. *Surg. Neurol.,* **46**, 358-362.

91 Sekiya, T., Iwabuchi, T. and Okabe, S. (1990). Occurence of vestibular and facial nerve injury following cerebellopontine angle operations. *Acta. Neurochir. (Wien),* 102, 108-113.

92 Schiessel, D. A., Rowed, D. W., Nedzelski, J. M. and Feghali, J. Ci. (1993). Postoperative pain following excision of acoustic neuroma by the suboccipital approach: observations on possible cause and potential amelioration. *Am. J. Otol.,* **14**, 491-494.

93 Hoang, T. D. (1987). Cavernous branches of the internal carotid artery: anatomy and nomenclature. *Neurosurg.,* **20**, 205-210.

94 Fox, J. L. (1988). Microsurgical treatment of ventral (paraclinoid) internal carotid artery aneuryms. *Neurosurg.,* **22**, 32-39.

95 Sadasivan, B., Ma, S. H., Dujovny, M. *et al.* (1991). The anterior cavernous sinus space. *Acta Neurochir. (Wien),* **108**, 154-158.

96 Sekhar, L. N., Lanzino, G., Sen, C. N. and Pomonis, S. (1992). Reconstruction of the third through sixth cranial nerves during cavernous sinus surgery. *J. Neurosurg.,* **76**, 935-943.

97 Brazis, P. W. (1991). Localization of lesions of the oculomotor nerve: recent concepts. *Mayo Clin. Proc.,* **66**, 1029-1035.

98 Civantos, F., Ferguson, L. R., Hemmati, M. and Gruber, B. (1993). Temporal meningiomas presenting as chronic otis media. *Am. J. Otol.,* **14**, 403-406.

99 Bellet, P.S., Benton, C. Jr, Matt, B. H. and Myer, C. M. III(1992). The evaluation of ear canal, middle ear, temporal bone, and cerebellopontine angle masses in infants, children, and adolescents. *Adv. Pediatr.,* **39**, 167-205.

100 Majoie, C. B., Verbeeten, B. Jr, Dol, J. A. and Peeters, F. L. (1995). Trigeminal neuropathy: evaluation with MR imaging. *Radiograph.,* **15**, 795-811.

101 Brazis, P. W. (1993). Palsies of the trochlear nerve: diagnosis and localization - recent concepts. *Mayo Clin. Proc.,* **68**, 501-509.

102 De Jong, T. and Matricali, B. (1990). Asymptomatic occlusion of the internal carotid artery at the skull base. *Neurosurg.,* **34**, 21-27.

103 Yamada, M., Miyasaka, Y., Kitahara, Y. *et al.* (1994). Dural arteriovenous malformation involving the inferior petrosal sinus - case report. *Neurol. Med. Chir. (Tokyo),* **34**, 300-303.

104 Cianesan, V. Lin, J. P., Chong, W. K. *et al.* (1996). Painful and painless ophthalmoplegia with cavernous sinus pseudotumour. *Arch. Dis. Child.,* **75**, 239-241.

105 Yamasaki, T., Nagao, S. and Kagawa, T. (1996). Therapeutic effectiveness of combined microsurgery and radiosurgery in a patient with a huge trigeminal neurinoma. *No To Shinkei,* **48**, 845-850.

106 Selky, A. K. and Purvin, V. A. (1994). Isolated trochlear nerve palsy secondary to dural carotid-cavernous sinus fistula. *J. Neuro-ophihalmol.,* 14, 52-54.

107 Cerillo, A., Bianco, M., Narciso, N. *et al.* (1995). Trigeminal cystic neurinoma inthe cavernous sinus. Case report. *J. Neurosurg. Sci.,* **39**, 165-170.

108 Larson, J. J., van Loveren, H. R., Balko, M. G. and Tew, J. M. Jr (1995). Evidence of meningioma infiltration into cranial nerves: clinical implications for cavernous sinus meningiomas. *J. Neurosurg.*, **83**, 596-599.

109 Pérez Sempere, A., Martinex Menéndez, B., Cabeza Alvarez, C. and Calandre Hoenigsfeld, F. (1991). Isolated oculomotor nerve palsy due to cavernous sinus fistula. *Eur. Neurol.*, **31**, 186-187.

110 Nutik, S. L. (1988). Removal of the anterior clinoid process for exposure of the proximal intracranial carotid artery. J. *Neurosurg.*, **69**, 529-534.

111 Perneczky, A., Knosp, F., Vorkapic, P. and Czech, T. (1985). Direct surgical approach to infraclinoidal aneurysms. *Acta Neurochir. (Wien)*, **76**, 36-44.

112 Sekhar, L. N., Sen, C. N. and Jho, H. D. (1990). Saphenous vein graft bypass of the cavernous internal carotid artery. *J. Neurosurg.*, **72**, 35-41.

113 Linskey, M. E., Lunsford, L. D., Flickinger, J. C. *et al.* (1992). Stereotactic radiosurgery for acoustic tumors. *Neurosurg. Clin. North Am.*, **3**, 191-205.

114 Regis, J., Manera, L., Dufour, H. *et al.* (1995). Effect of the gamma knife on trigeminal neuralgia. *Stereotact. Funct. Neurosurg.*, **64**, 182-192.

115 Kato, T., Sawamura, Y. and Abe, H. (1995). Trigeminal neuralgia caused by a cerebellopontine angle lipoma: case report. *Surg. Neurol.*, **44**, 33-35.

116 Aurbach, G., Ullrich, D. and Mihm, B. (1991). Surgical anatomy of the optic nerve and the internal carotid artery in the laeral wall of the sphenoid sinus. An anatomic study of the cranial base. *HNO*, **39**, 467-475.

117 Schick, B., Weber, R., Mosler, P. *et al.* (1996). Duraplasty in the area of the sphenoid sinusi. *Laryngorhinootol.*, **75**, 275-279.

118 Chang, C. J., Chen, Y. R., Noordhoff, M. S. *et al.* (1990). Facial bone fracture associated with carotid-cavernous sinus fistula. *J. Trauma*, **30**, 1335-1339.

119 Keiser, G. J., Zeidman, A. and Gold, B. D. (1991). Carotid cavernous fistula after minimal facial trauma. Report of a case. *Oral Surg. Oral Med. Pathol.*, **71**, 549-551.

120 Kunz, U., Mauer, U., Waldbaur, H. and Oldenkott, P. (1993). Early and late complications of craniocerebral trauma. Chronic subdural hematoma/hygroma, carotid-cavernous sinus fistul, abscess formation, meningitis and hydrocephalus. *Unfallchirurg.*, **96**, 595-603.

121 Roland, J. T. Jr, Hammerschlag, P. E., Lewis, W. S. *et al.* (1994). Management of traumatic facial nerve paralysis with carotid artery cavernous sinus fistula. *Eur. Arch. Otorhinolaryngol.*, **251**, 57-60.

122 Kuno, R. and Robertson, W. D. (1995). Cavernous sinus air following orbital trauma. *Am. J. Roetgenol.*,**164**, 980.

123 van Overbeeke, J. J., Dujovny, M. and Troost, D. (1995). Anatomy of the sympathetic pathways in the cavernous sinus. *Neurol. Res.*, **17**, 2-8.

124 Moskowits, M. A. (1988). Cluster headache: evidence for a pathophysiologic focus in the superior pericarotid cavernous sinus plexus. *Headache*, **28**, 584-586.

125 Ruskell, G. L. and Simons, T. (1987). Trigeminal nerve pathways to the cerebral arteries in monkeys. J. *Anat.*, **155**, 23-37.

126 Mayberg, M. R., Zervas, N. T. and Moskowitz, M. A. (1988). Trigeminal projections to supratentorial pial and dural blood vessels in cats demonstrated by horseradish peroxidase histochemistry. *J. Comp. Neu rol.*, **223**, 46-56.

127 Arnold, F. (1851). *Handbuch der Anatomie der Menschen*. Freiburg in Breisgau.

128 Lyon, D. B., Lemke, B. N., Wallow, I. H. and Dortzbach, R. K. (1992). Sympathetic nerve anatomy in the cavernous sinus and retrobulbar orbit of the cynomolgus monkey. *Ophthal. Plast. Reconstr. Surg.*, **8**, 1-12.

129 Hardebo, J. E., Arbab, M., Suzuki, N. and Svengaard, N. A. (1991). Pathways of parasympathetic and sensory cerebrovascular nerves in monkeys. *Stroke,* **22**, 331-342.

130 Hardebo, J. E. (1994). How cluster headache is explained as an intracavernous inflammatory process lesioning sympathetic fibers. *Headache,* **34**, 125-131.

131 Hannerz, J., Hellström, G., Klum, T. and Wahlgren, N. Ci. (1990). Cluster headache and 'dynamite headache': blood flow velocities in the middle cerebral artery. *Cephalagia,* **10**, 31-38.

132 Davis, K. D. and Dostrowsky, J. O. (1988). Responses of feline trigeminal spinal tract nucleus neurons to stimulation of the middle meningeal artery and sagittal sinus. *J. Neurophysiol.,* **59**, 648666.

133 Solomon, S. (1986). Cluster headache and the nervus intermedius. *Headache,* **26**, 3-8.

134 Hardebo, J. E. and Elner, A. (1987). Nerves and vessels in the pterygopalatine fossa and symptoms of cluster headache. *Headache,* **27**, 528-532.

135 Butler, D. S. (1997). The dynamic nervous system. Analysis and treatment of pathodynamics in neural tissues. In: *Proceedings IFOMT Manual Therapy Congress, Lillehammer Norway,* pp.66-67.

136 Sjaadstad, O. and Bovim, G. (1991). Cervicogenic headache. The differentiation from common migraine. An overview. *Funct. Neurol.,* **6**, 93-100.

137 Sanin, L. C., Mathew, N. T. and Ali, S. (1993). Extratrigeminal cluster headache. *Headache,* **33**, 369-371.

138 Profitt, W. R. (1993). Concepts of growth and development. In: *Contemporary Orthodontics* (W. R. Profitt and H. W. Fields, eds), pp.18-55. Mosby Year Book.

139 Harzer, W. (1982). Biologische Grundlagen der Scha- delentwicklung. In: *Lehrbuch der Kieferorthopadie* (W.Harzer, ed), pp.7-34. Carl Hanser Verlag.

140 Ciefferth, K. (1976). The growing skull. Part I. Neurocranium, statistical considerations. *Acta Paediatr. Acad. Sci. Hung.,* **17**, 43-50.

141 Biedermann, H. and Koch, L. (1996). Zur Differentialdiagnose des KISS-Syndroms. *Manuel. Med.,* **34**, 73-81.

142 Davies, P. M. (1994). *Starting Again. Early Rehabilitation after Traumatic Brain Injury or Other Severe Brain Lesion*. Springer-Verlag.

143 Bowsher, D. (1988). *Introduction to the Anatomy and Physiology of the Nervous System*. Blackwell.

144 Brieg, A., Tumbull, I. and Hassler, O. (1966). Effects of mechanical stresses on the spinal cord in cervical spondylosis: a study on fresh cadaver material. J. *Neurosurg.,* **25**, 45-56.

145 Doursounian, L., Alfonso, J. M., Iba-Zizen, M. T. *et al.* (1989). Dynamics of the junction between the medulla and the cervical spinal cord: an in vivo study in the sagittal plane by magnetic resonance imaging. *Surg. Radiol. Anat.,* **11**, 313-322.

146 Breig, A. (1960). *Biomechanics of the Central Nervous System*. Almqvist and Wiksell.

147 Costen, J. B. (1934). Syndrome of ear and sinus symptoms dependent upon disturbed functions of the temporomandibular joint. *Ann. Otol Rhinol. Laryngol.,* **43**, 112-118.

148 Slegter, R. G. M., Arzouman, M. J. *et al.* (1993). Observation of the anterior loop of the inferior alveolar carnal. *Int. J. Oral Maxillofac. Implants,* **8**, 295-300.

149 Kellie, S. J., Hayes, F. A., Bowman, L. *et al*. (1991). Primary extracranial neuroblastoma with central nervous system metastases: characterization by clinico- pathologic findings and neuroimaging. *Cancer,* **68,** 1999-2006.

150 Abbott, K. H. (1950). Foramen magnum and high cervical cord lesions simulating degenerative disease of the nervous system. *Ohio State Med. J.,* **46,** 645-650.

151 Crockard, H. A. and Sen, C. N. (1991). The transoral approach for the management of intradural lesions at the craniovertebral junction: review of 7 cases. *Neurosurgery,* **28**, 88-98.

152 Spillane, J. (1995). *Birkerstaff's Neurological Examination in Clinical Practice*. Blackwell Science.

153 Zakrzewska, J. M. (1995). *Trigeminal Neuralgia, Major Problems in Neurology*. WB Saunders Company.

154 Sessle, B. J. (1993). Neural mechanisms implicated in the pathogenesis of trigeminal neuralgia and other neuropathic pain stated. *Am. Pain Soc.* J., **2**, 17-20.

155 Fields, H. L. (1990). *Pain Syndromes in Neurology*. Butterworth.

156 Hu, J. W. and Sessle, B. J. (1981). Functional properties of neurons in cat trigeminal subnuclear caudales (medially dorsal horn) I: response to oral facial noxious and non noxious stimuli and projection to tralatum and subnucleus oralis. *J. Neurophys.,* **45**, 173-192.

157 Devor, M., Goorin-Lipperman, R. and Angelides, K. (1993). Na^+ channel immunolocalization in peripheral mammalion axons and changes following nerve injury and neuroma formation. *J. Neurosci.,* **13,** 1976-1992.

158 Rappaport, Z. H. and Devor, M. (1994). Trigeminal neuralgia: the role of self sustaining discharge in the trigeminal ganglion. *Pain,* **56**, 127-138.

159 Connor, J. A. (1985). Neural pacemakers and rhythmicity. *Ann. Rev. Physiol.,* **47**, 17-28.

160 White and Sweet, W. H. (1969). Pain and the neurosurgeon. In: *A 40-year Experience* (C. Thomas, ed), pp.123-256. Springfield.

161 Zakrzewska, J. M. and Nally, F. F. (1988). The role of cryotherapy (cryoanalgesia) in the management of paraxysmal trigeminal neuralgia: a six year experience. *Br. J. Oral. Maxillofac. Surg.,* **26**, 18-25.

162 Soeira, G. (1994). Microsurgical anatomy of the trigeminal nerve. *Neurosurg. Res.,* **16,** 210-227.

163 Isberg, A. M., Isacsson, G., Williams, W. N. and Loughner, B. A. (1987). Lingual numbness and speech articulation deviation associated with temporomandibular joint disk displacement. *Oral Surg. Oral Med. Oral Pathol.,* **64**, 9-14.

164 Shinichi, A., Tetsuya, I., Yoshinobu, I. and Chikara, S. (1997). An anatomical study of a muscle bundle separated from the medial pterygoid muscle. J. *Craniomand. Prac.,* **15**, 341-344.

165 Loughner, B. A., Larkin, L. H. and Mahan, P. E. (1990). Nerve entrapment in the lateral pterygoid muscle. *Oral Surg. Oral Med. Oral Pathol.,* **69,** 299-306.

166 Enlow, R. H. (1982). *The Human Face,* 2nd edn, pp. 116-130. WB Saunders Company.

167 Misoh, C. E. and Crawford, E. A. (1990). Predictable mandibular nerve location. A clinical zone of safety. *Today,* **9**, 32-35.

168 Palla, 5. (1998). *Myoarthropathien des Kausystems und Orofaziale Schmerzen*. Fotoplast AG.

169 Kraus, S. L. (1994). Cervical spine influences on the management of TMD. In: *Temporomandibular Disorders* (S. L. Kraus, ed), pp. 325-413. Churchill Livingstone.

170 Hromada, J. (1963). On the nerve supply of the connective tissue of some peripheral nervous system components. *Acta Anatom.,* **55,** 343-351.

제 8 장

통증의 경험과 두개안면부
Experience of pain and the craniofacial region

서론(Introduction)

통증은 대중적이며 유행하다시피 하는 과제가 되었다. 머리와 얼굴은 매우 보편적인 통증 부위이기 때문에 이 부위들은 광범위하게 연구되어 왔다. 머리와 안면통증에 기여해온 저널들과 학회들이 있다. 그러나 독자들은 저널과 협회들이 통증이 어디에서 발생하는지에 대한 것이 아니라, 대체적으로 통증이 어떻게 나타나고 신체에 영향을 주는가 하는 일반적인 통증 현상에 기여했다는 것을 알아야 한다.

관문조절설[1]은 저널들과, 학회들, 그리고 국제 통증학 협회(IASP)의 성장에 의해 입증된 바와 같이 추진력을 축적하기 위해 지속되는 통증 혁명의 시작으로서 널리 인식되고 있다. 관문조절은 손상 자극으로부터 말초로 시작되어 뇌로 이동하는 전기적으로 우세한 과정이라는 기존의 관점에 이의를 제기한다. 생물학적으로 더욱 최신의 증거-기초 관점에서는 통증은 뇌로부터 내려가는 경로를 포함하는 신경계의 많은 수준에서 바뀔수 있는 전기적인 사건이다.

관문조절설이 발표된지 35년이 지났다. 수많은 세월에도 불구하고 척수와 머리의 통증을 가진 환자들에게 특별하게 이득을 주고 있다는 것을 보여주는 증거는 없다. 과학적 혁명은 많이 필요로 하는 임상적 혁명을 선도하기에는 역부족이었다. 예를 들면, 서부지구에서 거의 10명당 1명이, Magni[3]에 의하면 7명중 1명이 지속적인 통증[2]을 경험하고 있다. 통증은 분명히 더 많은 분석이 요구된다. 이것은 가정 통증(house pain)에 나타나는 조직들과 관련할 뿐만 아니라, 통증 그 자체의 현상인 것이다.

통증이란 무엇인가?(What is pain?)

발에서의 통증은 머리에서의 통증과 크게 다르지 않다. 위치적 차이와 조직구성의 차이에도 불구하고 병태생리학적 과정은 매우 유사하다. 아마도 독자들이 통증이라 불리는 이러한 과정의 개인적인 정의를 내리기 위해 시간을 들여 노력하는 것은 충분한 가치가 있을 것이다. 통증은 개인에 따라 의미가 약간 다르다. 나는 임상의들이 병태생리학적 분야뿐만 아니라 사회문화적 분야에서 광범위한 답을 찾고 독서 범위를 넓히길 권한다.

국제통증학협회(IASP)의 정의는 오랫동안 지속되어 왔다. 협회는 통증이란 '실제적 또는 잠재적 조직손상 또는 이러한 관점에서 묘사된 손상과 관련된 감각적, 정서적 불유쾌한 경험' 이라고 정의한다.

여기에서 경험이라는 말이 가장 중요한 말이다. 이것은 대부분의 임상의들이 만들고, 찾고 있는 말초자극 통증과 손상 사이의 즉석의 고리를 만든다. 잠재적 조직손상은 고통스런 일로 생각될 수 있는 위협 또는 두려움을 의미한다. 또한 잠재적 조직파괴로부터 발생되는 몇몇 생화학적 변화는 손상후에 발생한다.

만약 통증의 경험이 모두 입력과 관계되었다면 그것은 이해하기 쉽고 입력을 멈추고 바꿈으로써 관리하기가 쉬어야 한다. 이것은 통증을 입력의 변화에 따라 중추신경계에서의 입력순서를 등록하는 수동적인 과정으로 만들 것이다. 그러나 통증의 경험은 각 개인이 창조하거나 내부적 과정에 깊이 의존하는 것으로 생각하는 것이 더욱 정확하다. 머리에서의 통증은 종종 외상성 말초 초기 자극이 부족하다. 비록 가끔은 촉진요소를 구별할 수 없지만 스트레스, 자세, 다양한 음식의 섭취가 촉진요소일 가능성이 있다. 이것은 다양한 촉진인자에 의해 활성화 된 중추신경계에서 이미 만들어진 '두통 경로' 가 존재하고 있다는 것을 암시한다. 그것은 마치 두통이 이미 잠재적으로 있었다는 것을 의미한다. 이 사실을 부정할 수는 없지만 치통이나 가장 일반적인 안면통의 예에서 존재하는 손상과 통증사이의 상호관계이다.

안면과 머리에서의 통증 분류 (Classifications of pain in the face and head)

때로는 임상의들과 연구자들이 잘 알려지지 않은 임상분류를 사용한다. 손상과 사회의 복잡한 혼돈속에서 어떠한 감각을 만들어 내기 위한 시도인 것이다. 머리와 안면통증을 분류하기 위한 시도가 계속되어왔다. 1988년 국제두통협회(IHS)에 의해 상세한 분류가 만들어졌다.

이 분류는 진료실에서 가장 보편적으로 나타나는 불만을 분류하기 위해 시도하는 두통의 13

가지 범주와 많은 하위범주를 포함하는 통증양상들과 유용한 검사들에 기초를 두고 있다. 분류의 '불분명함' 은 많다. 국제통증학협회는 만성통증에 더 중점을 두긴 했지만, 약간 다른 분류를[8] 제시해 왔다. 머리와 안면 통증에 관한 분류와 관계된 많은 문헌이 있다[10,12-15](5장을 보시오).

이 장 또한 분류에 관한 것이다. 나는 병태생리학적 관점에서 분석하기 위해 통증의 기전과 과정의 개념을 소개하고 논의하려 한다. 본질적으로 통증 경험을 불러오는 병태생리학적 과정은 중추신경계 과정과 관련되거나 운동체계 또는 자율체계와 같은 중추신경계 출력 체계에서의 활동의 결과일 수 있다.[16-18] 여기에서의 제안은 병태생리학적 기전이 특별한 환자의 상황에서 우세하다는 것을 설명하기 위해 노력하는 것이다. 이것은 통증기전들이 새로운 것이 아니라는 것을 고려하기 위해 가정한다.[19-21] 입력에 기초한 기전의 예들은 근육, 인대, 뼈, 건막, 그리고 삼차 또는 후두신경 손상과 같은 말초신경통증 등의 신경 목표 조직으로부터의 침해수용성 통증을 포함한다. 중추기전은 중추신경계에서의 부적응 과정과 자율체계, 운동체계, 면역체계, 내분비체계를 포함하는 출력 체계로부터 나타난다.

이것의 중요한 부분은 급성통증을 포함한 모든 통증 상태가 이러한 기전들의 다양한 조합을 내포하고 있는것이다. 어떤 경우에는 특별한 기전이 나타날 수 있다. 예를 들면, 경부 염좌나 급성 치통으로부터의 급성 통증에서 입력기전이 아마도 두드러질 것이다.

반면에 치유되기에 충분한 시간을 가진 손상 조직의 장기간 안면 통증 상황에서 통증상황 이면의 생물학적 과정이 더 중심적 기전일 수 도 있다.

통증의 다양한 크기를 유도하는 여러기전들(Multiple mechanisms lead to multiple dimensions of pain)

통증은 위에서 언급한 기전들의 조합으로 발생한다. 환자에게 있어서 그것은 단지 통증이며 임상의들에게는 희망적으로 기여하는 기전들이 설명되어질 수 있다.

통증은 감각식별, 인식평가, 그리고 동기감정의 3가지 상호적 크기로 나타낼 수 있다.[22,23] 이 분류는 임상의와 환자가 완전한 통증경험을 이해하도록 하는데 유용하다. 감각크기는 통증의 강도, 위치, 질, 움직임이다. 인식의 크기는 문제에 대한 생각과 관련이 있고 이전의 경험과 지식에 의해 영향 받을 수 있다. 결국 감정은 통증을 자극하고 결정하는 부정적 감정반응이다.[24] 모든 크기들은 단지 손상에 대한 반응이 아니고, 모든 통증 경험의 기본적 부분이며 변화된 움직임을 생산하기 위해 상호작용한다. 예를 들어, 통증 상황에 대한 부정적인 생각은 부정적 감정을 자극할 수 있고, 자율반응체계와 신경 내분비 반응 체계를 자극할 수 있으며 잠재적으로 또다시 감각 체계에 나쁜 영향을 줄 수 있다. 동시에 변화된 활동의 수준은 잠재적 반사 활동과 통증경험의 의식적 과정의 영향 아래에서 발생된다. 임상의들은 통증경험의 모든 크기에 대해 치료들이 유용하다는 것을 고려해야 한다. 나의 소견으로는 임상의들은 이러한 병태생물학적 범주의 관점에서 통증을 진단하기 위해 이치에 맞는 시도를 할 수 있다. 비록 진단학적인 것이 아니라해도, 이것들은 현재 전해지고 있는 것들보다 더욱 더 생물학적으로 적절한 치료들이 될 수 있는 동적인 임상 진단일 것이다.

머리와 안면 통증의 움직임과 발생하는 특성은 동적 과정에서 분류될 필요가 있다(The moving, recurring nature of head and face pain demands that classification should be a dynamic process)

아마도 머리에서의 통증은 일반적이다. 한 조사에서 비임상인구의 10%미만의 사람만이 두통을 경험하지 못했다고 대답했다.[25] 몇몇 두통의 격렬함과 강도는 비록 강도가 두통이 양성인지 악성인지에 미치지는 못하지만 의심의 여지가 없다. 대부분은 양성이다. 머리에서의 통증을 가진 인구의 10%미만의 사람들이 의학적 주의를 하고, 대부분은 자가치료를 선택하거나 치료가 필요없다. 몇 안되는 사람들이 신경과 전문의를 찾고, 전체 두통환자의 25%가 신경과전문의[26,27]를 찾아가고, 그들 중 1%이하가 두개내 병변을 갖고 있다.[28]

심각한 병변은 드문데 대부분의 두통은 보편적이며, 재발하고 스스로 멈춘다. 문제가 있는 두통은 많지 않지만, 다시 재발하는 것은 사실이다. 여기에 두가지 문제가 있다. 재발에 대한 생체정신사회적 자극은 실제적인 병리해부학에 대한 조사로서 연구의 가치가 있다. 둘째로 재발은 통증상황을 포함한 병태생물학적 과정이 시간이 지나면서 변화할 수 있다는 것을 의미한다. 초기 증상은 조직에서 외상성 손상과 관련되지만 시간이 지나서 다시 나타나는 증상은 다른 기전이 관련될 수 있다는 의심을 재기해야 한다. 시간이 지나면서 통증기전은 중추신경계에서의 부적응한 유연성 변화에 의해 우세하게 될 수도 있다. 재발은 분노와 좌절과 같은 부정적인 감정의 발전과 관련될 수 있다. 임상의들이 위에서 논의된 통증의 크기를 다루지 않고, 단지 머리 통증의 관점에만 초점을 맞추는 것은 비극적인 일이 될 수 있다. 게다가 머리와 안면의 통증은 종종 현기증, 시각장애, 오심 등과 같은 다른 증상들과 관련이 있다. 이러한 증상은 실제 두통보다 더욱 환자에게 집중될 수 있다.

모든 통증은 머리에 있다(All pain is in the head)

이 제목이 기대한 시간에 치유되지 않은 손상을 가지고 있는 환자들에게 불행스럽게도 종종 적용되는 것을 뜻하는 것은 아니다. 그런 의미보다는 모든 통증이 결국은 뇌안에 있다는 생물학적 평가의 의미일 것이다.[29] 고통스런 경험은 A-β와 C섬유의 높은 역치의 유발과 관련된 것만은 아니다. 모든 국소 마취 용량은 통증의 인식을 줄이고 이러한 높은 역치 섬유는 여전히 흥분할 것이다. 통증은 자극 시에 보다 높은 수준의 뉴론의 작동에서 흥분과 억제에 의존한다. 심한 머리와 경부 종양을 가진 환자들은 종종 손상 당시에 통증이 없다라고 말할 수 있다. 이것은 중추신경계에서의 강력한 조절 체계를 가리킨다. 그러므로 어떠한 통증 분류는 뇌관련 역학을 포함해야 한다.

일차적 민감도와 이차적 민감도의 개념 - 통증진단의 시작 (The concept of primary and secondary sensitivity - the start of pain diagnosis)

경추 또는 측두하악관절이 손상받았다거나 공동(sinus) 또는 치아에 염증이 발생했다면, 거의 항상 발생하는 통각은 첫번째 감각과민으로 나타난다. 그것은 매우 보편적이다. 그러나 통각(또는 감각과민)은 가끔 국소 손상 후에 퍼져나가고, 때때로 조직 치유가 명확히 발생했을 때에도 시간이 지나도록 지속되거나 증가한다. 이것은 이차적인 감각과민으로 나타난다. 이것은 조직들을 통한 통증-생산 화학물질의 국소적 확산의 일부분일 수도 있지만, 통증과 민감도의 확산은 척수의 회로소자에서의 변화와 더욱 관련되어 있다는 명확한 증거가 있다.[30-33] 지속적인 두통을 가지고 있는 환자를 예를 들면, 때때로 가벼운 만짐, 심지어 머리카락으로도 통증을 불러 일으키거나 증가시킨다. 여기에서 A-β섬유를 매개로 하여 중추신경계로 들어간 입력은 매우 고통스럽다. 어찌됐든 중추신경계는 입력을 조절하기 위하여 새로운 능력을 얻어야만 한다.

비록 이차적 감각과민이란 말이 통증사전[8]에 기입되어 있지 않지만, 많은 임상의들과 연구자들은 이차적 감각과민에 대하여 논의하고 있다[31,34-38]. 이차적 감각과민은 종종 중추민감위원회 수준하의 산하연구단체에서 논의되고 있다. 이차적 감각과민의 난제는 입력부분에서의 조직이 정상이거나 단지 가벼운 손상을 받았다는 것이다. 이것은 많은 잘못된 근골격계와 신경조직의 신체적 평가를 이끌어 내기 쉽다[34]. 환자들과 임상의들이 압통이 있는 조직이 문제의 원천이 아닐 수도 있다는 것을 받아들이기 쉽지 않다. 통증의 조직 원천에 대한 냉혹한 진단적 연구와 치료적 연구가 조직 손상의 개념을 강화하거나 무능력을 촉진함으로써 문제를 악화시킬 수 있다는 것을 받아들이는 것 또한 쉽지 않다.

그 이상의 통증 진단 - 통증의 기전들 (Further pain diagnosis - the mechanisms of pain)

논의한 것처럼 그 제안은 통증 경험의 병태생물학적 기초는 입력, 과정 또는 출력으로 분

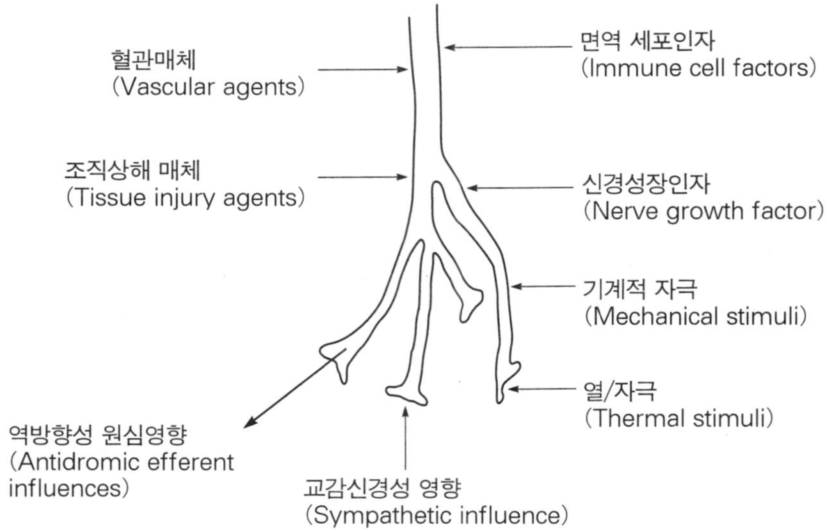

그림 8.1 침해성 수용통증에 대한 자극(adapted from dickensen, A.H. (1996). 통증이송과 조절의 약리학. In: Pain-An Updated Review(J.N. Campbell,ed)IASP Press

류될 수 있다는 것이다. 임상적으로 우세한 통증 기전들-침해수용성 통증이나 말초 신경성 통증-은 종종 인정될 수 있다.

침해수용성 통증 - 목표 조직으로부터 기원하는 통증(Nociceptive pain - pain originating from target tissues)

머리는 특화된 감각 구조의 다양성을 포함하기 때문에 얼굴과 머리 통증의 다양성에 대한 커다란 잠재성을 보인다.[39] 이런 구조에서 신경종말이 역학적, 생리학적 과정에 의해 자극받았을 때, 중추신경계 안에 A-δ와 C섬유의 입력이 통증으로 인식되어질 수 있다.[31,40,41] 이러한 입력들의 요약은 그림 8.1에서 증명된다. 잠재적인 통증 원인들의 목록은 두개, 골막, 두개 내외의 혈관, 피부, 근육, 공동, 수막, 치아와 그것들을 둘러싸고 있는 구조 등을 포함해서 길다. 눈 또한 잠재적 통증의 원천이다. 각막과 모양체, 홍채와 같은 깊은 구조물들은 삼차신경에 의해서 지배를 받으며 심각한 눈통증의 원인이 될 수도 있다. 지각적인 통증의 원인이 아닌 유일한 구조물은 뇌 자체이다[5,10,42].

그림 8.1은 신경종말을 가리키고 교감신경성 종말을 표시한 것이다. 신경계는 감염에 이

바지할 수 있다. C섬유는 말초신경계로부터 침해수용성 통증으로의 원심적 공헌을 허용한다. Substance P와 다른 펩타이드들은 역행성 자극을 거쳐 종말 단추로부터 방출되어진다(구심성 신경섬유에서 원심성 방향으로 이동하는 자극). 이것은 정상적으로 발생되며, — 펩타이드들은 조직 치유를 촉진 하지만, 이 과정은 손상으로부터 신경계에 역행성 자극이 증가하면서 부적응스럽게 될 수도 있다. 역행성 자극은 중추신경계의 후각으로부터 발생되거나, 말초신경의 신경병증의 부위로부터 발생된다[46,47]. 펩타이드들은 매우 혈관운동성이 강하고 효소활동을 촉진시키며 또한 히스타민의 활동도 촉진시킨다. 교감신경성 원심섬유들은 염증 과정에 관련된 노르아드레날린과 같은 신비스런 화학물질로 알려져 있다.

신경종말은 또한 반복적인 염증, 역학적 상황으로부터 발생하는 반복적 유해자극에 의해 민감해 질수도 있다.[37,48] 염증에 의해 깨기까지 휴면상태의 침해수용성 종말 등급이 활발해 질 수 있다.[49] 국소 허혈은 또 하나의 통증자극이 될 수도 있다. 낮은 역치 신경 종말들과 높은 역치 신경 종말들 모두 움직임으로부터 이득을 얻는 허혈성 침해수용성 통증에 대하여 단단한 근육들이나 반흔 조직 원인들을 만드는 저산소증[50]에 의해 민감하게 되고 흥분된다. 이러한 과정들은 국소통의 종류와 강도에 관련되 있을 뿐만 아니라, 다양한 방식으로 적응하기 쉽고 반응하기 쉬운 중추신경계에 강력한 구심성 집중을 만들기 위해 결합한다.

침해수용성 통증의 구별(Identification of nociceptive pain)

침해수용성 통증은 머리에서 신경종말들의 복잡성과 특수화에도 불구하고 양상을 구별하기가 쉬워야 한다. 종종 통증 기전들은 통증의 원인보다 확인하기가 쉽다. 침해수용성 통증은 분명한 자극/반응 관계를 가지고 있다. 즉, 압박은 통증을 불러 일으킬 수 있고 어떠한 압박은 통증이 진행되고 있는 몇몇 염증성 침해수용성 통증임에도 불구하고, 통증을 완화시킨다. 이것은 보통 급성이며 조직 손상과 관련되어 있다. 그 양상은 종종 움직일 때 통증이 증가하고, 아침에 더 심해지는 주간적 형태이다. 경추가 관련되어 있다면, 환자는 아침에 강직을 호소할 지도 모른다. 손상 또는 질병이 진정되면서 조직들은 회복되고 침해수용성 통증은 경감되어야 한다.

항염증약물, 얼음, 완만한 운동과 수동적 움직임과 같은 다양한 치료들이 자연적 발생을 빠르게 할 수 있다. 그 목적은 관련 조직을 더욱 건강하게 할 수 있는 것이어야 한다. 통증에 의해 걱정 또는 두려움이 생겼다면, 감각 현상과 고통스런 일은 줄어들고 확산될 것이다. 신경지배 조직들 중 일부는 통증을 나타낼 수 있다. 표층 구조들은 국소적으로 통증을 나타내는데 예를 들면, 우측 전두동 감염은 우측 이마통증을 일으킬 수 있다.

심층 구조물들은 덜 정확하게 통증을 나타내는데 감염된 삼차신경근이 안면통의 결과일 수도 있다는 것이 한 예이다. 경추와 측두하악관절 구조는 머리에 통증을 일으키는 중요 원인이다(2장과 3장에서 머리에서의 연관 양상을 보시오).

말초 신경성 통증(Peripheral neurogenic pain)

입력우세 통증기전(input dominant pain mechanism)의 두 번째 범주는 말초신경성 통증이다. 수 년 동안 논쟁이 되어왔고 과소 평가되어 있다[53-55]. 말초 신경성 통증은 배쪽 또는 수질각(medullary horns) 뿔 바깥쪽에 있는 말초신경조직에서부터 일어난다. 임상적 증후의 예는 삼차신경 또는 후두골 신경통이다. 말초와 뇌신경의 축삭초는 자극을 전도시키도록 만들어졌고 발생시키지는 않는다. 손상부위 또는 다른 곳에 있는 신경초의 많은 민감한 이온통로는 중간 신경원에서 통증을 발생시킨다. 더욱이 이온 통로들은 변화될 것이다. 감각변화가 있는 손상되거나 변성된 부위는 비정상적인 자극 발생 부위(AIGS)로 알려져 있다. 병리학적 변화들은 AIGS의 이온채널 울혈과 감각적 변화가 있는 탈수초 그리고 신경종 변성을 포함한다.

손상된 축삭초에서 α-부신수용체의 압착은 사후손상을 일으킬 수 있다. 그러므로 noradrenalin과 같은 스트레스를 야기하는 순환 화학물질을 탈분극 시킬 것이다.

한번 AIGS가 생기면, 아마도 통증 인지 원인이 되는 자극은 기계적인 힘, 스트레스 동안 분비된 카테콜아민 또는 허혈과 같은 신진대사적 변화들일 것이다. 어떤 손상된 부위는 자연 발생적 염증이거나 체온증가 반응일 수 있다.[54] 더욱이 필수적으로 배쪽 뿌리 신경절과 CNS와 같은 신경주위의 신경병증 반응으로 신경원의 기능은 아마도 변성될 것이다. 그것은 아마도 이온 채널 수와 민감성 변화들 때문일 것이다.[54,56] 신경치료를 위해 통증조직을 자르는 것이 통증을 없애는 것을 의미하지는 않는다 라는 것을 주목하라. 이 상위신경원들 감각입력의 극적인 변화는 아마도 실제로 통증을 증가시킨다. 그리고 신경 끝을 자른 이후, 그들 자신이 비정상적 자극 발생기가 될 수 있다.[4] 더욱이 CNS의 성형적 변화가 자극을 증가시킬 것이다. 아마도 위 상태에서 말초 신경병증은 P-물질과 목표조직의 염증 전 효과를 가지고 있는 단백질 연관된 칼시토닌 인자(CGRP)와 같은 신경전달물질 방출의 역행성 자극에 의해 염증성 침해수용기의 통증을 일으킬 것이다.[57] 예를 들어, 삼차신경에 손상 또는 장애가 있거나 더 상위 조절의 변화는 두개내 혈관 또는 어떤 지배조직의 염증 효과를 거쳐 편두통의 주요한 원인이 될 것이다.[58,52,59] 어떤 눈의 통증들은 이와 같은 유사한 메카니즘일 것이다.[60] Sumatriptan과 같은 약물들은 이 신경원성 염증을 막는다.

신경 결합조직의 건강상태, 신경 내막액의 압력, 축삭 전도체계 그리고 맥관 신경의 특성이 신호전도에 영향을 줄 수 있다.[61,62] 말초신경조직의 외막, 중막, 내막은 고도로 신경 지배되

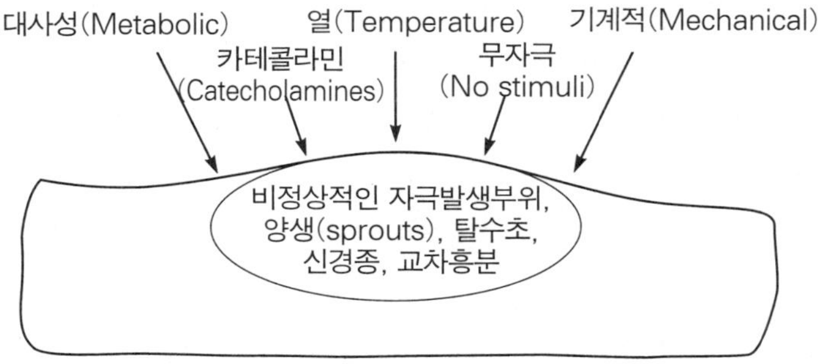

그림 8.2 자극은 비정상적 임펄스를 발생시키는 부위를 활성화 시킬 수도 있다.

어 있고 반동적인 결합 조직이며 신경병증에서 증상의 근원이 될 가능성이 많다.[53,63-65]

아마도 만성통증 관리, 신경손상, 특히 신경근 손상에서 가장 중요한 것은 CNS내의 비정상적인 신호순서와 비정상적인 수준의 화학적 전달물질이 계속적으로 주입된다는 것이다. 이것은 정상적인 감각 진행을 위해 필요한 예민하게 조절된 억제와 흥분의 균형을 파괴하는 효과가 있고, 심지어 형태학상으로 연접의 연결에 피할 수 없는 변화를 이끌 수도 있을 것이다. 이것은 아래에서 더 논의된다.

말초 신경성 통증의 검증(Identification of peripheral neurogenic pain)

형태에 대해 논하기 전에 임상의들은 다수의 사람들이 신경주위조직의 압박 또는 신경근 압박과 같은 손상들이 계속 되지만, 결코 통증을 호소하지 않는다는 것을 깨달았다.[66,67] 어떤 환자들은 통증이 아마도 중추신경계의 조절하는 영향의 결합과 손상부위의 AIGS의 느린 발생 때문에 손상 며칠 후에 시작될 것이다. 신경 결합조직 상해 또는 자극은 건이나 손상이 통증의 원인이 되는 침해수용기 통증의 유일한 범주로 생각된다[63].

다음 특징들은 아마도 말초 신경원성 통증 검증에 도움이 될 수 있다. 증상들(통증이나 지각이상)은 신경간의 신경지배 영역의 전부 또는 일부 또는 신경근의 피판, 근절 또는 추판에서 나타난다. 증상의 정도는 손상된 섬유들의 신경지배 조직의 형태에 영향을 받을 것이다[68]. 그러므로 정상적인 신경지배 근육의 섬유들은 아마도 표면의 타는 듯한 통증, 감각이상, 또는 찌르는 듯한 감각을 만들 것이다. 신경의 기계적인 영향(동적 신경 검사), 근육수축의 검사 또는 반동적인 신경의 압박 또는 신장이 유지되는 자세는 다양한 통증 증상을 보일 것이다[54]. 이들 반응들은 자극들이 없어지기 전에 단기간 동안 통증이 있을 것이다. 증상들은 자극이 있는 기간동안 남아 있거나, 물리적 자극이 제거된 후에도 지속된다.

이들은 또한 자극들이 적용되는 동안 느리게 증상이 생기고, 자극이 제거되면 서서히 가라앉을 수 도 있다. 특히 변화 후 자극의 특징들은 목과 삼차신경의 신경근 이상과민증후에서 쉽게 관찰될 수 있다. 말초 신경성 통증의 생리학에 기초한 관리는 AIGS활동을 줄이는 어떤 가능한 방법을 포함하고 있다. 이것은 휴식을 취하거나 신경 그리고 그들 주위의 조직의 개량된 운동을 포함하며 신경의 혈액흐름 증가를 시도할 것이다. 또한 그것은 장애에 대한 교육과 가능한 탈분극 그리고 중추 감광성에 카테콜라민의 기여를 적게 하려는 예후에 대한 교육도 포함할 것이다. 게다가 온도에 의해 개시되는 활성화는 적절한 환경 수정에 의해 관리될 것이다.

변화된 CNS 회로구성 요소와 과정에 연관된 중추적 민감성-통증 (Central sensitization - pain related to altered CNS circuitry and processing)

수질각 또는 경부 삼차신경핵은 불안정한 반응 전위 입력을 제공한다. 간단한 중계소의 이상으로 이 작은 신경조직 조각들은 다양한 신경, 신경 전달물질 그리고 수용기를 가지고 있는 복잡한 회로구성 요소를 가지고 있다. 이 회로구성 요소는 뇌, 말초, 척수 그리고 신경 분절로부터 흥분과 억제영향에 의해 조절된다[4]. 반면에 최근 Woolf[69]가 연구를 시작한 후각세포를 포함하고 있는 보다 크고 강력한 CNS 반응 체계의 한 부분은 CNS 회로구성[70] 요소의 거대한 가역성의 지표를 제공하였다. 성숙한 신경들은 복제하지 않을 것이다. 그러나 그들은 주목할만한 신경가역성을 보인다. 그리고 특히 다른 신경들과 연관되어 계속적으로 변화한다. 신경가역적 과정은 인접한 신경들의 시간 의존적 흥분과 억제, 세포괴사 그리고 새로운 축삭이 발아하는 것을 포함한다.

자극 입력은 사이신경원과 두 번째 명령을 받는 신경원을 적시기 위해 글루타민, 아스파테이트, P-물질과 같은 신경전달 물질을 연접틈으로 분비시킨다. 이들 전달물질들은 흥분을 일으키고 이온채널이 열리는 과정에 의해 두 번째 명령을 받는 신경원을 감광하거나, 긴 기간동안 열려있는 채널(G-단백질 관문 채널)을 경유하여 두 번째 명령을 받는 신경들을 더 길게 영속적으로 변화시킬 것이다. 이들 조절체계에도 불구하고 모든 입력이 손상된다면, 그것은 거의 사용되지 않는다. 많은 사이 신경원들은 억제된다. 그리고 이들은 더 연접활동을 둔하게 하기 위해 세로토닌과 엔켈팔린과 같은 억제성 전달물질과 조절물질이 고위 영역으로부터 내려오는 조절에 의해 강력하게 보충된다. 위의 기술은 입력에 대한 정상적 반응이다. 그리고 두 번째, 세 번째 정보전달 세포들에서 변화가 있을 때는 구심성 입력이 중지되는 것이 둔하게 될 것이다. 그리고 특유한 입력에 반응하는 어떤 연접 정보 기억은 남아 있더라도 체계는 이전상태로 돌아갈 것이다. 민감한 신경계는 보호적 운동 활동과 치유활동을 증진하기 위한 매우 적응적인 판단을 할 수 있다. 그러나 때때로(아주 자주, 만약 위의 역학적인 자료가 고려될 때) 강화된 흥분상태는 말초 조직이 그들 능력이 최상으로 치료된 후에도 길게 지속된다. 입력이 지속되고 하행조절이 부족하다면, 다소 긴 기간동안 형태학적 변화는 연접수준[71]에서 일어날 것이다. 이것은 아마도 국소적 억제신경 괴사[33]를 포함한다. 새로운 부적절한 연접과 정상적 상태에서 세포의 세포막 변화들은 단지 무해한 입력에 반응하기 위한 침해성 자극에 반응한다[72]. 큰 직경의 주요 구심성 신경원들은 P-물질[73,74]을 분비하기 시작할 것이고, 어떤 것은 단지 정상적으로 C섬유 활동에 관여할 것이다. 더욱이 세포들은 더 많고, 길게, 증가한 그들의 수용 영역(신경원이 흥분할 수 있는 조절영역)에 반응한다. 그러므로 세포들은 그들의 반응 특성들이 변한다. 반면에 이 배쪽뿔의 민감성은 말초로부터 작은 섬유 구심성 입력의 '조금씩 전해지는' 것에 의해 유지된다. 그것은 아마도 원래 손상이 치유될 때까지 지속된다[71,75]. 입력은 단지 물리적인 것은 아니다. 또한 입력은 사고하고 느낀다. 위의 통증의 정의를 재고해 봐라. 개념상의 후각은 고위중추 보다 이해하기 쉽다. 괴사세포의 글루타민 주입과 유사한 과정, 축삭발아, 신경단백 농도 변화 그리고 수용영역 변경은 CNS에서 문서화 되었다[76-78]. 부적절한 중추과정에 연관된 통증상태는 어떤 것에 의해 기억된 과정과 유사하다고 생각되었다. 그리고 만성통증은 매우 제거되기 어렵다는 것을 의미한다[79-82].

순응성이 없는 중추 과정 상태의 증명(Identification of a maladaptive central processing state)

위 목록을 포함하여 모든 패턴들이 질병 특유의 증상들은 아니다. 아래 제시된 패턴은 관리과정을 인정하기 위한 가능한 최대로 증거에 기초 입각한 임상적 분류를 제공한다. 모든 통증상태는 다양한 기전을 가지고 있는 것을 기억하라. 제시되는 모든 것이 중요하다.

환자들의 증상들이 있을 때 빈번히 실마리를 주는 순응하지 않는 중추 민감성의 존재는 인대와 같은 조직을 염증진행이 더 길게 하고, 피부와 같은 다른 조직들보다 재생과정이 긴 것처럼 조직들이 치유된 후에 진행된다. 치료사들은 아마도 이상증상과 부적절한 과거력을 고려할 것이다. 이 증상들은 해부학 교과서적인 형태들과 유사하지 않을 수도 있다. 평가는 비정상적으로 발생하는 통증 입력하기 위해 지나치게 민감해지지만, 조직은 건강한 것처럼 보일 수 있다(이차적 통각과민). 드물게 어떠한 방법으로 상해를 주지 않는 신체검사가 있으며, 드물게 증상의 개선을 보이는 검사도 있다. 게다가 모든 것이 상해를 줄 수도 있다. 예를 들어, 인대, 근육, 관절, 동적 신경 검사, 어떤 사례에서는 움직임과 활동을 수행했을 때 통증이 없을 수 있다. 그러나 보이지 않는 반응들이 일어날 것이다. 가끔 일괄적인 비정상적인 운동 형태들(통증에 대한 두려움과 관련있거나 통증을 설명하기 위해 필요한)이 나타나는데 환자들은 활동하지 않는 것이 좋다. 증상들은 어떤 말초 신경원성 통증상태와 유사하게 스트레스를 받는 환경에서 더 강해질 수 있다. 그래서 종종 '그들이 가지고 있는 마음' 이라고 기술된다. 환자들은 그들의 전체적인 수용력이 약화된 정신적 외상 사건의 과거력을 제공할 것이다. 그리고 그것은 통증상태 진행에 중요하다. 만성 통증 환자에 대한 어떤 연구들은 어린시절 신체적, 성적학대, 자포자기 그리고 감정 결여와 증가된 학대 발생률을 기록하고 있었다.[83,84] 일에 대한 불만족, 증가된 분노, 그리고 좌절, 고민, 고통과 같은 요인들은 환자들의 회복에 영향을 줄 수 있는 많은 특징들이다[87]. 결정적으로 수동적 치료의 반응은 아주 다양하다. 특수한 치료는 때때로 증상을 크게 개선시킬 수 있을 것이다. 그러나 같은 치료를 다른 사람에게 하였을 때 증상을 악화 시킬 수 있다. 아마도 그것은 과거에 복잡한 증상을 가진 그룹의 형태를 믿지 않았던 것을 가장 잘 요약한다.

이 최근 정보에서 많은 치료사들 특히, 도수 치료사들은 아마도 그들의 가치에 의문을 가질 것이다. 그러나 그것은 새로운 치료 견해를 제공할 것이다. 많은 만성통증 환자들에게 통증기전을 더 잘 이해하는 것이 그들의 통증에 덜 신경쓰고 기능회복에 더 초점을 맞출 수 있도록 가르쳐주었다.[88,89] 나는 환자가 그들의 통증을 명백히 이해하고 통증감소에 초점을 두는 것 보다 기능에 목표를 둘 것과 특별화된 조직 치료를 주장한다. 특히 CNS 기전이 우세한 환자들은 그들의 통증수준이 조직에서 처리장치의 손상보다 CNS 처리장치에 의해 확대된다는 것을 깨달을 필요가 있다. 이러한 틀에서 조직은 유용한 수단에 의해 더 건강해 질 수 있다. 도수 치료사들은 턱보다 머리부분의 움직임의 결여에 대해 좌절하지 않아야 한다. 움직임의 제한들은 특별한 조직의 특성보다는 더 일반적이거나 휘트니스 수준과 관계 있을 것 같다.

장기적이고 부적합한 중추 감수성은 임상의를 위한 큰 도전이다. 그것은 환자에게 위험한 상태이다. 치료사들의 의심은 경험의 확실성에 대한 접근이다. 이것은 영상화 또는 생화학적 검사되지 않은 사실, 이 일의 민감한 상태를 증명할 수 있는 것들의 합성이다. 이런 통증상태에서 불필요한 수술, 주사, 그리고 반복적이고 강한 도수치료와 같은 치료는 부당하다. 그리고 설득력 있는 의사에 잘 속는 환자들에게 저돌적인 희망을 줄 수 있다.[90] 물리적 검사들에 의한 통증 발생은 국소 조직에서 조금 있을 수 있다. 그것은 CNS에 의해 해로움을 지각하는 과정인 아주 정상적 입력이다.

출력 기전(Output mechanisms)

입력, 입력환경, 구조, 손상 또는 질병의 환경에 반응하는 출력이 있을 것이다. CNS는 입력에 대한 대가를 지불할 것이고, 이것은 많은 자율신경계, 내분비계, 운동체계, 면역체계, 그리고 통증 조절체계에 반영된다. 가치판단이 포함된 과정의 복잡성은 이해되기 어렵다.

어떤 출력체계의 반응은 운동체계(예, 경련, 변화된 운동패턴) 그리고 교감신경계(예, 발한)와 같이 알기 쉽다. 교감신경계, 신경내분비계와 면역체계 통로를 거쳐 질병상태의 정신적인 스트레스에 대한 논문이 늘어나고 있다.[91]

자율신경계와 내분비계 반응(Autonomic and endocrine system responses)

모든 신체적 또는 정신적으로 기록된 입력들(어떤 치료를 포함한)은 스트레스 반응을 나타낼 것이다. 이 반응은 '도망갈 것인가 싸울 것인가' 반응으로 잘 알려진 원시적인 생존 추진 반응이다(Sapolsky[92]와 어떤 신경학 교과서의 상세한 기술을 보라). 교감신경계(SNS)는 종종 교감 신경차단 기술에 따른 명백한 성공적인 증상 완화로 많은 통증상태에 대해 비난을 받았다.[93-94] 그러나 교감신경계의 중요성은 지나치게 강조되었다. 교감신경 차단 기술에 반응하지 않는 교감신경적으로 지속된 통증(SMP)증상을 보이는 환자들은 많다. 많은 진행중인 통증 상태들은 다양한 기전이 있으며 모든 형태의 진행중인 통증 특히 CNS의 신경가역성 변화들은 재고할 필요가 있다. 마침내 장애가 SMP 요소들을 갖고 있다는 최근 증거들의 중요성이 비정상적 교감신경계의 결정이기보다 손상된 신경에서 일어나는 정신적 교감성 분비의 비정상적 감수성인 것을 제시한다.

최근 통증과학의 조직적인 연구들은 반사적 교감신경 이영양 구성에서 SNS의 권위에 도전하였다. 이것은 매우 복잡하고 무능력한 통증상태의 한 요소의 진단에 초점을 맞춘 도전이기 때문에 유용하다. 그것은 또한 일반적으로 통증 상태에서 SNS의 역할의 재검사를 권한다. 임상의들은 통증과학[95]에서 토의를 재검토 하는 것이 강조되었고, 현재 반사적 교감신경 이영양 구성이 복잡한 국소 통증 증상(CRPS) 딱지를 붙이고 있다[96]. 이 제목은 교감신경계에 초점을 맞추는 것보다 더 넓게 문제점을 보는 것을 권한다. 필수적으로 내분비 반응은 화학적 코티솔 스트레스 주위를 순환한다. Lovallo[97]는 이것을 더 상세히 이해했고, Sapolsky[92] 역시 가치있게 이해했다. 입력, 특히 지속되는 스트레스를 주는 입력은 시상하부의 코티코트로핀 분비 인자(CRF)가 전시상하부를 자극하게하고 ACTH를 혈류내로 분비하여 곧 아드레날 피질을 적신다. 당질 코르티 코이드(코티솔)는 혈액흐름 안으로 주입된다. 코티솔은 신체의 모든 주요 기관체계에 영향을 준다. 필수적으로 직접적인 생존에 필요한 신체적 과정을 활동적이게 하고 흥분시킨다. 그리고 그것은 그렇지 않은 과정(예, 재생이나 염증과정)에서는 닫힌다. 단기간 코티솔 방출은 해롭지 않다. 그러나 장기간 높은 수준의 코티솔은 기능저하, 수면장애, 신경괴사, 약화된 조직을 이끌 수 있을 것이다. 그러므로 임상의를 위한 핵심 메시지는 그들이 환자에게 무엇을 하거나 또는 말하더라도 그것은 스트레스 체계, 교감신경계, 내분비계에 영향을 줄 것이라는 것이다. 근력증진, 가동범위의 회복, 신체 건강증진, 기능과 조직 건강개선은 훌륭한 도수치료 목표가 될 수 있다. 그러나 분노, 두려움, 좌절에 의한 카테콜라민 수준감소, 이완 그리고 다른 기법들 또한 관리에서 생체에 미치는 영향이 있다.

만성통증일 때 교육과정은 실제적인 수동 신체 운동보다 효과적인 결과를 위해 더 중요하다. 그것은 부정적인 해로운 생각과 카테콜라민으로 조직 감수성을 증가시키는 감정의 관계성을 환자에게 설명하는 좋은 가치가 있다. 이것은 이상한 통증 활동을 그들에게 설명해 줄 뿐 아니라 또한 그들에게 이완 그리고 깊이 생각하는 기술과 같은 다른 전략 사용과 재활에 포함된 다른 임상의를 이용하도록 용기를 북돋아준다[89](11장 정신적인 접근에서 볼 수 있다). 다른 주요한 통증기전과 연관된 출력은 운동체계를 통한다. 운동체계는 다양한 방법으로 통증에 반응한다. 크게 이것들은 아마도 근육과 목의 관절같은 조직과 일반적 적합성에 이차적 손상을 가져온다. 통증에 대한 운동계의 반응은 아마도 신경가역성이 체성 감각피각[98]과 후각/수질각과 같은 신경 네트워크 연합을 일으킨다면 순응적이지 않을 것이다.

손상된 근육과 진행중인 부적합한 근육 활동은 아마도 허혈 또는 유해수용기의 기계적 영향으로부터 국소 통증의 원인일 것이다. 그리고 CNS[99]의 유해한 입력의 근원이 될 것이다.

의식적이거나 잠재적인 근육 활동은 또한 손상과 질병 그리고 그들의 환경에 대한 생각과 느낌의 결과로 일어난다.

결론(Conclusion)

목 위쪽의 통증은 일반적이고 정기적으로 일어나며 특발성이 있고, 빈번히 치료에 저항한다. 그것은 반드시 조직 손상 또는 장애 그리고 개인적 특이성과 연관되지 않는다. 이 장은 통증현상의 탐험을 요구한다. 그리고 특히 다른 관절들에서 통증과정에 기초한 임상적 진단을 시도하길 요구한다.

통증현상에 대한 과학적 탐구의 증진은 어떤 두통 형태가 알려진 신경생물학적 과정과 연관 될 수 있으며, 최소한 생물학적 토대에 기초한 증거가 있는 보다 좋은 분류와 치료를 할 수 있게 한다.

통증을 조사해라. 그것은 귀중한 공통 언어를 포함한 많은 의학적 전문직업을 공동으로 연결해 준다. 그것은 연구를 자극한다. 그리고 반드시 치료를 지도한다. 항상 성과연구가 필요하지만, 기다릴 수 없는 환자를 위해, 치료를 변화시키고 적응시켜야함을 강력하게 나타내는 과학의 혁명이 있다. 과학에는 흥미진진한 시간이 있다. 우리는 환자에게 과학을 줄 필요가 있고, 흥미있게 해줄 필요가 있다.

참고문헌(References)

1 Meizack, R. and Wall, P. D. (1965). Pain mechanisms: a new theory. *Science.,* **150**, 971-979.

2 Crook, J., Rideout E. and Browne G. (1984). The prevalence of pain in a general population. *Pain,* **37**, 215-222.

3 Magni, G., Caldieron, C. and Rigatti-Luchini, S. *et al*. (1990). Chronic musculoskeletal pain and depressive symptoms in the general population: an analysis of the first national health and nutrition examination survey data. *Pain,* **43,** 299-307.

4 Melzack, R. and Wall, P. D. (1996). *The Challenge of Pain,* 3rd edn. Penguin.

5 Wall, P. D. and Meizack, R. (1994). *Textbook of Pain*. Churchill Livingstone.

6 Morris, D. (1991). *The Culture of Pain*. University of California Press.

7 Delvecchio-Good, M., Brodwin, P. E., Good, B. J. and Kleinman A. (1992). *Pain as Human Experience*. University of California Press.

8 Merskey, H. and Bogduk N. (1994). *Classification of Chronic Pain,* 2nd edn. IASP Press.

9 Chapman, R. C., Oka, S. and Jacobson, R. C. (1997). Phasic pupil dilation response to noxious stimulation in humans. In: *Proceedings of the 8th World Congress on Pain* (T. S. Jensen, J. A. Turner and Z. Wiesenfeld, eds), pp. 449-458. IASP Press.

10 Lance, J. W. (1993). *Mechanisms and Management of Headache,* 5th edn. Butterworth-Heinemann.

11 Darof, R. B. (1988). Classification and diagnostic criteria for headache disorders, cranial neuralgias and facial pain. *Cephalagia,* **8**, 1-96.

12 Diamond, S. and Diamond, M. L. (1994). Differential diagnosis of headache pain. In: *Handbook of Pain Management,* 3rd edn (C. D. Tollinson *et al*. eds), pp. 239-252. Williams and Wilkins.

13 Schoenen, J. and Maertens de Noordhout, A. (1994). Headache. In: *Textbook of Pain,* 3rd edn (P. D. Wall and R. Meizack, eds), pp.495-522. Churchill Living- stone.

14 Sharav, Y. (1994). Orofacial pain. In: *Textbook of Pain,* 3rd edn (P. D. Wall and R. Meizack, eds), pp. 563-582. Churchill Livingstone.

15 Kanner, R. M. (1996). Headache and facial pain. In: *Pain Management: Theory and Practice* (R. K. Portenoy and R. M. Kanner, eds), pp.51-79. F.A. Davis.

16 Butler, D. S. (1998) Integrating pain awareness into physiotherapy - wise action for the future. In: *Topical Issues in Pain* (L. S. Gifford, ed), pp.1-26. NOI Press.

17 Gifford, L. S. (1998). Pain, the tissues and the nervous system: A conceptual model. *Physiotherapy,* **84**(1), 27-36.

18 Gifford, L. S. and Butler D. S. (1997). The integration of pain sciences into clinical practice. *J. Hand*

Ther., **10,** 86-95.

19 Devor, M. (1996). Pain mechanisms and pain syndromes. In: *Pain - An Updated Review* (J. N. Campbell, ed), pp.103-112. IASP Press.

20 Sidall, P. J. and Cousins, M. J. (1997). Spinal update: spinal pain mechanisms. *Spine,* **22,** 98-101.

21 Woolf, C. J., Bennett, G. J., Doherty, M. *et al.* (1998). Towards a mechanism-based classification of pain. *Pain,* **77,** 227-229.

22 Melzack, R. and Casey, L. (1968). Sensory, motivational and central control determinants of pain: a new conceptual model. In: *The Skin Senses* (D. Kenshalo, ed), pp.423-443. Charles C Thomas.

23 Melzack, R. and Katz, J. (1994). Pain measurement in people in pain. In: *Textbook of Pain,* 3rd edn (P. D. Wall and R. Melzack, eds), pp. 337-356. Churchill Livingstone.

24 Chapman, C. R. (1995). The affective dimension of pain: a model. In: *Pain and the Brain* (B. Bromm and J.E. Desmedt, eds), pp.283-302. Raven Press: Advances in Pain Research and Therapy; vol 22.

25 Ziegler, D. K., Hassanein, R. S. and Couch J. R. (1977). Characteristics of life headache histories in a non-clinic population. *Neurol.,* **27,** 265-269.

26 Diehr, P., Wood, R. W., Barr, V. *et al.* (1981). Acute headaches: presenting symptoms and diagnostic rules to identify patients with tension and migraine headache. *J. Chron. Dis.,* **34,** 147-158.

27 Hopkins, A. (1989). Lessons for neurologists from the United Kingdom third national morbidity survey. *J. Neurol. Neurosurg. Psych.,* **52,** 430-433.

28 Hopkins, A., Menken, M. and De Friese, G. A. (1989). A record of patient encounters in neurological practice in the United Kingdom. *J Neurol. Neurosurg. Psych.,* **52,** 436-438.

29 Backonja, M. M. (1996). Primary somatosensory cortex and pain perception. Yes sir, your pain is in your head (part 1). *Pain Forum,* **5,** 171-180.

30 Woolf, C. J. (1991). Generation of acute pain: central mechanisms. *Br. Med. Bull.,* **47,** 523-533.

31 Meyer, R. A., Campbell, J. N. and Raja, S. N. (1994). Peripheral neural mechanisms of nociception. In: *Textbook of Pain,* 3rd edn (P. D. Wall and R. Melzack, eds), pp.1344. Churchill Livingstone.

32 Moriwaki, K. and Yuge, O. (1999). Topographical features of cutaneous hypoesthetic and hyperesthetic abnormalities in chronic pain. *Pain,* **81,** 1-6.

33 Dubner, R. (1988). Neuronal plasticity and pain following peripheral tissue inflammation or nerve injury. In: *Vith World Congress on Pain* (M. R. Bond, J. E. Charlton and C. J. Woolf, eds), pp.263-276. Elsevier.

34 Cohen, M. L. (1995). The clinical challenge of secondary hyperalgesia. In: *Moving in on Pain* (M. 0. Shacklock, ed), pp.21-26. Butterworth-Heinemann.

35 Lewis, T. (1942). *Pain.* Macmillan.

36 Portenoy, R. K. (1996). Basic mechanisms. In: *Pain Management: Theory and Practice* (R. K. Portenoy and R. M. Kanner, eds), pp.19-39. F. A. Davis.

37 Levine, J. and Taiwo, Y. (1994). Inflammatory pain In: *Textbook of Pain,* 3rd edn (P. D. Wall and R. Melzack, eds), pp.45-56. Churchill Livingstone.

38 Wall, P. D. (1993). The mechanisms of fibromyalgia: a critical essay. In: *Progress in Fibromyalgia and Myofascial Pain* (H. M. Voeroy and H. Merskey, eds). Elsevier.

39 Woolf, H. G. (1963). *Headache and Other Head Pain.* Oxford University Press.

40 Treede, R. D., Meyer, R. A., Raja, S. N. *et al.* (1992). Peripheral and central mechanisms of cutaneous hyperalgesia. *Prog. Neurobiol.,* **38,** 397-421.

41 Dickenson, A. H. (1996). Pharmacology of pain transmission and control. In: *Pain - An Updated Review* (J. N. Campbell, ed.), pp.113-122. IASP Press.

42 Oleson, J., Tfelt-Hansen, P. and Welch, K. M. A. (1993). *The Headaches*. Raven Press.

43 Levine, J. D., Coderre, T. J. and Basbaum, A. I. (1988). The peripheral nervous system and the inflammatory process. In: *Vth World Congress on Pain* (R. Dubner, G. F. Gebhart and M. R. Bond, eds), pp. 37-43. Elsevier Science.

44 Sluka, K. A. and Rees, H. (1997). The neuronal response to pain. *Phys. Theory Pract.,* **13,** 3-22.

45 Sluka, K. A., Willis, W. D. and Westlund, K. N. (1995). The role of dorsal root reflexes in neurogenic inflammation. *Pain Forum.,* **4**, 141-149.

46 Wall, P. D. and Devor, M. (1983). Sensory afferent impulses originate from dorsal root ganglia and chronically injured axons: a physiological base for the radicular pain of nerve root compression. *Pain,* **17,** 321-339.

47 Chahl, L. and Ladd, R. (1976). Local oedema and general excitation of cutaneous sensory receptors produced by electrical stimulation of the saphenous nerve in the rat. *Pain,* **2**, 25-34.

48 Schmidt, R. F., Schaible, K. M., Heppelmann, B. *et al*. (1996). Silent and active nociceptors: structure, functions and clincial implications. In: *7th World Congress on Pain* (G. F. Gebhart, D. L. Hammond and T. S. Jensen, eds), pp.213-250. IASP Press.

49 McMahon, S. B. and Koltzenburg, M. (1994). Silent afferents and visceral pain. In: *Progress in Pain Research and Management* (H. L. Fields and J. C. Liebeskind, eds), pp. 11-30. IASP Press.

50 Kieschke, J., Mense, S. and Prabhakar, N. R. (1988). Influence of adrenaline and hypoxia on rat muscle receptors in vitro. *Prog. Brain Res.,* **74**, 91-97.

51 Ray, B. S. and Woolf, H. G. (1940). Experimental studies on headache: pain sensitive structures of the head and their significance in headache. *Arch. Surg.,* **41,** 813-856.

52 Giammarco, R., Edmeads, J. and Dodick, D. (1998). *Critical Decisions in Headache Management.* Decker, B.C.

53 Sunderland, S. (1978). *Nerves and Nerve Injuries,* 3rd edn. Churchill Livingstone.

54 Devor, M. (1994). The pathophysiology of damaged peripheral nerves. In: *Textbook of Pain,* 3rd edn (P. D. Wall and R. Melzack, eds), pp. 79-100. Churchill Livingstone. 55 Loeser, I. D. (1985). Pain due to nerve injury. *Spine,* **10,** 232-235.

56 McLachlan, E. M., Janig, W., Devor, M. *et al.* (1993). Peripheral nerve injury triggers noadrenergic sprouting within dorsal root ganglia. *Nature,* **363,** 534-536.

57 Hasue, M. (1993). Pain and the nerve root. An interdisciplinary approach. *Spine,* **18,** 2053-2058.

58 Moskowitz, M. A. (1993). The trigeminovascular system. In: *The Headaches* (I. Olesen, P. Tfelt-Hansen and K. M. A. Welch, eds), pp.57-68. Raven Press.

59 Moskowitz, M. A. (1984). The neurobiology of vascular head pain. *Ann. Neurol.,* **16,** 157-168.

60 Bill, A., Stjernschantz, J., Mandahl, A. *et al.* (1979). Substance P: release on trigeminal nerve stimulation, effects in the eye. *Acta Phys. Scand.,* **106,** 371-373.

61 Lundborg, G. (1988). *Nerve Injury and Repair*. Churchill Livingstone.

62 Lundborg, G. and Dahlin, L. B. (1996). Anatomy, function and pathophysiology of peripheral nerves and nerve compression. *Hand Clinics.,* **12**, 185-193.

63 Asbury, A. K. and Fields, H. L. (1984). Pain due to peripheral nerve damage: an hypothesis. *Neurol.,* **34**, 1587-1590.

64 Zochodne, D. W. (1992). Epineurial peptides: a role in neuropathic pain? *Can. J. Neurol. Sci.*, **20,** 69-72.

65 Hromada, J. (1963). On the nerve supply of the connective tissue of some peripheral nervous system components. *Acta Anat.*, **55**, 343-351.

66 Neary, D. and Ochoa, R. W. (1975). Sub-clinical entrapment neuropathy in man. *J. Neurol. Sci.*, **24,** 283-298.

67 Boden, S. D., Davis, D., Dma, T. S. *et al.* (1990). Abnormal magnetic-resonance scans of the lumbar spine in asymptomatic subjects: a prospective investigation. *J. Bone Joint Surg.*, **72A**, 403-408.

68 Devor, M. and Rappaport, Z. H. (1990). Pain and the physiology of damaged nerve. In: *Pain Syndromes in Neurology* (H. L. Fields, ed), pp.47-84. Butterworth Heinemann.

69 Woolf, C. J. (1983). Evidence for a central component of post-injury pain hypersensitivity. *Nature,* **306,** 686-688.

70 Coderre, R. J., Katz, J., Vaccarino, A. L. and Melzack, R. (1993). Contribution of central neuroplasticity to pathological pain: review of clinical and experimental evidence. *Pain,* **52**, 259-285.

71 Shortland, P. and Woolf, C. J. (1993). Chronic peripheral nerve section results in a rearrangement of the central axonal arborizations of axotomized A beta primary afferent neurones in the rat spinal cord. *J. Comp. Neurol.*, **330,** 65-82.

72 Cook, A. J., Woolf, C. J., Wall, P. D. and McMahon, S. B. (1987). Expansion of cutaneous receptive fields of dorsal horn neurones following C-primary afferent fibre inputs. *Nature,* 325, 151-153.

73 Neumann, S., Doubell, T. P., Leslie, T. and Woolf, C. J. (1996). Inflammatory pain hypersensitivity mediated by phenotypic switch in myelinated primary sensory neurones. *Nature,* **384,** 360-364.

74 Noguchi, K., Kawai, Y., Fukuoka, T. *et al.* (1995). Substance P induced by peripheral nerve injury in primary afferent sensory neurons and its effect on dorsal column nucleus neurons. *J. Neurosci.*, **15,** 7633-7643.

75 Woolf, C. J. and Doubell, T. P. (1994). The pathophysiology of chronic pain - increasd sensitivity to low threshold A beta fibre inputs. *Curr. Opin. Neurobiol.*, **4**, 525-534.

76 Kandel, E. R., Schwartz, J. H. and Jessell, T. M. (1995). *Essentials of Neural Science and Behaviour*. Appleton & Lange.

77 McGaugh, J. L., Weinberger, N. M. and Lynch, G. (1995). *Brain and Memory: Modulation and Mediation of Neuroplasticity*. Oxford University Press.

78 Thomas, R. J. (1995). Excitatory amino acids in health and disease. *J. Am. Geriatric Soc.*, **43**, 1279-1289.

79 Basbaum, A. I. (1996). Memories of pain. *Sci. Med.*, **3**, 22-31.

80 Katz, J. and Meizack, R. (1990). Pain 'memories' in phantom limbs: review and clinical observations. *Pain,* **43**, 319-336.

81 Lenz, A. F., Tasker, R. R., Dostrovsky, J. O. *et al.* (1988). Abnormal single-unit activity and response to stimulation in the presumed ventrocaudal nucleus of patinets with central pain. In: *Pain Research and Clinical Management* (R. Dubner, G. F. Gebhart and M. R. Bond, eds), pp.157-164. Elsevier.

82 Gifford, L. S. (1997). Pain. In: *Rehabilitation of Movement* (J. Pitt-Brooke, H. Reid, J. Lockwood and K. Kerr, eds), pp.196-234. W.B. Saunders.

83 Schofferman, J., Anderson, D., Hines, R. *et al.* (1993). Childhood psychological trauma and chronic refractory low back pain. *Clin. J. Pain,* **9**, 260-265.

84 Linton, S. J., Larden, M. and Gillow, A. (1996). Sexual abuse and chronic musculoskeletal pain: prevalence and psychological factors. *Clin. J. Pain,* **12,** 215-221.

85 Bigos, S. J., Battie, M. C., Spengler, D. M. *et al*. (1992). A longitudinal, prospective study of industrial back injury reporting. *Clin. Orthop. Rel. Res.,* **279**, 21-34.

86 Indahl, A., Velund, L., Reikeraas, O. (1995). Good prognosis for low back pain when left untampered: a randomized clinical trial. *Spine,* **20**, 473-477.

87 Skevington, S. M. (1995). *Psychology of Pain*. John Wiley.

88 Bradley, L. A. (1996). Cognitive-behavioural therapy for chronic pain. In: *Psychological Approaches to Pain Management* (R. J. Gatchel and D. C. Turk, eds), pp. 131-147. The Guildford Press.

89 Turk, D. C., Meichenbaum, D. and Genet, M. (1983). *Pain and Behavioural Medicine. A Cognitive-Behavioural Perspective*. The Guildford Press.

90 Loeser, J. D. and Sullivan, M. (1995). Disability in the chronic low back pain patient may be iatrogenic. *Pain Forum,* **4**, 114-121.

91 Ader, R., Felton, O. L. and Cohen, W. (1991). *Psychoneuroimmunology,* 2nd edn. Academic Press.

92 Sapolsky, R. M. (1994). *Why Zebras Don't Get Ulcers*. Freeman.

93 Wallin, B. G., Torebjork, E. and Hallin, R. G. (1976). Preliminary observations on the pathophysiology of hyperalgesia in the causalgic pain pattern. In: *Sensory Functions of the Skin in Primates* (Y. Zotterman, ed), pp. Pergamon Press.

94 Bonica, J. J. (1990). Causalgia and other reflex sympathetic dystrophies. In: *The Management of Pain,* 2nd edn (J. J. Bonica, ed.). Lea & Feabiger.

95 Janig, W. (1996). The puzzle of 'reflex sympathetic dystrophy': Mechanisms, hypotheses, open questions. In: *Reflex Sympathetic Dystrophy: a Reappraisal* (W. Janig and M. Stantin-Hicks, eds). IASP Press.

96 Stanton-Hicks, M., Janig, W., Hassenbusch, S. *et al*. (1995). Reflex sympathetic dystrophy: changine concepts and taxonomy. *Pain,* **63**, 127-133.

97 Lovallo, W. R. (1997). *Stress and Health*. Sage publications.

98 Byl, N. N. and Melnick, M. (1997). The neural consequences of repetition: clincial implications of a learning hypothesis. *J. Hand Ther.,* **10,** 160-174.

99 Ohrbach, R. and McCall, W. D. (1996). The stress- hyperactivity pain theory of myogenic pain. Proposal for a revised theory. *Pain Forum,* **5**, 51-66.

100 Flor, H. and Turk, D. C. (1996). Integrating central and peripheral mechanisms in chronic muscular pain. An initial step on a long road. *Pain Forum,* **5**, 74-76.

제 9 장

자세와 두개경부와 두개 안면부의 기능변화에 영향

The influence of posture and alteration of function upon the craniocervical and craniofacial regions

서론(Introduction)

환자가 현재 가지고 있는 두개경부와 두개부하악(craniocervical & craniomandibular) 기능장애의 증상과 징후를 검사할 때, 자세와 근기능의 평가를 포함하는 검사가 되어야 한다. 이 장의 목적은 자세의 변화와 목, 머리와 얼굴의 통증상태와 상지의 근골격계 기능 사이에 관계를 검사하는 것이다. 대부분의 토론에서 자세의 변화와 근기능에 관하여 임상적 의의를 두고 있다. 이것은 때때로 기능이 바뀌어 결과적으로 자세의 변화가 일어나게 되는 것인지 기능변화의 원인으로 관계되는 것인지 명백하지 않다. 최적의 자세는 Kendall & Kendall[1]에 의하여 고전적으로 묘사되며 이에도 불구하고, 이것은 우리들 소수에게 최적의 자세를 위해서 표현된다. 근골격 기능의 '정상'의 범위는 여전히 이 단계에 추론적인 상태로 있는 것이 인정되어야 하는 반면, 우리의 초점은 임상적인 것을 기초로 일반적으로 직면하게 되는 처리문제에 관한 것이다. 기준에 따르는 근골격 기능과 관련되는 자료의 부족에도 불구하고, 우리는 비교해부학(생체역학 그리고 최적 기능의 기본을 설립하는 생리학)과 같은 기초과학 분야로부터 입증된 최적의 기능을 끌어낼 수 있었다. 그 때 임상적으로 입증되는 것과 관련한 최적하 자세와 기능의 중요성을 수량화하는 것이 문제가 된다. 이러한 원리들은 재활전문가들이 순수하게 환자의 통증부위에만 촛점을 맞추기보다는 보다 전인적인 경향을 띄는 임상적 틀을 사용한다.

근기능의 영향(Influences on muscle function)

근골격계에 나타나는 진화적 변화는 장기간에 걸쳐 기능적 필요에 따른 구조적 적응으로 반영된다. 이러한 변화는 우리에게 아마도 일상생활시 나타나는 근골격 기능장애에 대한 잠재된 구조를 볼 수 있는 약간의 통찰력을 줄 수 있지만, 상당히 짧은 시간 척도로 지나버린다. 네발에서 두발 생활의 변화는 상지 사분면 해부학의 여러 측면에서 반영되었다. 머리에 관련된 부분은 영장류에서 신체체중의 10%에서 인간에서 신체체중의 5.4%까지 감소되었다[2].

물질의 재분배는 머리의 중력 중심의 수직 축을 통해 보다 직접적으로 분배되게 하며, 경부의 근육조직으로부터 보다 적은 상호 균형을 갖게 한다. 이것은 사지동물과 영장류에서 우세한 후부근육에 비교할 때, 인간에게서는 목에 전체적으로 근육의 대칭적인 분배가 있음을 반영하고 있다. 상지는 또한 잡기에 적합하도록 우세한 기능변화가 나타난 결과를 보여준다. 이러한 변화는 골격계와 가동범위 변화 관계뿐만 아니라, 견갑골의 고정근(승모근, 견갑거근, 능형근)의 근육계와 추진력 있는 대흉근과 광배근인 상지근육의 변화도 나타낸다.상지는 주로 공중에 떠있으며 축성 골격과 머리의 현수근으로 인해 공중에 떠 있을 수 있을 뿐만 아니라, 쇄골, 척추와 상지 관절의 기능이 서로 의존하도록 이루어져 있다.

다음의 토론의 초점은 해부학적 기초로 한 경부의 유전적 관절의 기능이 머리와 목의 통증이다. 자세의 변화에 대한 임상 결과는 원칙적으로 다음과 같다. 잠재적인 근골격계의 기능 검사; 상지의 기능적 해부학; 그리고 자세결함과 변화된 근기능을 주소로한 원리.

경부에서 기인된 목과 머리통증에 대한 해부학적 기초(The anatomical basis for cervicogenic head and neck pain)

상부 경부관절의 기능장애(후두부에서 제3경추)는 머리와 목의 통증의 잠재된 원인으로 오랜동안 인식하고 있다[3-6]. 임상의 상관 관계의 하부 경부와 상부 흉부 부위 부분의 기능장애는 대부분 유명할 뿐만 아니라, 도수치료나 외과적 조정을 할 때 머리와 얼굴 증상의 변화가 가능하다. 상부 경부 부위의 근경련은 직접적으로 머리와 얼굴[7,8] 그리고 연관통의 양상으로 기여되며 실질적인 마지막까지 기여하게 되는 것을 보여주며 보통 근막과 관절의 기능장애가 공존하게 된다. 민감한 경막은 또한 머리와 목의 통증에 중대한 공헌자이다[8]. 경추와 두개의 신경해부학적 관련은 삼차신경의 핵(대부분 삼차신경경부의 핵[4]으로)형성된다. 그리고 이것은 머리와 목 부위의 통증이 가능한 조직에 비하면 특별한 의의를 갖는다. 이것은 뇌간의 제 3, 4 경수부분의 수준인 연수로부터 도달된다. 왜냐하면 이 위치는 삼차신경으로부터 구심성인 정보를 받을 뿐만 아니라, 경수 1번에서 3번의 안면신경의 후부 신경근으로부터도 정보를 받기 때문이다. 이것의 결과로 가능한 상부 경부관절의 통증 수용기로부터 구심성 자극의 시작이 증가되어 이 부위의 증상이 생성되며 이러한 자극을 증가시키지 않는다. 제공되는 기전은 경추관절의 변화 얼굴에서 촉진되는 증상들은 아마도 무통 요소와 이차적인 기능장애를 기부하는 것의 자세의 적응을 나타낼 것이다.

만성통증 단계에서의 말초와 중심기전의 상호작용은 현대의 문헌에서 많이 토론되고 있다. 확실히 말초조직 염증은 중심의 과민반응을 일으킬 수 있고, 정상조직의 치료시간을 지나서 길게 존속시키다(더 많은 정보는 8장을 참조하시오).

자세(Posture)

많은 이론에서 발달상에 잘못된 자세정렬이 아마도 개인적인 이유라고 말한다. 습관적으로 지속된 자세는 아마도 오랜 기간동안 자세의 변화가 가져올 수 있는 직업과 생활습관에 관련된다고 보며, 자세정렬이 영향을 미치도록 결정되는 개인적으로 갖게되는 신체적 활동 정도가 적당한 이유라고 생각된다. 또한 유전학적의 영향의 가능성이 있다. 부적당한 자세배열로 발생되는 기전을 소홀하게 되면, 중요한 임상적으로 나타나는 이러한 변화의 기능적인 결과가 된다. 자료는 가능한 경부통증을 가지며 또한 호소하는 환자의 경부 굴곡근육과 연합되는 전방의 머리자세를 포함하였다.[11-13] 중요한 것은 약화와 감소된 지구력의 통렬함이 전두부 자세의 정도와 관련되는 것이다.[13] 나이와 흉부만곡의 변화는 문서로 잘 부기되어 있으며 경부동작의 범위에 영향을 미치는 것이 보여졌다.[16-18] 부가적으로 이전의 연구들은 머리자세는 비록 자세와 측두하악의 기능장애의 인과관계가 확립된[9,24] 것은 아니지만, 측두하악의 기능장애[12,13,19-23] 현상의 원인적 요소가 제안되어 있다.

이러한 발견들은 증진된 자세 배열상태를 추론할 수 있으며 부정렬은 징후적인 범위의 영향을 보여줄 수 있다는 것(계통적인 실험을 통하여)을 준다.

자세의 측정(Measurement of posture)

놀랍게도 적은 문헌에서는 정상적인 대가와 두부자세의 외부에서의 측정 둘 다 나타내고 있다.

Braun과 Amundsen[25]은 컴퓨터를 사용한 PADS로 머리와 목과 어깨의 관계각도를 측정하도록 하여 나타내었다. 측면 사진촬영은 또한 렌즈에서 물체의 거리를 조절하여 자세의 사용을 측정하도록 고안되었다[26]. Zonnenberg[27] 등은 해부학적인 표식점 위의 표적의 표면 전면과 후부와 외측 위치에서 촬영을 하였다. 그리고 환자의 뒤에 위치된 10cm의 사각형의 스크린을 이용하였다. 이것은 해부학적 표식점으로부터 평가하는 자세의 변화를 대등한 구획으로 할 수 있게 되었다.

사진이 갖는 좀 더 큰 가치는 환자들이 또한 그들의 결점적인 자세를 시각화하는 것이며 향상을 위해 좀 더 자극을 줄 수 있다는 것이다.

Hanten[28] 등은 눈의 모퉁이 아래 3cm 협골궁 위의 피부의 점을 통한 전두부 자세를 정확히 측정하였으며 측정할 때 벽으로부터 이 표식점이 수직의 거리로 하였다.

이전의 연구는 Bryden과 Power[29]를 통한 것으로 척추측정기는 경부자세를 측정하는데 사용된 것이다. 척추측정기의 이동팔은 측정하려는 막대와 부착점을 갖으며 이 막대의 뒤와 앞은 미끄러져 움직여 탐침의 연속적인 유지가 가능해 머리와 목 그리고 상부 흉추부의 형태에 대항하여 정렬이 가능해진다. 이 측정막대는 이동할 수 있으며 바늘의 첨으로부터 그래프 종이 위로 기록이 가능하다. 자세를 측정하는 이 방법은 임상적 상황에 사용하는 빠르고 쉬운 적당한 장점을 가지고 있다.

Braune and Fischer는 선 상태에서 수직선을 사용하는데 Kendall & Kendall 개발된의 자세측정 방법은 중력방향과 관절의 정확한 중심의 사이의 절충에 도달하도록 한다. 이상적인 자세를 위한 참고문헌의 요점은 발목관절의 앞부분이 가볍게 떨어져있는 상태로 무릎의 중심선으로부터 약간 앞부분이며 대퇴골 대전자를 통과하고, 거의 체간의 중간쯤을 지나고 어깨관절을 통과하여 귓불을 지난다.

Rocabado는 머리의 이상적인 자세를 경추부에서 약간 앞쪽의 머리에 무게중심이 있으며 이러한 머리와 목의 바른 정렬한 위치의 조건이라고 말하고 있다.여기에서 접선은 머리의 뒷부분에서부터 흉부만곡의 첨단 부분을 통과하여 평균적인 거리로 이 선은 경추부 중간으로 6cm이며 머리 앞부분 자세의 최대 범위를 나타내는 고등의 측정방법이다. 관례적으로 대부분의 임상에서는 외관상으로 해부학적 표식점을 참고하여 (Kendall이 나타내고 있는 방법으로) 자세를 평가하며 좀 더 정밀한 측정은 일반적으로 필수적인 각 부분의 연구 자료이다. 전의 언급에서는 촬영된 기록들은 자세의 변화에 좋은 시각적 징표로 제공되었으며 여러 가

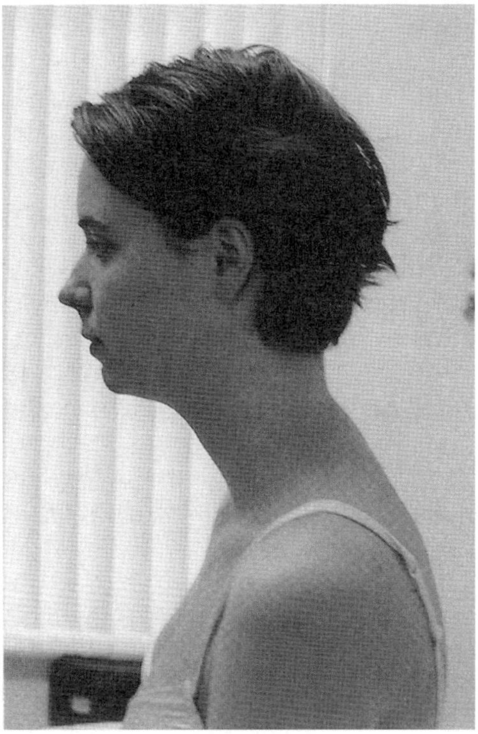

그림 9.1 전방 두부 자세의 여성

지 측정 방법들을 연합할 수 있었다. 자세는 간단히 측정할 수 없는 것이 분명하며 자세의 종류들도 넓은 변화량을 지니며 자세를 위한 정상적인 등급이 주어지는 것도 어렵다. 좀더 고려할 사항은 자세 측정의 모든 종류는 좀더 매우 복잡한 분석이 요구되는 동적인 자세의 측정과 관련되어 설명된다.

머리자세(Head Posture)

Kapandji는 다음과 같이 목위의 머리의 균형을 말하고 있다.

잘못된 관념으로 머리의 COG는 꼭 후두과의 앞부분을 지나며 머리 정렬의 기전이 직립된 상태에서 잡아주는 힘이 없다면, 첨단 앞부분의 경향을 나타낸다고 본다. 이 힘은 후경부 근육들을 통해 제공된다. 이 근육들은 머리 앞쪽으로 미는 경향의 중력을 대항할 뿐만 아니라, 저작근의 긴장에 저항하며 먹는것 · 연하 · 말할 때 등의 머리와 목의 기능적 움직임 동안의 상 · 하 설골근을 포함한다.

중요한 것은 Vig 등을 통한 연구로 대상자들의 인위적으로 변화된 두개골의 COM이 주제를 통해 만들어진 자세 적응상태에서의 넓은 변화이다. 대부분 일반적으로 임상적 상황에서 관찰된 잘못된 자세는 머리 앞부분의 자세이다.

이것은 임상적으로 나타내는 현 증상과 징후의 모든 환자들의 타입에서 보여진다.

전방의 머리자세는 해부학적인 위치의 머리 휴식상태인 것으로 Kendall을 통해 설명된다(그림 9.1).

변화된 전방의 머리자세는 C0-1과 C1-2 수준의 신장과 감소된 중간의 경부전만과 증가된 상흉부의 후만증을 포함한다. 견갑골의 전인과 거상은 외관상의 상완골의 내회전을 가져오는 것으로 보여진다. 아마도 하악의 휴식상태에서의 변경은 상흉부 호흡후에 호흡 · 구강호흡과 혀의 휴식상태의 감소 시에 활동하는 보조적인 근육들의 과민상태일 것이다.

이 자세의 변화된 기전은 아마도 과도한 경부 척추 관절과 추체의 후부 위의 압축력이 이끌게 되며 이때에 전부 구조의 근육들은 아마도 신장력과 수반되는 길이 증가와 약화를 견디며 설골의 거상이 동반된다.

상설골근들이 단축되는 것을 고려하여 하후두근육들은 적당하게 머리자세를 변화되게 한다. 머리자세의 결과로 두부하악기능이 된다(그림 9.2).

턱관절에서의 머리자세의 영향(The effects of head posture on craniomandibular function)

하악의 위치(Mandibular position)

많은 연구들에서 경부 자세의 변화가 하악의 위치변화와 연결되어 있다. 머리의 전방 움직임은 흉곽의 증가와 흉부의 부착물 위에 위치하는 상 · 하 설골근들의 탄성적 긴장에 연관된다. 이것은 하악부를 하방과 후방으로 끌어당겨 회전시킨다. 이러한 변화의 효과는 하악과와 측두와의 관계로 측두하악관절 기전의 변화를 제공할 수 있다.

이것은 저작근의 기능의 효과를 가지며 경부근육 기능과 혀의 위치에 영향을 미친다.

하악위치는 두부척추 단계에서의 움직임이나 중간과 하부경추의 연루를 제외한 움직임에 영향을 미친다. 머리가 C0-1과 C1-2에서 굴곡된다면, 하악은 교합간 거리(상부앞니의 하연과 하부앞니의 상연사이의 거리) 감소의 결과로 상부와 전부 방향으로 움직일 것이다. 반대로 두부척추의 신장은 교합간 거리의 증가의 결과로 나타날 것이다.

하악 위치의 변화는 다만 구강개방 장치로의 사용뿐만 아니라, 또한 두부척추의 신전의 결과를 볼 수 있다. 두 가지 이론은 이러한 사항이 왜 발생하는지에 대해 제안되어 있다.

하악이 수동적으로 하악이 뒤로 떨어질 때, 그 때문에 인두의 기도가 감소된다.

머리가 신전되어 기도가 개방되는 순서에 따라 설골근과 설골 전방으로 대항하여 미는 근육이 짧아진다. 이러한 진행은 움직임의 잠재의식 단계로 발생된다.

좀더 제안되는 것은 아마 구강개방 구조가 고유감각반응을 자극하여 치주 인대와 삼차신

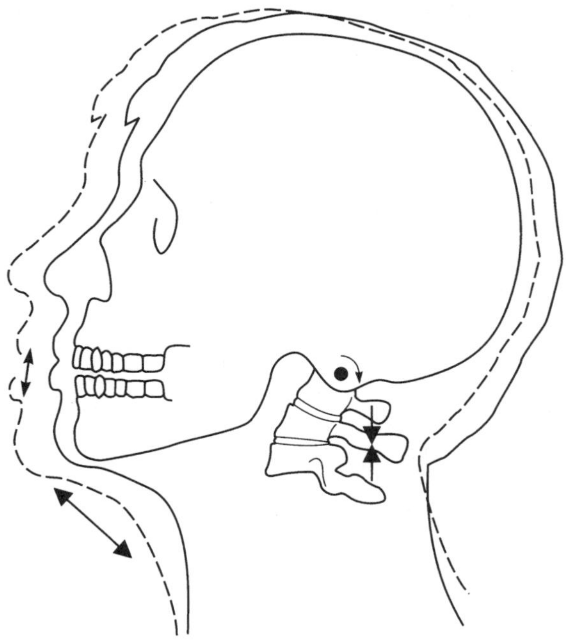

KEY

---- 전방 두부 자세의 두부연조직의 외곽선

● 움직임의 지레점

상부경추 각이 전방두부 자세를 후방으로 감소시킨다.

전방 두부 자세에서 전방연조직 구조의 긴장을 증가시킨다.

전방 두부 자세에서 수직교합거리를 증가시킨다.

그림 9.2 두개하악 관계성에 대한 전방두부자세의 영향

경의 척수핵이 제공되는 것을 시키며 후경부근육의 수축이 교합통증의 감소를 기대하는 원인이 된다.

전방의 머리자세는 VDO의 수직범위의 증가와 직접적으로 상호관계를 보여준다.

이것은 하악에 부착된 연부조직의 긴장이 증가한 결과로 그 때문에 하악을 하방과 후방으로 당긴다고 생각한다.

하악의 휴식상태의 위치(The rest position of the mandible)

수직 자세에서 하악의 휴식상태는 모든 균형 잡힌 stomatognathic 구조들이 특징이 되지만, 반드시 병적이지 않은 상태라고 할 수는 없다. 이 위치는 하악의 직립 자세위치로 또한 UPPM에 관련되는데 저작근육들의 상당한 활동상태이다. 공간을 위한 평균적인 유용성은

앞니 상부의 하연과 앞니 하부의 상연 사이에 하악 휴식상태로 2~5mm 사이이다. 이것은 무료의 공간으로 알려져 있다.

명백히 하악의 휴식상태는 개인적으로 다를 수 있으며 확실히 개인적이지만, 휴식상태의 위치는 근육활동을 최소로 감소시키는 성취가 매우 중요하게 여겨진다. 연합된 구조의 휴식과 회복이 따른다. 휴식상태 달성의 불충분은 두부하악 통증 기능부전 증후군의 중요한 기여인자로 생각된다. 많은 연구에서 설골위의 머리자세 변화 위치의 효과가 검증되었다.

설골은 경추와 두개골, 하악과 견관절에 근육과 근막과 인대 등의 부착물을 제공한다.

몇몇의 연구에서 설골이 두부하악 위치 변화에 좋은 지표가 된다고 관찰한 자료를 제공한다. 하악의 전후 움직임의 반응에 대한 일관된 방식의 설골의 움직임이 발견되었다.

다른 것에서는 설골이 하악에 대해 경추가 일정한 관계를 갖는다고 시사하고 있다.

일반적인 여론은 설골위치의 변화가 하악의 위치와 두부경추 자세 모두 변화하는 것과 관련이 있다고 본다.

근활동(Muscle activity)

지금까지 몇몇 연구들은 하악골 혹은 머리의 자세가 바뀌었을 때, 근육들의 활동성을 측정하기 위하여 근전도를 사용하였다. 쥐를 대상으로 실험한 연구에서 긴장성반사가 턱근육의 긴장에 영향을 미치고 있는 것을 보였다. 같은 저자에 의한 다음의 연구는 사람에게서 턱근육계에서의 머리위치의 수의적변경에 대한 효과와 교합장애의 관련성을 실험하였다.

그 연구에서는 머리 운동이 근전도(EMG)활동에 영향을 미치는 것이 발견되었다. 예를 들면, 머리의 신전이 양쪽 측두근의 긴장을 증가시킬 때, 머리의 굴곡은 이복근의 긴장을 증가시키는 것이 보여졌다.

Winnberg등은 교근(masseter)과 설골상근(suprahyoid)의 근육활동의 상호작용, 입술과 하악의 움직임 그리고 설골상근의 일각도(working angle)에 있어서 머리자세변화의 효과를 수치화하기위하여 EMG와 비디오 X선 형광촬영 기술을 사용하였다.

머리자세의 변화에 따른 결과는 교근와 설골상근의 활동과 입을 열고 닫고, 이를 꽉다무는 동작(open-close-clench) 시 설골의 왕복거리에 영향을 미친다는 것이다.

교근과 설골상근에서의 활동증가의 기간과 설골의 왕복거리는 머리자세가 굴곡에서 중립위치로 다시 신전으로 바뀔 때 변화하는 것이 보였다.

Forsberg는 30명의 정상성인들의 연구에서 머리의 굴곡과 신전위치에서 목과 저작근의 자세적 활동성(postural activity)을 결정하기 위하여 근전도를 사용하였다.

머리가 신전되었을 때는 목의 후방근육들의 활동성이 줄었고 굴곡 시 증가하였다. 흉쇄유돌근의 활동성은 목이 20° 신전에서 증가하였고, 굴곡 시 변화가 없었다.

저작근의 활동성은 머리가 10°에서 20°사이의 신전에서는 증가하였고, 굴곡 시 아무런 변화도 보이지 않았다. 그는 또한 머리자세의 변화에 의하여 일어났던 대상근육기능이 두개안면형태학(craniofacial morphology)의 결정적인 인자들 중 하나가 될 수 있음을 제시하였다.

Hellsing과 Hagberg는 최대로 입을 다무는 동작의 힘(force)는 설골위치의 변화와 관련이 있는 머리의 자연스러운 위치보다는 신전하였을 때 더욱 높게 나온다는 것을 발견하였다. 하악에서부터 그 거리의 증가와 인두의 앞쪽벽까지 더욱 가까울수록 하악골의 거상근들과 하강근(depressor)사이의 근육균형에 영향을 미칠수 있다.

저자들 중에는 경추에서의 머리의 굴곡은 저작근의 활동성을 떨어뜨리고, 머리의 신전은 저작근육의 활동성을 증가시킨다는 일반적인 일치가 있다. 이런한 발견들의 논리적인 개념의 확장은 하악의 휴식위치가 머리자세의 변화로 인하여 바뀐다면, 하악의 닫혀지는 통로 또한 바뀔수 있다는 것이다.

Perry는 측두근의 경련으로 인한 하악골의 후퇴는 교근(masseter)과 측두근, 그리고 상설골근 사이의 균형의 상쇄(offsetting)로 인한 경추후방근육들의 반사적 수축을 유발시킨다.

Frumker와 Kyle은 경추의 자세와 하악근육의 흥분상태 사이에 양성피드백(positive feedback)이 존재한다는 것을 발견했다. 그들은 앞으로 나온 머리자세와 경추의 기증부전은 하악근육의 운동울혈(motor pool)에 있는 방추운동신경(fusimotor neuron)으로 상위하는 경추의 기계적 수용기(receptor)로부터 구심성 방전(discharge)을 일으킨다.

Clarke와 Wyke는 하악의 위치를 조절하는 측두하악관절의 기계적 수용기에 대하여 연구하였다. 그들은 이 기계적 수용기들로부터 운동하는 동안이나 쉬고 있는 동안 저작근의 반사적 조절을 할수 있게 끊임없이 구심성 방전을 하는 것을 발견하였다.

더욱이, 이런 방전이 어떤 그룹의 기능부전으로 인하여 수용기들 중에서 바뀌었을 때, 하악근육의 반응도 변하였다. Klineberg와 그의 연구진들은 이러한 수용기들의 형태학을 연구하였고, 저작근 변화의 근전도 분석은 운동단위활동을 조절하는 다양한 반사영향요소들 때문에 그 해석이 어려운 경우가 종종 있다고 하였다. 저작근, 저작근의 건, 측두하악관절낭, 하악, 상악의 골막, 치주막에 위치한 기계적 수용기는 모두 중추신경계에 있는 운동신경절로 구심성 방전을 하고, 실제로 그것은 어떤 것이 비정상적인 근육활동의 원인이 되었는지 구분하기가 어려울 수 있다.

그 상호연관성이 기계적 요소, 근육의 활동, 신경연결 혹은 이들요소의 복합적인 요소에 기반을 하고 있는지 아닌지 의견들이 분분할지라도, 연구보고서는 경추와 머리자세, 하악의 위치 사이에 상호연관성이 존재한다고 보고있다.

머리자세 변화로 인한 그 이상의 결과들(Further consquences of altered head posture)

교합(occlusion)의 관련성

교합은 종종 측두하악의 기능부전의 중요한 기여인자로 인용된다. Levy는 대부분의 측두하악과 그 연관된 근막의 기능부전은 치아의 부정교합에 의하여 일어나고, 교합위치의 변경을 통하여 관리하여야 한다는 견해를 보였다.

교합이란 모든 치아들이 완전히 맞물리게 될 때 아래, 위 치아의 상호연관성으로 묘사된다. 이러한 교합의 위치는 치아의 존재유무와 모양 그리고 치아의 위치에 의하여 좌우된다. 교합은 입안에 아무것도 없는 상태에서 입을 다무는 마지막에서의 변화위치이다. 교합의 위치는 치주인대로부터 중추신경계로 통하는 구심성전달을 통하여 하악의 안정위치에 영향을 미친다. 이것은 부하의 질(quality)과 위치에 대한 정보를 제공해 준다. 이것은 치아와 측두하악관절의 과부하를 피하기 위하여 저작근육의 활동성을 조정하게 한다. 치주인대는 교합에 의하여 영향을 받는다. 그리고 예를 들어, 미성숙치아와의 맞물림이 어떤 한 부분에서 있다면, 치아와 측두하악관절에서의 부하를 최소화하기 위하여 치주인대에서 저작근으로 연결된 피드백이 활성화되어진다. 이러한 미성숙 맞물림으로 인한 위치이탈은 저작근활동의 수준을 증가시키는 것과 관련이 있다.

추가적으로 교합의 수직크기(VDO)는 경추와 머리자세에 영향을 미친다. VDO는 입을 꽉다물었을 때, 코의 기저에서 턱의 기저까지를 측정한다. 입을 여는 장치와 VDO 증가가 유지되는 것이 나타나는 곳에 머리의 신전이 보여진다. 이것은 Vig와 그의 연구진들에 의하여 지지되어진다.

두개척추의 연접에서 머리의 신전은 머리의 중립위치에서 경험된 변화된 초기교합접촉을 유발한다. 비슷하게 머리를 굴곡하면 다시 초기교합이 변할 것이다. 그러나 최대정상교두합(intercuspation)의 위치에서는 어떠한 변화도 없다.

측두하악의 기능부전에서 교합의 관련성에 대해 의견들이 아주 분분하다. Gray와 그의 연구진들에 의한 요약된 역학적 논리와 환자연구자료에서 교합은 모든 하위집단(subgroup)들과 다양한 연관성을 가지고 있다고 보고하였다.

코에서의 기류(Nasal airflow)

코에서의 기도(airway)의 방해는 비강을 통한 기류의 감소에 의하여 나타난다. 결과적으로 혀의 위치는 구개와 혀사이의 기류를 위해 더 많은 공간을 허용하기위하여 변화하게 된다. 혀의 전방 그리고 하악쪽으로의 이동은 입으로 호흡하는 것을 제한시키게 된다.

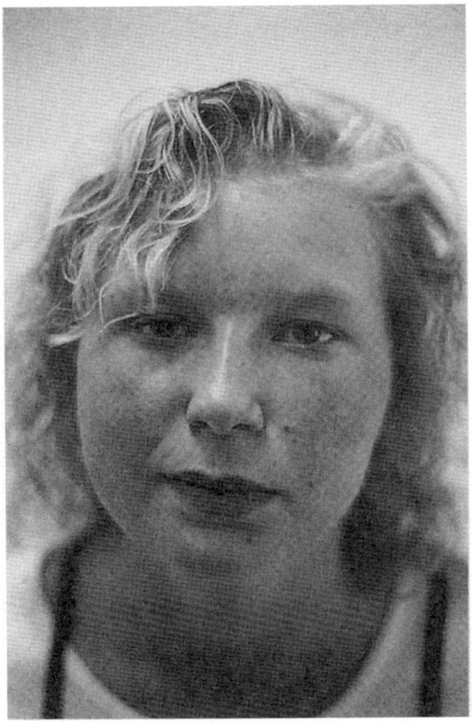

그림 9.3 변형된 두개안면 형태학의 여자 환자 얼굴의 아래 2/3에 비대칭이 보인다.

추가적으로, 상위경추의 신전은 기류의 증가를 촉진시킨다.

두개안면형태학(Craniofacial morphology)

머리의 자세는 두개안면형태학(craniofacial morphology)과 상호연관성이 있는 것으로 보여진다. 변형된 두개안면형태의 예는 그림 9.3에서 보여주고 있다. 경추와 관련된 머리의 신전은 큰 전방안면 높이와 작은 후방안면 높이, 작은 전후방 안면두개용적과 전방두개기저와 비중격, 안면, 하악후퇴에 대한 큰 경사와 큰 두개기저각 그리고 작은 비인두 공간과 서로 관련되어져 있다. 비인강에 선양증식증을 가지고 있는 실험군에서는 혀의 전하방 위치와 신장된 머리자세와 와관상으로 보기에 기도의 증가의 시도 등이 보여진다. 의미에 관한 정보는 2장과 7장을 보라.

요약에서는 경추와 머리자세 그리고 두개하악기능 사이에서는 연관성의 지지를 위하여 일의 큰 몸체(large body of work)가 존재한다. 머리와 목의 기능부전의 조짐이나 증상을 가지고 있는 환자의 치료계획수립을 할 때 이러한 연관성을 아는 것은 중요하다.

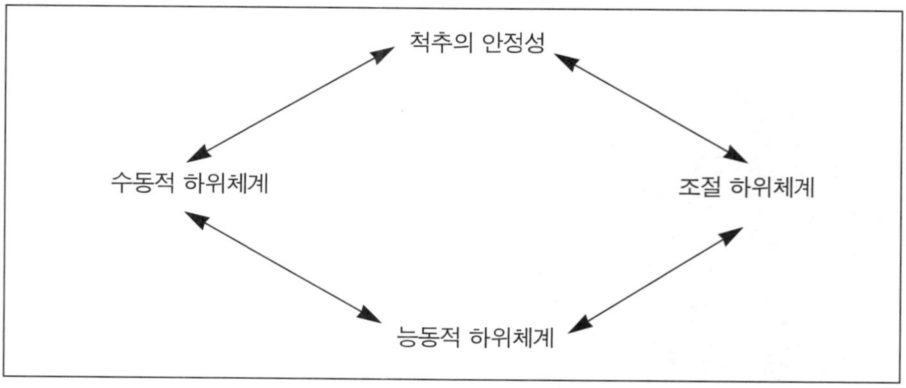

그림 9.4 경추의 안정성 평가를 위한 이론적 틀(Adapted from Panjabi 1992[69])

기능적 움직임의 생체역학적인 면(Biomechanical aspects of functional movement)

생체역학적인 면에서의 기능적인 움직임은 이론상의 척수분절의 안정성의 기전을 설명하기 위하여 재활현장에서 제안되어지고 상당한 관심을 끌고 있다. 그것은 경추안정성을 평가하고 척수의 불안정성에 관하여 몇몇 형식적인 지식의 기피를 위한 이론상의 틀을 제공한다.

척수분절의 조절에 기여하는 다양한 요소들을 통합하고 기능부전요소에 있어서 치료의 특별한 적용을 위한 기초를 제공한다. 그 이론적인 틀은 골성인대, 근육, 그리고 부분조절의 신경조절기전을 통합한다. 이 틀의 아웃라인은 그림 9.4이다.

수동적인 하위시스템은 세밀하게 논의 되었던 골성인대 구조들과 관련이 있다. 활동적인 하위시스템은 척수분절의 조절과 지금까지 논의 되어졌던 근육의 생체역학과 관련이 있다. 하위시스템의 조절은 고유수용감각과 조정과 근육기능의 신경조절과 관련이 있다. 부분조절에 기여하는 근육의 손상은 관련된 근육의 힘발생능력의 손상 혹은 근육기능의 신경조절의 부적절함이 원인이 되기고 한다.

특정근육의 관련된 기능을 이해하기 위한 시도에 있어서는 포괄적인 세분과 부분적인 근육시스템이 제안되어져 왔다. 포괄적이고 부분적인 근육들의 관련된 특징들은 아래의 아웃라인에 있다.

부분(안정성)근육들의 특징들[Characteristics of local(stability) muscles]

- 깊고, 상대적으로 작고 수동적 구조를 가진다. 즉, 관절낭
- 관절축에 가깝게 위치한다.

- 단축관절
- 압축력에 있어서 우세하다(안정력 구성요소).
- 다중다발, 사선섬유방향
- 체중지지와 관절운동 시 지속적인 긴장성 활성
- 적근(red muscle)이 우세 혹은 지구력기능이 상대적으로 뛰어나다.
- 무용성위축에 가장 상처입기 쉽다.
- 길이가 늘어나는 경향이 있다.
- 억제와 신축성에 약한 경향이 있다(선택적인 무용성).
- 피로에 잘 견딘다.

전체적(운동성)근육의 특성[Characteristics of global(mobility) muscles]

- 상대적으로 표피에 위치한다.
- 관절축에서 더 멀리 위치한다.
- 운동력(지렛대)에 우세하다.
- 이중관절
- 백근(white muscle)이 우세하다.
- 피로에 약하다.
- 무용성위축에 적게 상처입는다.
- 길이가 짧아지려는 경향이 있다.
- 과활동성(회복에 우세하다).

요추에 있어서 전체적인 근육의 기능부전은 강직의 증가와 부분적 압박과 관계가 있다. 이 이론은 경추에 있어서는 이론적인 것으로 남아 있지만, 재활의 현장에서는 많은 관심을 끌고 있다.

기능적방해의 기전(Mechanisms of functional disturbance)

생리적인 질병의 과정을 제외하고 경추 그리고 상지의 기능적 부전은 외상성인 기전과 이차적인 획득기전으로 크게 나눌 수 있다. 외상성발병의 가장 흔한 기전은 굴곡과 신전손상기전을 포함하는 오토바이 사고이다. 손상을 주는 기전의 힘은 조직의 외상과 손상의 확장을 결정 짓는다. 이 힘은 바꾸어 말하면 가역의 정도라고 할 수도 있다. 현재의 방사선학적인 조사로서는 상당히 가역적이 않는 발견되지 않는 대지증가(mounting evidence)가 있다. 이 부위에는 지속하는 만성적인 통증을 일으킬 수 있다.

부분적인 염증성 반응의 결합은 섬세한 조직의 방해를 최소화 하기 위하여 운동출력의 변화가 일어난다. 이러한 효과는 민감한 구조물들의 상대적인 비운동성의 연관된 결과와 함께 어떤 근육들에는 과운동성을 그리고 어떤 근육에는 억제를 가지고 올수 있다. 통증과학의 임상연구에서는 염증반응은 굴곡도피반사를 높이고, 반사기간의 연장과 함께 낮은 역치에도 반사가 나타날 수 있게 한다. 그리고 상승(공동)작용에서의 이러한 변화는 오래동안 지속되고, 그 다음에 통증은 해소가 된다. 이러한 것들은 머리나 목의 부위에서 통증성 과활동의 임상적 관찰을 통하여 나타날 수 있다.

이전의 외상에 의한 비정상적인 적응의 결과로 생기는 상체의 기능의 변화를 언던가 직업 혹은 습관적인 사용 혹은 물리적 운동에 의하여 생긴 근육의 회복에 있어서의 변화에 의한 자세적 부하를 언던가 둘 중의 하나이다. 근육의 과긴장성의 높은 발생률은 비정상적인 자세를 주의해야 하고, 통증으로 인한 비정상적인 자세의 높은 발생률도 주의하여야 한다. 이러한 기능적인 변화는 일차적으로 근막증을 유발시키고, 이차적으로 통증성관절기능 혹은 신경흥분을 일으킬 수 있다. 예를 들어, 많은 양의 웨이트트레이닝은 대흉근과 상부승모근과 삼각근의 비대에 의하여 근육의 과활동성을 지속시키고, 이것은 상체쪽의 잘못된 정렬을 유발시킨다. 반대로 말하면, 잘못된 자세의 정렬은 자세근육의 무용성 위축을 보여주는 높은 경향이 있고 이것은 자세근육의 사용을 줄이는 결과가 될 수도 있다. 물론 감정과 더 높은 중추의 역할은 무시 되어지지 않았다. 싸움 혹은 비상(fight or flight) 반응은 오랜기간동안 습관적으로 형성될 수 있는 자세와 근육의 적응에 영향을 미친다. 이러한 증상의 양상을 인식하는 것과 이러한 환자집단을 다양한 전문분야에 걸쳐 다루는 것은 중요하다. 임상적인 발표들은 일반적으로 스트레스와 관련된 증상들의 증가와 일치하지 않는 도수치료의 반응 그리고 잠재적, 구조적 원인들이 제거 되어졌을 때 지속되는 경직성 감각에 대하여 말하고 있다.

상체의 기능해부학(Functional anatomy of the upper quadrant)

경관절(The cervical articulations)

경추는 두 개의 기능적인 단위로 나누어 진다. 상위복합체는 경추에서 이루어지는 굴곡과 신전의 3분의 1과 축성회전의 반을 담당한다. 그리고 나머지 6개의 경추는 C3부터 T1까지이다. 상체의 일반적인 동작들에서 큰 범위의 운동들은 안정이 수반되어야지만 이루어질 수 있다. 경추의 구조적, 기능적 안정성에 기여하는 몇몇의 특징들이 있다. 골성인대의 안정성은 척추의 다른 부분들과 구별되는 특별한 형태를 통하여 이루어 진다. 척추체와 추간판, 구상관절과 척추돌기관절들은 똑같이 체중을 지지한다. 척추돌기관절은 관상면에서 30°~60°까지로 움직이며 추간판을 낮은 비틀림으로부터 보호한다. 하지만 상대적으로 굴곡과 같은 큰 움직임에서는 척추돌기관절의 접촉으로 인하여 점차적으로 줄어든다(척추돌기관절의 접촉면은 일반적으로 $5mm^2$이다). 이러한 척추돌기관절 후방근육들과 인대들로부터 계단모양을 만들고 중요한 기여을 하고 있음을 말하고 있다.

인대성구조물들(척추돌기관절낭, 극상근인대와 극간인대, 황색인대, 항인대)은 최대한으로 운동에 제한을 주지만, 운동범위를 통하여 커다란 긴장력을 주지는 않는다. 상대적으로 큰 편위(excursion)를 제공한다. 이러한 간단한 기능적은 생체역학의 묘사는 근육활동이 움직임과 안정성의 조절에 있어서 중요한 역할을 하고 있음을 암시하고 있다. 최근에 생긴 몇몇 자료들은 이러한 가설들을 지지하고 있고, 지금까지의 내용들을 고찰하게 할 것이다.

경추근의 해부학(Cervical muscle anatomy)

경추근의 해부학은 주된 역학적 효과부위와 관련되어 보여져 왔다. 다층성 배열에서 바깥에 있는 근육들은 모든 부분들이 교차되어 활동하고, 이러한 압력의 효과는 더 깊게 위치한 근육의 공동작용기능에 의지한다. 그러므로 짧은 구획간 근육과 다중구획 근육은 경추에 붙고, 다중구획근육들은 두개골에 붙고, 다중구획근육은 견갑골에 붙는다고 생각할 수 있다.

표층에서 깊은 곳으로의 전경근(Anterior cervical muscles from superficial to deep)

- 흉쇄유돌근
- 전사각근
- 내사각근
- 후사각근
- 경장근
- 두장근
- 흉골설골근, 견갑설골근, 이복근

표층에서 깊은 곳으로의 후경근(Posterior cervical muscles from superficial to deep)

- 승모근
- 견갑거근(1층)
- 두판상근

- 경판상근(2층)
- 두반극근
- 경반극근
- 흉최장근(3층)
- 장늑근
- 다열근
- 대후두직근
- 소후두직근(4하후두근층)
- 상두사근
- 하두사근

저작근(The muscles of mastication)

저작의 근은 2개의 주요 군-하악을 올리는 군과 하악을 내리는 군으로 나눌 수 있다(그림 9.5). 여러 가지 근 작용의 다음 묘사는 간단하고 독자의 정보를 위해 해부학적인 본문을 묘사하기 위해 언급하였다.

측두근 - 이 근육의 일차적인 기능은 하악의 상승이다. 뒤쪽 섬유들은 한쪽으로 하악의 외측변위와 후진을 위해 중요하다.

교근 - 일차적인 작용은 턱의 꽉 다묾과 하악의 상승이다. 또한 완전 내밈으로부터의 하악을 당기는 작용을 한다.

내측 익돌근 - 하악의 각을 메달기위한 슬링으로서 교근과 함께 작용한다. 양측으로 근육들이 작용할 때, 교근과 측두근은 함께 하악을 상승시키는데 도와준다. 한쪽으로 근육이 작용할 때, 반대쪽으로 하악을 변위시킨다.

외측 익돌근 - 외측 익돌근의 두개의 가지는 기능적, 해부학적으로 2가지로 분리되고, 서로 상응하는 근육이다. 예를 들면 입을 열 때, 아래쪽 머리는 하악을 앞으로, 아래로 당긴다. 한쪽만 작용할 때 하악을 내밀고, 반대쪽으로 하악이 변위된다. 상 외측 익돌근은 하악이 열리는 시기에 작용을 하지 않고, 입을 다물 때 과선상의 디스크를 회전시키는지, 입을 벌릴 때 디스크를 앞쪽으로 당기는 지에 대한 논쟁이 있다.

설골상근(The suprahyoid muscles)

하악으로부터 설골에 붙어 있는 근육들을 설골상근이라 한다. 이 군에 포함되는 근육들은 이설골근, 악이복근, 악설골근과 경돌설근이다. 설골이 설골하근에 의해 안정화되는 동안 이설골근과 악이복근은 둘다 하악을 내리기 위해 작용한다. 악이복근이 함께 작용하면, 하악의

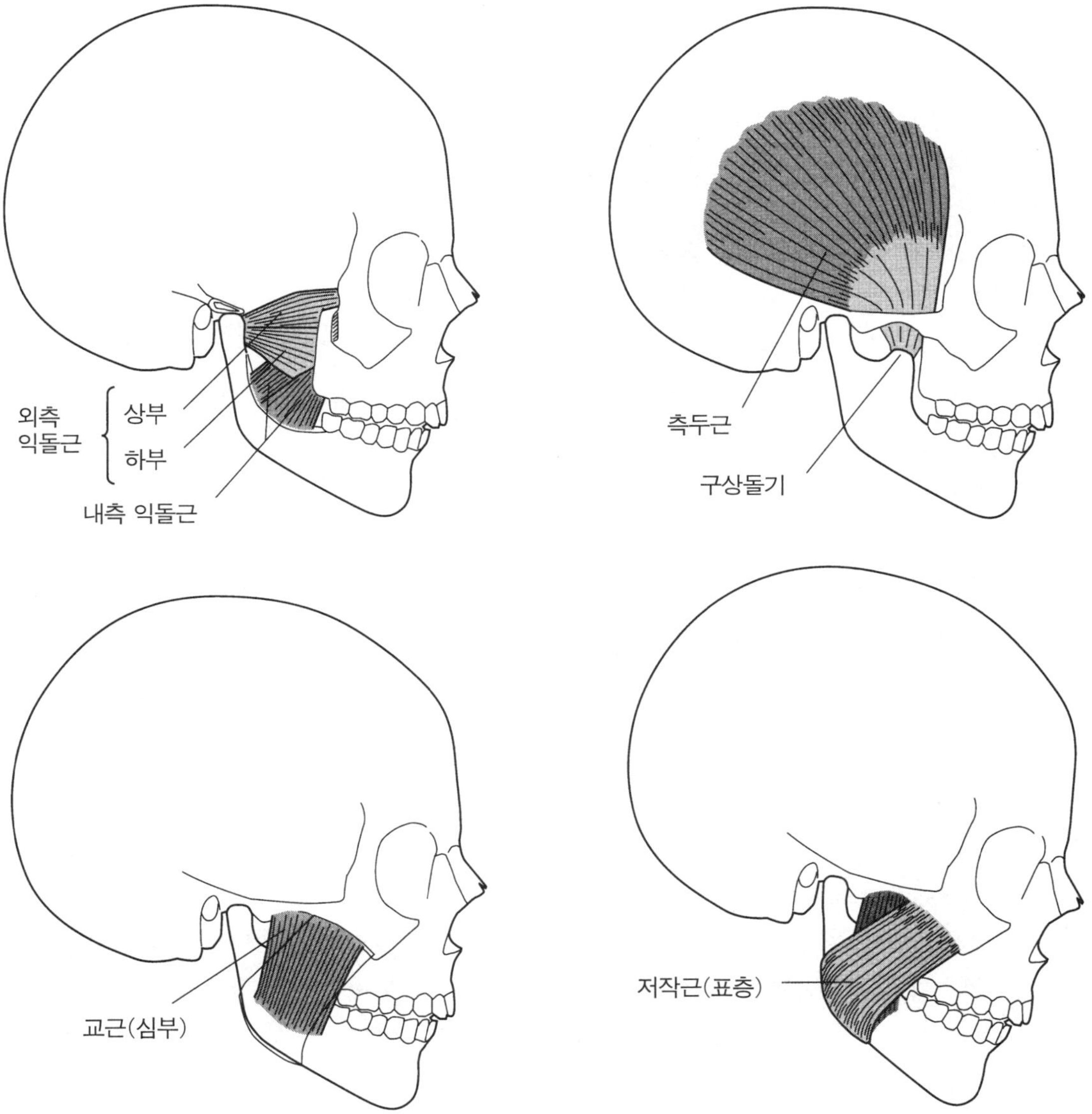

그림 9.5 저작근

굽힘 때와 하악의 당김에 도움을 주고 설골을 상승시킨다. 악설골근는 연하 시 혀를 상승시키거나 혀를 안정화시키기는 작용을 하고, 경돌설근은 연하 시 하악을 위와 뒤로 당긴다.

설골하근(The infrahyoid muscles)

흉골설골근, 견갑설골근, 흉골갑상근과 갑상설골근 근육들은 인두, 기관과 갑상선의 옆쪽에 많고 앞쪽을 덮는다. 그들은 복직근에서 경추까지 연계되어 있다. 섬유 방향과 깊은 근막의 연속은 하악으로부터 치골 결합까지 근육 내 연속체로 존재한다.

설골하근은 인두와 설골을 내리 누른다. 설골상근과 함께 설골을 고정시키고, 혀와 하악이 움직일 수 있게 단단한 기초를 제공한다. 이 근육들은 경추신경의 상부로부터의 섬유에 의해 신경 지배를 받는다. 이러한 구성 인식은 우리가 이들 근육의 협력 관계뿐만 아니라, 역학적인 관계에서 특별한 근육의 기능을 더 상세하게 고려하도록 한다.

개개의 근 수축을 분리하기에 완전히 가능하지 않기에, 우리는 특히 빈약한 머리-목의 정렬관련한, 자세 기능을 고려하는 유용한 정보를 줄 수 있는 검사를 고안할 수 있다.

일반적인 용어로 이들 원인은 역학적인 제한적 질환이든 근 조절 질환이든 정량화 될 수 있다. 전체적인 역학적 질환들은 움직임의 범위에서 뚜렷한 제한으로 나타날 수 있으나, 하나의 운동 분절에서 확인되는 것은 특별한 도수 검사가 필요할 수 있다.

이 검사 특수성의 정도는 일반적인 의학적 실행에서 규정되지 않고, 임상적인 전문가의 의견과 함께 더욱더 면밀한 기능적인 평가의 재검토를 필요로 한다.

근력 검사(Testing muscle strength)

자세 조절에 적절한 근력의 평가는 일반적인 저항 검사들의 수정이 요구된다. 몇몇의 임상적인 접근들은 경추에서 근육 조절 평가를 위해 주장되어졌었고, 협력적인 근육의 기능과 부분적인 조절 양을 표시하기 위한 시도는 아래 묘사하였다. 상지가 경흉부로 부터 실제적으로 매달리고, 상지의 기능 부전이 머리/목 복합체에 직접적인 결과로 생각되어졌다. 기능부전의 개념은 다음의 교의에 기초되었다.

관절 안정성은 관절의 근위부 가까운 곳에 주동근과 길항근의 동시 수축에 의해 향상 된다. 구심성의 되먹임은 감마 운동섬유의 수행에 의해 수정된다. 감마 들어옴은 긴장성, 느린 연축 근 섬유의 알파 운동신경섬유 조절을 수정한다. 몇몇 근육들은 과활동 하기 위한 경향이 있다(상승모근, 견갑거근, 흉쇄유돌근, 사각근, 흉근, 두개하 신전근, 교근과 설골상근), 다른 것들이 억제 되려는 경향이 있는 동안(심경부굴곡근, 중하부 승모근, 설골하근들).

이 안정 구조의 기능 부전은 척추 구조물들의 과부하 경향을 줄 수 있다. 척추복합체의 재활은 토크 생산 능력 요청할 뿐만 아니라, 자세 조절을 위한 근육 작용의 자동적인 협조를 요청한다.

그것은 표준 근 저항 검사들은 기능을 고려한 적절한 정보를 산출하지 못할 것이라 계산으로부터 볼 수 있다. 자세 안정의 평가는 근 대체를 위한 알맞은 부하, 적절한 대상 근육에 의존한다.

심부 경굴곡근 검사(Testing deep neck flexor function)

이 검사는 바로 누워 시행한다. 실험자는 지지면으로부터 머리를 올리고 점차적으로 흉골

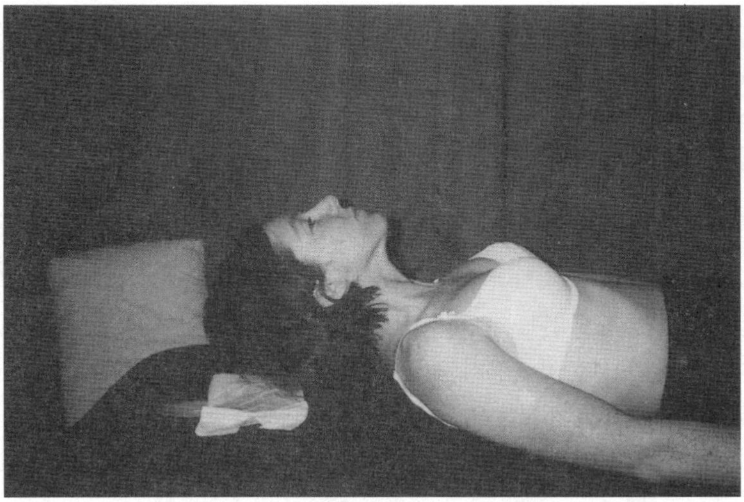

(a)

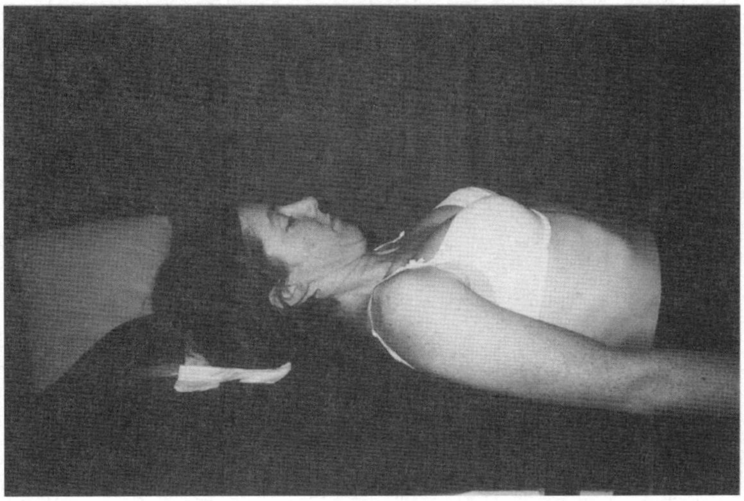

(b)

그림 9.6 (a) 심부 경굴곡근 기능평가. 과도한 턱내밀기. (b) 올바른 경부굴곡을 소개하는 심부 경굴곡근 활동

쪽으로 굴곡한다. 하악의 관찰은 움직임이 경추부분의 굴곡에 의해 수행되는지 아니면, 들기 초기에 앞으로 턱을 미는 것이 현저하게 수행되는지도 판단한다. 턱의 미는 중력에 의해 상부 경추 신전을 허락하는 심경부 굴곡의 약함을 가리킨다. 그것 역시 흉쇄유돌근의 과도한 움직임과 관계될 수 있다. 이런 움직임이 일어나는 자세는 움직임의 축과 관련된 경추 상부의 정렬 때문에 일어난다. 이런 검사 프로토콜의 정의는 실험자가 처음에 머리 무게를 지지할 수 없을 정도로 적응시켜 머리의 최대한 들어 올림 없이 작은 크기의 움직임으로 사용한다. 독립된 경추근 작용에 반대로 큰 굴곡근 동원과 연관되어 체간의 굴곡과 어깨 뻗기의 경향을 관찰 할 수 있다. 그것은 큰 근육 동원 패턴의 결과로 복부 강화 운동에 따라오는 2차적

인 경부 염좌가 발생하는 환자에게 공통적이다. 관절 제한이 변형된 움직임의 패턴이 아니면, 앞쪽 근육 조절의 비대칭을 가리키고 회전적 변위가 관찰된다.

심경부 신전근들의 검사 (Testing deep neck extensors)

이 검사의 목적은 경부 신전근의 협력적 상호 작용을 확인하는 것이다. 승모근과 견갑거상근(경부 신전근의 가장 천층이고 강력한)은 머리-앞으로 나온 자세와 연관하여 과도한 상경부 신전에 도움이 될 수 있다. 중 하부 경추 전만증은 경추 부분의 앞쪽으로의 전이와 굴곡과 연관하여 절충 되거나 없어진다. 이검사와 운동 처방의 원리는 그러므로 이 자세적 협력을 교정하기 위한 것이다. 이 검사는 팔꿈치로 기댄 엎드린 자세로 수행된다(종종 스핑크스 자세로 불려진다). 머리는 중력 아래 늘어놓아 앞으로 떨어뜨리어 실험자가 턱을 당기도록 하고 그것에 의하여 상경부 굴곡을 생산한다. 상부 경추 굴곡을 유지하는 동안 중부, 하부 경추는 뒤쪽으로 옮겨지면서 신장된다. 효과적으로 이런 방법은 움직임 협력에서 과도하고 우세한 경추 신전근의 표면의 여러 분절의 잠재성을 줄여 준다. 그래서 임상적인 가설은 경반극근, 경극근, 장늑근, 다열근 이런 근육이 우세한 근육의 움직임 패턴으로 동원되는 근육이다. 시진은 견갑대 거상에 의해 나타나는 것과 견갑골간의 근육의 활동이 증가된 것, 시상면으로부터 측굴 또는 방법을 통해 경추 상부의 굴곡 감소 등의 잠재적 대상 작용을 알 수 있다.

그 정보는 머리와 목, 목과 흉부를 유지하기 위한 능력으로 간주된 이런 두 가지 검사 분야로부터 얻어진다. 이전에 논의한 것처럼, 전형적인 머리-앞으로 내민 자세는 심 경부 굴곡근과 중경부 신전근의 신장과 연관되어 있다. 장력-길이 관계의 효과에 의해 이 근육은 자연적인 해부학적 자세로 정렬될 때 범위 안에서 약함이 나타날 것이다. 이런 이유 때문에 해부학적 정렬의 부착은 마지막 단계의 목표가 되는 최상의 정렬과 함께 구조적이고 진보적인 자세적 운동 방법들이 요구된다.

상지의 4가지 기능 검사(Testing upper quadrant function)

검사 1. 팔 거상시 경부 안정성(Test 1. Cervical stability with arm elevation)

이 검사의 목적은 경추에 상지 움직임의 영향을 평가하기 위한 것이다 일반적으로 머리와 목은 팔이 움직이는 동안 안정성을 주고 굴곡 시 올라간다. 머리를 변위 시키는 것과 같은 움직임 패턴은 상지를 드는 노력이 경추에서 잠재적으로 해로운 스트레스를 생산한다는 것을 암시한다. 이것은 경추를 안정화 하는 근육의 약해짐, 견갑대 근의 과활동(특히, 상승모근과 견갑거근)이나 보상적인 경추 움직임을 생산하는 상지 움직임의 역학적인 절충과 같은 많은

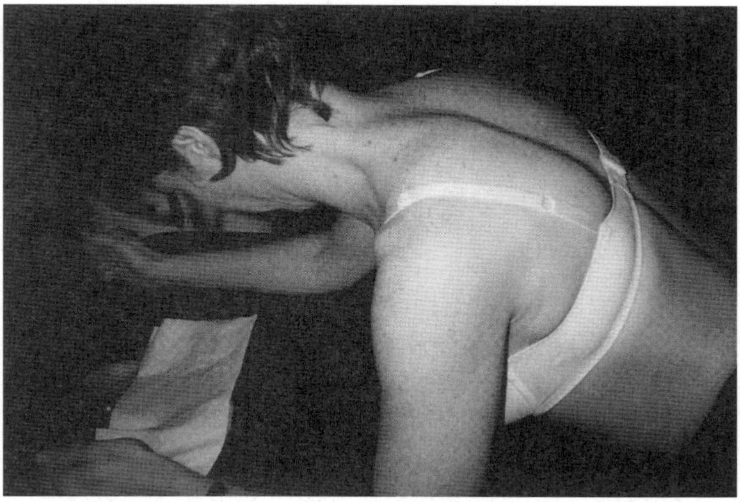

그림 9.7 견갑골 고정근과 경부신전근의 결합 작용

이유로 일어난다. 이 검사는 앉은 자세에서 최고로 시행되고, 실험자는 굽힘을 통해 완전 거상까지 팔을 앞으로 드는 것을 천천히 요구한다. 검사자는 앞에 서고 이 움직임 패턴동안 머리 위치를 관찰한다. 이 검사는 반대쪽도 반복한다. 팔 쪽으로 경추부를 측굴하는 전형적인 잘못된 패턴 시 우세한 근육 활동에 의존하여 회전이 일어난다. 머리와 상부 경추가 특별하게 크고 고정된 경흉부 후만이 검사 시 명백할 때, 경흉부 연결부 앞으로 내미는 것이 관찰된다. 기능부전이 덜 두드러지거나 보이지 않을 때, 이 검사 동안 경추의 극돌기를 촉진하는 것은 좋다. 때론 척추 분절이 그것과 관련된 다른 분절과 함께 움직이는 것을 느낄 수 있다. 이것은 국소 분절 근육이 무능력함을 말한다. 경추부 근육 검사시 무능력함이 알려진다면, 그땐 대략적으로 합리적인 운동이 처음으로 이 영역에 목표가 되야 한다. 상지 검사 시 어깨 구조물의 유연성이 떨어지거나 견갑골 근육을 조절하는 것이 손상 됐음을 안다면, 그 땐 초기 원인으로 치료를 시작해야 한다.

검사 2. 견갑골 조절 검사(Test 2. Testing scapular control)

팔을 올리는 동안 견갑골 움직임의 형태 검사는 견갑골 근육들의 협력적인 기능을 고려하는 유용한 정보를 줄 수 있다. 관찰자는 앉아 있는 사람의 뒤에 선다. 관찰자가 견갑골이 위쪽으로 이주하는 동안 어느 경향과 상승모근의 외형을 모니터 하는 동안 실험자는 각 팔을 교대로 올린다. 견갑골의 생체 역학적인 기능은 팔 올리기 동안 관절와를 위쪽으로 회전시키기 위한 것이고, 이것은 흉벽 주위에 하가의 움직임을 생성하는 견갑골 뻗기와 위쪽으로 회전에 의해 처음으로 성취된다. 이것은 중승모근과 능형근들이 흉곽에 견갑골을 안정화시키기 위해 작용하는 동안 승모근의 상부, 하부 섬유와 전거근에 의해 생성된 짝힘으로 획득된다. 이 움직임 패턴 동안 위쪽으로 견갑골 이주하는 경향은 상승모근이 협력에서 더 우세하다는 것을 암시한다. 그 이유는 일차적으로 승모근 과활동이거나 하승모근/전거근의 억제 약화이고, 치료적 목표는 위쪽으로 견갑골이 이동하는 경향을 감소시키거나 줄이는 것이다. 이것은 피드백을 주기 위해 견갑골을 하방 힘으로 주어 운동을 발생시키거나, 특별히 견갑골 안정 운동을 정함으로써 치료사가 행한다.

검사 3. 견갑골 안정성 검사(Test 3. Scapular stability assessment)

견갑골 조절을 시험해 줄 수 있는 가장 간단한 자세는 엎드린 채 양손을 옆구리에 붙이는 것이다. 견갑골은 흉부에 해부학적인 중심 위치로 맞추어 지는데 이는 수의 조절 하에서 치료사와 이 자리로 잡아 주기 위한 방법에 의해 이루어진다. 관찰은 견갑골 아래쪽으로와 의학적 운동이 하승모근에 기여하는가와 더불어 흉부에 가까이 있는 전거근에 기여하고 있는지도 지켜봐야 한다. 이 초기 검사 자세는 적은 견갑골 부하와 침대로부터 지지를 제거함으로써 상지의 자세를 고쳐주고, 더 나아가 견갑골 안정자가 최대 확장 시 외전에서 거상 시에 걸리는 부하 검사까지 포함된다. 부하의 강도가 높아질수록 상승모근의 대표적인 과활동이 보상 작용하는지 관찰 하는게 중요하다. 만일 이 작용이 발생된다면, 상경추에 의해 신전작용이 일어날 것이다.

자세 재교육(Postural re-education)

임상적인 검사들의 요점은 지금까지는 어깨 복합체와 두경부, 두부하악에 대한 유용한 정보를 제공하는 것이었다. 특별한 검사 절차들은 가장 중요한 자세 근육들의 역학적 양을 재기 위한 시도를 요점으로 하였다. 치료적 조정의 원리는 그 근육들만 따로 분리해서 그들의 힘생성 능력을 향상시키고 자세 조절을 다시 완전하게 하는 것이다. 이 자세 재교육 운동을 제공하고 요구를 이행하기 위하여 개인에 특별한 일상생활의 요구들은 복재해야 한다. 전형적인 머리-전방 자세는 중력에 대한 정렬이 비능률적이어서 생성된 자세 증후군의 부분이라 자주 논의된다. 이상적인 정렬로부터 3가지 기본자세 변수는 묘사하였고, 임상가들은 나쁜 머리와 목의 자세의 교정에 조직적, 전체적인 접근이 요구 될 것이라. 묘사된 자세적 변수들은 그림 9.8에서 나타내어진 것처럼 전만증, 후만증, 평편등과 굽은등 자세로 고려될 수 있다. 가장 중요한 목표들 중 하나는 최상의 자세 정렬의 키네아스틱 지식을 창조하는 것이다. 이 실행은 EMG 되먹임의 여러 형태나 치료사에 의한 촉각 자극, 거울 형태에서 시각과 말

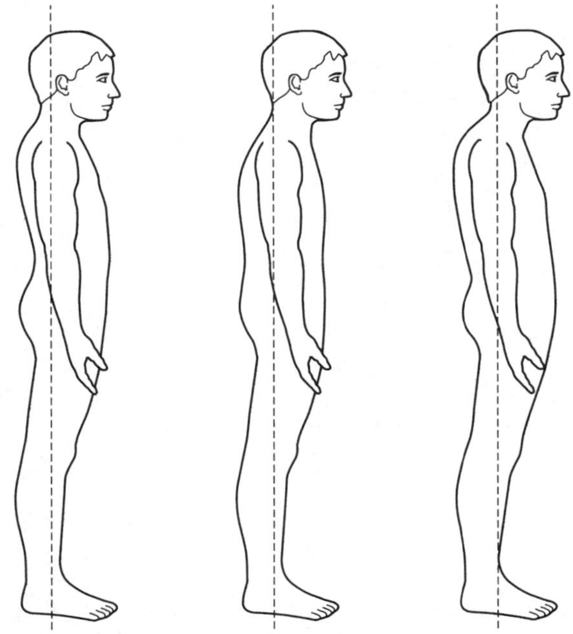

(a) 후-전만 자세 (Kypho-lordotic posture) (b) 편평등 자세 (Flat back posture) (c) 굽은 등 자세 (Sway back posture)

그림 9.8 3가지 주요자세

의 이용을 의미한다. 똑바로 일어서라는 언어적 명령은 그것만 따로 보면, 자세 재정렬 획득을 위해서 불충분한 자극이다. 그들의 습관적 자세가 아니라면, 정상 느낌이 없을 것이라는 것을 인지하는 것이 중요하다. 머리의 자세를 앞쪽으로 보내고 그러므로 최적의 두개하악 관계(하악에 아래 그리고 뒤쪽으로 힘을 최소화)를 지지하기 위한 예비의 자세적 운동은 심경부근을 평가하기 위한 것으로 묘사되는 턱-턱을 사용한 누운 자세에서 이루어진다. 대부분 중요하게 턱을 내미는 어떤 경향은 천경부근의 우세(전에 묘사된 것처럼)를 가리키고, 특별한 자세적 운동의 효과를 경감시킬 수 있기 때문에 교정되어야 한다. 적은 부하 하에서 견갑골 조절은 또한 지지하는 면에 대항한 견갑골을 재배열함에 의해 권장되고, 따라서 견갑골을 미는 경향과 대립된다. 중 경부신전근 기능은 초기에 경부신전근 평가를 위해 묘사된 것(턱-턱자세를 유지하는 동안 실험자는 당기는)처럼, 팔꿈치를 휴식자세에서 엎드린 자세로부터 증가된다. 견갑골 안정화의 동시적인 작용은 견갑골 후인의 시도와 팔꿈치 체중 부하의 힘에 의한 상대적으로 증가된 부하와 함께 하강에 의해 성취된다. 이것은 더욱이 견갑골 자세를 유지하는 동안 이상적으로 각각 팔을 전방으로 미끄러짐에 의해 진행되고, 체간의 변위를 예방할 수 있을 것이다. 이것은 동시적으로 기립에서 시행 전에 알맞은 부하의 수준의 체간, 견

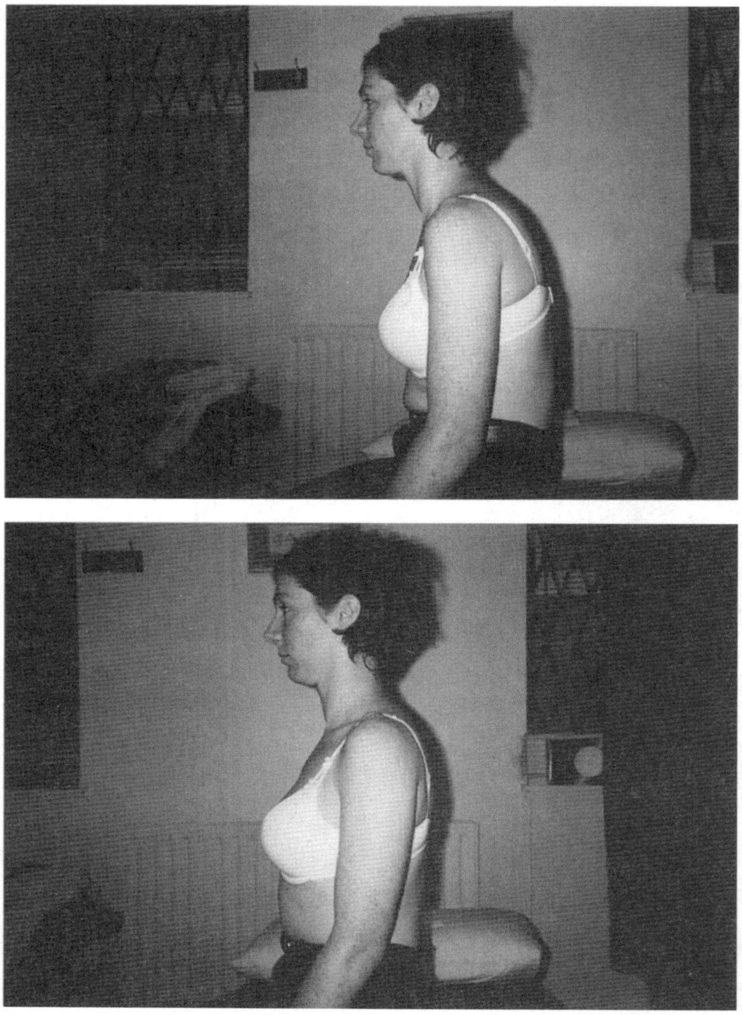

(a)

(b)

그림 9.9 자세정렬. (a) 최적하 정렬. 증가된 흉추 후만과 머리와 목의 전방돌출. (b) 자세 재정렬. 경추전만회복과 감소된 흉추후만

갑골, 목 안정성을 높여준다. 앉음 또는 서기로의 진행은 특별한 기능적 결핍에 의존하여 완료된 후에 가능하다. 자세 정렬은 시각과 말 되먹임과 치료사의 촉진에 의해 지도할 수 있다. 모든 미리 설명된 운동들은 기립 자세에서 시행할 수 있고, 발전은 탄력성 튜브, 손 무게 추나 활차 시스템과 같은 외적인 저항을 사용하여 만들 수 있다. 중요한 규칙은 부하가 진행함에 따라 정렬을 유지하는 것이다. 자세 안정성은 지지면의 감소나 불안정적 만듦에 의해 더 큰 한계에 도전할 수 있다.

전형적으로 이것은 자세 안정성에 도전하는 어떤 다른 기계나 동요판 또는 흔들림판, 큰

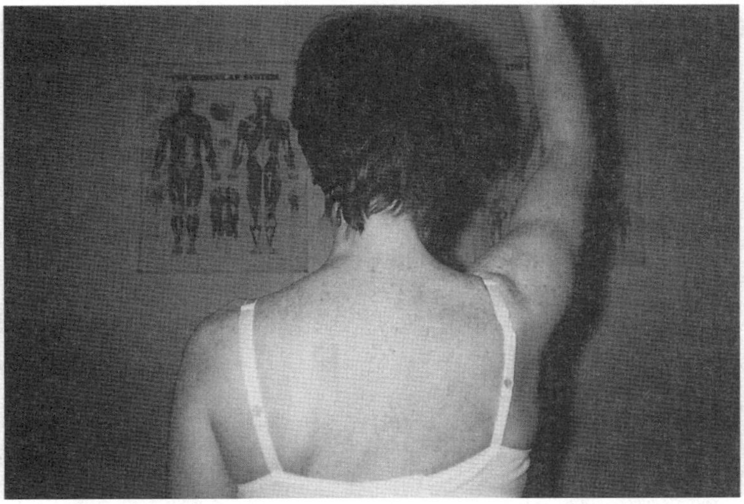

(a)

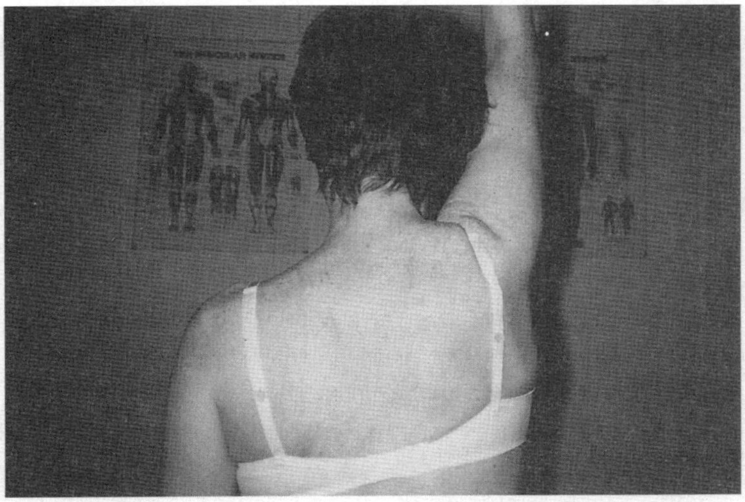

(b)

그림 9.10 (a) 상지거상 시 견갑골 조절 평가. 견갑골 움직임은 좋은 근 협조를 가리키는 회전이 주로 일어난다. (b) 상부승모근의 과활동으로 견갑골 거상에 의한 견갑골 조절 평가

치료적 짐볼의 사용을 포함한다. 운동 재교육의 많은 이론들은 대부분 의학적 스펙트럼밖에 남아있지만, 유용하게 임상적으로 적용한다. Alexander 기술, Feldenkrais, Rolphing, Pilates, Yoga와 Tai chi와 같은 체계들은 운동학적과 자세 인지를 강화시키기 위해서 시도하는 공통적인 요소들이 있다. 산화아연 테이프는 고유수용성을 강화하기 위해 또한 사용할 수 있다. 이것은 흉추와 견갑골부위에 특별히 유용하다. 좋은 자세의 유지는 유지 운동이 요구될 것이다. 효과적인 이동 시스템 기능은 모든 생물학적인 조직과 최상의 자세 형성을 인식 함으로써 근 골격 기능의 중요한 요소인 예방적인 조작이 요구된다.

요약(Summary)

이 부위에서 자세의 영향을 인식하게 되는 것은 머리와 목 통증이 있는 환자를 관리하는 임상가들에게 중요하다. 변경된 자세의 잠재적인 영향, 특별하게 머리 나온 자세와 측두 하악 관절 역학적 영향을 평가와 관리하기 위해 논의하였다. 여러 가지 병인학적인 요소들은 자세적 영향, 삶의 부하들, 폐색을 모함하는 측두 하악 기능 부전 발달을 지명했다. 모든 요소들이 증상의 발달에 기여를 하는 것 같이 보인다. 임상가들은 환자에 문제에 어떠한 자세적 기여를 포함하는 알맞은 치료 계획과 그들의 검사에서 증상의 모든 가능한 원천을 고려해야 한다.

참고문헌(References)

I Kendall, H. O. and Kendall, F. P. (1968). Developing and maintaining good posture. *Phys. Ther.,* 48, 319-336.

2 Rightmire, G. P. (1993). *The Evolution of Homo Erectus*. Cambridge University Press.

3 Williams, P. L., Warwick, R., Dyson, M, and Bannister, L. (1989). *Gray's Anatomy,* 37th edn, Churchill Living- stone.

4 Bogduk, N. (1986). Cervical causes of headache and dizziness. In: *Modern Manual Therapy of the Vertebral Column* (G. Grieve ed.), 289-302. Churchill-Living- stone.

5 Barnsley, L., Bogduk, N. and Lord, S. (1994). Whiplash injury. *Pain,* **58**, 283-307.

6 Bogduk, N. and Aprill, C. (1993). On the nature of neck pain, discography and cervical zygapophyseal joint blocks. *Pain,* **54**, 213-217.

7 Travell J. G. and Simons, D. G. (1983). *Myofacial Pain and Dysfunction: the Trigger Point Manual, the Upper Extremities*. Williams and Wilkins.

8 Bogduk, N. and Simons, D. G. (1993). Neck pain: joint pain or trigger points: In: *Progress in Fibromyalgia and Myofascial Pain* (H. Vaeroy and H. Merskey, eds), pp. 267-273. Elsevier.

9 Butler, D. S. (1991). *Mobilisation of the Nervous System*. Churchill-Livingstone.

10 Woolf, C. J. and Manion, R. J. (1999). Neuropathic pain: aetiology, symptoms, mechanisms and management. *Lancet,* **353**, 1959-2058.

11 Sakuta, M. and Sakuta, Y. (1989). Drooping head syndrome: the significance of neck posture and neck instability as a cause of muscle contraction headache. *Cephalgia,* **9** (suppl. 10), 19.

12 Braun, B. (1991). Postural differences between asymptomatic men and women and craniofacial pain patterns. *Arch. Phys. Med. Rehab.,* **72**, 653.

13 Watson, D. and Trott, P. (1993). An investigation of natural head posture and upper cervical flexor muscle performance. *Cephalgia,* **13**, 272.

14 Krout, R. M. and Anderson, T. P. (1966). Role of anterior cervical muscles in production of neck pain. *Arch. Phys. Med. Rehab.,* **69**, 603.

15 Silverman, J., Rodriquez, A. and Agre, J. (1991). Quantitative cervical flexor strength in healthy subjects and in subjects with mechanical neck pain. *Arch. Phys. Med. Rehab.*, **72**, 679.

16 Loebel, W. Y. (1967). Measurement of spinal posture and range of motion. *An. Phys. Med.*, **9**, 103-110.

17 Stangara, P., DeMauroy, J. C., Dran, G. *et al.* (1982). Reciprocal angulation of vertebral bodies in a sagittal plane: approach to references for the evaluation of kyphosis and lordosis. *Spine*, **7**, 335-342.

18 O'Gorman, H. and Jull, G. (1987). Thoracic kyphosis and mobility: the effect of age. *Physiother. Prac.*, **3**, 154-162.

19 Darlow, L. A., Pesco, J. and Greenberg, M. S. (1987). The relationship of posture to myofascial pain dysfunction syndrome. *JADA*, **114**, 73-75.

20 Clarke, G. T., Green, E. M., Doran, M. R. and Flack, V. F. (1987). Craniocervical dysfunction levels in a patient sample from a temporomandibular joint clinic. *JADA*, **115**, 251-256.

21 Huggare, J. A. and Raustia, A. M. (1992). Head posture and cervicovertebral and craniofacial morphology in patients with craniomandibular dysfunction *Cranio*, **10,** 173-177, discussion 178-179.

22 Darling, D., Kraus, S. and Glasheen-Wray, M. (1984). Relationship of head posture and the rest position of the mandible. J. *Pros. Dent.*, **52,** III.

23 Rocabado, M. (1983). Biomechanical relationship of the cranial, cervical, and hyoid regions. *Phys. Ther.*, **1**, 62-66.

24 Lee, W. Y., Okeson J. P. and Lindroth, J. (1995). The relationship between forward head posture and temporomandibular disorders. *J. Orofacial Pain*, **9**, 161-167.

25 Braun, B. L. and Amundsen, L. R. (1989). Quantitative assessment of head and shoulder posture, *Arch. Phys. Med. Rehabil.*, **70**, 322-329.

26 Young, J. D. (1988). Head posture measurement. *J. Pediatr. Ophthalmol. Strabismus*, **25**, 8689.

27 Zonnenberg, A. J., Van Maanen C. J., Oostendoorp, R. A. and Elvers, J. W. (1996). Body posture photographs as a diagnostic aid for musculoskeletal disorders related to temporomandibular disorders (TMD). *J. Craniomandibular Pract.* **14,** 225-232.

28 Hanten, W. P., Lucio, R. M., Russell, J. L. and Brunt, D. (1991). Assessment of total head excursion and resting head posture. *Arch. Phys. Med. Rehabil.*, **72**, 877-880.

29 Bryden, L. and Power, A. (1992). An investigation into the inter-relationship between clinical measurement of cervical posture and X-ray measurement of cervical lordosis and hyoid bone position. *Manip. Physiother.*, **24**, 18-22.

30 Braune, W. and Fischer, O. (1889). Uber den Schwerpunkt des menschlichen Korpers mit Rucksicht auf die Ausrustung des deutschen Infanteristen. *Abhdlg D Kg Sach Wissenschafien*, **26**, 561, as cited in Sahrmann, S. A. (1988). Adult posturing. In: *TMJ Disorders. Management of the Craniomandibular Complex. Clinics in Physical Therapy* (S. L. Kraus, ed.). Churchill Living- stone.

31 Rocabado, M. (1981). *Diagnosis and Treatment of Abnormal Craniocervical and Craniomandibular Mechanics*. Rocabado Institute.

32 Kapandji, I. A. (1974). *The Physiology of the Joints - Volume 3. The Trunk and the Vertebral Column*, p.217. Churchill Livingstone.

33 Vig, P., Rink, J. and Shoufety, K. (1983). Adaptation of head posture in response to relocating the centre of mass: a pilot study. *Am. J. Orthod.*, **83,** 138-42.

34 Ayub, E., Glasheen-Wray, M. B. and Kraus, S. L. (1984). Head posture: a case study on the effects of

the rest position of the mandible. *J. Orthop. Sports Phys. Ther.,* **5**, 179.

35 Mohl, N. (1976). Head posture and its role in occlusion. *NY Dent. J.,* **42,** 17-23.

36 Winnberg, A., Pancherz, H. and Westesson, P. (1988). Head posture and hyo-mandibular function in man. A synchronized electromyographic and videofluorographic study of the open-lose-1ench cycle. *Am. J. Orthod. Dentofacial Orthoped.,* **94**, 393-404.

37 Passero, P. L., Wyman, B. S., Bell, J. W. *et al.* (1985). Temporomandibular joint dysfunction syndrome: a clinical report. *Phys. Ther.,* **65**, 1203-1207.

38 Daly, P., Preston, C. B. and Evans, W. G. (1982). Postural response of the head to bite opening in adult males. *Am. J. Orthod.,* **82,** 157-60.

39 Preiskel, H. W. (1965). Some observations on the postural position of the mandible. *J. Prosth. Dent.,* **15,** 625-633.

40 Urbanowicz, M. (1991). Alteration of vertical dimension and its effect on head and neck posture. *Cranio,* **9**, 174-179.

41 Abrahams, V. C. and Richmond, F. J. R. (1977). Motor roll of the spinal projections of the trigeminal system. In: *Pain in the Trigeminal Region* (D. J. Anderson and B. Mathews, eds). Elsevier.

42 Rugh J. D. and Drago C. J. (1981). Vertical dimension: a study of clinical rest position and jaw muscle activity. *J. Prosth. Dent.,* **45**, 670.

43 Garnick, J. and Ramfjord, S. P. (1962). Rest position. An electromyographic and clinical investigation. *J. Prosth. Dent.,* **12,** 895.

44 Kuroda, Nunota, E., Hanada, K., Ito, G. and Shilsaski, Y. (1966). A roentgenocephalometric study on the position of the hyoid bone. *Bull. Tokyo Med. Dent. Univ.,* **13,** 228.

45 Nagai, M., Kudo, A., Matsuno, I. *et al.* (1989). Hyoid bone position and airway accompanied with influence of head posture (Abs). *Nippon. Kyosei. Shika. Gakkai. Zasshi,* **48,** 214-225.

46 Ingervall, B., Carlsson, G. E. and Helkimo, M. (1970). Change in location of hyoid bone with mandibular positions. *Acta Odontol. Scand,* **28**, 337.

47 Carsloo, S. and Leijon, G. (1960). A radiographic study of the position of the hyo-caryngeal complex in relation to the skull and cervical column in man. *Trans. R. Schools Dent. Stockh. Umea,* **5**, 13.

48 Takaji, Y., Gamble, J. W., Proffitt, W. R. and Christiansen, R. L. (1967). Postural change of the hyoid bone following osteotomy of the mandible. *Oral Surg. Oral Med. Oral Pathol.,* **23**, 688-692, as cited in Tallgren, A. and Solow, B. (1987). Hyoid bone position, facial morphology and head posture in adults. *Eur. J. Orthod.,* **9**, 1-8.

49 Fromm, B. and Lundberg, M. (1970). Postural behavior of the hyoid bone in normal occlusion before and after surgical correction of mandibular protrusion. *Swed. Dent. J.,* **63,** 425-433 as cited in Tallgren, A. and Solow, B. (1987). Hyoid bone position, facial morphology and head posture in adults. *Eur. J. Orthod.,* **9**, 1-8.

50 Tallgren, A. and Solow, B. (1987). Hyoid bone position, facial morphology and head posture in adults. *Eur. J. Orthod.,* **9**, 1-8.

51 Zuniga, C., Miralles, R., Mena, B. *et al.* (1995). Influence of varation in jaw posture on sternocleidomastoid and trapezius electromyographic activity. *J. Craniomandibular Pract.,* **13,** 157-162.

52 Hellsing, E. and Hagberg, C., (1990) Changes in maximum bite force related to extension of the head. *Euro. J. Orthod.,* **12,** 148-153.

53 Funakoshi, M. and Amano, N. (1973). Effects of the tonic neck reflex on the jaw muscles of the rat. *J. Dent. Res.,* **52**, 668-673.

54 Funakoshi, M., Fujita, H. and Takehana, S. (1976). Relationship between occlusal interference and jaw muscle activities in response to changes in head position. *J. Dent. Res.,* **55**, 684-690.

55 Forsberg, C. M., Hellsing, E., Linder-Aronson, S. and Sheik Holesham, A. (1985). Postural muscle activity of the neck muscles in relation to extension and flexion of the head. *Eur. J. Ortho.,* **7**, 177-184.

56 Perry, H. T. (1956). Facial, cranial and cervical pain associated with dysfunctions of the occlusion and articulations of the teeth. *Angle Orthod.,* **26,** 121-128.

57 Frumker, S. C. and Kyle, M. A. (1985). The dentist's contribution to rehabilitation of cervical posture and function: orthopaedic and neurological considerations in the treatment of craniomandibular disorders. *Basal Facts,* **9**, 105-109.

58 Clarke, R. K. F. and Wyke, B. D. (1974). Contributions of temporomandibular mechanoreceptors to the control of mandibular posture: an experimental study. *J. Dent.,* **2**, 121.

59 Klineberg, J., Greenfield, B. E. and Wyke, B. D. (1970). Contributions to the reflex control of mastication from mechanoreceptors in the TMJ capsule. *Dent. Pract. Dent. Rec.,* **21,** 73.

60 Levy, P. H. (1981). Physiological response to dental malocclusion and misplaced mandibular posture: the keys to temporomandibular joint and associated neuromuscular disorders. *Basal Facts,* **4,** 103-122.

61 Eberle, W. R. (1951). A study of centric relation as recorded in a supine position. *J. Am. Dent. Assoc.,* **42,** 15, cited Kraus (1994).

62 Vig, P., Showfety, K. and Philips, C. (1980). Experimental manipulation of head posture. *Am. J. Orthod.,* **77**, 258-268.

63 Kraus, S. L. (1994). Temporomandibular disorders, 2nd edn. *Clinics in Physical Therapy,* pp.325-412. Churchill Livingstone.

64 Gray, R. J. M., Davies, S. J. and Quayle, A. H. (1995). *Temporomandibular Disorders: a Clinical Approach,* pp. 1-7. BDA Publication.

65 Wenzel, A., Hojensgaard, E. and Henriksen, J. M. (1985). Craniofacial morphology and head posture in children with asthma and perennial rhinitis. *Eur. J. Orthod.,* **7**, 83-92.

66 Solow, B. and Taligren, A. (1976). Head posture and craniofacial morphology. *Am. J. Phys. Anthrop.,* **4**, 417-436.

67 Rocabado, M. and Iglash, Z. A. (1991). *Musculoskeletal Approach to Maxillofacial Pain.* J. B. Lipincott Co.

68 Ricketts, R. M. (1968). Respiratory obstruction syndrome. *Am. J. Orthod.,* **54**, 495-507 cited in Solow, B. and Tallgren, A. (1976). Head posture and craniofacial morphology. *Am. J. Phys. Anthrop.,* 4, 417-436.

69 Panjabi, M. M. (1992). The stabilising system of the spine. 1: Function, dysfunction, adaptation and enhancement. *J. Spinal Disord.,* **5**, 383-389.

70 Bergmark, A. (1989). Stability of the lumbar spine. A study in mechanical engineering. *Acta Orthopaed. Scand.,* **230** (suppl.), 20-24.

71 Hides, J. A, Richardson, C. A. and Jull, G. A. (1996). Multifidus muscle recovery is not automatic following resolution of acute first episode low back pain. *Spine.* **21**, 2763-2769.

72 O'Sullivan, P. B. and Twomey, L. T. (1994). Evaluation of specific stabilising exercise in the treatment of chronic low back pain with radiological diagnosis of spondylosis or spondylolisthesis.

Thesis, Curtin University of Technology, Western Australia.

73 O'Sullivan, P. B., Twomey, L. T. and Allison, G. T. (1997). Evaluation of specific stabilising exercise in the treatment of chronic low back pain with radiological diagnosis of spondylosis or spondylolisthesis. *Spine,* **22,** 2959-2967.

74 Lavander, S. A., Mirka, G. A., Schoenmarkim, R. W., *et al.* (1989). The effects of preview and task symmetry on trunk muscle response to sudden loading. *Hum. Factors,* **31,** 101-115.

75 Mirka, G. A. and Marras, W. S. (1993). A stochastic model of trunk muscle coactivation during trunk bending. *Spine,* **18,** 1390-1409.

76 Woolf, C. J (1984). Long term alterations in the excitability of the flexion reflex produced by peripheral tissue injury in the chronic decerebrate rat. *Pain,* **18,** 325-343.

77 Woolf, C. J. and McMahon, S. B. (1985). Injury- induced plasticity in the flexor reflex in chronic decerebrate rats. *Neuroscience,* **16,** 395-404.

78 Steinmetz, J. E. Beggs, A. L., Lupica, C. R. and Patterson, M. M. (1983). Effects of local anaesthesia on persistence of peripherally induced postural asymmetries in rats. *Behav. Neurosci.,* 97, 62-67.

79 Griegel, P., Larson, K., Mueller, K. and Oatis, C. (1992). Incidence of common postural abnormalities in the cervical, shoulder, and thoracic regions and their association with pain in two age groups of healthy subjects. *Phys. Ther.,* **72,** 425-430.

80 Bourbon, B. M. (1988). Anatomy and biomechanics of the TMJ. In: *TMJ Disorders. Management of the Craniomandibular Complex. Clinics in Physical Therapy* (S. L. Kraus, ed.). Churchill Livingstone.

81 McDevitt, W. E. (1989). *Functional Anatomy of the Masticatory System.* Wright Butterworth & Co. Ltd.

82 Jull, G. (1998). *Physical Therapy of the Cervical and Thoracic Spine,* 2nd edn, pp. 262-273. Churchill Livingstone.

83 Lewitt, K. (1991). *Manipulative Therapy in Rehabilitation of the Locomotor System,* 2nd edn. Butterworth-Heinemann.

84 Janda, V. (1988). Muscles and cervicogenic pain syndromes. In: *Physical Therapy of the Cervical and Thoracic Spine,* pp.153. Churchill Livingstone.

85 Jull, G. (1994). Headaches of cervical origin. In: *Physical Therapy of the Cervical and Thoracic Spine,* pp.271-274. Churchill Livingstone.

86 Sahrmann, S. (1990). *Diagnosis and Treatment of Muscle Imbalances Associated with Regional Pain Syndromes.* (Course notes) Washington University, School of Medicine, Physical Therapy Department.

87 Kendall, F. P., McCreary, E. K. and Provance, P. G. (1993). *Muscles: Testing and Function,* 4th edn. Williams and Wilkins.

88 Anderson, G. and Winters, J. (1990). Role of muscle in postural tasks: spinal loading and postural stability. In: *Multiple Muscle Systems* (J. Winters and S. Y. Woo, eds), pp.375-395. Springer-Verlag.

89 Johansson, H. and Sojka, P. (1991). Pathophysiological mechanisms involved in genesis and spread of muscular tension in occupational muscle pain and in chronic musculoskeletal pain syndromes: a hypothesis. *Med. Hypoth. Physiother. Pract.,* **3.** 154-162.

90 Beeton, K. and Jull, G. (1994). Effectiveness of manipulative physiotherapy in the management of cervicogenic headache. *Physiotherapy,* **80,** 417-422.

91 Watson, D. and Trott, P. (1991). Cervical headache: an investigation of natural head posture and upper cervical flexor muscle performance. In: *Manipulative Physiotherapists Association of Australia 7th*

Biennial Conference, pp. 19-24. Manipulative Physiotherapists Association of Australia.

92 Janda, V. (1983). *Muscle Testing and Function*. Butterworth-Heinemann.

93 Poppen, N. K. and Walker, P.S. (1976). Normal and abnormal motion of the shoulder. *J. Bone Joint Surg.*, 58A, 175.

94 Culham, E. and Peat, M. (1993). Functional anatomy of the shoulder complex. *J. Orthopaed. Sports Physiother.*, **18,** 342-350.

95 Feldenkrais, M. (1984). *The Master Moves*. Meta Publications.

96 Bond, M. (1993). *Rolfing Movement Integration*. Healing Art Press.

97 McMillan, A. Proteau, L. Lebe, R.-M. (1998). The effect of Pilates-based training on dancers' dynamic posture. *J. Dance Med. Sci.*, 2(3).

98 Gelb, M. (1987). *Body Learning - An Introduction to the Alexander Technique*. Arum Press.

제 10 장

임상추론-두개부에 평가와 치료를 위한 기초

Clinical reasoning – a basis for examination and treatment in the cranial region

임상추론은 환자/고객을 대상으로 한 임상가의 평가, 관리와 관련된 의사결정(decision making)과 사고의 과정이다. 임상추론은 임상적인 상황에 적용된 의지적이고, 목표지향적인(goal-oriented) 개념이다. 과거에는 임상가(clinician)들은 교육과 임상적 실습 과정을 통해서 숙달된 임상추론을 달성할 수 있을 것으로 기대했다. 이 임상적 추론의 기술과 과학은 명확히 교육이 되지 않았다. 오늘날에도, 임상적 추론 능력과 임상에서의 성공적인 결과를 믿고 있는 몇몇 교육자들과 임상가들 사이에 존재하는 저항은 임상추론의 과정에 형식적인 관심과 임상추론의 전략이 불필요하다는 그들의 관점을 정당화 하려고 하는 것이다. Nickerson에 의해서 주장되고 있는 일반적인 논쟁은 비록 비판적 사고(critical thinking)와 임상적 추론에 대한 형식적인 교육(formal instruction)은 받아 본적이 없지만, 우리 모두는 가설을 비교하고, 분류하고, 순서를 정하고, 추측하고, 외삽하고(extrapolate), 내삽하고(interpolate), 설정하여야 하고, 증거를 검토하고, 결론을 돌출하고, 토의를 고안하고(devise arguments), 관련성을 판단하고, 수치화(analog)를 이용하고, 사고로서 전형적으로 분류된 수많은 활동들과 관련을 가져야한다. 그러나 이것은 모든 환경에서 이러한 일들을 잘 할 수 있다거나 또는 그것들을 더 잘 하려고 배우지 않았다고 말할 수는 없다. 즉, 이것은 전에 수행했던 해결방법을 적용하는 것과 과거에 접했던 임상적 상황을 인식하는 것은 그리

간단하지는 않다. 더군다나, 임상가들은 환자 관리의 효율과 효과를 증대하기 위하여, 인체의 통증과 기능부전을 더 잘 이해하기 위하여, 그들의 임상적 신뢰를 정당화하기 위하여 비판적이고 창조적인 사고 기술을 적용하고 획득해야만 한다. 임상추론이 임상실습의 기초이다라고 건강 전문가들(health professions)에 의해서 국제적으로 인정되고 있고, 임상가들의 평생교육을 통해 촉진하고 환자의 결과를 최대화하기 위하여 건강을 공부하는 학생들과 임상가들은 자신의 임상추론의 약점과 장점을 포함한 임상적 추론의 핵심 부분을 이해해야만 한다.

이 장은 간단한 임상적 추론과정의 관점으로 임상가들에 의해서 이용되고 있는 임상추론의 전략의 소개와 더 잘 추론할 수 있는 임상가들의 능력에 영향을 주는 핵심부분에 초점을 맞추어 설명한다. 두개안면(craniofacial) 통증과 관련된 환자 면담의 해석은 6명의 다른 건강전문가들의 임상추론을 비교하면서 설명하였다. 임상가 추론의 모든 부분이 이런 과정을 통해 돌출되지 않겠지만, 그리고 어떤 한 사람의 임상가의 추론이 모든 전문가의 생각을 대표한다고 볼 수 없지만(이것은 임상추론에서 가장 일반적인 실수이다), 임상가 자신의 한계에 대한 인식의 중요성과 건강 전문가들간의 공동연구의 필요성이 요구된다. 각 전문분야에서 모든 임상가들은 그들 자신의 임상추론 패턴에 빠지게 되는 취약점을 가지고 있다.

이러한 방법으로 임상가들은 가장 최근에 유행하는 관점이나 비합리적인 이론을 덜 받아들이게 될 것이다. 대신에, 창조적인 생각과 결합된 능숙한 임상추론은 그들이 가지고 있는 믿음, 임상패턴, 그리고 관련된 관리전략에 대해 임상가가 계속적으로 바꾸어나가도록 격려하게 될 것이다, 그리고 이러한 과정에서 환자의 문제에 대한 이해의 폭과 깊이가 더 확장될 것이다.

임상추론은 환자의 자료를 가설의 관점에서 밝히는 가설 추론 과정(hypothetico-deductive process)으로 폭넓게 묘사될 수 있다. 이러한 것은 나중에 더 많은 자료수집을 통해서 검증된다. 이것은 환자에게서 얻어진 초기 정보로 시작하는 순환 과정(cyclic process)이다(그림 10.1). 예를 들면, 이것은 재활의원(rehabilitation setting)에서 환자나 가족에 대한 설문조사나 초기 안내를 통해, 그리고 대기실에 있는 환자 관찰을 통해, 경과기록지를 통해 조회될 수 있다. 이 기본적인 정보는 해석하는 과정과 인상(impression)의 정도에 따라 밝혀지게 될 것이다. 이와 같은 개념이 전형적이지는 않지만, 이것들은 가설로서 간주될 수 있다. 이런 점에서 임상가의 초기 개념은 긍정적이고 부정적인 증거에 비중이 될 수 있는 의사결정과정과 함께 임상가의 더 많은 질문이 필요하다.

이 가설 생성에 관계되는 개념은 특정한 자료 해석 결합이나 도입(induction)〔전방 추론(forward reasoning)이나 양상 인식(pattern recongintion)이라고도 불림〕, 다양한 단서의 합성이나 추론(deduction)〔후방 추론(backward reasoning)이라고도 불림〕등을 포함한다.

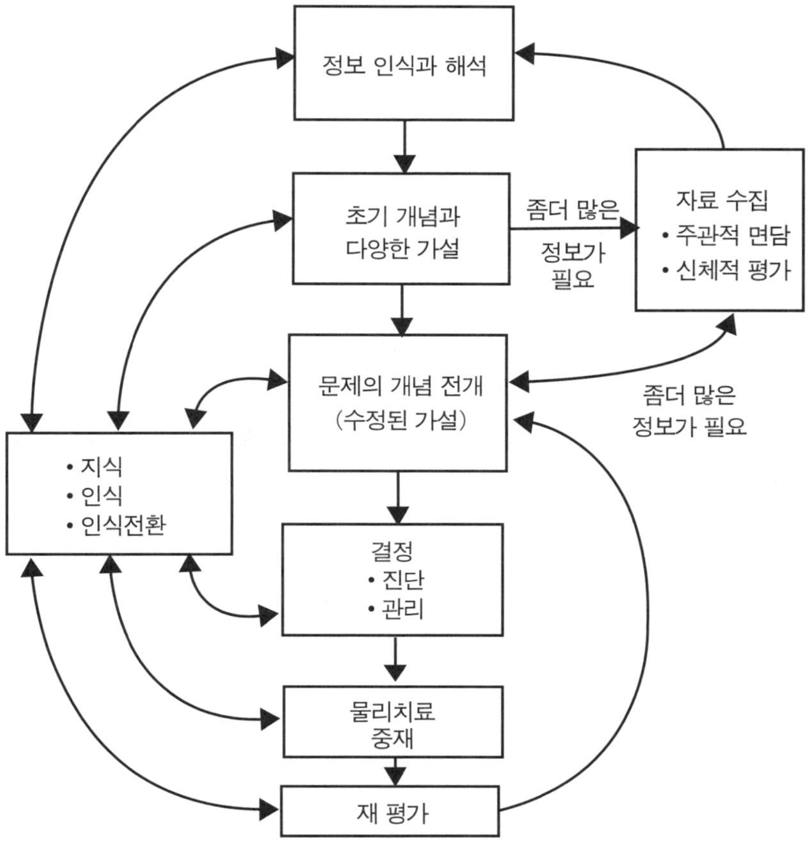

그림 10.1 임상적 추론 과정(adapted from Barrows and Tamblyn, 1980)

진단적 가설은 아주 쉽게 인식되지만, 그 밖의 다른 가설의 항목들도 또한 제시되어 왔다. 이 항목에 포함되는 것은 다음과 같다.

- 기능부전(dysfunction)
- 병리생리학전 기전(pathobiological mechanism)
- 증상의 원인(흔히 진단으로 인용되기도 함)
- 초래하는 요소(contributing factors)
- 예후(prognosis)
- 관리(management)

초기 가설들은 폭넓게 되는 경향이 있다. 예를 들면, '허리와 고관절에 문제가 나타난다' 또는 '환자의 스트레스와 좌절감에 대항하는 방법은 부적응이나 기능부전을 다루는 전략들이 있는 잠재적인 중추 통증 기전을 암시한다'. 더 명확한 정보를 얻음으로써 환자의 문제에 대한 임상가들의 이해는 생각했던 가설을 확정짓게 된다. 환자 면담 마지막쯤에는 임상가는 신체적 평가가 면담을 통해서 얻어진 이러한 가설들이 구체적인 평가에 맞도록 하기 위하여 환자의 문제와 그 환자에 대한 충분한 이해를 획득해야만 한다. 신체적 기능부전을 찾기 위해 걸리는 시간만큼, 환자의 문제가 문제에 대한 환자의 느낌과 이해를 포함한 개인적인 면에 어떻게 영향을 미쳤는가는 동등하게 중요하다. 임상가는 환자의 생활에 통증 경험이나 문제가 어떻게 영향을 미쳤는가 하는 폭넓은 상황에서 신체적 진단을 해석할 수 있어야 한다. 이런 가설 지향적인 접근은 환자의 관리를 통해서 계속되어야 한다. 이러한 관리에서 다른 치료방법 전략의 성공과 실패는 환자의 문제에 대해 임상가가 이끌어낸 이해에 영향을 미친다.

그림 10.1의 왼쪽에 묘사된 것처럼 그들의 인식과 인식전환(metacognition)과 지식은 임상가의 추론의 전반적에 부분에 크게 영향을 미친다. 이러한 상황에서, 인식은 목표지향적인 개념으로 나타난다. 이런 것들은 여러 단계에서 발생한다. 시작단계에서 임상가는 관련이 있을 것 같은 정보 하나라도 감지해야만 한다. 그런 점에서 초보자는 흔히 핵심 정보를 놓치는 첫 실수를 범할 수 있다. 다음으로 각각의 정보들을 해석해야 하고 그런 다음에 평가를 통해 얻어진 단서를 환자에 맞는 상황으로 합성해야 한다. 정보의 합성으로 얻어진 가설들을 관리, 신체적 평가, 환자 면담으로 얻어진 정보들로 검증되어야 한다.

개념적으로는 아주 간단하지만, 완벽한 임상적 추론은 매우 어렵고 실수가 발생될 수 있다. 스스로 관찰, 계획 설정, 목표 설정, 합성, 연구나 조사, 해석의 실수들은 추론과정의 어느 부분에서도 발생될 수 있다. 가장 일반적인 실수들은 부적절하게 관련된 잘못된 해석이 도입과 추리의 논리에 적용되거나, 좋은 가설을 지지하지 못하는 잘못된 연구결과나, 가지고 있는 가설을 확정하기 위하여 초래하지 않은 정보를 잘못 해석하거나, 가지고 있는 가설을 지지하는 연구결과를 지나치게 강조하는 것들이다. 그러나, 많은 임상가들은 환자를 치료하고 평가할 때, 이용하는 생각의 흐름을 깨닫지 못하게 됨으로써 실수를 인지하지 못하고 계속 진행하게 된다.

가장 일반적인 실수는 유행하는 가설에 지나치게 집중하는 것이다. 이런 과정은 양상(pattern)을 인식하는데 어려움을 준다. 즉, 당신이 제한된 박스에 어떤 것을 넣으려고 할 때, 그 박스 자체가 당신의 관심의 초점이 될 것이며, 이것은 이 박스 밖의 어떤 양상들은 본다는 것은 어렵다. 주의는 하나의 진단, 하나의 구조와 하나의 계통을 우선 정하는 것을 피하기 위해 필요하다. 왜냐하면 환자 관리에 반영되기 때문이다. 즉, 당신이 가지고 있는 모든

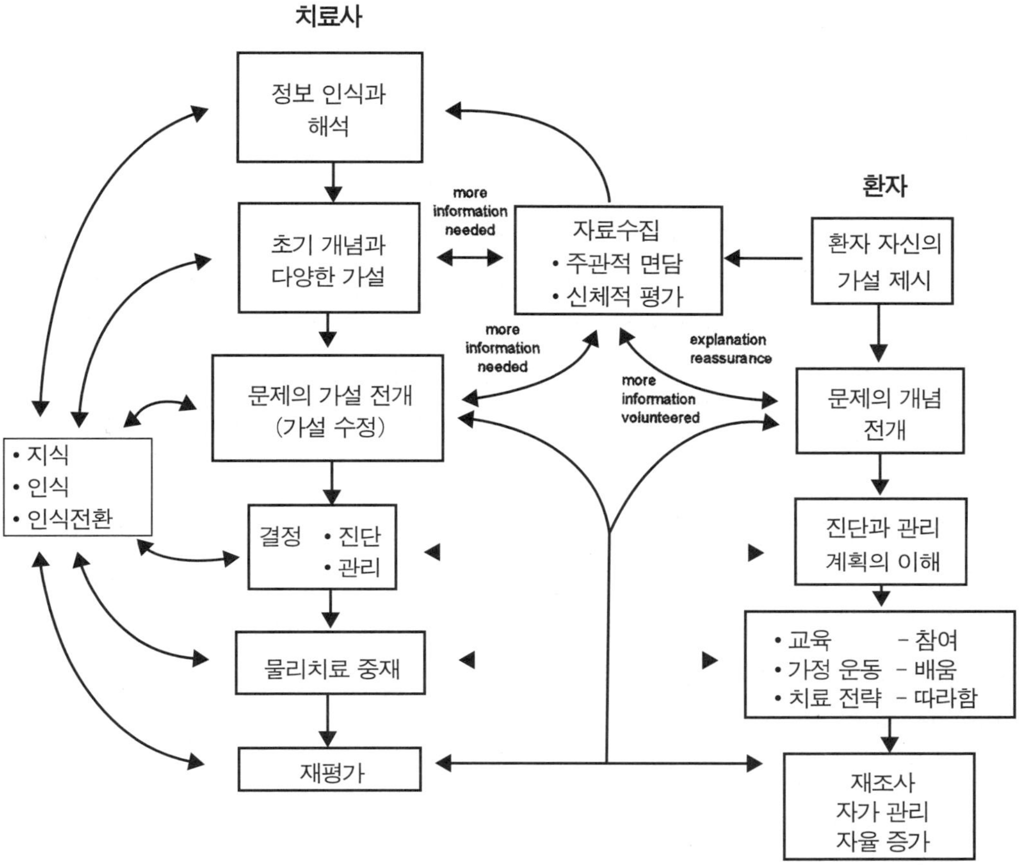

그림 10.2 환자와 치료사와의 공동 의사결정

것이 망치뿐이라면, 모든 것이 못처럼 보일 것이다. 인식전환한다는 것은 임상가 자신의 판단에 대한 생각과 관찰하는 능력인 임상가의 의식으로 나타난다. 모든 전문가들의 이 향상된 판단 기술과 특성들은 임상가가 정보를 더 명확하게 할 필요성을 인식하게 하고, 얻어진 정보에 대한 타당성과 신뢰성에 대한 철저한 조사를 가능하게 하고, 임상가 자신의 지식과 임상적 기술의 한계성을 인식하게 만든다.

인식전환을 통해서 비판적으로 생각하는 사람들은 그들의 생각과 행위를 만들어 내는 환경에 관심을 갖게 된다. 그럼으로써 그들과 그 밖의 다른 사람들이 생각하고 행동하는 양식 아래에서 가설의 인식을 전개한다. 이런 반사적인 회의론은 이론들과 계획안들이 일정 기간 동안 그들이 변화하지 않았거나 권위의식을 갖고 있었기 때문에 이론들과 계획안들이 간단히 부여된 것이 아니라고 확신한다.

지식은 임상추론에 반영되는 3번째의 중요한 요소이다. 정보의 합성과 해석의 실수들은 그들이 생각했던 것보다 의학적, 임상적 지식의 한계보다는 이미 저장된 관련지식을 회복하기 위하여 능력을 제한하는 그런 지식을 부적절하게 조직화(organization)하는 것이 더 영향을 미친다. Jone에 의해 제안되었고 Gifford와 Bultler에 의해 확대된 가설의 분류(categories)들은 신경-정형외과적 영역에 지식을 정리하는데 유용한 기초작업으로 제공되었다. 8장에 더 자세히 토론할 이들 가설의 분류들은 임상가가 장애와 통증의 기전, 병리학, 회복, 기여하는 요소들을 인식해야 하고, 이런 폭 넓은 임상적 관심을 넘어서 결정에 도달하고, 가설화 하기 위하여 환자의 병력과 신체 평가를 통해서 얻어진 심리적인(인지적이고, 영향력있고, 행위적인), 사회적, 문화적, 환경적, 신체적 단서에 관심을 포함한 임상적 중요성을 위하여 관련된 생역학적 기초는 필요하다. 인식과 인식 전환과 지식의 조직화의 서로 관련된 면을 추가해서, 임상적 전문가들은 환자와 그들의 문제에 대한 관리와 이해하는데 도움이 되는 추론 전략(예를 들면, 진단적 추론, 협소적 추론, 상호적인 추론, 협력적인 추론, 예측적 추론, 윤리적 추론)을 가지고 있는 것으로 나타날 수도 있다. 추론 전략들은 조사(inquiry), 대화 양식(style of dialogue), 또는 임상가가 특별한 임상적 상황에서 채택한 생각의 핵심부분에서 행해진다. 추론의 양식과 추론 전략들의 활용과 특성들은 작업치료나 간호문헌에 묘사되어지고 있었다. 그리고 더 최근에는 전문 물리치료사들에 의해 이들 활용에 대한 문헌들이 쓰여 지고 있다.

진단적 추론(diagnostic reasoning)은 기능부전(dysfunction)을 유지하고 향상시키는 요소들과 환자의 기능부전, 근원적인 통증 기전, 병리생리적, 결함의 근원을 밝히는 추론이다. 진단적 추론이 가장 많이 사용되고 있는 추론 전략이지만, 임상에서는 환자와 관계개선(rapport), 환자의 자율과 책임감을 향상시키고 교육시키기 위한 전략들과 서로 혼용해서 사용되어 있다. 상호적인 추론은 사회적 교환 형태에서의 대화가 측정하고 관리하는 과정을 촉진하고 향상시키기 위한 목적으로 사용될 때 가능하다. 이런 상호적인 추론은 환자를 안심시키거나, 관계개선하거나, 환자의 신뢰를 얻거나, 그리고 직접적으로 환자의 주위환경(직업, 가족, 신앙)에 대하여 더 자세히 알아보거나 하는 식으로 될 수도 있고, 환자의 인생에 대한 문제를 대화하면서도 될 수도 있고, 간접적으로 임상가가 위와 같은 것들을 달성함으로써 가능 할 수도 있다. 모든 경우에서 그러는 것은 아니지만, 환자 면담하는 동안 그런 사회화는 환자가 가지고 있는 문제를 더 잘 이해하는 효과적인 수단을 제공해 준다. 이런 것들은 환자의 태도, 행동양식, 책임감을 성공적으로 변화를 촉진하기 위한 기초가 되는 믿음을 만들어 낸다. 모든 임상가가 환자와 상호관계를 가지면서 상호적인 추론을 하는 것은 아니다.

화술 추론(narrative reasoning)은 관계를 성립하고, 용기를 돋우고, 교육하고, 설명하는 목적으로 임상가에 의해 환자에게 애기하는 과거와 현재에 대한 이야기를 이용해서 행하는 것이다. 비슷한 상황에 처해있는 사람에 대한 이야기의 사용은 강조하기 위하여 흔히 이용된다. 그러한 현실적인 시나리오들은 임상가가 전달하려고 하는 메시지를 강조하기 위하여 전략적으로 사용될 수도 있고, 임상가의 설명이나 충고에 대한 신뢰도를 높이기 위해 이용된다.

공동합작 추론(collaborative reasoning)은 환자와 임상가 사이에서 이상적으로 만들어낸 결정과정을 공유하는 것이다. 환자의 의견과 문제에 대한 잘못된 정보를 스스로 찾고 이용한다. 공동합작 추론에 대한 개념은 그림 10.2에 설명되어 있다. 그림 10.1에서는 임상가의 추론을 묘사하였고, 그림 10.2에서는 환자 자신에 대한 문제를 인식하는 과정으로 환자가 직접 참여하는 데에 초점을 맞추었다. 즉, 전에 가졌던 개인적인 경험이나, 다른 건강 전문가들이나 가족 구성원들의 의견에 기초하여 환자들이 자신의 문제에 대해 자신의 생각을 평가에 반영될 수 있도록 하였다. 건강 임상가(health clinician)과의 면담이 일방통행(one-sided)일 때 환자들은 단순하게 수동적인 정보 제공자이고, 치료에 수동적으로 참여하게 되고, 그들 문제에 대한 초기 이해는 변화되지 않거나, 다른 의견에 의해 더 혼란에 빠질 수도 있게 된다. 간단하게 말해서, 의사결정에 참여할 기회와 관리(management)에 대한 충분한 이해가 없다면, 환자들은 회복을 위한 그들의 부분에 대한 책임감을 덜 갖게 되며, 그들이 스스로 할려고 하는 효율도 위험에 빠질 것이다. 반대로, 환자와 임상가가 공동으로 의사결정을 한 공동합작 추론은 환자 자신에 대한 문제를 더 잘 이해할 수 있고, 관리(management)에 대한 책임감도 높아지며, 의견 수렴에 대한 가능성이 높아지고 스스로 하려고 하는 효율도 증가하게 된다.

예측 추론(predictive reasoning)은 치료와 관리 중재(management intervention)에 대한 환자의 반응과 신체적 평가(physical examination), 환자 상담(patient interview)을 통해 얻어진 정보에 기초한 관리 결과에 대한 환자의 반응을 예측하는 임상가의 생각을 반영하는 것이다.

윤리적/실용주의적 추론(ethical/pragmatic reasoning)은 임상가들이 규칙적으로 직면하게 되는 도덕적, 정책적, 경제적인 딜레마(dilemmas)에 관한 인식은 덜 하지만, 자주하게 되는 결정이라고 말한다. 예를 들면, 회복속도가 느릴 때 언제까지 치료를 계속할 것인가 결정하는 것이나, 다른 건강 전문가들의 치료에 대한 판단을 정하는데는 획득된 결정의 함축적 의미와 유용 가능한 자료의 주의 깊은 고려가 요구된다.

가르치는 것은 임상가가 의식적으로 환자의 행동양식, 느낌, 이해의 변화를 향상시키기 위한 목적으로 안내하고, 소개하고, 충고를 활용할 때 나타나는 추론과 같은 것이다.

임상적 추론의 모든 방향에 토대는 관련된 단서〔행동양식(behavioural), 심리적(psychological), 사회적(social), 문화적(cultural), 환경적(environmental), 등〕와 이들 단서들간에 상호관계를 인식하는 임상가의 능력이다. 그리고 더 많은 관리와 평가를 통해 얻어진 임상적 양상(pattern)을 정당화하고 평가하는 임상가의 능력이다. 이것은 임상적 추론 과정의 가설 추론적(hypothetico-deductive)성질을 다시한번 강조한 것이다. 얼마나 잘 임상가가 그들의 결정의 결과로부터 배웠는가 하는 것은 그들이 의식적으로 관심을 갖는 것과 시간 그리고 심사숙고하는 것에 달려있다.

환자 사례 - 만성 두개안면 통증이 있는 환자의 초기 주관적 평가 (Patient case - initial subjective examination of a patient with long-term craniofacial pain)

면담(Interview)

환자 개인 신상 : 29세 남자. 결혼은 했으며 아이는 없음. 일의 80%를 컴퓨터 이용하는 은행 경영자(operator)로 근무. 그는 완전하게 끝내지는 못했지만, 간호교육을 받은 의학적 배경을 가지고 있었다. 그의 취미는 축구(매주 1시간)와 자전거타기(매주 2시간)이다.

단계 1 - 환자가 경험하고 있는 증상의 위치와 형태에 관한 면담(see body chart, 그림 10.3)(Section 1- Patient interview regarding type and area of symptoms patient is experiencing(see body chart, Figure 10.3 for area of symptoms)

물리치료사 : 현재 당신이 가지고 있는 주 증상을 나에게 말해 주시겠습니까?

환자 : 예, 머리 이 부분이 지금 현재 저의 주 증상입니다(그림 10.3을 보시오). 나는 볼에 타는 듯한 통증이 있으며, 코 위 부분에 압박하는 느낌이 있습니다. 두통은 특히 내가 아주 바쁠 때 나타납니다.

물리치료사 : 코 압박감, 볼에 타는 듯한 통증, 두통 중에서 어느 것이 주 증상입니까?

환자 : 지금 현재 두통이 주 증상입니다.

물리치료사 : 당신의 두통을 묘사해 볼 수 있겠습니까?

환자 : 예, 머리가 마치 심장이 뛰는 것처럼 느낀다.

물리치료사 : 그런 느낌이 계속됩니까 아니면 나타났다가 사라집니까?

환자 : 두통이 매일 나타나지만, 어떤 때는 다른 때 보다 심해지기도 합니다.

물리치료사 : 당신의 두통이 완전히 사라질 때는 몇 번입니까?

환자 : 최근에는 더 자주 있습니다.

물리치료사 : 고맙습니다. 당신의 볼에 나타나는 통증은 어떤 형태의 통증으로 설명할 수 있겠습니까?

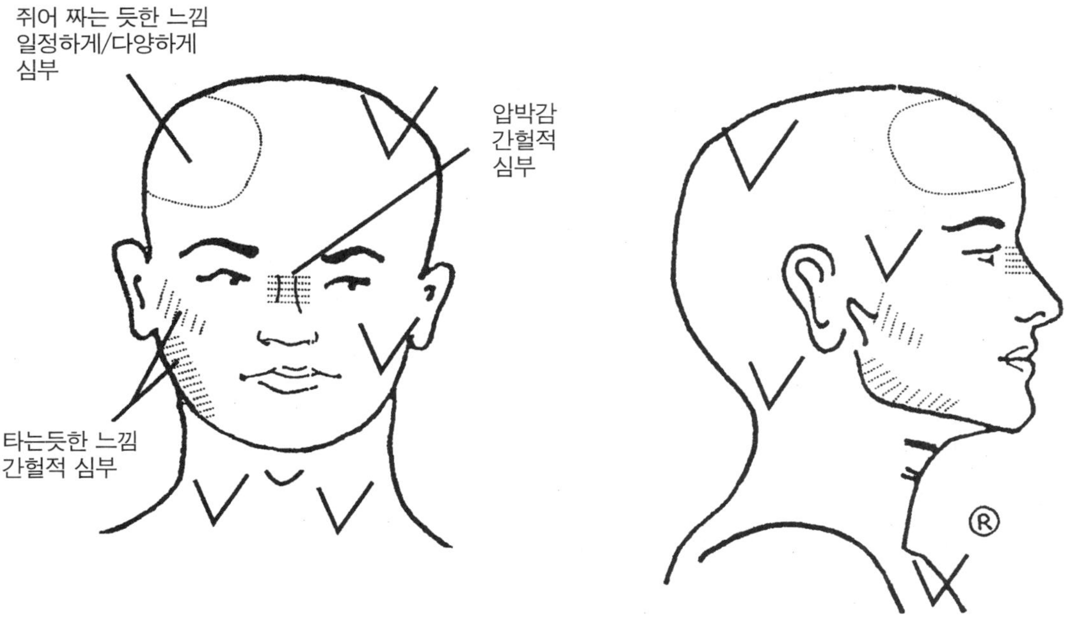

그림 10.3 신체도식

환자 : 타는 듯한 통증입니다. 나의 피부와 볼에도 태양에 마치 타는 듯한 느낌입니다.

물리치료사 : 볼 안쪽에서 더 심하게 통증이 나타납니까?

환자 : 피부가 아니고 피부안쪽에서 타는 듯한 느낌이 있습니다.

물리치료사 : 볼 부분에만 통증이 있습니까(그림 10.3)? 아니면 통증이 다른 곳으로 퍼집니까?

환자 : 이 부분에만 있습니다.

물리치료사 : 당신의 코 위에서 느껴지는 통증의 양상을 설명해 주시겠습니까?

환자 : 통증은 아니고 코 안에서 느끼는 압박감이 더 심합니다.

물리치료사 : 그 압박감이 계속 있습니까? 아니면 나타났다가 사라지고 합니까?

환자 : 압박감은 일정하지만, 위로 제낄 때 증가합니다.

물리치료사 : 당신의 머리와 몸을 앞으로 움직일 때, 그 압박감은 증가합니까?

환자 : 예, 특히 컴퓨터에서 작업을 하거나 글을 쓸 때, 압박감이 증가합니다.

물리치료사 : 당신의 3가지 문제 중에서 머리를 때리는 듯한 두통이 가장 심하고, 그 다음은 볼에 타는 듯한 느낌이고, 마지막이 코에서 느끼는 압박감입니까?

환자 : 예, 맞습니다.

물리치료사 : 나는 당신의 모든 증상을 확인이 되었습니다. 당신의 머리나 왼쪽 볼이나 턱에 다른 감각이나 불편함이 있습니까?(질문을 하면서 환자에게 각 부위에 대해 표시를 하게 한다)

환자 : 아니요, 내가 이야기했던 그 곳 뿐입니다.
물리치료사 : 당신의 팔, 어깨, 등, 목은 어떻습니까? (환자에게 각 부위를 표시하게 한다)
환자 : 아니오. 다른 부분은 괜찮습니다.
물리치료사 : 인후에는 문제가 없습니까?
환자 : 더운 날씨 때문이라고 생각은 하지만, 인후에 건조함을 느낍니다.

질문 1 - 환자의 정보에 대한 당신의 생각은 무엇입니까?
(Question 1. What are your thoughts about the patient' s information?)

치열 교정 의사 : 이 단계에서는 이의 교합, 부비동(sinus), 치아 문제에 대해서 고려가 되어야 할 것입니다. 이것은 스트레스와 관련이 있다고 할 수 있습니다.
치과 의사 : 오른쪽에 부비동염(sinusitis)이 있는 것 같습니다.
물리치료사 : 환자가 자신의 증상을 질적으로 잘 묘사한 것이 좋은 증거가 되었습니다.
신경학자 : 비전형적인 얼굴통증은 긴장성 두통을 일으킬 수 있습니다.
주치의(house doctor) : 여기에는 시각 장애, 다발성 부비동염, 외상성 문제, 돌출된 경추 디스크, 삼차신경통이 고려될 수 있는 많은 문제점을 가지고 있습니다.
심리학자 : 나의 첫 느낌은 그는 불편함을 단조롭게 표현했다는 것입니다.

질문 2 - 이 단계에서 당신은 무슨 정보를 더 얻어야 한다고 생각하십니까?
(Question 2. What further information would you like at this stage?)

치열 교정 의사 : 나는 오른쪽 하안구(infraorbital)부위에 있는 신경 압박 평가를 해야하고, 부비동 문제를 확인하기 위하여 환자의 머리를 앞쪽, 아래쪽으로 움직여 보도록 해야 합니다.
치과 의사 : 전형적인 부비동염의 양상이 있을 때, 나타나는 증상이 무엇인지에 대해 더 추가적인 정보가 필요하다고 생각합니다.
물리치료사 : 교감신경계통(sympathetic nervous system)과 관련이 있을 때, 어떤 특징이 있는지와 다른 증상들과의 관계에 대해서 알고 싶습니다.
신경학자 : 환자의 과거력을 알고 싶습니다.
주치의 : 그 주 증상이 얼마나 오래동안 있었는지와 발병시기에 대해 더 자세한 설명이 필요합니다. 어떤 시각적 불편함이 있습니까? 위치와 운동과 관련된 통증이 있습니까?
심리학자 : 나는 환자의 업무와 부부의 병력에 대한 개인적인 정보를 알고 싶고, 환자의 문제에 대한 생각과 느낌을 조사하고 싶습니다.

질문 3 - 당신은 어떤 것이 관련되었다고 생각하십니까?(Question 3. What sources do you think are implicated?)

치열 교정 의사 : 근육, 신경, 부비동, 이의 교합, 치아

치과 의사 : 전두동(sinus frontalis), 상악동(sinus maxillaris), 사골동(sinus ethomoidalis)

물리치료사 : 두통: 두통의 질(심장 박동처럼 쥐어 짜는 듯한 느낌)이 경추보다는 교감신경에 더 관심을 갖게 합니다. 불에 타는 듯한 통증: 신경계통〔예를 들면, 상악신경(maxillaris nerve), 삼차신경(trigeminal nerve)〕. 코에서 압박감: 부비동들, 두개골, 악관절, 경추.

신경학자 : 근육, 심리적, 혈관

주치의 : 신경성 인자

심리학자 : 그의 불편함은 작업이 매우 바쁠 때, 더 증가되고 있다 ; 작업장과 가족 관계에서 다른 잠재적인 원인에 대해서도 조사할 필요가 있다고 나는 생각합니다.

질문 4 - 당신은 이 남자의 문제가 계속 유지하는데 초래하는 요소가 무엇이라고 생각하십니까?(Question 4. What factors do you think could be contributing to maintaining this man's problem?)

치열 교정 의사 : 부적절한 스트레스 관리; 치아 교합 문제; 치수염(pulpitis)〔치수염에 의한 구안면 통증(orofacial pain)〕.

치과 의사 : 비염(rhinitis), 치아 문제, 부비동염의 확장.

물리치료사 : 완벽주의(perfectionism)를 원하는 개인적인 성향을 반영하듯이 그의 증상을 완벽하게 설명하였다. 그는 두통이 매우 바쁜 업무와 관련이 있다고 하였다. 이것은 스트레스가 기여인자가 될 수도 있다.

신경학자 : 그의 선천적인 자기 도취증(narcissism)(예를 들면, 기능부전적 자기애).

주치의 : 경추와 아마도 환자의 개인성

심리학자 : 스트레스가 기여인자(contributing factor)이다.

질문 5 - 이 시점에서 당신은 무슨 평가를 할 것이며 치료에 대한 당신의 생각은 무엇입니까?(Question 5. What would you examine and what are your thoughts about treatment at this moment?)

치열 교정 의사 : 치아, 치아 교합, 근육, 악관절 생활 환경(life situation). 치료에 대한 부분은 이 시점에서 이비인후과(ENT)전문의에게 의뢰(referral)를 고려할 것이다.

치과 의사 : 부비동 방사선 평가(X-ray), 치아와 코 평가. 이 시점에서의 치료는 약

(medication), 부비동 씻기(flushing).

물리치료사 : 모든 잠재적 국소 신체부위[(악관절, 두 개안면 조직(craniofacial tissues), 국소 근육과 치아] 그리고 신경학적 구조[(삼차신경의 신경가동성(neurodynamic)과 기능]가 평가되어야 하고, 또한 이곳과 관련된 통증을 일으킬 수 있는 구조들에 대해서도 평가되어야 한다. 치아 교합과 치아 평가는 치열 교정의사와 치과의사에게 의뢰를 보내야 한다. 스트레스가 관련된 요소라면, 심리학자에 의한 평가를 해야 한다. 나의 경추에 대한 평가는 교감신경 반응을 알기 위해 필요하고, 잠재적인 영향 때문에 경추에 운동들(굴곡, 신전, 측방굴곡)을 하는 동안, 특히 이들 운동들은 경추 신경종을 가지고 있을 수 있다. 치료에 대해서는, 이들 두개안면이나 경추구조에 신체적 기능부전으로 입증이 된다면, 도수치료는 도움이 될 수 있고, 스트레스가 중요하게 기여하는 요소라면, 도수치료 이외의 다른 전략이 필요하게 될 것이다.

신경학자 : 방사선 평가(앞과 뒤). 치료에 대한 고려는 항생제와 신경차단제(antibiotic and neuroleptic medication)(정신운동활동에 근본적으로 영향을 미치는 항정신제 작용).

주치의 : 전 단계의 생각과 같다.

심리학자 : 나는 통증의 행동양식과 전략에 대처하는 환자의 의식에 대해서 평가할 것이다. 이 단계에서 치료는 확실치 않다.

단계 2 – 주관적인 평가/ 환자 증상에 대한 행동양식에 관한 환자 면담(Section 2– Subjective examination/patient interview regarding behaviour of patients symptoms)

물리치료사 : 당신의 증상이 나타났다가 사라진다고 하였는데 당신은 무엇이 원인이라고 생각합니까?

환자 : 예, 내가 일이 바쁠 때나, 정신적인 압박 하에 작업할 때 두통이 증가합니다. 쓰기 위해 구부릴 때 특히, 압박감이나 두통이 더 심해집니다.

물리치료사 : 볼에 타는 듯한 통증과 코에 압박감은 동시에 나타납니까?

환자 : 아니오. 두통이 항상 먼저 나타나고, 그런 다음에 코에 압력이 증가합니다.

물리치료사 : 볼에 타는 듯한 통증은 어떻습니까?

환자 : 통증은 하루종일 있지만 일이 바쁠 때, 통증은 증가합니다.

물리치료사 : 타는 듯한 느낌이 두통이나 코에 압박감에 의한 것보다 다른 활동들에 의해 유발된다는 그런 의미입니까?

환자 : 예.

물리치료사 : 이것은 전체적으로 다른 상황입니까?

환자 : 전체적으로 다르지는 않습니다. 코에 압박감이나 두통의 위치는 당하고 있는 정신적

인 스트레스에 의해 변동이 있고, 정신적으로 이완될 때는 압박감이나 두통이 없습니다. 볼에 통증은 항상 있고, 내가 매우 바쁠 때는 증가합니다.

물리치료사 : 당신의 증상을 유발하는 그 밖의 다른 것들은 있습니까?

환자 : 글씨를 쓰거나, 바닥에서 물건을 집어들 때, 그와 유사한 행동을 할 때, 통증은 증가합니다. 일반적으로 머리를 앞쪽으로 구부릴 때 두통과 압박감은 증가합니다.

물리치료사 : 운전을 할 때는 어떻습니까?

환자 : 내가 피곤하지 않다면 운전하는 것은 문제가 없지만, 내가 피곤할 때는 두통과 압박감이 증가합니다.

물리치료사 : 그래서, 피곤한 상태에서 운전을 하게되면, 이들 증상이 유발됩니까?

환자 : 예.

물리치료사 : 일상생활에서 당신의 증상을 유발시킬 수 있는 그 밖은 다른 것들이 있습니까?

환자 : 예. 예를 들면, 운동경기(athletic)나 축구하는 것. 일반적으로 내가 활동을 증가했을 때, 통증은 증가합니다.

물리치료사 : 당신의 증상을 악화시키는 운동이 있다고 생각하는 이유는 무엇입니까?

환자 : 확실히는 모릅니다.

물리치료사 : 당신은 이것이 당신의 목과 팔의 운동을 하는 어떤 것, 또는 달리기와 관련된 진동이 될 수 있다고 생각합니까?

환자 : 모릅니다. 이것은 전반적으로 운동에 열중했을 때 나타난것과 같습니다. 비록 머리에 대한 일반적인 운동이 압박감이나 두통에 영향을 준다 해도, 이것은 단지 운동경기 20분 후에 있게 됩니다.

물리치료사 : 충격을 주지 않은 자전거를 타거나 할때도 당신의 증상이 악화됩니까?

환자 : 수술 후에는 자전거를 타지 않았기 때문에 잘 모르겠습니다.

물리치료사 : 볼에 타는 듯한 통증에 영향을 주는 어떤 활동이 있습니까?

환자 : 아니요, 머리를 약간 돌릴 때 영향을 주지만, 이것은 거의 관련이 없다고 생각합니다.

물리치료사 : 3가지 증상들이 서로 영향을 준다고 이야기를 하셨는데, 만약에 하나가 나타나면 거의 바로 다른 2가지 증상이 연속해서 나타납니까?

환자 : 예. 3가지 증상들이 항상 같이 나타납니다. 한가지 차이점은 볼에 나타나는 통증은 항상 약하게 존재하는 반면에 두통과 코에 압박감은 가끔 사라집니다.

물리치료사 : 잠을 자려고 할 때, 일어난 직후 그리고 하루 중 여러가지 일을 할 때에 나타나는 당신의 통증의 양상을 설명해 주시겠습니까?

환자 : 예. 밤에 잠을 자기가 어렵습니다. 특히 한가한 날 보다 바쁜 날은 통증이 더 증가하기 때문에 잠을 자기가 더 어렵습니다. 아침에는 아주 조금 불편하지만, 활동을 많이 하게되

면 증상은 더 증가합니다. 그러면 나는 통증을 감소시키기 위해 누워있습니다.

물리치료사 : 그러면, 누워있거나 쉬고 있으면 증상이 감소합니까?

환자 : 예. 누워있으면 항상 통증이 감소합니다.

물리치료사 : 아침과 점심 때 느끼는 통증의 강도를 비교할 수 있습니까?

환자 : 일반적으로 점심보다는 아침에 통증을 덜 느낍니다.

물리치료사 : 그러면, 당신의 통증은 누적양상(cumulative patterns)을 가지고 있습니까?

환자 : 예. 그렇습니다.

물리치료사 : 그날 휴식을 취했다면, 휴식을 취할 기회를 갖지 못했을 때 보다 통증을 덜 느낍니까?

환자 : 예.

물리치료사 : 당신의 기억과 집중력이 통증으로 인해 영향을 받습니까?

환자 : 나는 집중력에 문제를 가지고 있습니다. 특히, 내가 바쁜 때는 하려고 하는 일에 집중하기가 어렵다. 그리고 기억력은 수술 전보다 더 떨어진다고 생각합니다.

물리치료사 : 과거의 일을 기억하지 못한다는 의미입니까(장기 기억력)?

환자 : 아니요. 단지, 내가 말했던 것을 기억하지 못하거나 약간 혼란스러울 때가 가끔 있습니다.

물리치료사 : 치아를 닦거나, 깨물거나, 씹을 때 어떤 문제가 있습니까?

환자 : 아니요. 치아를 닦거나 먹는 데에는 문제가 없습니다.

물리치료사 : 처음에 당신은 누워있으면 통증이 감소한다고 말씀하셨는 데, 당신의 증상을 경감시키는 또 다른 것이 있습니까?

환자 : 아니요.

물리치료사 : 당신은 당신의 머리를 쥐어짜는(squeezing) 것을 시도해 본적이 있습니까? 어떤 사람들은 그것이 증상에 영향을 준다고 생각합니다.

환자 : 예. 두통이 있을 때 머리를 양손으로 꼭 누르면 통증이 감소하였습니다.

물리치료사 : 두통를 감소시키기 위해 얼마나 오래 동안 머리를 누르고 있었습니까?

환자 : 예. 말하기는 어렵지만, 몇 분 정도 걸린 것 같습니다. 나는 단지 통증이 사라질 때까지 머리를 누르고 있었습니다.

물리치료사 : 당신의 집중력은 어떻습니까?

환자 : 머리를 누르는 것이 집중력에 영향을 주는지는 잘 모르겠습니다.

물리치료사 : 머리를 누르면 다른 증상들은 영향을 받습니까?

환자 : 예. 모든 불편함이 감소합니다.

물리치료사 : 당신의 증상을 경감시키는 특별한 머리 부위가 있습니까?

환자 : 예. 비록 머리를 양손으로 누르는 것보다는 약하지만, 엄지와 검지로 두개부에 가까운 코 위 부분을 누르면, 약간 코에 압박감과 두통이 감소합니다.

질문 1. 환자 증상에 대한 행동의 관점에서 이 추가적인 정보에 대한 당신의 생각은 무엇입니까?(Question 1. What are your thoughts about this additional information regarding the behaviour of the patient's symptoms?)

정형외과 의사 : 이 문제를 이해하기 위해서는 코 부분에 대한 추가적인 정보가 필요하다고 생각합니다.

치과의사 : 전두동염과 상악동염에 문제.

물리치료사 : 모든 통증이 환자가 정신적인 스트레스라고 하는 것에 의해 유발되므로, 이것은 일반적인 중추 통증 기전(common central pain mechanism)이 3가지 모든 증상에 존재하거나, 이 스트레스가 나쁜 자세와 관련이 있을 수도 있고, 경추나 두개안면 체성과 신경성 기능부전에 의해 유발 될 수 있는 증가된 근 긴장과 관련이 있을 수 있다고 생각합니다. 그의 증상은 아침에는 좋았다가 피곤과 관련되서 나타나거나 시간이 지나면 더 증가합니다. 그러므로 자세, 근 긴장, 근 길이 그리고 근 조절은 신체적 평가에서 주의깊게 평가되어야 합니다.

신경학자 : 이 새로운 정보에 관해서 나는 귀, 코 그리고 인후(throat)전문가에게 의뢰해야 한다고 생각합니다.

주치의 : 신경증 환자? 나는 전에 이런 환자를 경험하지 못했기 때문에 나는 환자에 의해서 제공된 자세한 정보에 놀랐습니다.

심리학자 : 나는 전 생각에 변화가 없습니다.

질문 2. 이 단계에서 어떤 추가적인 정보가 있어야 된다고 생각하십니까?(Question 2. What further information would you like at this stage?)

정형외과 의사 : 전 단계 답에 추가해서, 나는 ENT(이비인후과)평가를 통해 상악동에 대한 방사선 결과를 원합니다.

치과의사 : 과거력이 필요합니다.

물리치료사 : 환자가 이미 이야기 한 정신적인 압박감 때문에, 다음 두 가지를 선정해서 찾아 볼 것입니다. 첫째로, 나는 일반적인 생활 양식(lifestyle), 생활양식에 의한 증상의 영향 그리고 특히 이 모든 것에 대한 느낌과 이해에 대해서 알기를 원합니다. 둘째로, 나는 전문가의 진단을 알고 쉽습니다.

신경학자 : 지금까지의 치료와 증상의 과거력이 필요합니다.

주치의 : 환자의 문제에 대한 과거력이 필요합니다.

심리학자 : 불편함에 대해서 그는 어떤 전략을 가지고 있는가? 또한 불편함에 대해서 어떻게 인지하고 있는가? 나는 앞서 언급된 주 증상에 대한 정서적인 평가를 의미합니다.

질문 3. 관련된 요인이 무엇이라고 생각하십니까? (Question 3. What sources do you think are implicated?)

정형외과 의사 : 근육, 부비동, 치아, 폐쇄[이를 악무는 것과 같은 부기능적인(parafunctional habit) 습관과 그것들이 증상에 미치는 영향].

치과의사 : 전두동염, 상악동염, 사골동염.

물리치료사 : 머리에 주어지는 기계적인 압박감이 그를 이완시키고 회전과 측방굴곡이 그의 증상에 영향을 미치기 때문에. 이것은 통각수용기나 말초 신경 문제(nociceptive or peripheral neurogenic problem).

- 통각수용기(nociceptive) : 두개골-비전두골(cranium-nasofrontal), 경막, 두개혈관(cranial blood vessel), 악관절, 상 경추
- 말초신경성(peripheral neurogenic) : 삼차신경(trigeminal nerve), 상악신경(maxillaris nerve), 두개내(intracranial)
- 교감신경계(sympathetic nervous system) : 시상하부는 접형골의 말안장(sellar tursica)에 놓여있고, 중추와 교감신경과 연결되는 호르몬과 신경전달물질의 두개 기능부전(cranial dysfunction)에 의해 영향을 받을 수 있습니다.
- 정서적(affective) : 스트레스, 두려움.

신경학자 : 후각 구 장애(olfactory bulb disturbance).

주치의 : 신경성.

심리학자 : 정신적인 압박감이나 정신적인 스트레스에 대한 환자의 추가적인 참고(reference)가 이 문제가 가지고 있는 핵심입니다.

질문 4. 이 시점에서 당신은 예후에 대해서 어떻게 생각하십니까?(Questions 4. What are your thoughts about prognosis so far?)

정형외과 의사 : 부비동 문제와 관련이 있다면, 부목(splint)치료, 물리치료, 스트레스 관리가 도움이 될 것입니다.

치과의사 : 양호합니다.

물리치료사 : 잠재적으로 영향을 줄 수 있는 스트레스와 관련된 요소는 상대적으로 예후에 안 좋은 영향을 미칩니다. 또한, 만약에 관련이 있다면, 두개골과 관련된 조직들은 회복되는

데 오랜 시간이 소요됩니다.

신경학자 : 예후가 좋습니다.

주치의 : 잘 모르겠습니다. 더 많은 정보가 필요합니다.

심리학자 : 예후에 대한 조언을 하기 위해서는 조금 더 정보가 필요합니다.

질문 5. 이 사람의 문제가 계속 유지되게 하는 요소가 무엇이라고 생각하십니까?(Question 5. What factors do you think could be contributing to maintaining this man's problem?)

정형외과 의사 : 앞서 이야기에 더 붙여서 나는 이비인후과(ENT)에 문제라고 생각합니다.

치과의사 : 만성적인 부비동 염입니다.

물리치료사 : 근 긴장도의 증가와 부적절한 운동조절은 경추와 두개안면부전(cervical and cranial dysfunction)을 증가시키는 기여 요인입니다. 스트레스와 그 밖의 다른 심리적인 요소들은 중추통증기전(central pain mechanism)이나 신경내분비 계통(neuroendocrine systems), 근육계통(muscular systems)을 통해서 영향을 주게 되는 기여 인자입니다.

신경학자 : 전 생각과 같습니다.

주치의 : 전 생각과 같습니다.

심리학자 : 스트레스가 관련이 가장 많이 있다고 생각하는 전 생각과 변화가 없습니다.

질문 6. 주어진 정보를 놓고 본다면, 이 단계에서 치료에 대한 당신의 생각은 무엇이고 평가가 필요하다고 생각되는 것은 무엇입니까?(Question 6. Given the information you now have, what do you feel needs to be examined and what are your thoughts on treatment at this stage?)

정형외과 의사 : 전 생각과 같습니다.

치과의사 : 이비인후과(ENT)전문의 평가와 방사선 평가. 부비동을 깨끗이 하는 것과 항생제(antibiotics) 치료입니다.

물리치료사 : 새로운 것은 없습니다. 그러나, 악관절(TMJ)에 대한 평가가 필요할 수도 있지만, 저작 문제(masticatory problem)가 현저하게 나타나지 않기 때문에 악관절 기능부전은 고려하지 않고 있습니다. 두개골 자체의 문제(두개 안면 조직, 부비동들), 국소적인 근육들, 경추, 신경조직과 신경조직의 가동성은 모든 증상에 대한 재평가와 함께 평가되어야 합니다.

주치의 : 전 생각과 같습니다.

신경학자 : 평가와 관리에 대한 생각은 전과 같습니다.

심리학자 : 전 생각과 같습니다.

임상가에 의해 주의가 필요하다고 인식된 질문들과 일반적인 건강상태에 관한 스크리닝(screening)평가에서 다음과 같은 정보를 얻었다:(In Screening questioning regarding general health and other questions that may alert the clinician to the need for caution, the following information was obtained:)

- 일반적인 건강상태(심장, 폐, 관절염의 형태, 당뇨병, 신경학적 상황 등)는 현재와 과거력에서 현저하게 나타난 것은 없다.
- 척수손상이나 중추신경계의 손상(보행장애)은 현저하게 나타난 것은 없다.
- VBI 기능부전(어지럼증, 말더듬증, 연하곤란, 복시, 낙상 위험, 매시꺼움)은 현저하게 나타난 것은 없다.
- 약물 투여-항생제, 300mg의 difantoine(뇌수술후 일반적으로 사용하는 약물)을 매일 투여하고, 통증을 위해 필요한 만큼의 paracetamol 투여. 스테로이드나 혈관을 좁히는 것은 투여하지 않는다.
- 방사선 평가를 포함한 의학적 평가와 비전두 CT 스캔(전두엽을 압박하는 1.8cm 낭종이 보임). 혈액/류마티스학적 평가 음성.
- 가족력-가족력과 관련된 것은 없다.

환자의 증상 과거력에 관한 환자 면담/ 주관적 평가(Subjective examination/patient interview regarding history of patient's symptoms)

물리치료사 : 언제 이 문제가 나타났는지 이야기 해 줄 수 있습니까?

환자 : 3개월전에 뇌 수술을 받았습니다.

물리치료사 : 무엇 때문입니까?

환자 : 머리에 농(abscess)이 있었습니다.

물리치료사 : 정확히 그 부위가 어디인지 알고 있습니까?

환자 : 뇌의 오른쪽 반의 전두엽 부분입니다.

물리치료사 : 농의 원인이 무엇인지 알고 있습니까?

환자 : 나는 과거 5년 동안 부비동염이 있었고, 만성 감기에 걸려 있었습니다. 항생제로 치료될 수 있는 부비동염이라고 생각하지 않았기 때문에 그 박테리아는 나의 머리에 구멍을 파고 머리 속에서 활동을 하였습니다.

물리치료사 : 부비동염으로 수술을 하기전에 당신이 가지고 있는 어떤 증상을 경험해 본적이 있습니까?

환자 : 아니요.

물리치료사 : 언제 당신은 의사를 찾아가기로 결정을 했습니까?

환자 : 약 4개월 전입니다. 의사는 나에게 ENT전문의와 신경과 전문의를 만나볼 것을 권장했습니다.

물리치료사 : 전문의 의뢰 후 받은 진단명은 무엇입니까?

환자 : ENT전문의는 항생제 처방을 내렸고, 신경과 전문의는 컴퓨터단층촬영 스캔(CT scan)의 처방을 내렸습니다.

물리치료사 : 컴퓨터단층촬영 스캔(CT scan)으로 나타난 것이 무엇인지 알고 있습니까?

환자 : 예. 머리에 2×3cm의 큰 낭종이 나타났습니다. 그것으로 인해 뇌의 오른쪽 반의 압력이 올라갔습니다.

물리치료사 : 어떤 순간에 증상이 시작되었는지 또는 어떤 다른 불편함을 가지고 있었는지요?

환자 : 부비동염이 있는 동안에 나는 두통이 있었습니다.

물리치료사 : 지금의 두통의 정도와 같습니까?

환자 : 아니요. 지금의 두통과 다릅니다. 그 때의 통증은 눈썹 바로위쪽 머리부분 양쪽에 있었습니다. 내가 병원에 갔을 때만 해도 나는 어떤 두통도 없었고, 단지 코 막힘과 부비동이 막혔을 뿐이었다. 그리고 전에도 이야기했듯이 성격(character)이 약간 변한 것 같습니다.

물리치료사 : 어떤 면에서 성격이 바뀌었나요?

환자 : 나는 공격적이고 이기적인 사람으로 변했습니다. 나는 모든 것을 다른 사람 도움을 받지 않고 혼자서 할 수 있다고 모든 사람에게 말했습니다. 어떤 사람이 나에게 도움을 주려고 하면, 나는 아주 과격하고 폭력적으로 행동했습니다. 이것은 전에 내가 하지 않았던 행동이기 때문에 주위 친구들은 뇌가 잘못돼서 그렇다고 생각하기 시작했습니다.

물리치료사 : CT 결과를 본 후에 의사는 무엇을 했습니까?

환자 : 처음에는 나에게 항생제를 주입했습니다. 그러나 이것은 3이상의 종양이 2주내에 뇌에서 발생했기 때문에 계속하지는 않았습니다. 그런 다음에 그들은 뇌에 있는 큰 종양을 제거하기 위해 수술하기로 결정했습니다.

물리치료사 : 그들은 두개골을 직접 열고 수술을 했습니까? 또는 레이저를 이용해서 했습니까 ?

환자 : 두개골에 했습니다.

물리치료사 : 어디에, 어떻게 했는지 보여줄 수 있습니까 ?

환자 : 예. 두개골에 4개의 구멍을 뚫었습니다. 마치 사각형처럼(그림 10.3)말입니다. 한쪽 구멍에서 다른쪽 구멍으로 톱질을 하고 난 후 두개골의 일부분을 들어내고, 뇌속에 있는 종양을 제거하였습니다. 종양을 제거한 후에 그들은 다시 두개골의 일부분을 제자리에 놓고 피부를 꿰맸습니다.

물리치료사 : 당신의 코에도 수술자국(scar)이 있는데 이것은 무엇 때문입니까?
환자 : 이 수술자국은 비 중격(septum)교정이라고 하는 수술때문입니다.
물리치료사 : 이것은 뇌수술할 때 같이 했습니까?
환자 : 예.
물리치료사 : 그 밖에 그들이 무엇을 했습니까? (오른쪽 안와의 두개측과 내측를 가리키면서) 이쪽도 수술을 했습니까?
환자 : 예. 코 수술을 할 때, 코 양쪽에 있는 사골(ethmoid)을 제거했습니다.
물리치료사 : 수술 후에 당신은 어땠습니까? 이들 증상들은 언제 시작됐습니까?
환자 : 수술 후 약 2주 지난 후에 나타났습니다. 나는 집에 갔고 통증이 서서히 시작되었고 시간이 지남에 따라 통증의 정도가 강해졌습니다.
물리치료사 : 두통은 수술 후에 시작되었습니까? 다음의 3가지 중에 어떤 것이 가장 먼저 시작되었습니까? 두통, 코에 압박감, 뺨에 타는 듯한 통증.
환자 : 먼저 두통이 시작되었고, 그 다음에 뺨에 타는듯한 통증, 그러나 코에 압박감은 언제 시작되었는지 잘 모르겠습니다.
물리치료사 : 지금 당신은 2 달에서 한달 반 동안 증상이 있었습니다. 당신 증상의 정도에 어떤 변화가 있으면, 이야기 해 주십시요.
환자 : 예. 일하는 날에 따라 약간의 변동이 있습니다만, 일주일 단위로 보면 거의 같은 것 같습니다.
물리치료사 : 더 나빠지지 않았다구요?
환자 : 예.
물리치료사 : 당신이 언급한 성격에 변화는 어떻습니까? 결국 좋아졌습니까?
환자 : 부인과 친구들이 전처럼 과격하지는 않지만 아주 쉽게 흥분하는 것은 남아 있다고 합니다. 제 부인은 이 모든 것이 시작되기 전에 비해서 성격에 차이가 있다고 생각합니다.
물리치료사 : 감기나 부비동염은 전에 비해 좋아졌습니까?
환자 : 예. 수술하기 전에는 감기에 걸리면 2주 이상 고생했는데 지금은 덜 심하고 며칠이 지나면 좋아집니다.

과거력(Past history)

만성 부비동염 이외에는 척추, 악관절, 치아/치열교정에 과거력은 없었다. 두개골(cranial)과구안(orofacial)발달에 영향을 줄 수 있는 선천적/발달학적/행동학적 요소를 위한 특별한 평가에서 관련있는 과거력은 없었다.

질문 1. 환자 문제의 과거력에 관한 이 새로운 정보에 대한 당신의 생각은?(Questions 1. What are your thoughts about this new information regarding the history of the patient's problem?)

정형외과 의사 : 제 전문분야에 대해 말씀드리겠습니다. 미세한 폐쇄성 문제가 있다면 부목(splint)은 오른쪽 관골부위에 있는 타는듯한 통증을 경감시킬 수 있고, 전반적인 스트레스를 관리하는데 도움이 될 것이라고 생각합니다.

치과의사 : 만성 전두동염과 수술후 신경통이라고 생각합니다.

물리치료사 : 근원과 통증의 기전은 그의 증상의 발병시기에 대한 새로운 정보를 통해 더 확실해졌습니다. 그의 초기 문제들(예, 부비동염, 두통의 특이한 성질, 성격에 변화)은 뇌 자체에서 중추성 신경장애와 만성 부비동염의 결합으로 시작되어 나타났습니다. 성격의 변화는 뇌 농의 직접적 결과가 될 수 있는 반면에 감정적이고/인지적인 영향은 그의 증상에 영향을 주었다고 이야기한 스트레스와 동요(frustration)와 관련이 있습니다. 그의 수술후 문제들(예, 최근 두통, 코에 압박감, 타는 듯한 감각, 계속되는 성격 변화)은 통증성과 신경학적 요인들이 관련한 치료에 의해 생기는 여러 가지 요인들의 복합에 의해 나타났고, 이차적으로는 경추 기능부전, 두개골의 저운동성, 근육 긴장/나쁜 조절을 가져올 수 있는 두개골 수술과 부비동 수술로 인한 부종이 관련이 있습니다.

신경학자 : 진단이 대뇌기능부전으로 변경했습니다. 전두엽의 병리의 가능성이 있습니다.

주치의(home doctor) : 얼굴에 있는 압력이 불편함(complain)을 감소시켰다는 것이 이상합니다. 그는 부비동염과 수막염, 뇌수종이 있었습니까?

심리학자 : 그가 설명한 성격변화는 전두엽에 병리가 있는 환자에게서 나타나는 증상과 같습니다. 나는 수술한 의사의 보고서가 보고싶습니다. 어째든 간에 이들 변화를 인식했다는 것은 격려할 만합니다. 특히 그들이 이야기한 환경, 부인과 직장동료들 간의 상호작용 그리고 현재 이들 변화를 어떻게 다루고 있는지에 대해서 나는 더 연구해 보고 싶습니다.

질문 2. 이 단계에서 추가적으로 필요한 정보가 무엇입니까?(Question 2. What further information would you like at this stage?)

정형외과 의사 : 환자의 교합(occlusion)과 치아에 과한 과거력과 같은 제 전문분야에 관한 자료가 더 필요합니다. 교합의 기능적 분석을 포함한 치아와 교합의 철저한 신체적 평가가 또한 필요하고, 치아의 시진과 치아에 대한 파로라마식 방사선 사진이 필요합니다.

치과의사 : 나는 신체적 평가를 해보고 싶습니다.

물리치료사 : 두개골과 뇌와 경막 그리고 혈관과 같은 두개골내 조직의 형태적인 변화에 대한 정보가 더 필요합니다. 그의 성격변화와 타는듯한 통증의 원인에 대한 추가적인 정보가

필요합니다. 나는 다음 몇 차례에 걸쳐서 그와 함께 그의 성격변화에 대해 상담을 할 것이다. 물론 신경과의사의 추천은 필요합니다.

신경학자 : 나는 이비인후과(ENT)전문의 평가와 결과에 대해 더 알고 싶습니다.

주치의(House home doctor) : 신경과수술의사의 평가에 대해 더 알고 싶습니다.

심리학자 : 수술에 대한 행동 과정(동화)은? 동요가 심한 행동 분석하는 것. 감정적인 장점-자신에 대한 무슨 강점과 약점(관련된 기술과 능력)이 그를 앞으로 나아갈 수 있게 했는지? 또한, 수명 부분 : 결혼에 문제가 있었는지? 작업중에 그가 전술한 스트레스에 대해서는 더 많은 정보가 필요합니다. 어떤 것에 대해 두려워하는지? 동기화와 반항 : 그의 동기화의 힘은 무엇인지? 그의 동기화를 발전시키는 것은 무엇인지? 어떤 반항이 확인될 수 있는지? 현실적인 목표를 설정하는 그의 능력은 어떤지?

질문 3. 어떤 원인들이 관련이 있다고 생각하십니까?(Question 3. What sources do you think are implicated?)

정형외과 의사 : 일차적으로는 신경학적인 것이지만, 근육들, 교합과 치과적인 요소들이 주 문제인 것 같습니다. 코 부분에 압통과 상악골 부분에 타는 듯한 통증은 부비동들과 관련이 있습니다(예, 전두동, 사골동, 상악동, 관골).

물리치료사 : 전 생각에 추가해서 특히 이 마지막 정보는 두개골내 조직(예, 두개골내 경막), 두개안면조직들과 신경계 장애(중추신경계와 삼차신경)가 관련이 있습니다.

신경학자 : 후신경 트랙과 전뇌의 기저에 있는 구(bulb)의 압박현상은 성격 변화로 증명될 수 있습니다.

주치의(House home doctor) : 신경성입니다.

심리학자 : 기관(organic)하지만 또한 심리사회학적 입니다.

질문 4. 현재 예후에 대한 당신의 생각은 무엇입니까?(Question 4. What are your thoughts on prognosis now?)

정형외과 의사 : 나는 계속적인 부비동의 문제를 가질수도 있지만 그의 모든 증상은 호전될 것으로 기대합니다. 물리치료와 교합스프린트(splint)은 그의 예후에 도움이 될것입니다.

치과의사 : 수술후에 그런 증상들이 발병했기 때문에 잘 모르겠습니다.

물리치료사 : 그의 성격에 변화는 고무적이지만, 형태학적 변화에 대한 오랜 과거력과 성격의 변화는 양쪽 다 부정적인 예후에 요소이다. 지금 그의 신체적 평가결과에 따라 다르게 될 것입니다.

신경학자 : 예후는 좋습니다. 성격에 변화는 수술 후에 다소 좋아졌습니다.

주치의(House home doctor) : 수술 후에 증상이 계속있다는 것은 예후에 대한 부정적인 요소입니다.

심리학자 : 그의 감정에 대한 좋은 점과 나쁜 점이 무엇인지 결정하기 위해 더 많은 심리사회학적 평가가 필요하겠지만, 이 시점에서 나는 예후가 좋다고 말 할 수 있습니다.

질문 5. 이 단계에서 변화된 이 남자의 문제가 계속 남아있게 하는 요소들에 관한 당신의 생각은?(Question 5. Have your thoughts regarding factors contributing to maintaining this man's problem changed at this stage?)

정형외과 의사 : 부적절한 근육의 균형이 요소가 될 수 있습니다. 또한 이 환자는 그의 인생에서 통증이 필요한 것처럼 보입니다. 이것은 중추성 통증기전이 그의 통증이 남아있게 한다고 생각합니다.

치과의사 : 부비동들에 대한 새로운 감염과 스트레스입니다.

물리치료사 : 성격 변화와 앞에서 언급한 근 조절 요소들과 마찬가지로 인지적인 기능부전이라고 생각합니다.

신경학자 : 그의 의식적인 변화입니다.

주치의(House home doctor) : 뇌염후 양상. 나는 신경과수술의사의 생각을 알고 싶습니다.

심리학자 : 그의 문제에 대한 잘못된 설명을 들은 것 같다. 그러므로, 이것은 스트레스를 일으키게 하는 요인이 되고, 물론, 이것은 성격과 기억력에도 영향을 주었습니다. 그러므로 그가 다시 생각나지 않도록 적절한 설명을 제공해야 합니다.

질문 6. 당신은 무엇을 평가할 것이며 지금 관리(management)에 대한 당신의 생각은 무엇입니까?(Question 6. What would you examine and what are your thoughts now regarding management?)

정형외과 의사 : 근육들, 교합(occlusion)과 치아.

치과의사 : 이비인후과(ENT)전문의, 신경과의사, 물리치료사에게 의뢰를 할 것입니다. 나는 도수치료로 그의 통증이 감소하게 될 것이라고 소망합니다.

물리치료사 : 손에 의한 평가와 관리. 수동적인 운동평가와 치료는 두개골에 적용됩니다(예, 비전두골 구개(nasofrontal palate); 삼차신경 신경역동적 평가/관리를 통해 신경계 평가와 치료를 적용합니다. 그의 느낌과 통증사이의 관계(예, 스트레스와 노려움의 영향, 등. 화학적인 통증의 단계)에 특별한 주의를 가지면서 그의 증상에 영향을 주는 요소들과 원인들에 대한 더 많은 설명을 통해 손을 사용하지 않은 평가와 관리를 적용한다. 필요한 전략을 얻기 위해 심리학자와 정신과의사에게 의뢰를 할 것입니다.

신경학자 : 뇌파(EEG)와 자기공명영상(MRI)를 포함한 평가가 이루어져야합니다. 관리는 부종을 억제하는 약물과 항생제를 사용해야 합니다.
주치의(House home doctor) : 이 단계에서는 주치의에 의한 치료는 도움이 되지 않습니다. 심리학자에게 의뢰와 신경과 수술의사에게 다시 보내는 것을 고려합니다.
심리학자 : 심리사회학적 평가(예, 그의 감정적인 장점과 단점).

전체적인 주관적 평가후(After the whole subjective examination)

질문 1. 그의 문제가 환자의 생활에 어떻게 영향을 주었는지에 대한 당신의 생각은 무엇입니까?(Question 1. What are your thoughts about how the patient's life has been affected by his problem?)

정형외과 의사 : 아마도 그는 좌절에 대한 특별한 적응기전의 일부분으로서 신체적인 문제들이 있었을 것입니다. 다행히, 그는 수술후에 적절한 교육과 관리를 통해 자신의 문제에 대한 더 나은 이해와 더 나은 건강에 대한 느낌을 갖게 되는 전환점에 도달할 수 있게 되었습니다.
치과의사 : 환자는 자신의 실질적인 문제들과 단기 기억 문제에 의해 폐쇄되었고, 작업중에는 만성적인 통증을 가지고 있습니다.
물리치료사 : 지금까지의 저의 느낌은 그의 성격 변화와 장애에 대한 고민은 안면통증보다도 더 그에게 영향을 주었습니다. 통증성과 말초신경성 입력의 진행과 함께 좌절은 아직도 진행될 가능성이 아직 남아있습니다. 그의 수용성과 사회적 행동에 대한 추가적인 정보는 다음 예약에서 평가되어야 합니다.
신경학자 : 확실하지는 않지만, 수술 이후에 그는 호전되었습니다. 그의 성격변화가 시간이 지난 후에도 남아있다면, 심리학자의 조언이 도움이 될것입니다.
주치의(House home doctor) : 그의 문제에 의해서 방해가 되지만, 그는 강한 것 같습니다. 나의 의문은 이 문제들이 얼마나 오래동안 환자를 방해할 것인가 입니다.
심리학자 : 환자의 생활에 어떻게 영향을 받았는지 이해하기 위해서는 알아야 할것이 많이 있습니다.
예를 들면,

1. 스트레스 요소를 분류하는 것. 어떤 요소들이 주 증상을 증가시키는지와 어떤 스트레스 요소가 인생에서 중요한 역할을 하는지? 그가 스트레스 요소와 문제들을 어떻게 처리하고 하는지?
2. 주 증상의 영향과 의미. 그의 주 증상에 관한 감정과 느낌, 그리고 생각은 무엇인지?

3. 주 증상에 대한 기능 . 어떤 습관과 관습 또는 주 증상의 주기들이 관련되었는지? 이들 주 증상들로부터 이차적으로 얻어진 것은 어떤지?
4. 주 증상에 대한 자기 관리. 자신의 행동에 대한 책임을 느끼고 있는지? 자신의 주 증상을 효과적으로 다루기 위한 어떤 기술들이 있는지와 결함을 인식하는 어떤 기술이 있는지?

질문 2. 환자가 자신에 문제에 대해 어떻게 느끼고 있고, 그 문제를 어떻게 대처해 나가고 있는가에 대한 당신의 생각은 무엇입니까? 이것이 부적응(maladaptive)이 될 수 있는 통증기전에 영향을 미쳤습니까?(Question 2. What are your thoughts about how the patient is feeling about the problem and how he is coping with the problem? Does this influence your thoughts regarding the pain mechanisms, which may be maladaptive?)

정형외과 의사 : 환자는 스스로 대처기전(coping mechanism)이 발달되어 있으며 도움을 받을 준비가 잘되어 있습니다. 제 관점에서는 그는 아주 잘하고 있으며, 열려있고 명확합니다.
치과의사 : 긍정적입니다.
물리치료사 : 환자의 두개골안면 증상들이 통증성과 말초신경학적 기초에 의한 것이지만, 그의 뚜렷한 심리학적 변화 또한 그의 통증에 영향을 미쳤습니다. 이미 중심적으로 일정하게 남아있는 통증의 정도가 되어 있거나, 적어도 그의 성격의 변화는 중요한 상태로 이동하게 하는 통증기전의 위험요소로 남아있다. 이것들이 회복하는데 더 어렵게 하는 중요한 요소입니다.
신경학자 : 환자는 그가 가지고 있는 통증에 영향을 주는 성격변화 또는, 수술전 신체적 기능부전(physical dysfunction)에 대해 편견을 갖고 있었던 같습니다.
주치의(House home doctor) : 그는 결국 잘 대처할 것 같지 않습니다.
심리학자 : 스트레스, 불만족 등, 수술이 통증의 양상(pain behaviour)에 영향을 주는 중요한 인자입니다.

물리치료의 신체적 평가를 통해 얻어진 핵심 결과에 대한 정리(Summary of key findings from physiotherapy physical examination)

지면에 한계성 때문에 신체적 평가의 핵심 부분만을 여기에 말하겠습니다. 기록되지 않은 다른 평가들은 음성적인 것으로 간주하기 바랍니다.

신체평가 당시에 증상들은 두통(H)은 4/10이고, 코 압박감(N) 4/10 그리고 뺨에 타는 듯한 통증은 1/10이었다.
시진(inspection) : 목에 대해서 머리가 오른쪽으로 약간 측방굴곡되어 있었다. 이런 비대칭

성은 쉽게 교정되었지만, 그의 증상에는 어떤 변화도 일어나지 않았다.

환자의 기능적인 작업 자세에 대한 평가(Assessment of patient' s functional work position)

머리와 목을 굴곡(손을 보면서 타이핑)한 가상의 타이핑 위치에서, 두개골 양쪽을 눌러서 쥐어짜는 가상의 위치에서 그는 증상들이 사라졌다고 보고했고, 코에 압박감이나 두통이 즉각적인 감소가 일어났다. 증상들이 두개골에 가하는 압력을 제거하면 같은 정도로 돌아왔다. 이 기능적인 자세가 유지되거나 위치(position)의 다양한 구성요소들(목에 대한 머리의 위치 변화, 흉추에 대한 목의 변화, 흉추굴곡/신전, 요추 굴곡/신전, 팔과 다리의 신전 그리고 치아를 꽉 무는 것)이 변할 때는 어떤 증상의 변화도 일어나지 않았다.

신경학적 평가(실행 평가들)〔Neurological examination(conduction tests)〕

- 하위 운동신경원 평가들, 특별한 장애는 없었다.
- 뇌신경 평가들. 특별한 장애는 없었다.
- 상위운동신경원 평가들. 특별한 장애는 없었다.

경추의 생리학적 운동들(Cervical physiological movements)

굴곡

- 완전 굴곡 - 잡아당기는 감각이 있는 정상 관절가동범위와 상부에서 중부 경추 통증, 왼쪽 보다 오른쪽이 더 심하다.
- 상부 경추 굴곡 - 날카로운 상부 경추 통증이 있는 정상 관절가동범위, 왼쪽보다 오른쪽이 더 심하다(전에 경험했던 것과는 다르다).

신전

- 완전 신전 - 정상관절가동범위, 증상은 없다.
- 상부 경추 신전 - 예리한 상부 경추 통증이 있는 정상관절가동범위. 왼쪽보다 오른쪽이 더 심하다.

외측굴곡

- 오른쪽과 왼쪽으로 정상관절가동범위. 증상은 없다.

회전

- 정상관절가동범위. 증상은 없다.

연부조직 평가(Soft tissue assessment)

서기와 가상의 작업/ 타이핑 자세

- 현저한 단축과 증가된 근 긴장이 견갑골 거상근, 견관절 내회전근, 견갑골 전인근, 상부 경추 신전근, 하악골 거상근들에서 있었다.
- 현저한 증가된 근 길이는 견갑골 하강근, 후인근, 견관절 외회전근, 상부 경추 굴곡근들에서 있었다.

누운자세와 엎드린 자세

- 격려하면 이완할 수 있고, 모든 근육들이 정상 근긴장도과 길이를 갖고 있다. 환자는 상부 경추 신전근들과 하악골 거상근들을 이완하는데 상당한 어려움이 있다.

수동적인 생리학적 추간 움직임(경추)〔Passive physiological intervertebral movements(cervical spine)〕

후두골/환추

- 양측 신전이 뻣뻣함(stiff).
- 양측 굴곡 뻣뻣함.
- 왼쪽에 비해 오른쪽의 측방굴곡이 뻣뻣함.
- 왼쪽에 비해 오른쪽 회전이 뻣뻣함.

수동적인 종속적 추간 운동(경추)〔Passive accessory intervertebral movements (cervical spine)〕

오른쪽 C1/C2관절에서 후방-전방으로 편측 움직임

- 예리한 국소 통증이 있고 뻣뻣함.

오른쪽 C2/C3관절에서 후방-전방으로 편측 움직임

- 국소 통증이 있고 뻣뻣함.

신경역동성(neurodynamics): (√√는 정상범위와 증상이 없음을 의미한다)〔Neurodynamics: (means normal range and symptom free)

오른쪽 상지 긴장 평가 1

- 견관절 외전 √√, 플러스(plus) 전완 회외 √√, 플러스 손목과 손가락 신전 √√, 플러스 견관절 외회전 √√, 플러스 주관절 신전 −20°로 제한되어 있고, 팔을 잡아당기는 느낌이 있고, 두통이 증가되고, 코 압박감이 6/10로 증가하였다. 손목과 손가락을 신전을 이완하면, 모든 증상이 감소하였다.

왼쪽 상지 긴장 평가 1

- 정상 범위(완전한 주관절 신전)이고, 주와(cubital fossa)에 약간 잡아당기는 느낌만 있음.

하악골 신경역동성 평가

- 경추 완전 굴곡-잡아당기는 느낌이 있고, 완전 가동 범위 가능하고, 상부에서 중부 경추 통증, 왼쪽 보다 오른쪽이 더 심함. 왼쪽으로 외측굴곡이 추가될 때, 외측굴곡은 50%제한되고 예리한 국소 상부 경추 통증과 환자의 뺨에 타는듯한 통증이 일어남. 하악골을 하강(열림)과 왼쪽으로 하악골을 편위를 추가할 때 증상의 증가가 일어난다(두통이 4/10증가, 코 압박감 6/10, 뺨에 타는듯한 통증 8/10). 같은 동작을 중립자세에서 했을 때에 비해서 하악골의 하강과 외측 편위가 50%감소한다. 오른쪽 상지대(shoulder girdle) 하강과 견관절 외전이 혼합된 운동을 하악골 신경역동성 평가에 추가하게 되면, 모든 증상이 더 증가하게 된다.

슬럼프 평가(slump test)

- 경추 완전 굴곡 - 잡아당기는 느낌이 있고, 완전 가동 범위 가능하고, 상부에서 중부 경추 통증, 왼쪽보다 오른쪽이 더 심함. 이 자세에서 오른쪽 다리를 신전하게 되면 20°로 신전이 제한되고, 이 운동이 오른쪽 하악골에 잡아당기는 느낌이 일어난다. 이와 같은 현상들은 슬관절의 신전을 이완하면 사라진다. 왼쪽과 비교했을 때, 왼쪽 다리도 20° 제한되어 있다. 그러나 이 운동에서는 경추를 잡아당기는 느낌/통증만 있고 슬관절 뒤쪽이 당기는 느낌이 있다.

수동적 종속적 두개골 움직임(Passive accessory cranial movements)

후두골-전두골로 압박

- 두통과 코 압박감이 감소.

왼쪽 후두골-접형골 결합부

- 접형골의 오른쪽으로 가는 수평 이동 - 환자의 두통이 증가되는 접형골의 왼쪽으로 가는 수평이동에 비해 뻣뻣하다.
- 시상축 둘레에서 오른쪽으로 회전 - 두통과 코 압박감이 감소하고 정상가동 범위.
- 시상축 둘레에서 왼쪽으로 회전 - 두통과 코 압박감이 증가하고 정상가동 범위.

오른쪽 후두골-접형골 결합부

- All movements normal range and no effect on symptoms

후두골 봉합 움직임

- 정상 가동성과 움지임에 의한 증상의 변화가 없다.

비 전두골 봉합 결합부

- 종축 미추 방향 - 정상 가동성과 코 압박감 증가.
- 왼쪽으로 횡 이동 - 코 압박감은 감소하고 타는 듯한 통증이 약간 증가.

- 후방-전방으로 압력 - 정상 가동성과 코 압박감과 두통은 증가하나 타는 듯한 통증은 감소.

구개골

- 상악골의 양측 견인 - 정상 가동 범위와 코 압박감이 증가하고, 타는 듯한 통증이 급격하게 증가(8/10).
- 왼쪽 상악골에 종축으로 힘을 가해 경구개가 머리쪽으로 이동하게 함 - 정상 가동범위이고, 두통과 코 압박감이 증가.
- 오른쪽 상악골에 종축으로 힘을 가해 경구개가 머리쪽으로 이동하게 함 - 정상 가동범위이고, 코 압박감과 두통이 증가하고 타는 듯한 통증이 현저히 증가(9/10).

상악 안면 평가(Maxillofacial assessment)

악관절 가동성

- 종축 머리쪽으로 움직임을 제외하고는 모든 가동성은 정상. 오른쪽 하악골 부위에 잡아당기는 불편함을 일으키는 오른쪽 악관절에 약간의 제한이 있음. 종축 머리쪽으로 움직임에 경추 굴곡을 추가하면, 하악골의 잡아당기는 부위가 환자가 이야기한 타는 듯한 느낌이 있는 부위로 퍼져간다.

촉진

- 측두근, 내측익돌근, 교근, 상설근에 압통.

저항 평가

- 모두 정상

교합(occlusion)

- 명확한 교합 장애는 없지만, 이를 가는 것으로 인해 현저한 마모가 있음.

호흡 패턴

- 상설근, 사각근, 흉쇄유돌근과 상부 경추 신전근을 이용한 구 호흡(mouth breather).

신체 검진 이후에 재평가

- 두통 정도 3/10, 코 압박감 4/10, 타는듯한 통증 4/10.
- 흡기는 오른쪽 비공(nostril)의 확대로 증가.
- 상부 경추의 굴곡과 신전은 여전히 예리한 국소 통증을 유발하지만 강도는 감소하였다.
- 신경역동성: 오른쪽 ULLT 1 - 팔 전체를 잡아당기는 느낌은 같지만, 주관절은 10° 만 제한, 두통 2/10.
- 하악골 신경역동성 평가 - 왼쪽 측방 편위은 아직 50% 제한되지만, 두통 4/10, 코 압박감 4/10. 타는듯한 느낌 2/10.

초기 치료(first treatment):
왼쪽 후두골-접형골 접합부

- 2분 동안 증상의 증가 없이 단계 4의 정도로 접형골의 오른쪽으로 수평 가동술(transverse mobilization) 적용
- 증후군과 증상 변화 없음

단계 4의 정도로 강하게 5분 동안 반복 적용

- 모든 증후들이 1/10 감소
- 상부 경추의 굴곡과 신전 변화 없음
- ULTT 1 변화 없음
- 하악골 신경역동성 평가 - 증후들의 변화 없이 왼쪽 외측 편위의 가동범위 증가
- 왼쪽 후두골-접형골 접합부의 수평 가동술을 적용 - 약간의 두통의 증가(2/10)가 있으면서 뻣뻣함이 감소한다.

결론 : 현저한 기능부전(dysfunction)을 동반한 환자의 증후들에 영향을 미치는 요소, 예를 들면, 상부 4분의 신경역동성, 상부 4분의 근육 긴장, 두개골 연부조직의 가동성들을 보조해야 한다. 앞으로의 평가는 환자의 더 많은 통증의 경험(예, 환자의 이해도, 느낌 그리고 환자의 삶에 영향을 미치를 요소들을 관리하는 전략들), 그의 자세에 대한 인식, 운동 패턴, 근육의 긴장과 호흡 패턴, 그리고 하지의 4분의 근육들을 포함한 전반적인 근육조절들을 찾아내기 위해 필요할 것이다. 두개골 가동술 이후에 더 많은 향상과 신체 평가 이후에 증후들에 초기 감소는 용기를 줄 것이며 이 부분에 대한 더 많은 치료가 시도되어야한다는 것을 지지한다. 환자는 이런 스트레스와 좌절이 그의 증후들에 어떻게 영향을 주는지에 대한 명확한 설명을 들을 것이다. 초기의 자기관리과 함께 하는 것은 이 환자에 있어서 필수적으로 필요하다.

추가적인 관리(Further management)

환자가 가지고 있는 문제가 삶에 미치는 영향과 이런 문제들에 대한 환자의 감정(feeling)의 영향에 대해서 지금까지 토론하고 있었다. 이 토론과정에서 많은 문제가 돌출되었다. 머리에 있는 종양에 대한 두려움; 지금까지 건강에 대한 좌절감; 성격변화에 대한 좌절감; 이것을 어떻게 접근해야 할지; 이 분야에서 도움을 받기 위해서는 다른 방법이 무엇인지; 약(medication)과 이런 약들이 무슨 효과가 있는지; 물리치료 평가에서 발견된 신체적인 기능부전과 다양한 치료기술의 목적; 만성통증에 대한 개념과 관리(management)하는데 있어서 환자의 역할의 중요성. 이런 토론들은 환자의 통증 경험을 더 많이 이해하고, 환자의 통증에 대한 인지적이고 감성적인 요소들을 감소시키기 위해 도움이 되는 것이 무엇인지를 더 잘 이

해하기 위함이었다. 체계적인 치료, 두개와 안면조직의 가동술의 재평가, 상부 경추의 가동술, 뇌신경조직의 가동술, 자세에 대한 인식과 교육으로 구성된 도수치료를 하고 있는 중이다. 치료는 각각의 조직에 유해성(nociceptive)기능부전을 호전시키고, 추가적인 평가를 위해 이용하고 있다. 가장 많은 호전은 접형골과 구개(palate)조직의 가동성과 하악골과 상악골의 역동적신경 가동성 그리고 민감성을 향상시키기 위한 치료방법을 통해 달성될 수 있었다.

진행(Progress)

이 환자는 한달에 걸쳐서 6번의 치료를 받았다. 두통은 약 25%가 감소하였고, 코에 압박감과 타는 듯한 느낌은 3번 치료에서 50%가 감소하였다. 이때 쯤에는 스스로 두개안면과 신경가동술을 꽤 능숙하게 할 수 있었고, 작업 중에도 근육이완 기술과 자세 교정에 노력하고 있었다. 그는 자가 가동술과 간단한 호흡 기술들과 비골전두골(nasofrontal)구개골의 도수치료를 통해 가장 많은 호전이 되었다고 생각하고 있다. 환자의 두통은 뇌신경조직의 가동이 추가되고 나서 더 많은 호전이 있었고, 6번 치료가 끝난 후에는 코에 압박감과 뺨에 있는 타는 듯한 느낌이 완전하게 호전되었고, 그의 두통의 빈도와 강도에 있어서도 상당히 호전되었다. 지금은 그가 매우 바쁘거나 작업 중에 스트레스를 받았을 때 두통이 1주일에 한번이나 두 번 정도 있을 뿐이다. 이 기간 동안 쭉 그의 성격 변화가 약간 호전되었다고 생각했지만, 아직도 그는 쉽게 흥분하고, 기억에 문제와 작업중에 스트레스를 관리하는 문제가 있다는 것을 알고 있다. 그는 초기에는 이런 문제들에 대한 추가적인 도움을 얻기 위해 노력하는 것을 꺼려했었다. 그러나 물리치료를 통해 호전된 것이 그를 격려해주었고, 나중에는 심리학자에게 의뢰하는 것을 동의하게 되었다.

임상가 추론의 분석(Analysis of clinician's reasoning)

이 분야에서 활동하고 있는 임상가(clinician)들에게 물리치료사에 의해서 수행된 환자의 평가과정을 비디오테잎을 통해 보여주고 나서 특별한 질문들에 대해서 답을 할 것을 요구하는 것은 정당하게 평가하는데 있어서 중요하다. 비록 임상가들이 좋아하는 내용에 대한 추가적인 정보를 추천할 기회는 주었지만, 이것은 임상가들에게 그들이 좋아할 만한 질문에 따르지 않는다는 것을 의미하고, 요구한 질문에 대한 답을 얻는데 꼭 필요하지 않다는 것을 의미한다.

철저한 가설 설정과 평가, 미성숙된 결론을 피하는데 도움이 되고, 자신의 추론에 대한 인식전환(metacognitive)과 한계성에 도움이 되고, 여러 전문분야와 공동협력에 도움이 되는 이런 과정들은 능숙한 임상적 추론을 하는데 있어서 중요하다.

이 사례 연구에서 얻은 첫 번째 인상은 각각의 임상가들에 의해 고려된 가설에서 명백한 차이가 있다는 것이다. 이것은 놀란 만한 일이 아니다. 왜냐하면 자료에 의한 연구에서 우리들의 가설 설정이 우리의 지식의 조직화와 밀접한 관련이 있다는 것이 여러 차례 보고되었기 때문이다. 각 전문가들은 때때로 너무 비밀스럽기도 하고 다른 전문가들에 이해가 되지 않는 독특한 지식 기반을 갖고 있기 때문에 전문가들 간에 공동협약이 부족하고 또한 모든 환자들이 혼합되고 복잡한 정보의 결과로서 경험한다. 그럼에도 불구하고, 그들 자신의 전망의 관점에서 문제를 보기 때문에 이들 임상가들은 자주 그들이 좋아하는 가설에만 편중되는 추론을 설정하는 고전적인 오류를 범한다. 이것이 전문가들도 범하게 되는 오류이다. 이런 가설들이 가지고 있는 문제점들은 조사와 치료에 대해서 검증되지 않았다는 것이다. 예를 들면, 모든 임상가들이 환자의 두통의 원인을 1가지에서 4가지까지 다르게 생각하였지만, 두통의 전형적인 형태들 간에 구분을 명확하게 시도된 것은 없다. 예를 들면, 긴장, 독특한 냄새가 있는 편두통, 독특한 냄새가 없는 편두통, 낭종이 없는 편두통, 두개하악골의 기능부전과 관련된 두통, 경막, 신경성, 만성적인 발작성 편두, 편두 연속과 경추, 그들이 원하는 추가적인 정보를 지명할 기회를 주었음에도 불구하고, 두통의 전형적인 형태들 간에 구분을 명확하게 하지 못했다.

두개내의 원인은 환자가 뇌에 종양이 있다고 이야기하기 전까지는 전혀 고려되지 않았다. 그리고 측두골 패턴(temporal pattern), 편측 편위 존재, 예고의 증상들과 같은 주관적인 특징들은 전혀 요청되지 않았다. 가설 설정의 폭이 제한되고 조사들이 다른 가능성들 간에 구별을 시도하지 않았을 때, 부정확한 진단과 관리의 위험도는 증가한다. 몇몇 경우에서 이런 추론에 대한 오류는 임상가들의 지식에 대한 불충분한 조직화에 의한 것이라고 생각될 수도 있다. 다른 경우에는 두통의 일반적인 패턴과 유사하다고 할 수도 있다. 이런 것들은 불완전한 가설 설정과 치밀함의 부족의 오류를 더 많이 만들어 낸다.

이런 치밀함의 부족에도 불구하고, 대부분의 임상가들은 정보를 더 명확하게 하기 위한 조사를 통해 그들의 추론에 있어서 가설검정을 한다는 것을 증명하였다. 임상가들이 그들의 가설을 정당화하기 위해 조사했었다는 것은 참으로 흥미 있는 일이라고 할 수 있을 것이다.

이것은 그들의 편견을 반영하는 것이 될 수 있다. 왜냐하면 그들이 선호하는 가설에 적합하지 않는 특징들이나 부정적인 증거에 대한 고려도 없이 지지하는(support) 증거들만을 이용했기 때문이다. 예를 들면, 2장(249 페이지)에 있는 3번째 질문에 대한 반응에서 물리치료사는 침해수용기와 말초 신경성 원인이 되는 기계적(mechanical) 특징들을 지지하는 증거로 주장하였다. 반면에 이 단계에서 임상가들은 부정적인 증거를 확인하기 위해 조사하지 않았다. 이것은 당신의 추론을 향상시키기 위한 아주 유용한 예가 될 수 있다. 예를 들면, 이 상황에서 무엇이 기계적인(mechanical) 원인이 될 수 있는가에 비중을 두는 것은 중요하다. 기계적인 원인이 되는 것들은 전방 굴곡과 머리의 움직임에 의한 두통의 증가, 머리를 양쪽에서 눌렀을 때 두통의 감소이고, 반대로 기계적인 원인이다라고 하기에는 부족한 것들은 피곤함에 대한 영향, 정신적인 압박과 일반적인 일(effort)이다. 지지하고 부정하는 증거 양쪽을 다 고려해서 보면, 임상가들은 그들이 전에는 인식하지 못했던 패턴들의 하부항목들이나, 임상가들의 패턴들간에 중복됐다고 확인되는 것들에 대해 그들 스스로 새롭게 인식을 환기할 수 있다.

핵심 정보를 지나쳐 버릴 수 있는 위험요소를 감소하기 위한 또 하나의 조사전략(inquiry strategy)은 일반적인 문제들이나 관련된 증상들과 전형적으로 증상을 악화시키거나 이완시키는 요소들을 선별하는 것이다. 각 전문가들은 인정되어야만 할 관련된 임상패턴들을 선별하는 질문들을 가지고 있지만, 모든 임상가들은 일반적인 건강과 안정성에 관련이 있는 선별하는 질문들에 친숙하다(예, 계통적 평가, 설명할 수 없는 체중 감소, 추골기저동맥의 불충분성, 척수, 약물, 평가들), 그리고 위험 요인이라고 인식될 수 있는 질문들, 또는 장기적인 장애와 작업능률 상실에 대한 노란 깃발(yellow flags). 노란 깃발에 대한 몇 가지 예는 통증에 대한 믿음과 태도를 포함한다. 예를 들면, 통증은 해롭다, 증가된 통증에 대한 두려움과 같은 감정들, 전체적인 활동 회피와 같은 행동양식과 우울증, 보상 목표(compensation issues), 과잉 보호와 같은 가족들 반응들, 일에 필요조건과 고용주의 지지들이다.

이 사례 연구의 몇 가지 경우에서는 보면, 너무 서두르는 판단들이었다. 예를 들면, 대부분의 임상가들은 환자의 스트레스, 좌절, 성격 변화들의 잠재적인 관련성을 인식하려고 하는 반면에 선천적인 자기도취, 신경성 환자 또는 그의 인생에 있어서 통증은 필요하다라고 하는 환자의 진술(statement)과 같은 라벨 (label)의 사용은 만약에 이런 진술들이 가설에 반대될 정도로 결론으로 되었다면 위험스러울 수 있다. 특별한 영역(예, 심리학)에서 부족한 지식은 불충분한 정보에 의해 만들어진 결론이나 가설로 유도할 수도 있다. 모든 임상가들은 그들의 지식이 부족한 부분을 가지고 있을 것이지만 이 피할 수 없는 한계에 대한 가장 안전한 보호는 좋은 인식전환(metacognitive) 기술(skill)을 갖는 것이다. 이 경우에는, 당신이 알고 있는 것과 알지 못하는 것에 대한 초인식이 필수적이다. 이것은 당신이 서두르는 것을 피할 수 있도록 도움이 될 것이다. 그리고 찾지 못하는 결론들은 부족한 부분에 대한 지식에 대해서 더 찾을 수 있도록 격려할 것이며, 다른 전문가에게 의뢰하도록 독려할 것이다. 이런 초인식에 대한 자각은 다른 전문가에게 의뢰가 필요하다고 인식하거나 한 명의 임상가가 환자마다 다양한 양상을 보인다는 것을 인식할 때마다 이런 과정을 통해 임상적 추론에서 명백하게 나타난다.

당신이 초기 환자 평가를 통해 기대했었던 것처럼 진단적 추론은 물리치료사의 질문에 기본이 되는 우세한 추론 전략이었고 또한 임상적 반응에서 분명해 졌다. 이것은 임상가들이 한 질문에 대한 성격 때문에 원인과 기여 요인이 진단에 맞추어졌다. 이것은 또한 일반적인 의학적 진단에서처럼 진단에 중점을 둔 것은 일치했다. 의사소통을 형성하기 위한 사회화에서부터 문제에 대한 환자의 이해와 감정을 포함한 환자의 삶에서 가지고 있는 문제에 대한 영향에 관한 특정한 질문에 이르는 범위인 상호적인 추론(interactive reasoning)은 관리를 통해 더 명백해졌을 것이다.

비슷하게, 서술적인 추론과 추론으로서 선도(teaching)은 치료 단계에서 더 많이 이용될 것으로 기대된다. 예를 들면, 교육은 물리치료사의 관리에 있어서 핵심적인 요소이기 때문이다.

공동합작 추론, 또는 환자와 임상가에 의해 만들어진 결론 형성은 재활에 있어서 환자의 책임감을 갖게 하는 것이 필수적이다. 물리치료사가 환자의 심리적인 의뢰를 먼저 하지 않는다면, 치료의 효과는 감소될 것이다. 게다가, 환자의 목표에 대해서 토론하는데 있어서 환자 스스로 잠재적인 효과를 찾기까지 기다려야 한다. 그럼으로써 서로 공유된 결론은 도달 될 것이고 성공의 가능성은 증가할 것이다.

통증이 계속 진행되는 있는 환자와 같은 특별한 경우는 다각적인 공동 접근은 더 유용하다. 임상가들은 여러 다른 건강 전문가들 사이에서 인정되는 임상적 패턴을 인식할 정도로 그들의 지식의 조직화에 계속적으로 노력을 해야 한다. 이것은 환자와 각각의 건강 전문가들 사이에 이루어지는 다각적인 공동작업을 더 촉진시킬 것이다.

또한 이 경우는 임상적 표현에 있어서 검역기(yellow flag)에 대한 인식의 중요성을 증명하고 있다. 이것을 위해서는 일반적인 근 골격계의 임상적 양상들뿐만 아니라, 통증 기전들과 이들 기전들의 균형에 따라 달라지는 관리에 대한 전략을 포함한 통증 과학에 대한 기본적인 이해가 있어야 한다. 치아, 악관절, 상부 경추, 두개안면 조직들의 기능부전과 같은 기계적이고 침해수용기성 장애는 기계적으로 수집된 평가들에 의해 적절하게 평가될 것이다. 다른 한편으로는 중추성 통증이 있거나, 또는 이것이 우세해졌을 때 전통적으로 손으로 하는 치료방법은 비효과적이지는 않지만, 환자의 통증을 유지하는데는 기여할 것이다. 이 사례 연구에서 보면, 도수치료에 의해 도움이 되는 요소가 명확하게 있다는 것이다. 그러나, 신체적인 기능부전이 향상되었음에도 불구하고, 중추적인 인지적이고/감정적인 요소들이 아직 남아있다는 것이고, 이것들이 잔존하는 두통, 계속되는 감정적, 행동양식의 변화들에 영향을 미친다는 것이다. 교육과 자가 관리는 이 환자의 시작하면서부터 격려해야 한다. 이것은 환자의 회복에 대한 책임감을 받아들이고 이해하는데 필수적인 것이다. 철저한 추론과 병행해서, 인지적이고 감정적인 기능부전을 해결하는데 있어서 자기 자신의 한계에 대한 초인식적인 자각과 변화될 수 없는 문제들에 대한 관점을 포함한 이것은 물리치료사가 결국 더 많은 도움을 추구하도록 환자를 독려하는데 성공하게 유도한다.

마지막으로 이 사례 연구는 모든 임상가들이 그들의 편견에 대해 준비가 되어야 하고, 그들의 가정을 의심해야 한다는 필요성을 입증한 것이다. 우리는 추론들 간의 비교와 토론을 어떻게 할 것인가와 문제를 어떻게 인식할 것인가 하는 우리의 서술방법을 재구성할 필요가 있다. 이것은 대안적인 관점(alternative view)을 생각할 수 있도록 우리 스스로 노력해야 하는 유일한 방법이다.

참고문헌(References)

1 Nickerson, R. S. (1987). Why teach thinking? In: *Teaching Thinking Skills: Theory and Practice* (J. B. Baron and R. J. Sternberg, eds), pp. 27-37. W.H. Freeman and Company.

2 Higgs, J. and Jones, M. (1995). Clinical reasoning. In: *Clinical Reasoning in the Health Professions* (J. Higgs and M. Jones, eds), pp.3-23. Butterworth-Heinemann.

3 Jones, M. (1992). Clinical reasoning in manual therapy. *Phys. Ther.*, **72**, 875-884.

4 Jones, M., Jensen, O. and Rothstein, J. (1995). Clinical reasoning in physical therapy. In: *Clinical Reasoning in the Health Professions* (J. Higgs and M. Jones, eds), pp. 72-87. Butterworth-Heinemann.

5 Gifford, L. S. and Butler, D. (1997). The integration of pain sciences into clinical practice. *J. Hand Ther.*, **10,** 86-95.

6 Elstein, A. S., Shulman, L. S. and Sprafka, S. S. (1978). *Medical Problem Solving: an Analysis of Clinical Reasoning*. Harvard University Press.

7 Lesgold, A., Rubinson, H., Feltovich, P. *et al*. (1988). Expertise in a complex skill: diagnosing x-ray pictures. In: *The Nature of Expertise* (M. T. J. Chi, R. Glaser and M. Farr, eds), pp.311-342. Lawrence Erlbaum Associates Inc.

8 Feltovich, P. J., Johnson, P. E., Moller, J. H. and Swanson, D. B. (1984). LCS: the role and development of medical knowledge in diagnostic expertise. In: *Readings in Medical Artificial Intelligence: The First Decade* (H. G. Schmidt and M. L. DeVolder, eds), pp.275-319. Addison-Wesley.

9 Voytovich, A. E., Rippey, R. M. and Suffredini, A. (1985). Premature conclusions in diagnostic reasoning. *J. Med. Educ.*, **60,** 302-307.

10 Ramsden, E. L. *(1985)*. Basis for clinical decision making: perception of the patient, the therapist's role, and responsibility. In: *Clinical Decision Making in Physical Therapy* (S. J. Wolf, ed.), pp. 25-60. F.A. Davis.

11 Glaser, R. and Chi, M. T. H. (1988). Overview. In: *The Nature of Expertise* (M. T. J. Chi, R. Glaser and M. Farr, eds), pp. xv-xxviii. Lawrence Erlbaum Associates Inc.

12 Flavell, J. (1979). Metacognition and cognitive monitoring: a new area of cognitive-developmental inquiry. *Am. Psychol.*, **34**, 906-911.

13 Nickerson, R. S., Perkins, D. N. and Smith, E. E. *(1985)*. *The Teaching of Thinking*. Lawrence Erlbaum Associates Inc.

14 Mezirow, J. (1990). *Fostering Critical Reflection in Adulthood a Guide to Transformative and Emancipatory Learning*. Jossey-Bass Publishers.

15 Bordage, G. and Allen, T. (1982). The etiology of diagnostic errors: process or content? An exploratory study. In: *Proceedings of the 21st Annual Conference of Research in Medical Education,* pp.171-176. American Association of Medical Colleges.

16 Bordage, G. and Zacks, R. (1984). The structure of medical knowledge in the memories of medical

students and general clinicians: categories and prototypes. *Med. Educ.*, **18**, 406-416

17 Bordage, G., Grant, J. and Marsden, P. (1990). Quantitative assessment of 'diagnostic' ability. *Med. Educ.*, **24**, 413-425.

18 Jones, M. (1995). Clinical reasoning and pain. *Man. Ther.*, **1**, 17-24.

19 Mattingly, C. (1991). What is clinical reasoning? *Am. J. Occ. Ther.*, **45**, 979-986.

20 Mattingly, C. and Fleming, M. H. (1994). *Clinical Reasoning: Forms of Inquiry in a Therapeutic Practice*. F.A. Davis.

21 Benner, P. (1991). The role of experience, narrative, and community in skilled ethical comportment. *Adv. Nursing Sci.*, December, 1-21.

22 Edwards, I., Jones, M. Carr, J. and Jensen, G. M. (1998). Clinical reasoning in three different fields of physiotherapy - a qualitative study. In: *Proceedings, Fifth International Congress, Australian Physiotherapy Association,* Hobart, Tasmania, May 11-15.

23 Barrows, H. S., Norman, G. R., Neufeld, V. R. and Feightner, J. W. (1982). The clinical reasoning of randomly selected physicians in general medical practice. *Clin. Invest. Med.*, **5**, 49-55.

24 Norman, G. R., Tugwell, P. and Feightner, J. W. (1982). A comparison of resident performance on real and simulated patients. *J. Med. Educ.*, 57, 708-715.

25 Patel, V. L. and Groen, G. J. (1986). Knowledge-based solution strategies in medical reasoning. *J. Cogn. Sci.*, **10,** 91-108.

26 Patel, V. L. and Groen, G. J. (1991). The general and specific nature of medical expertise: a critical look. In: *Toward a General Theory of Expertise: Prospects and Limits* (A. Ericsson and J. Smith, eds), pp. 93-125. Cambridge University Press.

27 Grant, J. and Marsden, P. (1987). The structure of memorized knowledge in students and therapists: an explanation for 'diagnostic' expertise. *Med. Educ.*, **21**, 92-98.

28 Grant, J. and Marsden, P. (1988). Primary knowledge, medical education and consultant expertise. *Med. Educ.*, **22**, 171-172.

29 Bordage, G. and Lemieux, R. (1991). Semantic structures and 'diagnostic' thinking of experts and novices. *Acad. Med.*, **66,** S70-S72.

30 Elstein, A. S., Shulman, L. S. and Spralka, S. A. (1990). Medical problem solving: a ten year retrospective. *Eval. Health Prof.*, **13,** 5-36.

31 Schmidt, H. G. and Boshuizen, H. P. A. (1993). On acquiring expertise in medicine. *Educ. Psychol. Rev.*, **5**, 205-221.

32 Arocha, J. F., Patel, V. L. and Patel, Y. C. (1993). Hypothesis generation and the coordination of theory and evidence in novice 'diagnostic' reasoning. *J. Med. Decision Making,* **13**, 198-211.

33 Jull, G. (1997). Management of cervical headache. *Man. Ther.*, **2**, 182-90.

34 Merskey, H. and Bogduk, N. (1994). *Classification of Chronic Pain, Descriptions of Chronic Pain Syndromes and Definitions of Pain Terms,* 2nd edn. IASP Press.

35 Kendall, N. A. S., Linton, S. J. and Main, C. J. (1997). *Guide to Assessing Psychosocial Yellow Flags in Acute Low Back Pain: Risk Factors for Long-Term Disability and Work Loss*. Accident Rehabilitation and Compensation Insurance Corporation of New Zealand and the National Health Committee.

36 Elstein, A. S. (1995). Clinical reasoning in medicine. In: *Clinical Reasoning in the Health Professions* (J. Higgs and M. Jones, eds), pp.49-59. Butterworth-Heinemann.

제 11 장

만성적인 두개안면부 통증 환자의 통증 관리

Pain management in patients with chronic craniofacial pain

서론(Introduction)

대개 두개경수와 두개안면부 통증의 경우에 우리는 통증 호소의 범위에 대해서 이야기 한다. 씹는 동작과 관련이 있는 근육의 사용과 하악골의 사용은 통증을 일으킬 수 있고, 움직임에 제한을 가져올 수 있다. 게다가 이것은 두통이나 얼굴 통증, 목, 어깨 뻣뻣함 같은 것이 일반적으로 더 많다. 또한 특별한 불평은 때때로 이를 무는 것, 이갈이, 염발음이 나거나, 뚝하는 소리, 귀에서 윙윙 소리나는 것, 귀 통증, 코, 눈, 입, 목의 통증과 조화의 문제와 같은 것과 관련이 있다. 통증의 호소는 복잡한 문제를 만들어 내고, 이것은 결국 신체적, 정신적 요소들이 서로 영향을 미친다. 통증에 영향을 주는 여러 가지 형태를 구별하는 것은 바람직하다. 왜냐하면 통합된 치료를 위해서 필요하기 때문이다(8장 참고). 편타증 환자의 과거력의 경우에 문제의 복잡성은 명확하게 나타난다.

사회심리적인 훈련으로 소개된 방법과 심리학자가 진행하는 방법들은 통합된 치료의 좋은 결과를 결정짓게 된다.

> 한 환자는 편타증(Whiplash)손상 후에 심각한 목과 얼굴의 통증, 기억력과 집중력의 문제를 가지고 있다. 그녀는 더 이상 그녀에게 주어진 과제를 적절하게 수행하지 못하고 도움이 필요하게 된다. 이 변화는 그녀와 가족에게 실망을 주었고, 새로운 환경에 대한 필요한 조절들이 이루어지

지 않는다.
그녀는 어려운 것들에 대해서만 도움을 요구할 수 있다. 그러나 그녀는 그의 가족들이 그녀의 요구와 도움을 느낄 것이라고 기대했다. 이것은 기대처럼 되지 않았고 환자는 폭력적이고 좌절감에 빠졌다. 그녀는 모두에게 항상 유용한 사람이었을 때와 비교해서 그녀 가족들이 어떻게 자기를 무시할 수 있는지 이해할 수 없었다. 그러나 가족들은 그녀에게 도움이 되는 유일한 방법은 심리학자에게 보내는 것이다 라고 생각했다. 환자는 이것이 잘못된 것이라고 느낀다. 그녀는 정신적인 문제의 결과로서의 병이 아니고, 병은 교통사고의 결과이며 게다가 신체적인 병은 심리적인 문제를 야기시킨다.
치과의사와 함께 상의한 후에 그는 악관절 기능장애를 전문으로 하는 병원으로 보내졌다. 그녀의 턱에 발생한 것은 뚜렷한 큰 변화이다. 처음으로 그녀는 심각하게 느꼈다. 게다가 그녀는 소음을 제거하기 위해 귀마개를 처방받았고, 따라서 더 이상의 소음은 나지 않았다. 그럼으로써 더 잘 의사소통 할 수 있다. 심리학자와 함께 토의함으로써 그녀는 병을 더 잘 받아들이고, 적절하게 의사소통하고 활동을 더 잘 할 수 있다.
신체적 · 심리적 문제의 형태의 통합된 치료는 적절하게 그녀에게 부딪치는 난관을 해결할 수 있었다.

사회심리적 훈련의 소개(Introduction of the psychosocial discipline)

환자들은 신체적 문제를 가지고 있다. 일차적인 전제와의 상관관계로부터 발생하기도 하고, 그 전제로부터 직접적으로 오기도 하는 이런 문제는 심리학자가 관여할 수도 있다. 주 호소(complain)의 근본적인 원인이 심리적인 문제로 발생한 것이라면, 의뢰는 별 도움이 되지 않는다. 이럴 경우는 심리학자나 정신병 의사 중에 선택해서 보내야 한다. 환자가 이런 원칙을 받아들이는 한 심리학적 도움이 필요한 환자에게는 도움이 될 것이다.

전문의는 그 통증의 원인이 신체적 요소만으로 발생할 수 없고, 다른 요소들이 그 주 호소를 악화시키거나 유지하게 했었다는 것은 설명할 수 있다. 오랫동안 염증이나 손상 후에 나타나는 일차적인 통각과민의 원인이 유해성수용기(nociceptive)의 자극에 의한 것이라고 여겨왔었다. 많은 연구와 논문에서 분자, 생화학적 그리고 신체적 수준의 손상에 의한 변화가 신경계에 기능적 변화를 가져오게 한다는 것을 보여주었다. 이런 변화들은 침해수용기가 더 이상 반응하지 않는데도 이차적인 통각과민을 발생시킨다. 통증 순환 고리(pain cycle)를 단절하기 위한 진통제, 물리치료, 스트레스 조절, 이완운동이 필요하다.

심리학자를 정확하게 소개하자면, 심리학자는 주 호소에 원인인 되는 스트레스 요인과 사회심리적인 요소를 주의 깊게 관찰해야 한다.

인식-행동 접근(A cognitive-behavioural approach)

인식, 감정, 행동 그리고 그들 간의 상호 피드백 체계는 일반적으로 자극의 민감성 그리고 특별한 통증에 영향을 준다. 최소화(자극에 대한 민감성 감소) 또는 강화(자극에 대한 민감성 증가)는 단일 자극의 강도나 기간에 영향을 받지 않는다. 많은 다른 것들 중에서 다음의 사항들이 두개안면부의 통증에 장기적 영향을 끼친다.

- 사람의 체질: 적당한 조건에서 그는 쉬고 있다고 느끼는가? 이완되었다고 느끼는가? 또는 피곤하다고 느끼는가? 긴장되었다고 느끼는가? 약하다고 느끼는가?
- 상황: 이런 상황이 좌절과 목적의 상실, 고립과 관련이 있는가? 또는 명랑한 사람인가?
- 인식: 그 사람이 그 상황을 해석하는 방법. 그는 이 상황이 어디로 유도할 것인가를 생각하는가? 나는 병약하게 된다. 나는 가족에게 짐이 된다. 나는 무기력하고 의사가 나를 도와야만 한다. 또는 나는 그것을 대처해 나갈 수 있다. 나는 나의 처지를 개선할 수 있다.
- 행동(습관): 침묵, 탄식, 불평. 부인, 도피, 불안함, 병적 쇼핑, 이것에 반해서 필요한 것을 찾는 것, 목적있는 행동을 하는 것, 휴식과 노력의 반복하는 것.

이것은 자극의 형태와 각성의 정도 사이가 서로 연결된 것이다. 자극은 기대하지도 않을 때 더 많은 각성을 초래시키고, 감정적인 만족과 함께 새롭게 된다.

만성적인 통증은 환자가 예기치 못하는 방법에 의해 강도가 변한다. 그러므로 환자는 매번 다르게 경험하게 된다. 통증에 의해 야기된 제한이나 느낌을 보는 것은 매우 감정적으로 부담이 된다. 그러므로 만성적 통증은 높은 각성을 초래한다. 만성적 통증은 또한 종종 근심과 함께 연합되고, 이것은 신경의 긴장, 높은 자극 반응을 이끈다(강화, 그림 11.1).

Arntz와 Peters는 연구소에서 통증과 걱정-유발된 각성 사이의 관계를 연구했다. 그들은 근심과 통증 사이에 아무런 관계가 없다는 것을 발견했다. 이것은 아마 2가지 이유일 것이다.

1. 각성과 자극 민감성 사이의 관계는 직선 관계가 아니다. 오직 각성의 수준이 "정상적" 이었을 때만 자극의 강도와 각성 사이는 직선의 관계이다. 높음과 낮음의 각성은 자극의 민감성을 줄인다. 낮은 각성은 안전과 진실의 상황이고 이것은 각성이 덜한 상태이므로 관찰과 느낌이 덜하다. 높은 각성은 열정적이고 투쟁, 도주의 반응이다. 여기에서는 자극에 대한 민감성이 확실하게 감소할 것이라고 보는 것 보다 생존하는 것이 더 낫다는 것에 초점을 맞추어야 한다.
2. 게다가 각성과 주의집중은 특별히 자극에 대한 민감성에 영향을 준다.
   Gate이론은 다양한 자극에 대한 우선권을 다투게 하여 대등하게 잘 인식될 수 없다는 이론에 기초를 두고 있다.

개인적인 느낌과 함께 높은 각성은 자극에 대한 민감성을 증가시킨다. 높은 각성과 주의집중은 자극의 민감성을 낮추는 방향(다양한 환경과 상황)으로 초점을 맞추어야 한다.

최적의 각성은 치료와 배우기 위해 필수적이다. 너무 낮거나 너무 높은 각성은 과정을 배우는데 방해가 된다. 너무 낮은 각성은 주의의 부족 때문에 아주 적은 정보가 흡수될 것이다는 것을 의미한다. 따라서 배우는 효과에는 한계가 있다. 많은 스트레스와 혼합된 높은 각성은 건망증으로 이끌 수 있다. 경험은 지나치게 압도적이고 외상을 주기 때문이다. 그러므로 인지- 행동 치료는 각성의 수준을 낮추어야 하고 동시에 주의집중은 환자를 만족시키거나 자극시키는 것, 과제와 과제의 어려움 정도 그리고 환자 자신이 통제할 수 있는 요소에 초점을 맞추는 것을 확실히 해야 한다. 각성을 낮추는 것은 긴장을 푸는 운동, 좋은 의사소통, 자

> 한 편타증환자는 쓸모없고 가치 없다고 느낀다. 그녀는 더욱 더 화를 잘내고 감정적으로 되어간다. 그녀는 근심 때문에 방에서 사회적 접촉을 피한다. 왜냐하면 다른 사람들이 자신을 어리석다고 생각할 것이라는 걱정때문에 가족들 이외의 사회적 접촉을 피한다.
> 고립이 그녀를 외롭게 했다는 것을 알아차린다. 그녀는 더 잘 긴장을 풀 수 있고 더 많이 휴식을 취할 수 있기 때문에 치료에 대해서 고맙게 생각한다. 그녀는 더 잘 집중할 수 있게 되었고 집중력과 듣는 능력의 증가로 정신적 평화가 더 훌륭해졌음을 알아차렸다. 그녀는 제공되어진 정보를 더 잘 흡수하여 기억력은 개선되었다. 결과적으로 자신감이 향상되었다.
> 그녀는 불평자가 될 것이라고 하는 것과 약해질 것이라는 것에 대해서 겁이 많이 났다. 조화의 방법 안에서 한계를 논의함을 배웠고, 거절의 두려움을 이해하고 지탱하는 것을 발견했다. 그녀는 그녀의 고립을 깼다. 그녀의 삶에서 더 많은 활동을 확장했고, 결론적으로 가족 중에서 더 유용한 사람으로 되었다.

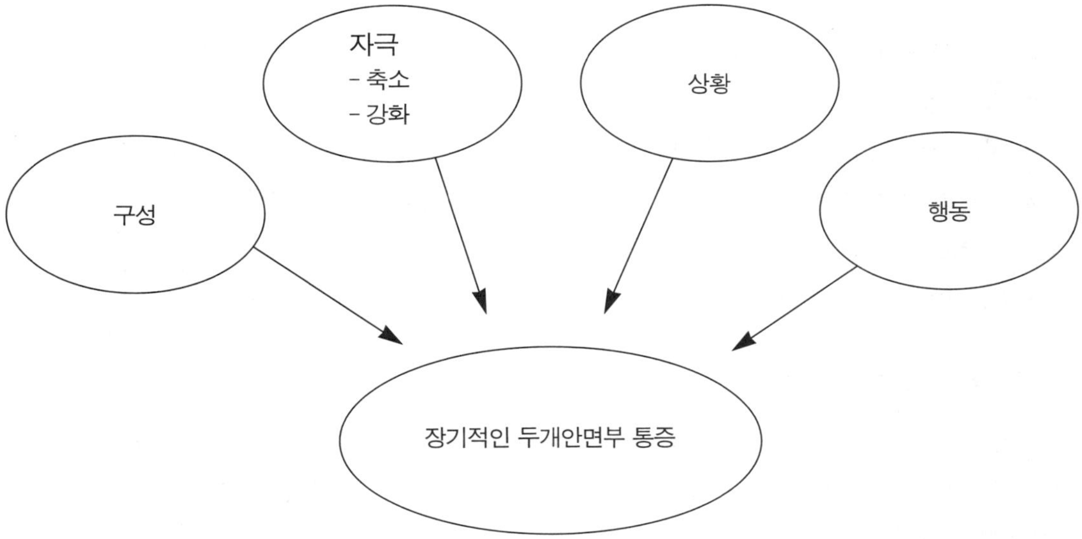

그림 11.1 축소와 강화. 장기적인 두개안면부 통증의 원인이 될 수 있는 요소들

신감을 통해 일어나며 환자가 자기 자신의 가능성에 대한 신뢰는 그가 그 상황에 대처해 나가기 위해 노력할 수 있도록 할 수 있다.

고통이 있는 환자가 통증에 대해 배타적으로 될 때마다 그 통증은 증가할 것이며 더 악화된다. 특히 고통은 주의집중의 질에 따라, 통증에 집중하는 정도에 따라 더 악화된다. 통증은 주의집중이 부정적인 감정으로 치우친다면 증가한다. 통증은 긍정적인 감정, 유머, 수락, 능력과 자신감에 의해 감소된다.

인지-행동 접근는 행동과 인식의 변화를 통하여 고통의 순환(pain cycle)→근심과 고통 주의 집중→더 많은 고통을 깰 수 있게 하기 위해서 고통의 감정과 주의를 변화시키기 위해 시도한다.

인식-행동 접근의 특징들(Characteristics of the cognitive-behavioural approach)

만성 통증과 구 안면(orofacial) 불평 호소에서 인식-행동 치료는 많은 장점을 가지고 있다. 이 방법은 불평 호소에 직접적으로 접근을 하고 일반적으로 너무 오래 하지 않으며 평가하기 위한 쪽으로 시행한다. 이 접근 방법은 많은 특징을 가지고 있다 그 특징은 다음과 같다.

- 명확한 목표
- 등록과 측정을 위한 주의력
- 자기 평가
- 치료에서 환자 보호자의 수반
- 교육을 위한 보살핌, 숙제와 기술을 배우는 것(긴장을 푸는 기술, 사회적 기술, 강인함 등)
- 건강한 행동에 대한 주의

명확한 목표(Clear goal)

환자는 그가 심각한 신체적 고통, 정렬, 변형이상이 있다고 생각한다. 그는 병의 원인을 발견하고 제거하면, 그의 삶이 정상적인 방법으로 재시작할 수 있을 것이라고 생각한다. 환자는 임상의와 같은 목표를 가진다.

병과 원인을 치료하기 위해 환자는 개인적 목표를 가지는 것이 중요하다. 가능성과 기능적인 면에서 중요하고, 원인을 발견하고, 그것을 제거함으로써(처방) 병을 치료하는데 중요하다.

통증 측정(Measurement of pain)

측정은 특히 중요하다. 왜냐하면 만성질병은 알아내기가 어렵기 때문이다(8장). 명백한 원인 없는 통증이 많이 있다. 의사는 전체적으로 환자로부터의 주관적 정보에 의존한다. 종종 건강을 돌보는 사람들은 과도한 민감성을 완곡어법으로 "통증 역치가 낮다"라고 하는 애매한 일반적 용어를 사용한다. 환자의 주 증상을 현실적이고 중요하게 다루어야 한다.

통증이 적절하게 치료되지 않는다면, 이것은 불필요한 근심과 걱정을 초래한다. 통증은 생길 수 있고, 환자에 대한 영향을 낮출 수 있는 것은 사실이다. 일반적으로 통증은 시각적 등급 척도로 통증의 정도를 나타낼 수 있을 뿐만 아니라, 통증의 다양한 특징을 나타낼 수도 있다(그림11.2).

이것은 표 11.1에 있는 통증 변화 일지와 함께 사용될 수도 있다. 이런 방법에 있어서 우리는 통증에 영향을 주는 요소가 어떤 것인지와 통증 정도의 다양성이 있다면, 기록할 수 있다.

자가 평가(Self-assessment)

Bandura에 의하면, 자기평가는 자가 효율성의 기대를 갖게 하는 최고의 정보이다. 자기 효율성의 개념은 개개인이 그들의 (사회심리적)기능들을 평가하고, 유도하는 방법과 관련이 있다. 환자는 생각한다. "만약 내가 덜 아프다면 더 할 수 있다." 따라서 그의 최고의 중요한 목표는 통증을 감소하게 하는 것이다. 왜냐하면 압박감을 견디어 내는 능력이 증가하기 때문이다. 병이 낫기 원한다면, 그는 의사가 필요하다. 행동 - 인지치료는 환자에게 이렇게 생각하게 한다. "내가 더 할 수 있다면 덜 아플 텐데" 따라서 그의 최고의 중요한 목표는 통증을 감소시키기 위해 압박감을 견디어 내는(load-bearing)능력을 증가시키는 것이다. 환자는 자기 자신이 이 목표를 정할 수 있다. 그가 오직 필요한 건 그의 목표를 향한 최상의 방법에 대한 가르침이다. 이런 이유로 환자는 그의 치료계획표를 위해 책임감이 필요하고, 자신이 임상가(clinician)가 되어야 한다.

건강 서비스(Health service)에서 환자로부터의 비판적 태도와 솔선이 항상 좋은 것은 아니다. 많은 의사들과 다른 의사(medical staff)들은 그들이 무엇이 환자에게 좋은지 안다고 믿는다. 따라서 그것을 논하기를 원치 않는다. 또한 많은 환자들은 여전히 수동적이고 의존적이다. 의사는 그들을 위해 무엇이 좋은지 치유력과 결정에 책임이 있다.

파트너(Partner)

Funch와 Gale의 연구에서, 사회적인 요소들은 만성적인 두개안면부 통증과 관련된 행동치료의 예에서 치료를 계속할 것인가 결정하는데 있어서 가장 훌륭한 예언자가 될 것이다.

치료를 위해 보조자나 환자의 인생에서 다른 중요한 사람들은 치료의 목표에 도움이 되고 부분적인 역할을 한다. 올바른 방법으로 보조자에게 접근하는 것과 보조자들이 치료 계획에서 도움이 되도록 유도하는 것은 중요하다. 환자는 의사가 되어야만 하고 보조자의 역할을 묘사한 용어(terminology)에 보면, 의사와 공동작업을 하는 사람으로 나와 있다.

보조자들은 종종 환자를 향한 자신의 위치를 결정하는데 어려움을 느낀다. 그래서 정보와 안내가 필요하다. 그들은 모든 종류의 감정, 때때로 경쟁, 무능, 분노, 불만, 동정과 같은 것들을 가진다. 보조자들이 그들의 감정을 토의하고 표현하기 위한 기회를 가진다면, 그때 역시 그들이 왜 그런 방법으로 해야 하는지 불평호소에 어떻게 반응해야 하는지를 명확하게 알 수가 있다. 그리고 나서 우리는 그들과 함께 무엇이 불평호소에 반응하는 방법인지를 논의할 수 있다.

기술 학습(Learning skills)

만약 환자가 그만의 의사가 되기를 원한다면, 그는 일(effort)과 휴식(relaxation), 여가(leisure)사이의 균형이 필요한 치료계획을 시행할 필요가 있다. 이것을 하려면 환자는 그의 능력 또는 무능력을 주위환경에 적응시킬 수 있어야만 한다. 상당히 많은 단호함(assertiveness)과 좋은 사회적 기술들은 근본적인 도구이다. 많은 사람들은 사회적 기술을 수행할 수 있는 것과 가르치는데 있어서의 단호함은 반드시 필요하다. 이러한 이유 때문에 동시에

표 11.1 통증 패턴 일지

시간표 : 일반적인 기본 단계

하루 계획 - 예: 눕기, 앉기, 서기 또는 걷기

시간	눕기	앉기	서기/걷기	일상생활
8.00			×	화장실
8.30		×		아침식사
9.00			×	세수
9.30			×	세수
10.00		×		커피
10.30			×	청소
11.00	×			휴식
11.30			×	집안일
12.00		×		점식식사
12.30	×			휴식
13.00	×			휴식
13.30			×	산책
14.00			×	세수
14.30		×		세탁소
15.00	×			차
15.30			×	산책
16.00	×			휴식
16.30			×	요리
17.00		×		요리
17.30		×		저녁식사
18.00	×			휴식
18.30	×			휴식
19.00			×	씻다
19.30		×		커피
20.00			×	산책

하루 계획: 어떤 방법으로 그것을 하기를 원하는가?

시간	눕기	앉기	서기/걷기	일상생활
8.00				
8.30				
9.00				
9.30				
10.00				
10.30				
11.00				
11.30				
12.00				
12.30				
13.00				
13.30				
14.00				
14.30				
15.00				
15.30				
16.00				
16.30				
17.00				
17.30				
18.00				
18.30				
19.00				
19.30				
20.00				

하루 계획: 내가 한 것은 무엇인가?

시간	눕기	앉기	서기/걷기	일상생활
8.00				
8.30				
9.00				
9.30				
10.00				
10.30				
11.00				
11.30				
12.00				
12.30				
13.00				
13.30				
14.00				
14.30				
15.00				
15.30				
16.00				
16.30				
17.00				
17.30				
18.00				
18.30				
19.00				
19.30				
20.00				

기본 단계 특이성

일상생활	월	화	수	목	금	토	일
걷기							
자전거 타기							
스포츠							

1 2 3 4 5 6 7 8 9

통증 없음 I---I---I---I---I---I---I---I---I---I 심한 통증

지난 시간동안 당신이 느끼는 통증을 표시하시오.
1은 통증이 없는 것을 의미하고, 5는 평균정도의 통증 그리고 9는 심한통증을 의미한다.

그림 11.2 시각적 등급 척도

여러 환자들을 치료하는 것이 바람직하다. 게다가 이러한 실질적인 이유로, 단체 환자들을 치료하는데 여러 가지 이점이 있다.

단체 치료의 이점은 다음과 같다.

- 능률. 만성적인 통증은 표피 형태를 취할 수 있다. 개개인의 치료기간이 길어질수록 비용이 매우 많이 들게 된다. 동시에 더욱 많은 사람들이 함께 이것을 할 수 있을 때, 지식 과 교육의 전달은 더욱 적은 시간을 요구하게 된다.
- 동기화. 그것은 함께 배우는 과정에 참여하는 것은 매우 유도적이고 자극적일 수 있다. 이것은 alcoholics Anonymous(AA)와 Weight Watchers 같은 자립적 그룹에서 명백해진다. 환자가 아닌 사람들이 병치료 후의 환자를 보살핀다.
- 수용성. 그룹안에서 일하는 것은 통증과 생활 방식을 연결하는 것을 배우는데 도움을 준다. 종종 혼자 투병하는 환자에게 혼자가 아님을 깨달을 수 있게 용기를 북돋아 주는 것이다.

당신은 제공된 정보와 그것을 다루는 방법을 브레인스토밍(회의 따위에서 각자가 생각나는 대로 의견을 말하고 최선책을 마련하는 일)할 수 있다. 당신은 역할극을 이용하여 함께 연습할 수 있다. 당신은 각자에게 피드백을 줄 수 있고, 서로 동기를 주며 과제에 대한 생각을 공유할 수 있다.

건강한 행동에 대한 주의(Attention to healthy behaviour)

일반적으로 건강관리는 저절로 병과 건강에 나쁜 행동에 초점을 맞추게 되고 이것을 치료하기 위해 노력하게 된다. 그러나 통증과 그에 따른 결과에만 관심을 갖게 되면, 잘못된 결과를 초래할 수 있다. 이것은 환자가 할 수 없는 것에 관심 갖는 것보다 자신의 능력과 그것을 이루게 하도록 주의 깊은 관심을 갖는 것이 더 좋다. 이것은 통증환자에게 있어서 건강한 행동에 주의를 기울여야 한다는 것을 의미한다.

전통적인 보조는 유감스럽게도 여전히 환자가 할 수 없는 것과 잘하지 못하는 것에 대한 논의에 초점이 맞추어져 있다. 환자가 할수 있는 것과 성공한 경험을 강조하면, 환자에게 자신감과 안전감을 준다.

여기에서 중요한 것은 적절한 시간에 행하는 것이다. 환자들은 통증의 정도에 따라 약 또는 휴식이 도움이 되기를 바란다. 많은 통증을 느낀다면, 그들은 스스로 휴식을 하고 약을 쓰기를 요청한다. 그들은 통증으로부터 독립되고 통증과 관련 없는 도움을 요구하고, 약을 먹고 휴식을 취하는 것을 하지 않는다. 통증에 의존성은 나타난다. 예를 들면, 이 통증과 통증의 정도는 어떤 행동을 했느냐에 따라 결정된다. 모든 종류의 행위를 하는데 있어서 이런 방법으로 영향을 준다는 것은 확실하다. 환자는 그의 생활방식을 변화시킬 필요가 있다. 왜냐하면 자기 스스로의 일(effort)과 휴식(relaxation)사이에 조화를 만들기 위해서 그리고 통증에 의존하지 않고 예측할 수 있고 만족스러운 방법으로 참여하기 위해서 필요하다. 가족들과 함께 일해야 한다. 특별히 환자의 인생에서 중요한 사람들은 어떤 것을 잘할 때 환자에게 어떤 것을 못할 때 언제라도 잘할 수 있을 거라는 주의와 의지를 주는 것이 필요하다.

많은 다각적인 공동 접근의 경우에 부정적 순환을 깰 수 있다. 부정적 순환은→통증→부담감을 견디어 내는 능력 감소→더 많은 통증 발생 등. 만성통증에 간단한 치료 프로그램은 효과적이다. 점차적으로 부담감을 견디어 내는 능력을 증가시킬 요소는 긴장을 푸는 운동, 숙제하기, 보조자와 함께 치료하는 것을 포함하여 심리사회적인 능력을 훈련시키는 것이다. 이런 방법으로 부담감(load)과 부담감을 견디어 내는 능력 사이의 조화를 회복시킬 수 있다.

치료적인 중재들(Therapeutic interventions)

환자가 겪고 있는 요인은 무엇이며 치료적으로 무엇을 할 수 있는가?

의학적 문제들(Medical problems)

진단과 예후에 관한 의문과 불확실성. 신체의 기능장애의 한 부분에 관한 불확실성과 걱정. 바람직하지 않은 의학과 치료에 의존.

치료적 중재 : 의학적인 주의, 두개경부와 두개안면부의 기능장애, 그리고 비정상의 영향, 골절, 탈구, 뻣뻣함, 관절염.

신체적 문제들(Physical problems)

통증, 피곤과 수면의 문제. 전체적인 근육을 이완하는데 어려움. 목과 양쪽 하악관절을 움직임에 문제.

치료학 중재 : 긴장을 이완하는 운동, 점차적으로 힘의 상태를 키움으로 부담감을 견디어 내는 시간 증가. 일과 긴장풀기 사이의 조화를 달성하는 것. 지나친 부담감 예방.

인식의 문제들(Cognitive problems)

집중력의 상실과 기억력의 감소. 습관적인 걱정, 비극적인(catastrophizing), 부정적 자기 이미지.

치료학 중재 : 더 많은 마음의 안정(peace)과 진실을 달성하기 위한 인식의 기술. 집중력과 주의력 훈련. 긍정적인 자기 이미지를 발달시킴으로 자신감을 높이는 것. 건설적인 생각을 가지고 부적당한 것을 버리는 것.

감정적인 문제들(Emotional problems)

흥분성의 증가, 까다로움, 우울의 감정, 근심과 불확실. 중요한 활동이나 일의 손실 때문에 나타나는 문제.

치료학 중재 : 스트레스 관리와 능력을 증가시키기 위한 긴장 이완 운동.

사회와 사회활동의 문제들(Social and societal problems)

의사소통의 장애, 아이 기르기 그리고 친척 관계문제/일과 재정적 문제/이익문제 미래에 대한 비전의 상실.

치료학 중재 : 치료 프로그램에서 보조자를 포함하여 의사소통 연습과 사회적 기술 훈련, 이익문제인 경우, 환자에 대한 충고 필요.

환자에게 그의 인생에서 목적과 더 많은 이완을 위해 오락활동과 사회활동에 초점을 맞춘다.

두개안면부 통증에 다각적인 공동 접근은 불평을 감소시키는 최고의 기회를 제공하게 된다(그림 11.3).

하부 단계(Subgroups)

통증의 성격은 사람마다 현저하게 다르다. 문제는 환자가 최고의 통증을 어디에 가지고 있느냐다. 피곤과 걱정이 긴장의 원인이냐? 사회적인 관계에서 충분히 만족하는가? 또는 고독과 오해 적개심에 대해 충분히 의사 소통 되는가? 근심과 근심을 해결하는 능력 사이에는

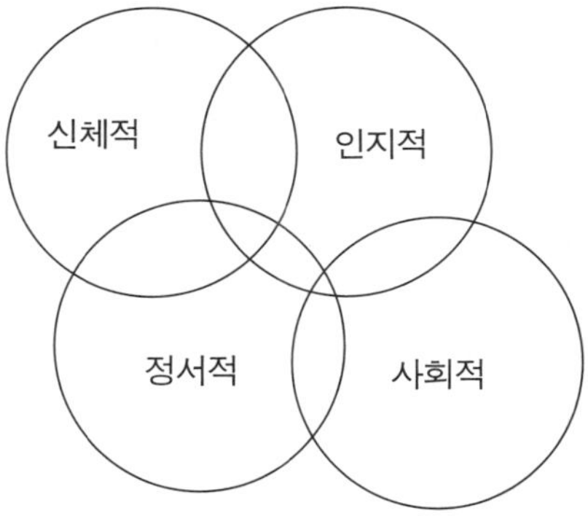

그림 11.3 다각적인 요인이 만성적인 구개골안면부와 구개골하악골 통증에 미치는 영향. 치료적 중재는 다각적인 요인이 서로 관련이 있기 때문에 다면적인 접근이 필요하다.

무슨 관계가 있는가? 일에 부담과 부담을 견디어 내는 능력간의 관계는 어떠 한가? 환자가 직장이나 가정에서 직면하게 되는 요구에 잘 대처할 수 있는가?

심리학자는 치료에 있어서 이런 다양한 요인들을 참작한다. 흥미있는 측정 도구는 Multidimensional Pain Inventory(MPI)이다(표 11.2). 이 테스트는 환자가 고통을 경험하는 방식의 좋은 형태를 제시하고, 그것이 인생의 다양한 면에 어떤 영향을 갖는 지 간단한 종합테스트(short test battery)의 한 방법이 될 수 있다.

Dworkin은 특히 두개안면부와 두개하악 통증을 가진 환자들은 정신사회학과 행동 요소로 분류되어져야 한다고 제안한다. 중요한 역활을 하는 체성 요소들을 무시한다면, 환자들은 그들의 병을 어떻게 경험하게 되었고, 그들의 환경에서 중요한 사람들이 그들의 문제에 어떻게 반응하고, 병이 그들의 일상의 삶에 어떤 방식으로 영향을 끼치는 지에 대해 질문을 받을 수 있다.

그런 후 임상의들은 이러한 문제들의 반응 패턴에 따라서 치료를 조정 할 수 있다. 다소 그들 자신의 지각과 경험에 기초한 표준치료를 초기 치료로 하는 경우가 종종 많다.

MPI는 다양한 환자들의 유형의 결과를 보여준다.

- 기능부전: 환자들이 통증이 일상의 기능에 중요한 영향을 미치는지를 나타낸다. 환자들은 긴장, 무능력통증을 조절하지 못한다. 환자들은 감정적으로 상처를 입게 되고 단지 몇 개의 행동만을 수행할 수 있다.
- 사람사이의 고민: 환자들이 병에 홀로 방치되는 것은 가리킨다. 그가 이해하지 못하는 감정은 지탱되지도, 도움이 되지도 않는다.

- 적응성 대처자(Adaptive coper): 통증이 있음에도 불구하고, 모든 영역에서 아주 잘 한다.
- 그 외: 성격 장애, 사람사이의 고민, 적응성 대처자가 있는 환자 그리고 위에서 언급된 3가지 분류에 속하지 않는 환자

치료에 있어서 기능부전이나 사람사이의 고민으로 분류된 환자들의 목적은 그들이 통증이 있음에도 불구하고, 기능을 시작 할 수 있고, 적당한 대처자(copers)로 갈 수 있는 기술과 기법을 배우는 것이다.

기능부전 환자들의 주의할 점은(강조점은) 스트레스 관리와 육체적, 정신적 해결 능력을 쌓아주어야만 한다. 사람사이의 고민을 가진 경우는 많은 관심이 대화기술로 대처될 수 있다. 불평으로 드러나는 방법, 이해와 도움이 요구되어지는 방법은 환자의 관심에 대항하여 명백한 처리(작업, 일)가 요구되어 진다.

다양한 모델(Multimodal)

통증이 여러 요인에 의해 결정이 되어질 수 있다고 한다면, 통증은 또한 다양한 분야에 영향을 줄 수 있다. 그러므로 치료는 다양한 활동적인 구성요소로 이루어질 수 있다.

- 행동 치료는 통증이 덜 집중되는 것을 도와준다. 대신에 "well behaviour"을 위한 주의가 있어야 한다. 표준척도(benchmak level)(아직 어떠한 부담이 없는 활동적인 수준)는 정확한 관찰의 결과로 결정되어진다. 그리고 목표는 명백하고 안전한 방법으로 설정되어야 한다. 매일의 관찰 차트와 통증차트는 여기에 중요한 역할을 담당할 수 있다.
- 능동적인 운동치료(active exercise therapy)는 두개안면부와 두개경수부의 긴장을 정상화 하기위한 가벼운 운동을 사용에 의해 도움이 된다. 환자는 그의 의식 속에서 존재하는 신호에 통합할 수 있고, 그의 신체의 다른 중요한 부분으로부터 피드백 할 수 있다. 그 주의가 단지 자동적으로 통증감각에 전달되지 않도록 하기위해, 그리고 환자들이 매우 의식적으로 다른 감각의 기회들을 부여 받을 수 있게 하기위해 이 방법의 강조점은 의식과 관찰에 집중하는데 달려 있다. 이러한 면은 통증을 감소시킨다.
- 체계적인 근육 이완과 호흡 치료는 휴식을 주고 통증을 감소시키는 효과를 가진다. 근육 조직을 이완시키기 위하여 체계적으로 배우는 것은 불안을 감소시킬 수 있다. fight-or-flight 반응은 감소하게 되고, 부교감 신경조직을 활성화시키거나 수정할 수 있다.

표 11.2 The multidimensional pain inventory(MPI)

MPI Questions	1	2	3	4	5
통증 정도(Pain severity)					
현재 당신의 통증 수준 정도					
지난주 동안 당신의 통증은 평균적으로 얼마나 심했나?					
방해(Interference).					
- 고통이 시작된 이후로 얼마나 당신의 일하는 능력을 변화시켰나?					
- 얼마나 많이 당신의 통증이 사회적이고 재창조 활동에 참여해서 얻을 수 있는 만족과 즐거움의 양을 변화시켰나?					
- 통증이 다른 사회활동과 재창조 활동에 참여하는 능력을 변화시켰나?					
- 통증이 심해지는 것을 예방하기 위해 얼마나 많이 당신은 활동을 제한했나?					
- 통증이 가족관계 활동으로부터 만족과 즐거움의 양을 변화시켰나?					
- 당신의 통증이 배우자, 가족 중요한 다른 사람사이의 관계를 변화시켰나?					
- 통증이 집안 일을 하는 능력을 변화시켰나?					
- 통증이 활동을 계획하는 당신의 능력을 방해하나?					
- 통증이 가족보다 다른 사람의 우정을 방해하거나 바꿨나?					
생활 조절(Life control)					
지난주 동안 일상에서 느끼는 것을 조절했나?					
지난주 동안 얼마나 성미가 급했나?					
지난주 동안 얼마나 많은 긴장과 걱정이 있었나?					
정서적인 고통(Affective distress)					
지난주에 걱정스러운 기분의 횟수					
지난주에 초조했었던 기간?					
지난주에 분노 또는 긴장을 느낀 기간?					
지지(Support)					
고통에 관계해서 의미있는 사람이 얼마나 지지해주고 도와주었나?					
고통 때문에 너에 관해 의미있는 사람이 얼마나 걱정했나?					
고통 때문에 의미있는 사람이 얼마나 집중했나?					
벌하는 것에 대한 반응(Punishing responses)					
나에게 자극을 표현하라					
나에게 좌절을 표현하라					
나에게 노여움을 표현하라					
일하는 것에 대한 반응(Solicitous responses)					
그녀나 그가 무엇을 도와 줄 수 있는지 나에게 물어라					
나의 일과 의무를 인계받아라					

표 11.2 The multidimensional pain inventory(MPI) (계속)

MPI Questions	1	2	3	4	5
내가 휴식을 취하도록 하라					
통증 약을 나에게 구하라					
먹고 마시는 어떤 것을 나에게 주어라					
내 맘에서 고통을 제거할 수 있도록 TV를 켜라					
전환에 대한 반응(Distracting responses)					
내가 나의 마음에서 통증을 제거 할 수 있는 그 밖의 어떤 것에 관해 나에게 말하라					
내가 어떤 활동에 참여 할 수 있도록 하라					
내가 취미로 일하게끔 격려하라.					
집안 일(Household chores)					
설거지를 하라					
식료품점을 쇼핑하라					
집안청소 하는 것을 도와라					
식사를 준비하라					
빨래를 하라					
밖에 일(Outdoor work)					
잔디를 깍아라					
정원에서 일하라					
차에서 일하라					
세차하라					
필요한 집안도구를 손질하라					
사회적활동(Social activities/activities away from home).					
외식하라					
카드나 다른 게임을 하라					
영화를 보러가라					
친구들을 방문하라					
친척들을 방문하라					
차나 버스를 타라					
여행을 하라					
공원이나 해변을 가라					

- 최면술(hypnosis)은 깊은 위안을 줄 수 있고, 이것은 적당한 느낌과 조절하는 능력이 있다면 도움이 된다. 안전하게 관리하는 방법에 대한 의미있는 구상화 이미지는 외상

을 감소시키는 것을 도울 수 있다. 그것들은 존재하는 부정적인 감정과 비극적인 생각에 대해 균형을 맞추도록 해줄 수 있다.

- 생체 피드백(biofeedback)은 환자들이 근육긴장과 그것이 발생하는 방법에 대한 정보를 줄 때. 예를 들면, 그가 근 긴장과 통증에 영향을 줄 수 있다는 것을 알아 차릴 때.
- 인식 치료는 감정과 행동에 대한 자각(인식)과 사고의 효과를 보일 때 도움이 된다. 생각하는 방식과 문제를 해결하는 수단은 일반적으로 문제에 접근하는 방법에 있어서 특히 통증문제에 있어서 평화와 균형과 창조성을 가능하게 할 수 있다.
- 의사소통 기술에 의해 스트레스 관리와 개선은 도움이 된다. 스트레스 관리와 의사소통 능력의 향상은 도움이 된다. 왜냐하면 이것은 희망하는 것과 실현 가능한 것 사이를 더 밀접하게 해주고, 환자와 가족의 기대가 더 현실화 되는 방법이기 때문이다. 이것은 통증의 경험에 미치는 양성효과인 불확실과 불안을 감소시킨다.

임상가를 위한 일반적인 조언(General advice for the clinician)

- 감정이입: 환자는 불안하고, 불확실하다. 환자들에게 주의 깊게 들어주는 것으로 신용을 주어라.
- 조절 : 환자들에게 당신이 문제를 풀겠다는 생각을 갖게 하지 마라.
  환자를 수동적이고 남에게 의존하게 만들지는 말아라.
- 정보 : 환자들에게 통증의 기전과 만성적인 통증이 관절과 근육의 기능에 주는 영향에 대해 설명해 주어야 한다. 운동과 목표를 교육시켜 환자 자신의 문제를 더 잘 처리할 수 있도록 해준다.
- 조절된 운동 : 환자에게 운동을 시킬 때에는 통증이 일어나지 않도록 제한된 시간과 양으로 해야한다.
- 전환시키는 활동 : 환자에게 집중과 감정이 통증에의 경험에 미치는 효과를 자각하도록 해라. 환자가 통증과 고통스런 움직임에 전신 집중하는 그런 운동 상황을 만들어라. 그런 비슷한 운동상황이 전환되는 곳이다.
- 좋은 행동 : 환자가 언제, 어떻게 평상시 보다 통증이 명확하게 감소하는 지 또는 덜 하는지 그리고 상대적으로 좋은 느낌을 갖는 지를 기록해라. 항상 잘했던 것을 먼저 요구한 다음에 시작해라.
- 지지 : 환자에게 그와 밀접한 환경에서 지지받을 수 있는 것을 찾도록 해라. 치료에 속해 있는 보호자나 중요한 사람을 2~3번 치료에 초대하라.

결론(Conclusion)

두개경수나 두개안면부의 문제 시 통증에 관해 주의 깊게 진단을 내리는 것은 질병의 문제를 해결하는데 가장 중요한 것이다. 이러한 진단에 기초를 두면 통증을 제어하고 없애는데 다른 방법을 찾을 수 있을 것이다. 통합적 접근이 필요하다. 요구된 특별한 의문에 따라 치료의 특별한 형태는 외적으로 받아들일 수 있다. 다른 형태의 치료에서 일반적인 요인들은 부담과 부담을 견디어 내는 능력간에 균형을 회복하는데 기여한다. 만성 통증 환자의 경우에 여러 종류의 치료를 받을 수 있는 기회를 갖게 되는데, Melzack와 Wall은 통합된 접근은 회복이라는 같은 목표를 향해 여러 가지의 훈련을 하는 것이 필요하다고 한다.

참고문헌(References)

1 Dubner, R. and Basbaum, A. I. (1994). Spinal dorsal horn plasticity following tissue or nerve injury. In: *Textbook of Pain* (P. D. Wall and R. Melzack, eds), pp. 225-241. Churchill Livingstone.

2 Basbaum, A. I. (1996). Memories of pain. *Sci. Am. Sci. Med.,* Nov/Dec., 22-31.

3 Arntz, A. and Peters, M. (1990). Habituatie en pijnklachten. *Gedragstherapie,* **23**, 90-109.

4 Arntz, A. R. (1991). *Pain: Attention, Emotion, Prediction and Control*. Proefschrift Rijksuniversiteit Limburg.

5 James, J. E. and Hardardottir, D. (1993). *Tolerance to Acute Pain: Effects of Attention and Arousal*. 7th World Congress on Pain.

6 Bandura, A. (1977). Self-efficacy: toward a unifying theory of behavioural change. *Psychol. Rev.,* **84**, 300-321.

7 Funch, D. P. and Gale, E. N. (1986). Predicting treatment completion in a behavioural therapy program for chronic temperomandibular pain. *J. Psychosom. Res.,* **30**, *57-62*.

8 Dworkin, S. F. *(1995)*. Behavioral characteristics of chronic temporomandibular disorders: Diagnosis and assessment in temporomandibular disorders and related pain conditions. In: *Progress in Pain Research and Management,* Volume 4 (B. J. Sessle, P.S. Bryant and A. D. Raymond, eds), pp. 175-192. JASP.

9 Fordyce, W. E. (1976). *Behavioural Methods in Chronic Pain and Illness*. Mosby

10 Winter, F. A. M. *(1995)*. Post-whiplashsyndroom, een integrale benadering. *NTTP,* **15**, 40-48.

11 Vernon, H., Steinman, I. and Hagino, C. (1992). Cervicogenic dysfunction in muscle contradiction headache and migraine: a descriptive study. *J. Manip Physiol. Ther.,* **15**, 418429.

12 Melzack, R. and Wall, P. D. (1988). *The Challenge of Pain*. Penguin Books.

제 12 장

임상가를 위한 측정도구 – 두개경수부와 두개안면부에 적용할 수 있는 몇 가지 측정지표의 사용

Clinimetrics for the clinician – the use of some indexes applicable in the craniocervical and craniofacial regions

서론(Introduction)

지난 몇 십년 동안 다양한 용어들이 측정과정의 특징을 설명하기 위해 이용되어왔다. Wright와 Feinstein에 따르면 지표(index), 척도(scale), 도구(instrument), 점수(score), 요소(factor), 지수(criteria), 내력(profile), 조직(system)과 단계(stage)와 같은 명칭들은 측정 결과에 일반적으로 쓰여져왔다. 불명확 한 것을 피하기 위해, Feinstein은 지표라는 용어 사용을 주장했다. 이것은 측정도구에서 자주 이용되었고, 그러므로 이 용어는 이 장에서 사용했다.

측정(measurement)에 반해서 지표라는 용어 사용의 이점은 여러가지(관련된 것과 관련되지 않는 것)의 측정들을 내포할 수 있다는 것이다. 그러므로 환자의 상태를 더 완벽하게 표현할 수 있다.

한편, 용어상으로 보면, 건강 회복 측정, 삶의 질, 그리고 치료(care)측정의 질 쪽으로 가고 있었다는 것이다. 용어와 이론이 유착되었든 간에 두 가지의 중요한 원리는 모든 지수를 대신한다. 첫 번째 원리는 지수를 선택하는 방법이고, 두 번째는 지수의 방법학적이고 심리측정의 특성을 고려하는 것이다. The European Research Group on Health Outcomes

(ERGHO)은 설립되었고, 모든 지표에 적용하는 '건강결과 측정 도구를 선택'에 관해 발표했다. 그것은 다섯 가지 기본 단계로 구성되어 있다. 첫째로 당신이 필요한 지표를 찾는 것이다. 이 단계는 관찰(observation)의 수준(level)단계(개개인의 환자, 환자의 집단이나 일반적인 질, 그리고 비용효율), 목표의 설정(치료의 효과나 서술적인 평가), 흥미(흥미가 있는 곳에서 건강에 대한 중요성을 설명), 정보의 근원(환자. 간호사나 의사), 전문적인 정보의 이용자의 결정(환자, 의사 정치가 등등)을 고려하는 단계이다. 둘째로 목표가 무엇이고 어떤 지표를 이용하는가?

3가지 주요한 요인들은 다음과 같다.

- 지표(indicator): 적당한 때에 한 지점에 관한 상황을 측정해라. 마지막은 기술을 하라.
- 비교 : 하기 전과 후의 치료처럼 적당한 때에 다른 점에서의 차이를 비교하라.
- 평가 : 측정의 결과 외에 임상의학자의 feedback의 정보를 이용하라.

셋째로, 상태(condition)의 특수성이나 범위에 특수성이나 일반적인 지표를 선택하라.

- 특별한 상태의 지표는 일반적으로 흥미있는 영역에서 상당히 세부적인 것에 초점을 맞춘다.
- 범위의 특수성 지표는 International Classification Of Impairments Disabilities and handicaps(ICIDH)의 장애(disability)단계나 일상적인 기능단계에 초점을 맞춘다.
- 일반적인 지표는 일반적인 건상상태, 다른 상황에 대한 상호 작용, 건강한 사람들을 포함할 수 있는 사람들(population)에 초점을 맞춘다.

네 번째로 우리는 대부분의 건강에 관한 측정 지표는 길이나 성별과 같은 객관적인 지표에 비해서 주관적이다 라는 사실을 알아야 한다.

마지막으로, 우리는 환자를 잊어서는 안된다. 지표가 완결될 때, 정보의 질은 환자가 협력하려고 하는 의지에 따라 결정된다.

지표의 방법학과 정신측정학 특성들(Methodological or psychometric properties of indexes)

세계적으로 몇몇의 그룹은 지표를 평가하기 위해 방법학적이나 정신측정학의 분류기준을 마련했었다.

가장 일반적으로 사용되는 분류기준은 내적 일치도, 측정자내(Intrarater)와 측정자간

(Interrater)의 신뢰도, 내용/표면 타당도, 구성, 동시, 예측 타당도 그리고 타당도의 기준으로서 반응이 있다.

내적 일치도(internal consistency)는 지표 항목들 간의 관계를 나타내고, 타당도는 결과의 반복성을 나타낸다. 내용과 표면 타당도는 지표의 이론상의 개념을 나타내고, 반면에 구성타당도는 지표의 구성을 나타낸다. 동시타당도는 다른 지표와 비교할 때 특정한 지표의 결과와 연관성을 나타낸다. 일반적으로 "황금 표준(gold standard)"이라고 한다. 예측 타당도는 미래의 사건을 예측할 수 있는 능력을 나타낸다. 그리고 반응(responsiveness)은 작은 변화를 찾아낼 수 있는 능력을 나타낸다. 이들 기준들은 통계적인 방법으로 분석될 수 가 있다; 그러나 이들 통계적인 과정은 이 장에서는 다루지 않는다.

이상적으로, 지표의 모든 방법적인 기준은 환자의 보조(care)와 연구를 하기 전에 검증되어야 한다. 현실적으로 항상 그렇게 하지는 못한다. Cole[12]등이 쓴 책은 60개의 지표로 되어있고, 이들 지표에 대한 타당도와 신뢰도에 대한 결과를 연구하였다. 가능한 한 다음 단락에 나오는 지표의 신뢰도와 타당도에 대한 정보를 제공할 것이다. 두개경수와 두개안면의 부분에 적용할 수 있는 상당수의 지표들이 있고, 소수의 특이한 지표들이 그 부분에서 구체적으로 나타냈다. 몇 가지의 예를 제시할 것이다.

특수한 조건의 지표(Condition-specific indexes)

특수한 조건의 지표는 하나의 특별한 상태와 질병에 초점을 맞추는 것이 특징이다. 그리고 거의 각각의 특별한 상태와 질병은 그러한 특별한 지표에 의해 점수화 될 수 있다. 특별한 상태의 상당수는 Medline® & Cinahl®에서 찾아볼 수 있다. 예를 들면, Benninger & Brent은 비부비동염(rhinosinusitis)을 위해 특별하게 지표를 개발하였다. 일명 비부비동염 장애 지표라고 한다. 그러한 특별한 상태의 지표의 또 다른 예로는 VanSwearingen & Brach에 의해 개발된 안면장애 지표(FDI)이다.

1996년 그들의 논문에서 안면 신경근 시스템의 장애는 얼굴의 모양을 손상시키고, 하루생활 즉, 먹고 마시고 대화 하는 것과 같은 활동에 어려움의 결과를 가져올 수 있다고 하였다.

안면 신경 장애를 측정할 수 있는 체계적인 방법은 존재하지 않는다. 이것은 VanSwearingen과 Brach가 안면장애지표(Facial Disability Index; FDI)을 개발하게 되는 계기가 되었다(표 12.1).

이 저자들은 내적 일치도에 대한 신뢰도로 이 지표를 연구하였다(신체의 기능을 위한 신

표 12.1 안면장애 지표(FDI)

(저자 VanSwearingen & Brach의 허락을 받고 재정리 하였다. 1996년에 출판되고 배포되었다).
당신의 안면 근육의 기능과 관련된 문제와 관련된 다음의 질문에 대해 가장 적절한 것을 선택하십시오. 각각의 질문들은 지난 달과 관련된 것들입니다.

신체적 기능

당신의 입에 음식물을 넣고 있고 당신의 입안 주위로 움직이는데 얼마나 어려움이 있습니까? 또는 식사할 때 당신의 볼에 음식물이 달라붙는 어려움이 있습니까?

대개 이렇다	5. 어려움이 없다	대개 먹지 못한다. 왜냐하면	1. 건강 때문에
	4. 약간 어려움이 있다		0. 또는 다른 이유 때문에
	3. 조금 어려움이 있다.		
	2. 보다 어려움이 있다		

컵으로 마실 때 당신은 얼마나 어려움이 있는가?

대개 이렇다	5. 어려움이 없다	대개 먹지 못한다. 왜냐하면	1. 건강 때문에
	4. 약간 어려움이 있다		0. 또는 다른 이유 때문에
	3. 조금 어려움이 있다.		
	2. 보다 어려움이 있다		

말을 할 때 정확한 소리로 말하는데는 얼마나 어려움이 있는가?

대개 이렇다	5. 어려움이 없다	대개 먹지 못한다. 왜냐하면	1. 건강 때문에
	4. 약간 어려움이 있다		0. 또는 다른 이유 때문에
	3. 조금 어려움이 있다.		
	2. 보다 어려움이 있다		

당신의 눈이 지나친 눈물이나 건조하게 될 때 얼마나 어려움이 있는가?

대개 이렇다	5. 어려움이 없다	대개 먹지 못한다. 왜냐하면	1. 건강 때문에
	4. 약간 어려움이 있다		0. 또는 다른 이유 때문에
	3. 조금 어려움이 있다.		
	2. 보다 어려움이 있다		

당신이 이를 닦을때나 입을 헹굴때 얼마나 어려움이 있는가?

대개 이렇다	5. 어려움이 없다	대개 먹지 못한다. 왜냐하면	1. 건강 때문에
	4. 약간 어려움이 있다		0. 또는 다른 이유 때문에
	3. 조금 어려움이 있다.		
	2. 보다 어려움이 있다		

사회적/ 안녕을 위한 기능

당신은 얼마만큼의 조용하고 평화로운 시간을 갖는가?

6. 모든 시간
5. 대부분의 시간
4. 조금의 시간
3. 얼마간의 시간

표 12.1 안면장애 지표(FDI) (계속)

2. 약간의 시간
1. 시간을 갖지 않는다

당신 주위의 사람들로부터 자신을 고립시키는 시간이 얼마나 되는가?

1. 모든 시간
2. 대부분의 시간
3. 조금의 시간
4. 얼마간의 시간
5. 약간의 시간
6. 시간을 갖지 않는다.

당신 주위에 있는 사람들에게 짜증내는 시간이 얼마나 되는가?

1. 모든 시간
2. 대부분의 시간
3. 조금의 시간
4. 얼마간의 시간
5. 약간의 시간
6. 시간을 갖지 않는다

밤에 잠을 잘 때 얼마만큼 종종 일찍 일어나거나 몇 번 잠에서 깨는가?

1. 매일 밤
2. 대부분의 밤마다
3. 다수의 밤마다
4. 약간의 밤
5. 거의 드물게
6. 없다

10. 얼마나 종종 당신의 안면기능으로 인해 외식을 방해받거나 또는 가족이나 사회적 활동에 방해 받았는가? 또는 가족이나 사회활동에 참여하는가?

1. 모든 시간
2. 대부분의 시간
3. 조금의 시간
4. 얼마간의 시간
5. 약간의 시간
6. 시간을 갖지 않는다

점수:

신체적 기능

(전체 점수(1~5질문)-질문에 답한 수(시)/(질문에 답한 수 ×100/4)

사회적/행복, 복지 기능

(전체 점수(6~10질문)-질문에 답한 수/질문에 답한 수 ×100/5)

N = 질문에 답한 수

뢰도는 0.88이고, 사회안녕을 위한 신뢰도는 0.83이다). 그리고 FDI의 하부 단계(sub-scales)의 구성타당도는 사회적 안녕의 자가 보고서와 임상적인 측정간을 비교한 것이다. 안면장애지표 신체기능 하부단계는 임상적 측정과 유의한 관계가 있었다(r_p 0.51, $p<0.01$) 그리고 안면장애지표 사회적 안녕 하부 단계는 사회적 안녕에 대한 자가 보고서와 유의한 관계가 있었다($r_s=0.69$, $p<0.01$).

이 안면장애지표의 두 하부단계는 서로 유의한 관계가 있다($r_p=0.47$, $p<0.01$).

특수한 범위의 지표들(Dimension-specific indexes)

경부장애지표(Neck Disability Index)는 여기에서 해당된다. 경부장애지표는 불능(handicap), 장애(disability), 손상(impairment)신체장애 손상의 국제적인 분류에 초점을 맞춘 특별한 범위 지표의 한 예이다.

경부장애지표는 Oswestry요통지표를 변형해서 Vernon과 Mior에 의해 개발되었다(표 12.2).

표면 타당도는 동료들의 조사와 환자 피드백을 통해 확실하게 했다. 이 지표의 내적 일치도는 좋게 나타났고(alpha=0.80), 검사-재검사 신뢰도 또한 좋다($r_p=0.89$). 구성타당도의 점수는 중간 정도의 분류 단계에 분포하는 것으로 나타났다. 동시타당도는 시각적 아날로그 점수(visual analog scale)와 비교했을 때 중간 정도이다($r_p=0.60$). McGill 통증 설문지 총 기록와 비교했을 때는 양호이다. Haines 등은 내적 일치도에 대한 연구를 하였다. 이 연구에서 그것 또한 매우 좋게 나타났고(cronbach alpha=0.92), 일반 행복간 상관관계는 중간정도 나타났다($r=0.53$)

게다가 그들은 경부장애지표가 1차원이거나 다차원인지를 결정하기 위해 요인 분석을 수행했다. 그 경부장애지표는 1차원으로 나타났다.

결국, 그들은 통증을 위한 시각적 아날로그 점수를 가장 잘 예측할 수 있는 변수가 무엇인지를 결정하기 위해 단계별 다중 회귀(Stepwise multiple regression)를 시행하였다. 항목(multiple $r=0.68$, $p<0.0005$)과 총경부장애지표 기록(multiple $r=0.65$, $p<0.0005$)은 시각적 아날로그 점수를 가장 잘 예측할 수 있었다.

경부장애지표는 몇 가지 언어로 번역되었고, 경부장애지표와 특별한 환자의 기능적 점수와 NDI와 비교한 몇 가지 연구가 이용되고 있다.

일반적 지표들(Generic indexes)

인체의 두개경수와 두개안면과 다른 근골격계 분야에 사용되어질 수 있는 많은 일반적 지표들이 있다.

많은 일반적 지표들 때문에 임상 의학자나 연구자들은 압도될 것이고, 선택할 한 가지를 알아야할 필요가 있다.

실례로 Beaton 등은 근골격계 장애가 있는 노동자들에게 5가지 일반적 지표를 비교했다. 그들은 반복적인 실험들 간에 건강 변화의 자가 보고와 함께 SF-36, norringham health profile(NHP), ontario health survey(OHS)의 health status section, Duke health profile 과 stickness impact profile(SIP)를 포함했다.

SF-36 건강변화를 보고한 환자들은 중간에서 가장 효과적인 크기(0.55-0.97)로 가장 잘 반응 한 것으로 나타났다.

또한 저자들은 다음과 같은 지표들의 검사-재검사 신뢰도를 결정했다. SF-36은 ICC=0.85; NHP은 ICC=0.95; Duke은 ICC=0.59; OHS은 ICC=0.78; SIP은 ICC=0.93. Beaton은 SF-36통증과 SF-36신체기능과 SIP-신체기능과 같은 지표의 하부단계 신뢰도를 제공했다. Portney와 Watkins는 ICC =0.75이상이 좋은 신뢰성의 표시라고 제안하였다. Duke health profile overall의 점수는 단지 Beaton의 연구에서 불충분한 신뢰도로 나타났다.

SF-36과 SIP는 세계적인 연구와 몇몇 언어로 넓게 사용됨으로써 더욱 상세하게 설명될 것이다. SF-36에 대한 풍부한 자료는 인터넷 사이트 (www.sf36.com)에서 찾을 수 있다.

그 사이트에 따르면, 포괄적인 36문항의 짧은 형식은 건강과 삶의 질과 관계의 척도를 요약한 8단계의 건강상태를 산출해 낸다. 750의 발표된 논문에서 입증되듯이 SF-36은 평범하거나 특정한 사람들에 대해 조사하거나 서로 다른 질병에 대해 비교하거나 다른 치료 방법에 따라 발생하는 건강상의 이익 등을 구별짓거나 각각의 환자를 감별하는데 유용하다고 알려졌다.

SF-36 이전에 SF-12가 있다. 이것은 한 페이지로 이루어져 있고 일반적인 사람과 특정한 사람들에서 신체적 그리고 정신적 건강 결과를 SF -36과 서로 비교할 수 있도록 고안된 것이다. 이것은 2분정도 소요되는 설문지로 구성되어 있다. 1995년 초에 발행된 짧은 형태의 이것은 설문지로 폭넓게 이용되고 있었다. SF-36과 SF-12는 국제적인 삶의 질 평가(International Quality of Life Assessment(IQOLA)의 일부분으로 45개국 이상의 나라에서 이용되고 있다. 심한 질병에 있어서 임상적인 변화와 치료에 대한 변화에 대한 SF-36의 점수변화는 거의 200건의 연구결과가 발표되었다. SF-36과 SF-12의 사용과 이용에 대한

표 12.2 경부 장애 지표

(저자 Vernon/Hafino의 허락을 받고 재정리 하였다. 1987년 출판/ 배포)
이 설문지는 당신의 경부 통증이 매일의 생활을 하는데 있어서 어떤 영향을 주는지에 대한 정보로 의사에게 주기 위하여 고안되었다. 매 단계에 대해 답을 하시고, 당신에 해당되는 하나의 항목에만 체크를 하십시요. 당신과 관련된 하나의 단계에 두 가지가 있을 수 있다는 것을 알고 있습니다. 그렇지만 당신의 문제와 가장 밀접한 하나의 항목에만 체크를 해주십시요.

1. 통증강도

☐ 나는 현재 통증이 없다.
☐ 통증은 현재 약간 있다.
☐ 통증은 현재 적당히 있다.
☐ 통증은 현재 꽤 자주 있다.
☐ 통증은 현재 매우 많이 있다.
☐ 통증은 현재 아프게 많다.

2. 개인 돌봄(세수, 옷 입기 등)

☐ 나는 다른 통증 없이 정상적으로 스스로를 돌볼 수 있다.
☐ 나는 다른 통증이 있지만, 정상적으로 스스로를 돌볼 수 있다.
☐ 나는 스스로를 돌보는데 통증이 심하다. 나는 천천히 주의 깊게 한다.
☐ 나는 개인적인 돌봄은 할 수 있지만, 약간 도움이 필요하다.
☐ 나는 스스로 돌보는 모든 면에서 매일 도움이 필요하다.
☐ 나는 침대에 누워 있고 어렵게 씻고, 입기는 할 수 없다.

3. 들어올리기

☐ 나는 다른 통증없이 무거운 물건을 들어올릴 수 있다.
☐ 나는 무거운 물건을 들어올릴 수 있지만, 통증이 있다.
☐ 나는 통증 때문에 바닥에서 무거운 물건을 들어올릴 수 없지만, 테이블 위에 물건을 올려 놓는 편안 자세에서는 가능하다.
☐ 나는 통증 때문에 바닥에서 무거운 물건을 들어올릴 수 없지만, 가볍거나 중간정도의 무게는 편안 자세에서는 가능하다.
☐ 나는 매우 가벼운 무게를 들 수 있다.
☐ 나는 어떤 것도 옮길 수 없다.

4. 독서

☐ 나는 목의 통증 없이 내가 원하는 만큼 읽을 수 있다.
☐ 나는 약간의 목의 통증이 있지만, 내가 원하는 만큼 읽을 수 있다.
☐ 나는 중간 정도의 목의 통증이 있지만, 내가 원하는 만큼 읽을 수 있다.
☐ 나는 중간 정도의 목의 통증 때문에 내가 원하는 만큼 책을 읽을 수 없다.
☐ 나는 심한 정도의 목의 통증 때문에 책을 읽기가 어렵다.
☐ 나는 전혀 읽을 수 없다.

5. 두통

☐ 나는 전혀 두통이 없다.

표 12.2 경부 장애 지표(계속)

☐ 나는 드물게 약간의 두통이 있다.
☐ 나는 어쩌다 현저한 두통이 있다.
☐ 나는 자주 현저한 두통이 있다.
☐ 나는 자주 심한 두통이 있다.
☐ 나는 거의 모든 시간 두통이 있다.

6. 집중
☐ 나는 내가 원할 때 어려움 없이 완전히 집중할 수 있다.
☐ 나는 내가 원할 때 약간 어렵게 완전히 집중할 수 있다.
☐ 나는 내가 원할 때 집중에 약간정도의 어려움이 있다.
☐ 나는 내가 원할 때 집중에 많이 어려움이 있다.
☐ 나는 내가 원할 때 집중에 대단히 많이 어려움이 있다.
☐ 나는 집중할 수 없다.

7. 일
☐ 나는 내가 원하는 만큼 일할 수 있다.
☐ 나는 일상의 일만 할 수 있고 그 이상은 못한다.
☐ 나는 일상이 대부분의 일을 할 수 있고 그 이상은 못한다.
☐ 나는 일상의 일을 할 수 없다.
☐ 나는 어떤 일이든 하기 힘들다.
☐ 나는 어떤 일이든 전혀 할 수 없다.

8. 운전
☐ 나는 차를 목의 통증 없이 운전할 수 있다.
☐ 나는 차를 약간의 통증이 있지만, 내가 원하는 만큼 운전할 수 있다.
☐ 나는 현저한 목의 통증이 있지만, 내가 원하는 만큼 운전할 수 있다.
☐ 나는 현저한 목의 통증 때문에 내가 원하는 만큼 운전할 수 없다.
☐ 나는 잦은 목의 통증 때문에 어렵게 운전할 수 있다.
☐ 나는 나의 차를 운전할 수 없다.

9. 숙면
☐ 나는 문제없이 잔다.
☐ 내 잠은 약간 불안하다(1시간보다 미만).
☐ 내 잠은 중간정도 불안하다(1-2시간).
☐ 내 잠은 현저히 불안하다(2-3시간).
☐ 내 잠은 대단히 불안하다(3_5시간).
☐ 내 잠은 완전히 불안하다(5-7시간).

10. 기분전환(recreation)
☐ 나는 목 통증 없이 기분전환 활동에 참여할 수 있다.
☐ 나는 약간의 목 통증이 있지만, 기분전환 활동에 참여할 수 있다.
☐ 나는 목 통증 때문에 대부분은 아니지만, 기분전환 활동에 참여할 수 있다.

표 12.2 경부 장애 지표(the Neck Disability Index) (계속)

□ 나는 목 통증 때문에 일부분의 기분전환 활동에 참여할 수 있다.
□ 나는 목 목증 때문에 어떤 기분전환활동 하기가 어렵다.
□ 나는 어떤 휴양활동도 할 수 없다.

경부의 불편 지표의 점수(NDI)
이것은 Oswestry Low Back Disability Scale를 경부로 변형한 것이다. 각 단계에 대한 최고 점수는 10, box에 10, 다음은 8, 6, .. 0까지 적어라. 예를 들면,

10 나는 현재 통증이 없다.
8 통증은 현재 약간 있다.
6 통증은 현재 적당히 있다.
4 통증은 현재 꽤 자주 있다.
2 통증은 현재 매우 많이 있다.
0 통증은 현재 아프게 많다.

이 샘플은 각 단계에서 동일하다. 총점이 100이면, 어떠한 장애도 없는 완전히 기능적인 사람이다는 것을 의미한다.
범위 : 심함 ＜50, 중간정도 ＞50, 약한정도 ＞80, 거의 정상 ＞90.

저작권은 무료이다. 인터넷을 통해 SF-36 상용이 가능하다. SF-36은 두개경수에 대한 반응 측정처럼, 병에 심각성의 변화를 검사하기위해서 몇몇 연구에서 적용되었다. 예를 들면, Gliklich & Hilinski에 이해 만성 부비동염을 치료하기 위해 사골동 수술 예에서 사용했다. Boline 등은 만성적 긴장형 두통에 적용하는 척추 매뉴플레이션의 효과를 알아보기 위해 이용하였다. 게다가, SF-36은 훌륭한 방법적인 특성을 보여주기 위한 모든 신뢰도와 타당도 항목에 대해 폭넓게 연구되어졌다.

SF-36처럼 SIP는 긴 버전(136항목)과 SIP-68과 같은 짧은 버전이 있다. 또한 SIP는 여러국가의 언어로 번역되었고, 만족스런 방법적인 특성이 있는 것으로 판정되었다.

SIP는 두개안면과 관련있는 임상적 시도에 이용되었다.

다른 많은 일반적인 건강 측정도구들은 문헌에서 찾아볼 수 있다. 일반적인 지표를 적용할 때, 연구들과 임상적 시도들의 결과를 국제적으로 비교하기 위해 SF-36, SF-12, SIP 그리고 SIP-68은 이용된다. 이것은 일반적으로 의학에서 이용되며, 마찬가지로 구개안면 장애에도 이용된다.

토론(Discussion)

임상가나 연구자들에 있어서 하나의 중요한 의문은 하나의 지표가 환자의 상태를 평가하기 위해 이용되어야 할지 또는 여러 개의 지표들이 이용되어야 할지 그리고 특별한 상태와 일반적인 지표는 환자의 불평을 완전히 이해하기 위해 이용되어야만 한다는 것이다.

Enloe & Shields는 전정계에 질환이 있는 환자를 대상으로 이 의문에 대한 연구를 했었다. 그들은 특별한 상태 지표로서 Dizziness Handicap Inventory(DHI)을 이용하고, 일반적인 지표로서 SF-36을 이용하여 이러한 환자의 삶이 건강과 관련된 질의 정도를 평가하기 위해 이용하였다. 두 개의 지표들과 그들의 하부단계에 대한 검사-재검사 신뢰도(두 개의 지표와 그들의 하부단계에 대한 신뢰도는 중간에서 높은 것으로 나타났다)를 확립하고 나서 각각의 하부단계들과 두 개의 지표들간을 조합(association)했다. 이 조합은 $r_p = 0.11(P < 0.05)$에서 $r_p = 0.71(P < 0.05)$까지 다양하게 나타났다. 가장 높은 조합은 ($r_p = 0.71$) DHI 감정 점수와 SF-36의 사회적 기능 점수에서 나타났다.

그러므로 Enloe & Shields은 두 개의 지표는 전정계 질환이 있는 환자의 건강상태에 대해 다른 정보를 준다는 것으로 결론지었다. 임상의학자와 연구자의 중요한 결론은 환자의 상태를 완전히 묘사하기 위해 하나의 지표에 의존할 수 없다는 것이다. 반대로, Riddle & Stratford는 경추 장애가 있는 환자들의 연구에서 NDI 와 SF-36사이에 상당부분이 중복되므로 두 개의 지표는 충분히 대체될 수 있고, 하나의 지표로도 충분하다고 주장했다.

두개안면 장애가 있는 환자에게 이용되는 질병 또는 특별한 상태, 특별한 범위 그리고 일반적인 지표들 간에는 대체될 수 없다고 약속되어 있다.

결론(Conclusion)

많은 연구자들은 두개경수와 두개안면부에 질환이 있는 환자에게 적용할 수 있는 아주 많은 지표들을 이미 실행했다. 비록 구체화해야할 몇가지 논쟁거리는 남아있지만, 인체의 특정한 부분에 이용되는 지표들의 적응성(적부성)은 명확하다. 다른 많은 지표들은 설명하지 않았지만, MEDLINE이나 인터넷을 통해 찾아볼 수가 있다.

지표들에 대한 신뢰도와 타당도에 대한 연구가 되어있지만, 임상의학자나 환자나 정책방향에 따라 달라 질 수 있다. 임상의학자는 무한정 할 수 없는 치료적 환경에서 각 지표에 대한 고유한 특질들을 알고 있어야만 한다. 지표들은 선택한 치료의 신뢰할 만한 결과를 볼 수 있는 중요한 도구이다.

게다가, 지표들은 치료기간 동안 환자의 진행상태를 평가할 수 있으므로 치료사는 치료기간동안 치료할 양과 형태를 조절할 수 있다.

마지막으로, 신뢰할만하고 타당성있는 지표들의 사용은 환자에게 주어지는 치료의 효율성과 효과에 대해 사회적으로 책임감을 덜게 해주는 수단으로서 제공된다.

참고문헌(References)

1 Wright, J. G. and Feinstein, A. R. (1992). A comparative contrast of clinimetric and psychometric methods for constructing indexes and rating scales. *J. Clin. Epidemiol.,* **45**, 1201-1218.

2 Feinstein, A. R. (1987). *Clinimetrics*. Yale University Press.

3 Blumenthal, D. (1996). Quality of health care. Part 1: Quality of care - what is it? *N. Engi. J. Med.,* **335**, 891-894.

4 Brook, R. H. and McGlynn, E. A. (1996). Quality of health care. Part 2: Measuring quality of care. *N. Engi. J. Med.,* **335**, 966-970.

5 Chassin, M. R. (1996). Quality of health care. Part 3: Improving the quality of care. *N. Engi. J. Med.,* **335**, 1060-l063.

6 Blumenthal, D. (1996). Quality of health care. Part 4: The origins of the quality-of-care debate. *N. EngA J. Med.,* **335**, 1146-1149.

7 Berwick, D. M. (1996). Quality of health care. Part 5: Payment by capitation and the quality of care. *N. Engi. J. Med.,* **335**, 1227-1231.

8 Blumenthal, D. and Epstein, A. M. (1996). Quality of health care. Part 6: The role of physicians in the future of quality management. *N. Engi. J. Med.,* **335**, 1328- 1331.

9 European Research Group on Health Outcomes (EROHO). *Choosing a Health Outcome Measurement Instrument*. http://www.meb.uni-boon.de/standards/ERGHO/ERGHoJnstruments.html.

10 World Health Organization (1989). *International Classification of Impairments, Disabilities and Handicaps (ICIDH).* WHO.

11 Medical Outcomes Trust. *SAC Instrument Review Criteria*. http://www.Outcomes-Trust.Org/bulletin/34sacrev.htm

12 Cole, B., Finch, E., Gowland, C. and Mayo, N. (1994). *Physical Rehabilitation Outcome Measures,* 2nd edn. Canadian Physiotherapy Association.

13 Benninger, M. S. and Brent, A. Sr (1997). The development of the Rhinosinusitis Disability Index. *Arch. Otolaryngol. Head Neck Surg.,* 123, 1175-1179.

14 VanSwearingen, J. M. and Brach, J. S. (1996). The Facial Disability Index: reliability and validity of a disability assessment instrument for disorders of the facial neuromuscular system. *Phys. Ther.,* **76**, 1288-1300.

15 VanSwearingen, J. M. and Brach, J. S. (1998). Validation of a treatment-based classification system for individuals with facial neuromotor disorders. *Phys. Ther.,* **78**, 678-689.

16 Vernon, H. and Mior, S. (1991). The Neck Disablity Index: a study of reliability and validity. *J. Manip.*

Physiol. Ther., **14,** 409-415.

17 Fairbank, J. C. T., Couper, J., Davies, J. B. and O'Brien, J. P. (1980). The Oswestry Low Back Pain Disability Index. *Physiother. (London),* **66,** 271-273.

18 Haines, F., Waalen, J. and Mior, S. (1998). Psychometric properties of the Neck Disability Index. *J. Manp. Physiol. Ther.,* **21,** *75-80.*

19 Verhoef, M. J., Page, S. A. and Waddell, S. C. (1997). The Chiropractic Outcome Study: pain, functional ability and satisfaction with care. *J. Manip. Physiol. Ther.,* **20**, 235-240.

20 Westaway, M. D., Stratford, P. W. and Binkley, J. M. (1998). The Patient-Specific Functional Scale: validation of its use in persons with neck dysfunction. *JOSPT,* **27**, 331-338.

21 Beaton, D. E., Hogg-Johnson, S. and Bombardier, C. (1997). Valuating changes in health status: reliability and responsiveness of five generic health status measures in workers with musculoskeletal disorders. *J. C/in. Epidemiol.,* **50**, 79-93.

22 SF-36.http://www.sf36.com

23 Portney, L. G. and Watkins, M. P. (1993). *Foundations of Clinical Research. Applications to Practice.* Appleton & Lange

24 Gliklich, R. E. and Hilinski, J. M. *(1995).* Longitudinal sensitivity of generic and specific health measures in chronic sinusitis. *Qual. Life Res.,* **4**, 27-32.

25 Boline, P. D., Kassak, K., Bronfort, G. *et al.* (1995). Spinal manipulation vs. amitriptyline for the treatment of chronic tension-type headaches: a randomized clinical trial. *J. Manip. Physiol. Ther.,* **18,** 148-154.

26 McHorney, C. A., Ware, J. E. and Raczek, A. E. (1993). The MOS 36-Item Short-Form Health Survey (SF-36): II. Psychometric and clinical tests of validity in measuring physical and mental health constructs. *Med. Care,* **31,** 247-263.

27 McHorney, C. A., Ware, J. E., Lu, J. F. R. and Sherbourne, C. D. (1994). The MOS 36-Item Short-Form Health Survey (SF-36): III. Test of data quality, scaling assumptions and reliability across diverse patient groups. *Med. Care,* **32**, 40-66.

28 Bergner, M., Bobbit, R. A., Pollard, W. E. *et al.* (1976). The sickness impact profile: validation of a health status measure. *Med. Care,* **14,** 57-67.

29 Pollard, W. E., Bobbitt, R. A., Bergner, M. *et al.* (1976). The sickness impact profile: reliability of a health status measure. *Med. Care,* **14,** 146-155.

30 De Bruin, A. F., Diederiks, J. P. M., de Witte, L. P. *et al.* (1994). The development of a short generic of the sickness impact profile. *J. C/in. Epidemiol.,* **47**, 407-418.

31 De Bruin, A. F., Buys, M., de Witte, L. P. and Diederiks, J. P. M. (1994). The sickness impact profile: SIP68, a short generic version, first evaluation of the reliability and reproducibility. *J. C/in. Epidemiol.,* **47**, 863-871.

32 Carlsson, J., Augustinsson, L. E., Blomstrand, C. and Sullivan, M. (1990). Health status in patients with tension headache treated with acupuncture or physiotherapy. *Headache,* **30,** 593-599.

33 Hammill, J. M., Cook, T. M. and Rosecrance, J. C. (1996). Effectiveness of a physical therapy regimen in the treatment of tension-type headache. *Headache,* **36,** 149-153.

34 Enloe, L. J. and Shields, R. K. (1997). Evaluation of health-related quality of life in individuals with vestibular disease using disease-specific and general outcome measures. *Phys. Ther.,* 77, 896-903.

35 Jacobson, G. P. and Newman, C. W. (1990). The development of the dizziness handicap inventory.

Arch. Otolaryngol. Head Neck Surg., **116,** 424-427.

36 Riddle, D. L. and Stratford, P. W. (1998). Use of generic versus region-specific functional status measures on patients with cervical spine disorders. *Phys. Ther.*, **78,** 951-963.

용어해설

Glossary

개방성 소비 시스템(open dissipative system) 환경과 계속적인 교환이 일어나는 조직화된 시스템이다. 그리고 이것은 열에너지는 아니다.

결막염(conjunctivitis) 결막(안검의 후면과 안구의 전면을 덥고 있는 점액성 막)의 염증.

경사대(clivus) 말안장등에서 대공에 이르기 까지의 경사진 면은 접형골체의 일 부분과 후두골 기저부의 일 부분으로 구성되어 있다.

계통발생학(phylogeny) 진화과정에서 동물의 발달을 연구하는 학문.

골 기질(bone matrix) 골 안에 있는 조직이고 골 성장에 관여하는 부분.

골내막(endosteum) 골 기질과 골수강 사이의 연(border)에 있는 조직.

골외막(peristeum) 골기질과 그 주변 조직사이의 경계가 되는 조직.

관자놀이점(pterion) 두정골, 전두골, 측두골의 인상부분 그리고 접형골의 대익과의 교차점.

광민감성 통증(photalgia) 빛으로 인한 통증(일반적으로 안 통증).

광선공포증(photophobia) 빛을 피함; 보통 눈에 대한 과도한 걱정으로 표현, 광민감성 그리고 광민감성 통증이라고도 함.

구개열(cleft palate) 구개의 중앙선에 있는 선천적으로 있는 열, 보통 구순열과 관련이 있다. 보통 일반화된 상태 또는 증후군의 형태로 나타난다. 동의어: 구개열(palatoschisis).

구성 타당도(construct validity) 어떤 측정방법이 어느 정도 추상개념(idea)을 설명할 수 있는 가이다.

구체화(incarnation) 조직이 할 수 있는 능력을 형상화 한것.

기능부전(malfunction) 병리적인 장애를 일으키는 기능적인 과정을 나타낸다.

기능적 발달(functional development) 지각할 수 있는 결과(성장), 국소적으로는 일련의 생물학적 과정의 결과로 나타난다.

낙루(lacrimation) 눈물의 분비, 특히 과도한 눈물 분비.

내용 타당도(content validity) 내용 타당도는 하나의 검사가 정의 내려진 변수를 얼마나 잘 반영하는가와 관련이 있다.

노시보(nocebo) 치료적 중재가 더 이상 효과가 없거나 더 악화되는 것, 대부분 임상의학자는 의식하지 않는다.

동시 타당도(concurrent validity) 동시 타당도는 측정 도구에 의한 측정 결과가 대상의 현재 상태를 올바르게 구분할 수 있는냐를 다루는 것이다.

두개막장근(tensor veli palatini muscle) 연 구개골의 장근: 연 구개골을 긴장시킨다. 이관을 열리도록 해준다.

두개봉합조기골화(craniosynostosis) 두개봉합조기골화는 두개의 조기 골화에 의해 발생하고, 이것은 비정상적인 스트레스에 의해 두개의 기형을 만들어 낸다.

드롭 발작(drop attack) 갑작스런 의식의 상실이나 낙상.

람다(lambda) 시상과 람다봉합 연결 부분에 두개측정(craniometric)점을 나타냄.

방광절제(낭포절제)(cystectomy) 방광의 제거나 낭포 제거.

복시(diplopia) 이중 시(vision).

봉합(suture) 두 개의 골 기질 사이의 정식.

부정교합(malocclusion) 교합의 변이, 상악골과 하악골의 생물학적 또는 기능적인 관계의 이상.

불이익(handicap) 그 개인의 정상적인 역할 수행을 방해하거나 제한하는 장애와 손상에 의해 받는 개인적인 불이익. 불이익은 장애나 손상을 가지고 있는 사람과 문화적인, 사회적인 관계에서 나타날 수 있는 관계를 다룬다. 삶에서 사람들의 역할을 반영한다(ICIDH 정의).

비과학(rhinology) 코, 코와 관련된 질병을 연구하는 학문.

비근점(nasion) 비전두골 봉합의 정중선과 만나는 두개의 지점. 동의어 : 비골 점(nasal point).

비루(rhinorrhoea) 비 점액막에서 나오는 분비물.

비정상적인 자극이 발생하는 부위(abnormal impulse generating sites;AIGS) 축삭에 의해 비정상적인 자극이 지속되는 부위. 이 부위는 손상의 결과로 나타날 수 있고 또는 축삭형질의 변화나 혈관의 병리생물학적 변화에 의해 발생한다.

사두증(plagiocephaly) 한 쪽에 관상봉합이나 인상봉합의 조기 폐쇄로 인해 비대칭적인 두개협착; 두개의 사선 기형이 특징.

상악전두의(prognathic) 두개 기저면과의 정상적인 관계에서 벗어난 양쪽 턱이 앞으로 튀어나옴.

섬유속성 연축(fasciculation) 근육섬유의 그룹(근속)의 연축 또는 불수의적 수축, 세동 보다 근 수축의 형태가 거칠다.

손상(impairment) 심리학적, 해부학적 구조의 기능의 소실이나 비정상. 손상은 그 기관의 수준에서 장애를 나타낸다.

수관주위 회색(periaqueductal grey; PAG) 중뇌와 상부 교 부위로서 이곳은 강력한 신경전달물질을 생산할 수 있는 곳이다. 침해성수용기의 자극을 크게 변환시킬 수 있는 강력한 신경전달물질을 생산할 수 있는 간뇌와 상부 교 부위이다.

수동적 부수적 척추간 운동(passive accessory intervertebral movements) 척추와 척추사이의 미끄러짐 운동을 회복하고 검사하기 시행하는 수기 치료법.

수동적 생리학적 척추간 운동(passive physiological intervertebral movements) 척추와 척추사이의 생리적인 움직임을 회복하고 검사하기 시행하는 수기 치료법.

스트레스 변환기(stress transducer) 주변 조직에 가해지는 기계적인 부담(load)으로 생긴 좌상을 변형시키는 조직 계통.

스트레스(stress) 좌상하에서 신체의 반응.

신경 컨테이너(neural container) 신경조직의 직접적인 배경.

신경아세포종(neuroblastoma) 배아기형의 비성숙 신경세포를 특징으로 하는 악성 종양.

신경역동(neurodynamic) 신경조직의 기계적인 것과 생리학의 관계.

아데노이드 절제술(adenoidectomy) 비인두내의 섬유성막에 의해 쌓여져있지 않는 임파조직의 제거를 위한 수술.

안검하수증(ptosis) 눈꺼풀이 아래로 떨어짐.

언어 장애(dysarthria) 뇌손상이나 감정적인 스트레스에 의해 언어와 말하는것에 장애. 또는 말하는데 필요한 근육의 마비나 불협응에 의해 나타난다.

역방향성 자극(antidrome impulses) 반대방향으로 말초신경의 자극, C 섬유에서 볼 수 있고 신경성 염증에서 중요한 역할을 한다.

연하 곤란(dysphagia) 삼키는데 어려움.

열을 이용한 신경근절단술(thermorhizotomy) 경련성 마비놔 통증을 경감시키기 위하여 고열 침으로 척수신경근 또는 신경가지 절단.

예측 타당도(predictive validity) 측정 결과로 미래를 추론할 수 있는 가능성.

외피층(investing layer) 골 기질과 치아 음와(crypt)사이의 결합 조직.

유사분열(mitosis) 세포핵 변이의 과정으로 이루어진 세포 재생의 일반적인 과정, 이런 과정은 원래의 세포와 똑같은 염색체와 DNA를 가진 2개의 딸세포를 만든다.

유전(genetic) 환경으로 인한 직접적인 영향이 없는 유전자에 의해서 결정된다.

이갈이(bruxism) 이를 가는 것, 이를 악무는 것을 포함한 낮 또는 밤의 이상적인 활동.

이비인후과 의사(otorhinolaryngologist) ENT 전문의와 같다.

이빈후과 전문의(ENT specialist) 귀, 코, 후두의 질병을 전문으로 하는 의사. 머리와 목과 관련된 조직의 질병도 포함한다. 동의어: otorhinolaryngologist.

이상 감각 (dysaesthesiae) 자극이 주어지지 않는 상태에서 비정상적인 감각을 경험.

이상(anomaly) 정상 또는 평균으로부터 변위(편위): 구조적으로 평범하지 않고, 불규칙적인 어떤 것 또는 일반적인 규격에 반대되는 것. 신경이 다른 가지들의 연결은 이상의 한 예이다.

이질통증(allodynia) 무해 자극에 의해 일어나는 통증. 일차적(조직으로 부터) 또는 이차적(중추신경 조직으로 부터)일어날 수도 있다.

이차적인 과민성 통증(secondary hyperalgesia) 중추신경계에 의해 정상적으로 느낄 수 있는 자극을 주었을 때 정상보다 더 많이 통증을 느끼는 것.

임상적 양상(clinical pattern) 임상적 상황에서 일반적으로 함께 나타나는 증상과 징후의 집단.

자극과민성(irritability) 증상을 일으키는 아주 작은 활동(activity)에 의해 나타나고 그것은 사라지는데 오랜시간이 걸린다. 과 흥분성은 보통 신경조직들에 기계적이고 화학적인 변화에 의해 발생한다.

장애(disability) 인간이 존재하는데 필요하다고 생각되는 범위내에 또는 행동내에서의 활동을 수행하는데 어려움이나 불능. 장애란 그 사람의 수준에서의 기능의 장애를 말한다(ICIDH 정의).

저형성증(hypoplasia) 조직과 기관의 불육 부전, 일반적으로 세포수의 감소로 인해 나타나거나 또는 크기에 일반적인 감소만이 아니고 구성요소들의 근원의 파괴로 인한 위축에 의해 나타난다.

정식(gomphosis) 골 기질안에 있는 관절, 골외막에 의해 나누어져 있고 섬유성 조직에 의해 퍼져 있다. 예를 들면, 치주 봉합.

조사(inquiry) 자료 수집.

좌상(strain) 기계적인 부담(load)에 의해 긴장을 가지는 것.

주상두(scaphocephaly) 시상봉합과 관련된 두개유합, 이것은 긴골 좁은 두개 기형을 만든다; 때때로 정신 지체와 동반되기도 함.

질병분류학(nosology) 질병을 가정하기.

축삭 전달(axonal transport) 축삭형질이 축삭 원통(cylinder)으로 이동하게 되는 기전, 축삭돌기을 포함한다.

측정자내 신뢰도(Intraclass correlation coefficient ; ICC) 일원 분산분석을 통해 얻어진 신뢰도의 지수.

턱뼈 결합(symphysis menti) 태아에서 하악골 양쪽 반의 섬유성연골 유합; 이것은 출생 후 1년 동안은 골 유합이 된다.

통각과민(hperalgesia) 정상적으로 느낄 수 있는 자극을 주었을 때 정상보다 더 많이 통증을 느끼는 것. 일차적(조직으로 부터)으로 또는 이차적(중추신경계로 부터)으로 올 수도 있다.

틀(mould) 모양의 변화. 특히 골반관에 대한 태아 머리의 적응을 나타낸다.

펩타이드와 관련된 칼시토닌 유전인자(Calcitonin gene related peptide; CGRP) Substance P에서 자주 볼수 있는 말초신경조직에서 나오는 신경전달물질.

편도적출술(tonsillectomy) 후두내에 있는 임파조직의 집단(편도)을 제거.

표면 타당도(face validity) 하나의 검사가 검사할려고 했던 것을 얼마나 잘 했는가만을 반영한다.

하악후퇴증(retrognathia) 하악골의 정상보다 뒤쪽으로 위치하여 만들어진 얼굴의 비대칭.

함기(pneumatization) 유양돌기와 사골과 같은 공기 세포의 생성.

함기세포(pneumatized cell) 유양돌기와 사골에서 생성된 공기 세포.

현상학(phenomenology) 증상과 증후의 묘사: 어떤 종류의 발생, 그것이 근원적이든, 근원외적인 것이든지, 이것은 병리학과 임상적 양상과 관련이 있다.

형태학(morphology) 인체와 동물과 식물의 구조와 형태를 연구하는 과학.

P **물질**(substance P) 일차적인 침해수용기 신경 말단에서 분비되는 이 신경전달 물질은 물질을 운반하는 역할을 한다. 또한 이것은 말초 말단에서도 발견된다.

찾아보기
Index